核をつかむ！

病理学特講

SEMINAR &
ATLAS

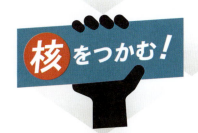

著　福嶋 敬宜　佐野 直樹

南江堂

はじめに

みなさん，こんにちは！『核をつかむ！ 病理学特講 SEMINAR & ATLAS』を手に取っていただきありがとうございます．この本は，みなさんが楽しく読み進んでいくうちに，病理学つまり疾患や病態の核をつかんでもらうことを目指して書き下ろした，ほかにはない特徴を持った病理学書です．

「核をつかむ」って何か堅苦しいし，難しそうな感じ……なのに楽しく読み進める，って，そんな都合の良い本なんてある訳ない，と思っている人も少なくないかも知れませんね．でも，少しページをめくって貰えばわかるように，かなりほかの病理学書と違うと思いませんか？

ここで１つ質問があります．学問には何が重要だと思いますか？ もちろん色々な答えがあるでしょうが，１つ挙げるとすれば，私は「問い」だと思います．本書ではこれを病理学の学習にも適用してみました．本は読むだけではなく，読みながら考えるのが学習のコツであり「核をつかむ」コツなのです．総論の各章の冒頭には実際の症例を提示し，その症例の病態を紐解くように理先生がいろいろ問いかけをしながらレクチャーが進みますが，ほかの登場人物「心，真，愛」も何気に問いを立てたり投げかけたりします．症例を題材にしたのは，病理学総論が無味乾燥な暗記科目ではなく，臨床と直結し，ベッドサイドで病態を考えるときのまさに"基礎"になる学問であることを感じながら学習を進めてもらおうと思ったからです．また，体の中で起こっている病態は刻々と変化します．このため常に「時間軸」を意識しながら考えるように促しているのも本書の特徴です．そして，各章の最後では，重要語句の整理と発展知識の深掘り・横堀りをして総論は終了です．

次に，後半の各論についても特徴を説明しましょう．これは病理学各論の要点と医学生にとっては必要十分な病理アトラスを見開きにまとめたことが特徴です．見開き左ページの各疾患の要点は，コアカリキュラムだけでなく最新の疾患分類などにも可能な限り準拠した内容ですので，病理学実習や病理学の試験前に重宝するだけでなく，臨床実習で出くわした病気のことをサッと復習するのにも使えますし，国試対策も病理学関連についていえば万全といえるでしょう．右ページは病理アトラスで，写真には重要度を示し，また，それぞれの写真の中で何を理解すれば良いのかがわかるように，矢印，矢頭や線などで補足しています．病理の写真の読み方が分からずにつまずいていた人は，各論の冒頭に病理標本をどのようにみていけば良いかを示しまし

たので，それも参考にしながらぜひもう一度チャレンジして下さい．

　さて，ここまで，総論，各論，アトラスのそれぞれについて特徴を述べましたが，お気づきのように，これら3要素を1冊にまとめた病理学書は皆無であり，大きな特徴といえます．そうすることで，やや抽象的な総論を各論の具体的な疾患・病態につなげて学べ，その病態の結果として生じる臓器組織の変化をアトラスで確認することができます．総論↔各論の関係図も作りましたので，総論事項に関連する病理像をアトラスで確認したり，各論の学習中にも，随時，病態の基本に戻りながら理解を進めることをお勧めします．そのように病理学全体を俯瞰しながら学習を進める"メタ的視点"も疾患・病態の核をつかむためにはとても重要なのです．総論↔各論↔アトラスを行ったり来たりしながら，疾患の概要を読んで見て考えてその核をつかんでください．そして，卒業する頃にはこの本1冊がボロボロになっていることを期待します．

　いかがでしょうか？ 病理学が苦手だと思っている君も，病理学なぞちょろいけどつまらないと思っている優秀なあなたも，まずは病理学の学習を楽しく始められる気になってくれたらうれしいです．そしていつの間にか「病理学が面白くなった」と思う人があちこちに現れてくれることを楽しみにしています．

2025年2月

著者を代表して　福嶋敬宜

謝　辞

　本書の企画から執筆，制作，出版まで，株式会社南江堂教科書編集部の鈴木春香さん，制作部2課毛利聡さんに担当していただきました．そして，脱稿期限から大きく遅れてしまっていた時には辛抱強く見守って下さり，それにも関わらず最後の段階での数々の修正などにも「少しでも良い本になれば」と対応して下さり，ほかにはない特徴と質を兼ね揃えた病理学書に仕上げていただきました．この場を借りて感謝申し上げます．

　また，特に多くの病理写真が必要であった各論，アトラスの作成にあたり，次に示す現役病理医の先生方に多くの写真の提供とともに内容に関するアドバイスもいただきました．そのおかげで病理学アトラス単体としても他書に負けない充実した内容になりました．この場を借りてお礼申し上げます．ご協力ありがとうございました．

福嶋敬宜，佐野直樹

自治医科大学病理診断部　**坂口美織先生**
- ●各論全般の写真の撮影・選定，説明文作成

自治医科大学内科学講座消化器内科部門　**池田恵理子先生**
- ●消化管（第4章）の内視鏡写真の選定・提供

自治医科大学病理診断部　**飛田野清美技師**
- ●非腫瘍性腎疾患（第6章1～11）の蛍光抗体法および電子顕微鏡写真の選定

寿泉堂総合病院病理診断科　**田中瑞子先生**
- ●非腫瘍性腎疾患（第6章1～11）全般のアドバイスおよび写真提供【FSGS型糸球体傷害（図6-12）】

大同病院病理診断科　**小島伊織先生**，市立札幌病院病理診断科　**山口貴子先生**，
熊本大学大学院生命科学研究部細胞病理学講座　**山田倫先生**
- ●非腫瘍性腎疾患（第6章1～11）の構成のアドバイス

都立駒込病院病理科　**櫻井奈津子先生，比島恒和先生**
- ●写真提供【ニューモシスチス肺炎（図2-63，64），肝限局性結節性過形成（図5-39），骨髄腫腎（図6-61），続発性副甲状腺過形成（図8-26）】

都立駒込病院病理科　**元井亨先生**，骨軟部腫瘍科　**池上政周先生**
- ●写真提供【骨肉腫（図12-52），骨巨細胞腫（図12-54）】

一宮西病院病理診断科　**野村宣徳先生**
- ●写真提供【クロモミコーシス（図10-35，36）】

CONTENTS

- ●本書の特徴と使い方 ⋯⋯⋯⋯⋯⋯⋯⋯⋯⋯⋯⋯⋯⋯⋯⋯⋯⋯⋯⋯⋯⋯⋯ **xvii**
- ●登場人物紹介 ⋯⋯⋯⋯⋯⋯⋯⋯⋯⋯⋯⋯⋯⋯⋯⋯⋯⋯⋯⋯⋯⋯⋯⋯⋯⋯⋯ **xx**
- ●プロローグ ⋯⋯⋯⋯⋯⋯⋯⋯⋯⋯⋯⋯⋯⋯⋯⋯⋯⋯⋯⋯⋯⋯⋯⋯⋯⋯⋯⋯⋯ **xxi**
- ●総論と各論のリンク一覧 ⋯⋯⋯⋯⋯⋯⋯⋯⋯⋯⋯⋯⋯⋯⋯⋯⋯⋯⋯⋯⋯⋯ **xxii**

病理学総論

福嶋　敬宜

第1章　病理学とその学び方

セミナー1 ⋯⋯⋯⋯⋯⋯⋯⋯⋯⋯⋯⋯⋯⋯⋯⋯⋯⋯⋯⋯⋯⋯⋯⋯⋯⋯⋯⋯ **2**
病理学とは何か？／症例から学び病理像を理解する／病気のわく組み／病態はつながる／
疾患は病態のグループで理解する／病理学と病理診断学の違い／病理標本に使われる特別な染色／
病理解剖とは，患者に行われる最後の検査

セミナー後のカフェで　心，真，愛 ⋯⋯⋯⋯⋯⋯⋯⋯⋯⋯⋯⋯⋯⋯⋯⋯⋯ **10**

愛さんのこれだけ！復習ノート ⋯⋯⋯⋯⋯⋯⋯⋯⋯⋯⋯⋯⋯⋯⋯⋯⋯⋯ **11**

理先生のもう一歩深掘り・横掘り ⋯⋯⋯⋯⋯⋯⋯⋯⋯⋯⋯⋯⋯⋯⋯⋯⋯ **12**
　　●組織・細胞の構成 ⋯⋯⋯⋯⋯⋯⋯⋯⋯⋯⋯⋯⋯⋯⋯⋯⋯⋯⋯⋯⋯⋯⋯ **12**

第2章　心筋梗塞

▶ 症例の概要／▶ 病理解剖時の所見 ⋯⋯⋯⋯⋯⋯⋯⋯⋯⋯⋯⋯⋯⋯⋯⋯ **14**

セミナー2 ⋯⋯⋯⋯⋯⋯⋯⋯⋯⋯⋯⋯⋯⋯⋯⋯⋯⋯⋯⋯⋯⋯⋯⋯⋯⋯⋯⋯ **15**
心筋梗塞をイメージする／最初のキーワード「壊死」／急性心筋梗塞巣にみられる組織の変化／
変性と壊死をしっかりイメージする／梗塞の原因は血流不足，その原因は……／高血圧の基準／
血圧が上がる理由／心筋梗塞の原因となった動脈にみられたもの／粥腫／血栓／石灰化／
メタボリックシンドローム／症例のまとめ

セミナー後のカフェで　解剖学実習と病理解剖 ⋯⋯⋯⋯⋯⋯⋯⋯⋯⋯⋯ **23**

愛さんのこれだけ！復習ノート ⋯⋯⋯⋯⋯⋯⋯⋯⋯⋯⋯⋯⋯⋯⋯⋯⋯⋯ **24**

理先生のもう一歩深掘り・横掘り ⋯⋯⋯⋯⋯⋯⋯⋯⋯⋯⋯⋯⋯⋯⋯⋯⋯ **25**
　　●時間軸で考える心筋梗塞の現場 ⋯⋯⋯⋯⋯⋯⋯⋯⋯⋯⋯⋯⋯⋯⋯⋯⋯ **25**

第3章　脳出血

▶ 症例の概要／▶ 病理解剖時の所見 ⋯⋯⋯⋯⋯⋯⋯⋯⋯⋯⋯⋯⋯⋯⋯⋯ **26**

セミナー3 ⋯⋯⋯⋯⋯⋯⋯⋯⋯⋯⋯⋯⋯⋯⋯⋯⋯⋯⋯⋯⋯⋯⋯⋯⋯⋯⋯⋯ **27**
臨床経過をみてみよう／「出血」「血腫」「浮腫」「虚血性変化」／血腫が起こる原因は？／
一次止血と二次止血／浮腫の機序／病態を時間軸で考える／二次性高血圧／症例のまとめ

セミナー後のカフェで　臨床実習 ⋯⋯⋯⋯⋯⋯⋯⋯⋯⋯⋯⋯⋯⋯⋯⋯⋯ **33**

愛さんのこれだけ！復習ノート ⋯⋯⋯⋯⋯⋯⋯⋯⋯⋯⋯⋯⋯⋯⋯⋯⋯⋯ **34**

理先生のもう一歩 深掘り・横掘り ………………………………………… 35
- 浮腫の原因 ……………………………………………………………………… 35

第4章 糖尿病

▶ 症例の概要／▶ 病理解剖時の所見 ……………………………………………… 36

セミナー4 ………………………………………………………………………… 37

糖尿病の患者って何人くらい？／糖尿病とインスリン／1型糖尿病は少数派／
血糖値が高いとなぜ悪い？／糖尿病の合併症に共通するもの／糖尿病性腎症とは／
糖尿病性網膜症と糖尿病性末梢神経障害／糖尿病と大血管障害／糖尿病と易感染性／
糖尿病とメタボリックシンドローム／黄疸って何？／症例のまとめ

セミナー後のカフェで 愛さんの勉強法 ……………………………………… 45

愛さんのこれだけ！復習ノート ……………………………………………… 46

理先生のもう一歩 深掘り・横掘り ………………………………………… 47
- インスリンの働きとグルコース代謝 ………………………………………… 47

第5章 肝硬変，肝癌

▶ 症例の概要／▶ 病理解剖時の所見 ……………………………………………… 48

セミナー5 ………………………………………………………………………… 49

ショック状態とは／肝硬変と静脈瘤／正常から肝炎，肝硬変，肝細胞癌発生と時間軸／
傷害肝からの腫瘍発生／「細胞の再生」「過形成」と「線維化」／機能障害—代謝障害の悪循環／
アルコール摂取と肝障害／アルコール摂取と関係ない脂肪肝疾患／症例のまとめ

セミナー後のカフェで 飲み会 ………………………………………………… 57

愛さんのこれだけ！復習ノート ……………………………………………… 58

理先生のもう一歩 深掘り・横掘り ………………………………………… 59
- ショックの原因と機序 ………………………………………………………… 59

第6章 アミロイドーシス

▶ 症例の概要／▶ 病理解剖時の所見 ……………………………………………… 60

セミナー6 ………………………………………………………………………… 61

症例の整理から／アミロイドとは何？／アミロイドーシスの分類／AL アミロイドーシスとは？／
AA アミロイドーシスとは？／ATTR アミロイドーシスとは？／血液透析関連アミロイドーシス／
心アミロイドーシス／症例のまとめ

セミナー後のカフェで 国試対策勉強会 ……………………………………… 66

愛さんのこれだけ！復習ノート ……………………………………………… 67

理先生のもう一歩 深掘り・横掘り ………………………………………… 68
- アミロイド以外の沈着症 ……………………………………………………… 68
- アミロイドーシスの治療 ……………………………………………………… 69
- アミロイドーシスと病理診断 ………………………………………………… 69

第7章 真菌性肺炎

▶ 症例の概要／▶ 病理解剖時の所見 ……………………………………………… 70

セミナー7 71

「炎」／炎症の徴候／急性炎症を時間軸で考える／戦いの後は／日和見感染症とは？／
アスペルギルスはいつ感染した？／自然免疫／獲得免疫／真菌，細菌，ウイルス感染症の特徴／
感染症の病理組織所見／気管支肺炎と間質性肺炎／症例のまとめ

セミナー後のカフェで SNS 80

愛さんのこれだけ！復習ノート 81

理先生のもう一歩 深掘り・横掘り 83
● 免疫細胞の概要 83
● 炎症に関与する化学伝達物質 84
● 獲得免疫反応 85

第8章　全身性エリテマトーデス（SLE）

▶ 症例の概要／▶ 病理所見 86

セミナー8 87

自己免疫疾患／免疫を逃れるしくみ／自己免疫疾患と膠原病／「S」「L」「E」／SLE の臨床像／
症例に戻って／SLE の免疫異常を紐解こう -1／SLE の免疫異常を紐解こう -2／
Ⅰ型過敏性反応とは／Ⅱ型過敏症／Ⅳ型過敏症は細胞性免疫が関与／症例のまとめ

セミナー後のカフェで 真くんに彼女 95

愛さんのこれだけ！復習ノート 96

理先生のもう一歩 深掘り・横掘り 97
● SLE でみられる臓器所見 97

第9章　下垂体機能低下症

▶ 症例の概要／▶ 病理解剖時の所見 98

セミナー9 99

ホルモンって何？／内分泌と外分泌／視床下部―下垂体／レセプターとフィードバック／
ホルモンクイズ!?／下垂体から分泌されるホルモン／MEN について／MEN の分類と合併症／
エンドクライン・パラクライン・オートクラインとは／
ペプチドホルモン・ステロイドホルモンの違い／症例のまとめ

セミナー後のカフェで レセプターとフィードバック 107

愛さんのこれだけ！復習ノート 108

理先生のもう一歩 深掘り・横掘り 109
● 代表的なホルモンとその働き 109

第10章　膵臓癌

▶ 症例の概要／▶ 病理解剖時の所見 110

セミナー10 111

身近になってきた「がん」という病気／最難敵「膵臓癌」／癌の病理学／
「動的平衡」状態から腫瘍へ／良性腫瘍から悪性腫瘍へ／細胞が増えること≠腫瘍／癌の形態／
腫瘍の分類／症例のまとめ

セミナー後のカフェで 癌は怖い 120

愛さんのこれだけ！復習ノート 121

理先生の**もう一歩** 深掘り・横掘り … **122**
- ●がん細胞における遺伝子異常の発見と多段階発癌モデル … **122**
- ●がん細胞はヒトの免疫が正常に働けば排除しうる！？ … **123**

第11章 子宮頸癌

▶ 症例の概要／▶ 病理組織・細胞診所見 … **124**

セミナー**11** … **125**
腫瘍とウイルス感染／細胞が増えることの表現／「いけいせい」には2つの意味が／
細胞が化ける，とは？／ウイルスと細菌の違い／ヒトパピローマウイルス（HPV）の感染／
上皮内腫瘍性病変と前癌病変／上皮内腫瘍性病変から癌へ／症例のまとめ

セミナー後のカフェで 感染症も怖い … **131**
愛さんの**これだけ！** 復習ノート … **132**
理先生の**もう一歩** 深掘り・横掘り … **133**
- ●感染症および慢性炎症と腫瘍 … **133**

第12章 リンチ症候群

▶ 症例の概要／▶ 病理解剖時の所見 … **134**

セミナー**12** … **135**
癌は遺伝するか？／遺伝する癌／リンチ症候群／いろいろな癌が多発するワケ／
常染色体顕性（優性）遺伝とは／ミスマッチ修復遺伝子の関与／再び問う，「癌とは何か？」／
がん遺伝子とがん抑制遺伝子／癌に共通する特徴／症例のまとめ

セミナー後のカフェで 研修病院 … **142**
愛さんの**これだけ！** 復習ノート … **143**
理先生の**もう一歩** 深掘り・横掘り … **144**
- ●単一遺伝子疾患の遺伝様式 … **144**
- ●なぜMSI-Highのがんには免疫療法が効きやすいのか … **145**

第13章 ニーマン・ピック病

▶ 症例の概要／▶ 病理所見 … **146**

セミナー**13** … **147**
ニーマン・ピック病ってどんな病気？／ライソソーム蓄積症／遺伝性疾患や小児の疾患／
グルコース代謝異常：糖原病／弾性繊維の異常：マルファン症候群／
膠原線維の異常：エーラス・ダンロス症候群／症例のまとめ

セミナー後のカフェで 子どもの病気 … **151**
愛さんの**これだけ！** 復習ノート … **152**
理先生の**もう一歩** 深掘り・横掘り … **153**
- ●小児における主な腫瘍 … **153**

第14章 環境と疾患 （アスベストと中皮腫）

▶ 症例の概要／▶ 病理解剖時の所見 154

セミナー14 155
中皮腫とは／アスベストの○○ショック／アスベストは「繊維状の石」／職業がんとは？／
生活環境と健康被害／症例のまとめ

セミナー後のカフェで 理先生の父親 -1 161

愛さんのこれだけ！復習ノート 162

理先生のもう一歩 深掘り・横掘り 163
● 喫煙と疾患 163

第15章 加齢と老衰

▶ 症例の概要／▶ 病理解剖時の所見 164

セミナー15 165
老衰で死ぬということ／症例について／寿命と予命／人は必ず死ぬ／
超高齢者にはがんが少ない／細胞レベルで考える死／細胞の寿命を決めているもの／
テロメアが短縮しない細胞／症例のまとめ

セミナー後のカフェで 理先生の父親 -2 170

愛さんのこれだけ！復習ノート 171

理先生のもう一歩 深掘り・横掘り 172
● 細胞の寿命とテロメア・テロメラーゼ 172
● 病理解剖は次世代に活かす最後の医療行為 173

第16章 特別講義：病理学の歴史とこれからの病理学

セミナー16 174
15回の講義を終えて／学問は手段！？／体液疾病説とは／人体解剖と病理学のはじまり／
ウィルヒョウの登場と顕微鏡観察／「細胞病理学」以後……／これからの病理学／
病理AIのこれから／AIと協働し明るい未来を作るのは君たち

セミナー後のカフェで ─ボクらワタシたちのこれから 181

愛さんのこれだけ！復習ノート 182

理先生のもう一歩 深掘り・横掘り 183
● ゲノム医療と病理学 183
● デジタル病理とAIでできること 184
● 未来の病理：三次元病理学は疾病の新たな病態解明につながるか？ 185

病理学各論

- 病理写真の読み方のコツ 5か条＋2 ……………………………… 福嶋 敬宜 188

佐野 直樹

第1章 循環器

1. 心臓・血管の正常構造 …………………… 190
2. 循環器・心臓の障害 ……………………… 192
3. 虚血性心疾患 ……………………………… 194
4. 弁膜・心内膜疾患 ………………………… 196
5. 心筋疾患 …………………………………… 198
6. その他の心疾患 …………………………… 200
7. 動脈硬化性疾患 …………………………… 202
8. 大動脈疾患 ………………………………… 204
9. 血管炎1 …………………………………… 206
10. 血管炎2 …………………………………… 208

第2章 呼吸器・縦隔

1. 下気道の正常構造と機能 ………………… 210
2. 慢性閉塞性肺疾患 ………………………… 212
3. 特発性間質性肺炎1 ……………………… 214
4. 特発性間質性肺炎2 ……………………… 216
5. その他のびまん性肺疾患1 ……………… 218
6. その他のびまん性肺疾患2 ……………… 220
7. 肺の循環障害 ……………………………… 222
8. 肺炎1（細菌性肺炎） …………………… 224
9. 肺炎2（肺抗酸菌症） …………………… 226
10. 肺炎3（肺真菌症） ……………………… 228
11. 肺炎4（肺真菌症とウイルス性肺炎） … 230
12. 肺腫瘍1 …………………………………… 232
13. 肺腫瘍2 …………………………………… 234
14. 肺腫瘍3 …………………………………… 236
15. 肺腫瘍4 …………………………………… 238
16. 胸膜疾患 …………………………………… 240
17. 縦隔疾患 …………………………………… 242

第3章 口腔・頭頸部

1 口腔・唾液腺・咽頭・喉頭の正常構造 244
2 口腔疾患 246
3 唾液腺疾患 248
4 鼻腔・副鼻腔・咽頭・喉頭の非腫瘍性疾患 250
5 咽頭癌・喉頭癌 252
6 眼・耳疾患 254

第4章 消化管

1 消化管の正常構造 256
2 食道の炎症性疾患 258
3 食道癌 260
4 胃炎・胃潰瘍 262
5 胃の上皮性腫瘍1 264
6 胃の上皮性腫瘍2 266
7 消化管のリンパ腫 268
8 消化管の間葉系腫瘍 270
9 腸管感染症 272
10 腸管の循環障害 274
11 炎症性腸疾患1 276
12 炎症性腸疾患2 278
13 大腸ポリープ 280
14 大腸癌 282
15 その他の消化管疾患1 284
16 その他の消化管疾患2 286

第5章 肝臓・胆道・膵臓

1 肝臓の正常構造 288
2 ウイルス性肝炎 290
3 代謝性肝疾患 292
4 自己免疫性肝・胆道疾患 294
5 肝臓の循環障害 296
6 肝細胞癌 298
7 その他の肝腫瘍 300
8 胆道・膵臓の正常構造 302

9	胆道の炎症性疾患	304
10	胆道腫瘍・腫瘍様病変	306
11	膵　炎	308
12	膵腫瘍 1	310
13	膵腫瘍 2	312
14	その他の膵腫瘍	314

第6章　腎臓・泌尿器

1	腎臓の正常構造	316
2	非腫瘍性腎疾患の診断プロセス	318
3	非腫瘍性腎疾患の組織像のみかた	320
4	主にネフローゼ症候群を呈する糸球体疾患	322
5	主に慢性腎炎症候群を呈する糸球体疾患	324
6	主に急性腎炎症候群を呈する糸球体疾患	326
7	主に急速進行性腎炎症候群を呈する糸球体疾患	328
8	尿細管・間質性疾患	330
9	自己免疫疾患に伴う腎病変	332
10	全身疾患に伴う腎病変 1	334
11	全身疾患に伴う腎病変 2	336
12	泌尿器疾患 1	338
13	泌尿器疾患 2	340

第7章　婦人科・乳腺

1	子宮および付属器の正常構造	342
2	子宮頸部 1（扁平上皮病変）	344
3	子宮頸部 2（腺上皮病変）	346
4	子宮体部 1	348
5	子宮体部 2	350
6	卵巣腫瘍 1	352
7	卵巣腫瘍 2	354
8	卵巣腫瘍 3	356
9	卵巣腫瘍 4	358
10	胎盤・絨毛性疾患	360
11	乳腺 1	362
12	乳腺 2	364

第8章 内分泌

1	下垂体	366
2	甲状腺 1	368
3	甲状腺 2	370
4	甲状腺 3	372
5	副甲状腺	374
6	副　腎	376

第9章 中枢神経（脳・脊髄）

1	中枢神経系の正常構造と機能	378
2	中枢神経の病的変化	380
3	循環障害 1（出血）	382
4	循環障害 2（虚血・梗塞）	384
5	感染症	386
6	脳腫瘍 1（概要と成人型グリオーマ）	388
7	脳腫瘍 2（成人のその他の脳腫瘍）	390
8	脳腫瘍 3（小児脳腫瘍）	392

第10章 皮　膚

1	皮膚の正常構造	394
2	炎症性疾患	396
3	水疱症	398
4	膠原病関連皮膚病変	400
5	ウイルス感染症	402
6	細菌および真菌感染症	404
7	皮膚腫瘍 1（付属器系腫瘍）	406
8	皮膚腫瘍 2（角化細胞系腫瘍）	408
9	皮膚腫瘍 3（メラノサイト系腫瘍）	410

第11章 造血器・リンパ組織

1	骨髄の機能と正常構造	412
2	血球減少をきたす疾患 1	414
3	血球減少をきたす疾患 2	416
4	骨髄増殖性腫瘍	418

5	急性骨髄性白血病	420
6	急性および慢性リンパ球性白血病	422
7	リンパ球・形質細胞性腫瘍	424
8	リンパ節の正常構造と反応性変化	426
9	リンパ腫1	428
10	リンパ腫2	430
11	リンパ腫3	432

第12章 関節・骨軟部

1	骨・関節の非腫瘍性疾患1	434
2	骨・関節の非腫瘍性疾患2	436
3	骨・関節の非腫瘍性疾患3	438
4	筋疾患	440
5	軟部腫瘍1	442
6	軟部腫瘍2	444
7	軟部腫瘍3	446
8	軟部腫瘍4	448
9	骨腫瘍1	450
10	骨腫瘍2	452

●用語解説：主な組織化学染色（特殊染色） ⋯⋯ 454

● INDEX ⋯⋯ 455

本書の特徴と使い方

　本書は総論と各論の2部構成です．医学部6年間で学ぶ病理学の要点を俯瞰的に扱っており，学習進度や目的に応じた使い方ができます．

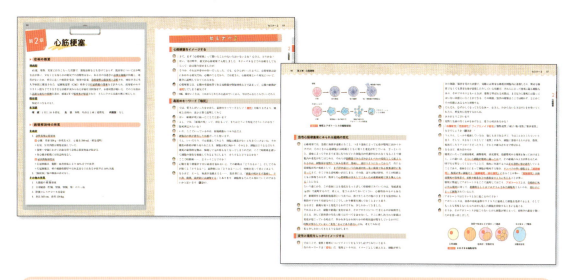

- 前半の「病理学総論」は，セミナー編です．第1回と第16回を除くセミナーでは，各領域の疾患について，症例に基づいて会話スタイルの解説から病態・疾患を学んでいきます．
- 登場人物とともに，セミナーの一員になった感覚で，臨床症状と病理組織の変化の過程を時間軸で捉えていきます．
- 総論では病理写真は取り上げず，会話と要点をまとめた図表から疾患を理解することを重視した構成としています．

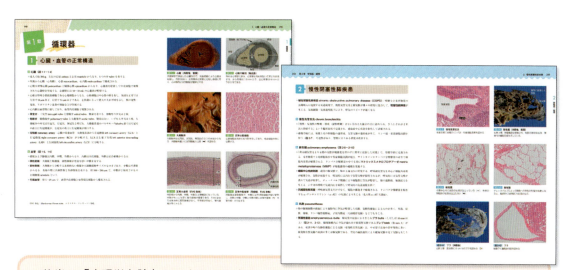

- 後半は「病理学各論」とアトラスです．
- 箇条書きスタイルの解説と，矢印や囲みのガイドを付けた多数の病理写真をみながら，見開き2ページで「疾患の解像度」を上げていきます．

総論の構成

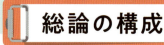

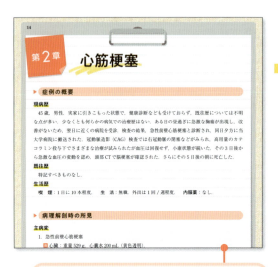

症例
リアルな剖検／生検症例の臨床経過，病理診断から学んでいきます．

セミナー
理先生と学年の違う3人の学生の対話から，1つの症例を通じてその疾患を捉えていきます．

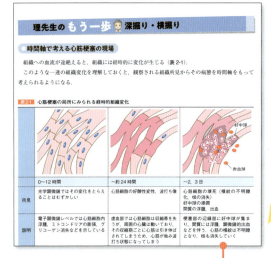

理先生のもう一歩 深堀り・横堀り
症例の臨床経過や最終診断では触れられなかった発展的・応用的な内容を掘り下げて解説しています．

愛さんのこれだけ！復習ノート
総論の章末には，「セミナー」の中であがった重要語句を，箇条書きで整理してまとめました．

各論の構成

病理写真の読み方のコツ5か条+2
病理アトラス編を見ていくためのポイントを冒頭にまとめました．

解説ページ
病因・病態，臨床，病理を箇条書きで解説し，英語・略語は初期研修まで使えるような内容を心掛けました．

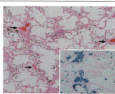

アトラスページ
写真には矢印などのガイドを詳しく付けています．

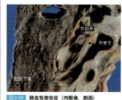
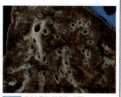

重要度
各論で取り上げた疾患の6～7割が「必ず押さえておきたい疾患」で，図タイトル部分をよく見てもらうと，「囲みに白抜き文字」で表しています．
少しアドバンスな初期研修レベルの疾患は「囲みに黒文字」で区別しています．

用語解説
各論の末尾には主な特殊染色法の簡単な解説を設けています．

登場人物紹介

　J大学の准教授 山向 理先生（男，40歳）が立ち上げた，医学部3年生以上向けの病理学特別セミナーに応募してきた3人（2年生の心さん，4年生の真くん，6年生の愛さん）．

●心さん
まだ2年生なので，セミナーの受講資格はないが，病理医を描いた漫画に感化され「病理医になる」と決心し，応募してきた．
心に強い意志を持つものの，まだ医学知識もゼロに近く幼さの残るおとなしい女子学生．

●真くん
3年の病理学の定期試験で再試となり，変なリベンジ心から申し込んだ．
次男坊的な明るい性格で，心さんの前ではちょっと背伸びして教えてやったりする．

●愛さん
優等生で，国試の勉強もしながら基礎教科を復習するために申し込んだ．
お姉さんキャラで，真くんの言動をときどきたしなめながら，2人によく目配せしている．また，国試ネタや臨床や他の基礎科目の知識もときどき披露して，2人からは尊敬のまなざしを受ける．

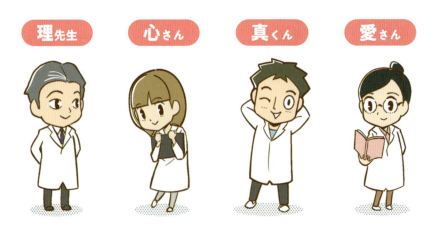

プロローグ

みなさん「病気の仕組み」特別セミナーにようこそ．今日からこのセミナーを担当する山向 理といいます．よろしく！

今日は，まずそれぞれに自己紹介をしてもらって，それからこのコースの進め方を説明するね．今回の受講生は3人だね．じゃ，君から．

はい．4年の真です．3年のとき，病理の本試でなぜか落ちゃいまして，ちょっと悔しくて，勉強し直そかなって思って来ました．よろしくお願いします．

君が真くんか，病理の医局に電話をかけてきたようだね．「なぜボクが落ちたんですか？」って．教授が驚いていたよ．ただ，ここに来たということは，ある程度納得したということかな．

まあ，そんなところすかねー．

私は6年の愛です．国試の勉強を始めたのですが，病気の基本的なところがまだまだ分かっていなかったということを感じて申し込みました．私は将来，消化器内科というか内視鏡医になりたいと考えていますので，今の内から，特に消化器系の病理は押さえておこうと思っています．宜しくお願いします．

はい，では，次．あれ，君は何年生だっけ？　実習に来てたかな？

いや，あの……やはり2年生はダメですか？

2年生か．どうりで見たことがないと思ったよ．うーん，ダメってことじゃないけど，セミナーの募集要項には専門教科が始まる3年生以上としておいたからね．でもどうして？　何か特に病理に興味があるの？　それとも何か出逢いでもあったかな？

はい．高校で受験勉強をしているときに，病理医のことを描いた漫画を友人に勧められて……普段漫画って読まないんですけど，勉強にも行き詰まっていたし，気分転換のつもりで読んでみたらそれはすごく面白かったんです．それで病理医のことを知って，凄くかっこいいなーと思って．それで将来は病理医になると決心して受験勉強も頑張れたんです．

一同 ──ええーっ

スッゲー後輩が来たな．高校生の時から病理医かよ！

理先生，彼女がまだ講義で習ってなくて分からなそうなところは，私がフォローしますから，セミナーの受講を認めてあげて下さい．

そうか．わかった．心さんのやる気に期待して，今回は，認めるとしよう．

オレもサポートするから，任せて下さい．病理以外は結構成績良かったんすから！

一同 本当にー！？

では，今回は，この3人で「病気の仕組み」を学んでいこう．
あらためて，宜しくね！

全員 宜しくお願いしまーす！

総論と各論のリンク一覧

病理学総論 ／ 病理学各論

第1章 病理学とその学び方

第2章 心筋梗塞［循環障害］
- 第1章 循環器
  - 3 虚血性心疾患　7 動脈硬化性疾患

第3章 脳出血［循環障害］
- 第9章 中枢神経（脳・脊髄）
  - 3 循環障害1（出血）
  - 4 循環障害2（虚血・梗塞）
- 第1章 循環器
  - 4 弁膜・心内膜疾患
  - 5 心筋疾患
  - 6 その他の心疾患［心臓粘液腫］

第4章 糖尿病［代謝障害］
- 第6章 腎臓・泌尿器
  - 10 全身疾患に伴う腎病変1［糖尿病性腎症］

第5章 肝硬変, 肝癌［退行性変化, 再生, 線維化］
- 第5章 肝臓・胆道・膵臓
  - 2 ウイルス性肝炎　6 肝細胞癌
  - 3 代謝性肝疾患

第6章 アミロイドーシス［代謝障害, 沈着症］

● アミロイドの沈着
- 第1章 循環器
  - 6 その他の心疾患
- 第6章 腎臓・泌尿器
  - 11 全身疾患に伴う腎病変2［ALアミロイドーシス］
- 第9章 中枢神経（脳・脊髄）
  - 3 循環障害1（出血）
- 第12章 関節・骨軟部
  - 3 骨・関節の非腫瘍性疾患3

● その他の沈着症
- 第1章 循環器
  - 7 動脈硬化性疾患［粥状硬化症］
- 第5章 肝臓・胆道・膵臓
  - 5 肝臓の循環障害［慢性うっ血；鉄沈着］
  - 10 胆道腫瘍・腫瘍様病変［コレステロールポリープ］
- 第10章 皮膚
  - 1 皮膚の正常構造［日光弾性線維症］

第7章 真菌性肺炎［炎症・免疫・感染症］
- 第2章 呼吸器・縦隔
  - 3 特発性間質性肺炎1
  - 4 特発性間質性肺炎2
  - 8 肺炎1（細菌性肺炎）
  - 9 肺炎2（肺抗酸菌症）
  - 10 肺炎3（肺真菌症）
  - 11 肺炎4（肺真菌症とウイルス性肺炎）

第8章

全身性エリテマトーデス（SLE）[免疫異常] ——🔗—

第2章　呼吸器・縦隔
5 その他のびまん性肺疾患1

第3章　口腔・頭頸部
3 唾液腺疾患

第6章　腎臓・泌尿器
9 自己免疫疾患に伴う腎病変

第10章　皮　膚
4 膠原病関連皮膚病変

第12章　関節・骨軟部
2 骨・関節の非腫瘍性疾患2
4 筋疾患

第9章

下垂体機能低下症 [内分泌] ——🔗—

第8章　内分泌
1 下垂体　　　　4 甲状腺3
2 甲状腺1　　　5 副甲状腺
3 甲状腺2　　　6 副　腎

第10章

膵臓癌 ——🔗—

第5章　肝臓・胆道・膵臓
12 膵腫瘍1　　　13 膵腫瘍2

第11章

子宮頸癌 [感染症＋腫瘍] ——🔗—

第7章　婦人科・乳腺
2 子宮頸部1（扁平上皮病変）

● **その他の感染症関連腫瘍**

第4章　消化管
4 胃炎・胃潰瘍

第5章　肝臓・胆道・膵臓
2 ウイルス性肝炎　6 肝細胞癌

第11章　造血器・リンパ組織
11 リンパ腫3 [成人T細胞白血病]

第12章

リンチ症候群 [遺伝性腫瘍] ——🔗—

第4章　消化管
14 大腸癌

第13章

ニーマン・ピック病

第14章

環境と疾患（アスベストと中皮腫） ——🔗—

第2章　呼吸器・縦隔
16 胸膜疾患

第15章

加齢と老衰

第16章

特別講義：病理学の歴史とこれからの病理学

病理学総論

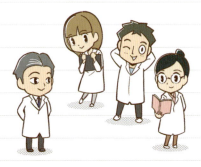

第1章 病理学とその学び方

セミナー1

病理学とは何か？

病理学の講義の第1回目は，だいたい決まっているよね．

「病理学とは何か？」ですね！

そう，正解.

でも，病理学っていう言葉が堅いし聞き慣れないし，そこからずっと少しだけ距離感があります.

だよね，って私が真くんに同調するのもどうかと思うけど，実は遠い昔の自分の学生時代を思い出すと冷や汗ものなんだ．で，まあ，紆余曲折あったが，今，こうして病理医であり病理学の教員となったからには，多少違うかたちで医学生に病理学を届けたいと思ってるわけなんだよね．大学を卒業して医師になり実際の患者さんを診るとき，病理学の考え方は必ず役立つものなんだってことを伝えたいんだ.

講義の前に，先生の紆余曲折って教えてもらえないんですか……？

それはまた次の機会だね．さて，とりあえず，病理学の定義を伝えておくと，「病理学とは，臓器，組織，細胞の標本を，肉眼や顕微鏡などで観察し，それらが疾患に侵されたときにどういった変化を示すかについて調べ，疾患の原因，発生機序の解明などを目指す学問」となるよ.

病理学の参考書などでは，なかなかイメージできないだろうが，実際の患者さんやカンファレンス（症例検討会）などで症例を前にしたときに，その患者の患部の組織などを入手できれば，病態・疾患は何なのか，どういう状態なのか，どのような治療が適しているのかなどの情報を病理組織・細胞レベルの観察から提供することもできるんだ．こういう病理学の知識や経験を患者さんの診療に役立てようとするのは「病理診断学」と呼ばれている.

なるほど．今思い出しましたが，BSL（Bed Side Learning）で廻ったいくつかの診療科のカンファレンスで，病理診断の結果が話題になっていました.

そう．ただ，このセミナーでは，そのような各病気の病理診断学を学ぶというわけではなく，目標としては，その病理学の視点から得られる情報を理解し，それをもとに体の中で何が起こっているかを考えるということに主眼を置きたいと思っている.

それなら，やっぱりもう1回病理を勉強しようと思ってここに来てよかったっす.

😀 セミナーの受講要項を読んで申し込んでくれたと思うけど，このセミナーは，病理学のA, B, Cの「A」から始めるわけじゃないけど，ことあるごとに「A」まで戻って理解を深め，最終的にはE, F, Gの「G」くらいまで習得してもらうつもりでいます．

😀 それって，Zがゴールですか？

😀 もちろん，……というのは冗談だ．そもそも医学の知識にゴールはないし，私の知識も「J」くらいと考えてくれたらいい．まだまだお互い途上ということだ．ただ，習得目標が「G」といっても，このレベルで，医学生が知っておくべきことや，さらにみんなが苦手とする国試の病理関連問題はほぼカバーするつもりなので安心してついてきてほしい．GoのG，GoodのGだと思ってGを目指して下さい．

全員 はーい！！！

症例から学び病理像を理解する

😀 では，具体的に次回からのセミナーの進め方を説明しよう．毎回，なるべくリアルな症例を取り上げ，それについての病理所見をみていきながら，それが意味するものを考えていくというのが基本になる．「意味するもの」とは病態と置き換えることもできる．

😀 だいたい5年生のときにやったCPC（臨床病理カンファレンス）と同じですね．

😀 流れは同じといえば同じだけど，もう少しじっくりと掘り下げてみたい．そして，もう1つ，これはこのセミナーの特徴ともいえるが，なるべく体の中の出来事を「時間軸」で考えてみたいと思っている．

😀 時間軸？？

😀 面白そうですね！

😀 他の2人も，追々わかってくると思うのが，体の異常というのは，別の言葉でいえば「健常状態からの何らかの逸脱状態」なんだ（図1-1）．だから，そこに至る経過があるし，そこから回復するか，進行するかのさらなる変化もあるはずなんだ．

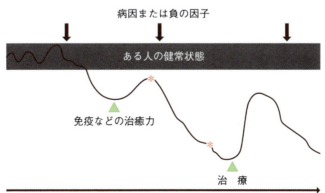

図1-1 病態を時間軸で考えてみる

病理というと顕微鏡標本の像を思い浮かべるかも知れないが，そこに観察されるものは，ある1つの時点で切り取った像であり，顕微鏡観察のときは常にそう思って視る必要があるんだ．病態は刻々と動いているからね．これは，みんなが将来医師になって患者さんを診るときも，その基本は同じで重要なポイントだと思う．

なるほどです．

そして，もちろん病態を考えるためには，ある時点で切り取った像が何を意味しているかを読み取る力も必要だ．点と線で考えるという感じかな．点はそのときの病理像，線は時間とともに動いている病態ということだ．

結局，病理像を読む必要はあるわけですね．何を見ても同じように見えて，違いがわからないんすよね．今年こそ頑張ってみるかな……．

病理像の勉強は，実際は，一緒に顕微鏡をみながら教えてもらうのが一番理解が進むんだけど，みんながみんなそういうわけにもいかないよね．なので，その像が何を示すか，ある程度こと細かく矢印や囲みなどのガイドを多用しながら説明されている本などを利用するのがよい．そして，そのあと，その病態と組織像を関連付けられるようになれば完璧だ．

それって，理先生が準備してくださったテキストの構成がまさにそうなっていますね．

えっ，そうなんだ．確かに，写真がまとめてあるから，試験前にもこりゃ使えるな．

気付いたかな．できれば，毎回，症例の経過を追いながら病態を考え，それに関連した用語や発展知識を整理しつつ，その疾患の病理像も実際の写真で確認しながら学習を進める，というふうに活用してほしいね．まあ，使い方は，それぞれに任せるけど．いずれにしろ，行ったり来たりしながら，病態と組織像を関連付けられるようになるよう頑張っていこう．

病気のわく組み

病気の分け方は1つじゃないんだが，病態・病因から考えると，だいたい「循環障害」，「炎症」，「感染症」，「免疫障害」，「内分泌・代謝障害」，「先天性疾患・形成異常」，「腫瘍」などに分けることができると思う．

病理学の教科書の目次みたいですね．

よく気付いたね．教科書を読む前に，一度，なぜこんなふうに章や項目が分けられているのかを考えてみるといいよ．真くんと愛さんは，一通り主な病気は学んできたと思うので，いっていることがわかるでしょ．

そういう目で見たことなかったっす．けど，いわれてみればなるほどですね．

では，それぞれのカテゴリーに含まれる病態について簡単に触れておこう．

まずは「循環障害」．心臓から駆出される血液は全身を回って組織，細胞に酸素を供給している．つまり血管を通って体を循環するわけだけど，この血液循環の流れが障害されることによって引き起こされる病態といえる．みんながすぐに思い出しそうなのは，

心筋梗塞かな？　この場合は，心臓に酸素を送るための動脈（冠動脈）が狭窄したり閉塞したりして，まず，酸素が届きにくくなった心臓の筋組織がダメージを受ける．それにより心臓からの血液の駆出がままならなくなって，心不全を引き起こす．ほかには，高血圧で脳の血管が破れて出血したり，何らかの原因で循環血液量が急激に低下したりしても体の末梢は大きなダメージを受けることが多い．心臓や血管が健常状態から逸脱した状態となり，血液が途絶えたところや出血で血が溢れたところの組織に障害がくるわけだ．

さすがに心臓は障害を受けると大変なことになりますね．

そうだね．栄養配給の基地ともいえるから，ちょっとした障害でもダメージが大きいことは想像しやすいだろう．

はい．

「炎症」は，一言でいえば「何らかの傷害に対する体の防御反応によって生じる局所の変化」といえるだろう．なので，炎症を起こす機能，つまり免疫機能は，本来生理的なものであり，それだけで異常というわけではない．むしろ炎症が起こらないほうが異常ともいえるだろう．

なるほど，炎症を起こす免疫機能自体は人がもっているものか，いわれてみれば，確かにそうですね．

ただ，そんな免疫機能が正常な自分の組織に対して傷害性に働く場合があったり，過剰に反応してしまう場合があり，疾患につながる．炎症の原因には感染症や物理的，化学的なものなどさまざまにある．

「感染症」は，体外からウイルスや細菌が体に侵入し，健常状態を壊してしまう疾患だね．感染症と炎症と免疫の関係がわかりやすいように説明すると，体外から体内に細菌やウイルスなどの外来物が侵入して体内に住み着き症状を起こすと感染症という．その症状は，多くの場合体の中に炎症が生じているからであり，その炎症を引き起こすのが免疫の働きということだ．

はい，なるほど．

次は「代謝障害」．ヒトは体に必要な物質を体外から取り入れて利用するが，そのまま利用できるものや分解・再合成などを経て利用するものもある．そして，不必要になった物質は分解して体外に排泄している．この一連の働きを代謝というが，その過程に異常が起こって発症する疾患を代謝性疾患という．そして当該組織・細胞には異常な物質が蓄積したり，通常もみられる物質が異常に蓄積している．「内分泌」と「代謝障害」が1つにくくられることが多いのは，組織・細胞でのさまざまな物質の分泌・排泄などに共通の要因があるからだろう．

この大学病院にも「内分泌代謝科」があります．

だろう！

「先天性疾患・形成異常」は，多くは先天的に遺伝子異常などで機能障害や形成異常を

生じる病態だね．
「腫瘍」は，遺伝子異常によって体の細胞の一部の細胞が異常に増殖し，増殖するだけでなく，周囲に拡がったり，他の部位に転移したりするようになった病態だ．高齢社会になり，腫瘍を有する患者は増える一方といってもよく，とても重要な疾患といえるだろう．

病態はつながる

質問があります．感染症のときは，免疫機構が働くと言われましたが，免疫障害には含まれないのですか？

先ほども話したように免疫が働くのはむしろ健常な状態なので，免疫障害には含まれない．ただし，免疫が過剰に働いてしまう場合があり，それは免疫の異常としても理解可能だ．

また，愛さんがいってくれたことは，とても鋭い．たとえば，心筋梗塞が生じてしまえば心臓の病気（循環障害）になるが，その原因は，心臓を養う血管の異常，つまり血管が動脈硬化で硬く，狭くなったところに血栓が詰まって生じることが多い．この時点では，血管の病気，しかも動脈硬化の主たる原因は，粥状硬化症であり，これは脂質異常症，つまり脂っこいものの食べ過ぎとかで生じる，ある種の脂質代謝の異常（代謝障害）ということもいえる．ほかには，先ほど触れたように腫瘍だってヒトパピローマウイルスの感染によって生じる子宮頸癌，ピロリ菌による胃癌など，感染症を原因とした"腫瘍"も少なくない．

まあ，そういう具合に，病態の成り立ちには，さまざまな要因が複雑に絡んでいることが多いので，そこにも注意を払うべきだね（図1-2）．

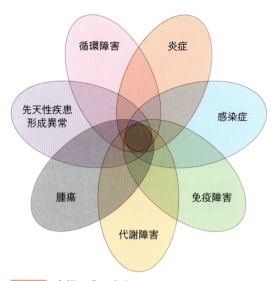

図1-2　病態の成り立ち
病態の成り立ちにはさまざまな要因が複雑に絡む．

疾患は病態のグループで理解する

複雑そうっすけど，謎解きみたいでおもしろそうな気もします．

そういうふうに考えられると，1つ学んだことが，次の症例を考えるときも役立つようになるので，ますます面白くなってくるはずだ．

よし，がんばるぞ！

これらの病態を理解すると，同じ原因でも各臓器で少し現れ方が違ったり，違う病態が加味されたりってことはあるが，まったく想像がつかないってことにはならないはずだよ．

たとえば，炎症では，各臓器に炎症が生じていることを示す「炎」を付けた疾患名がある（肺炎，胃炎，大腸炎，心筋炎ほか）．炎症の基本は同じだが，心筋炎と大腸炎では，原因が異なることが多いし，臓器特有の病変や症状の現れ方があるので，各論では，そういうことを学ぶ必要がある．しかし，炎症というその病態の根幹は類似しているので，それぞれの疾患をリスト化して並列に覚えていくより，病態のグループごとに理解していくほうが圧倒的に身に付きやすい．医師になってからも当然役立つはずなんだ（表1-1）．

もっと早くそれを知っていれば，試験勉強も少し楽だった気がします．

病理学と病理診断学の違い

今日は，これからのセミナーが理解しやすいように，もう2，3キーワードがあるので付き合ってほしいのだけど，いいかな．

全員 | はい！

それは，病理解剖とはどういうふうに行い，何を調べるものなのかということ，それに，病院で行われている病理診断や細胞診とはどういう検査か，病理学とどう関わるのか，というようなことを話しておこうと思う（図1-3）．

「病理診断科」のBSLで習ったようなことですね．確かにそれを知っていると，病理解剖所見の理解にも役立ちますね．

へー．ぜひ，お願いします．

表1-1 "炎"がつく病態

臓器・組織	疾患・病態
循環器	心筋炎，心内膜炎，大動脈炎，血管炎，ほか
呼吸器	肺炎，気管支炎，間質性肺炎
消化器	胃炎，逆流性食道炎，潰瘍性大腸炎，虚血性腸炎，小腸炎，虫垂炎，膵炎，胆嚢炎，ほか
泌尿・生殖器	膀胱炎，頸管炎，腟炎，前立腺炎，精巣炎，ほか
皮膚・間葉系組織	皮膚炎，筋炎，関節炎，脂肪組織炎，神経炎，ほか

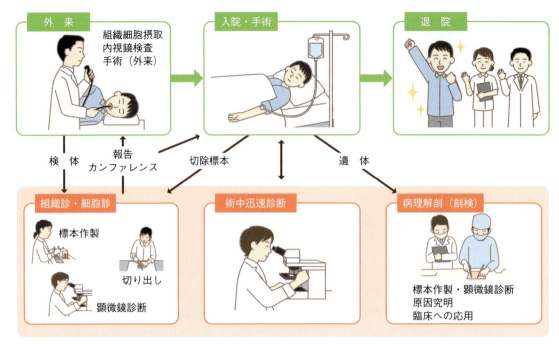

図1-3 病理診断の流れ

- 先ほど,「病理診断学とは何か」についても少し触れたが,覚えているかな? 愛さん,どう?
- はい.**病理診断学**とは,病理学の知見を,患者さんの病気の診断に応用する学問です.
- そうだね.患者さんの患部から採取された組織にみられる像を,これまでの先人たちが積み上げてきた膨大な知見に照らし合わせて診断するというのが**病理診断**であり,それを研究するのが病理診断学ということになる.
- 私が読んで病理医になりたいって思った漫画にも,手術の最中の**術中迅速診断**とか,たくさん病理診断のシーンが出てきました.主治医は肝臓癌だと思っていたのに,肝臓に針を刺して採った組織を病理医が顕微鏡でみたら「他のがんの肝臓への転移」ということがわかったとか,そういうのですよね.
- そうだね.まあ,漫画は実際より少し大袈裟に描いている場合はあるかもしれないけど,そういうことも決して少なくはないんだ.主治医の誤診をみつけるために病理診断を行うわけではなく,その患者さんにとっての最適な治療法を探るためであり,現在の医療の中でその根拠としての病理診断のウエイトは結構大きいんだよ.がんなどの腫瘍性病変の場合は特に,この病理診断が重要視されているね.

病理標本に使われる特別な染色

- 実習でみた病理標本ってピンクと青紫の標本がほとんどだったと思うのですけど,病棟実習のときに受けもった患者さんの標本には,免疫染色の結果がたくさん書かれていま

した.

ピンクと青紫の染色は，ヘマトキシリン・エオシン標本（HE 標本），免疫染色は，正確には免疫組織化学染色のことだね．詳しい染色方法についてはここでは省くが，要は，人の体の組織の一部が薄くスライスされてガラス（プレパラート）標本になるわけだけど，ヒトの組織や細胞にはさまざまなタンパク質が含まれている．なぜなら，ヒトの体を作るのも，何か機能するのもタンパク質なしにはできないからね．そして，それぞれの細胞は，必要なタンパク質を，必要なときにたくさん作れるようになっている．なので，そのタンパク質にくっ付く抗体を使って，どんなタンパク質がたくさん作られているかを可視化するという方法が免疫組織化学染色だね．

どうやって目にみえるようにするんですか？

特定のタンパク質に結合する抗体に目印を付け，そこに色を付けてみえるようにするんだ．

そういうことだったんですね．今わかりました．

この免疫組織化学染色に用いる抗体は，世界規模でみると毎日のように新しいものが作られており，すべての抗体を所有することはできないが，この病院の病理検査室にも300 種類近くの抗体は常備して，患者さんの病気の診断をしてるんだよ．

へー，そんなにあるんですか！？

免疫組織化学染色とは別に，組織化学染色という，抗体を使わず，組織内にあるさまざまな物質に化学反応する溶液で色を付けるものもあるんだ．「微生物」の講義でも習ったと思うが，細菌を染め出すグラム Gram 染色とか真菌を染め出すグロコット Grocott 染色などで，他にも線維組織を染めたり，粘液を染めたり，このような組織化学染色も実際の病理診断に際しては，よく使われているんだよ．

細胞診ではパパニコロウ Papanicolou 染色というのを習いましたが，これらの組織化学や先ほどの免疫組織化学染色などは細胞診の標本にも使えるのですか？

もちろん．必要に応じて行うことも可能だが，何枚も組織を薄く切ってプレパラート標本を作れる組織標本とは違い，枚数が限られるため，細胞診標本で特殊染色を行うのは特別なときだけなんだけどね．

病理解剖とは，患者に行われる最後の検査

最後は，剖検と呼ばれることもある病理解剖について説明しておこう．病理解剖とは，患者さんが病院で病気で亡くなり，患者さんの遺族が承諾すれば，資格をもった医師が行える人体解剖のことだね．皮膚を切り開き，肺や心臓，腹部臓器，許可が得られれば脳，脊髄まで体外に取り出して，観察し，そこからそれぞれの組織を採取して組織プレパラート標本にして，組織レベルで検索する．この過程は，先ほど話した病理診断過程とほぼ同じだ．また，それぞれの臓器，組織にみられた所見を総合して考察し，病理解剖診断報告書という文書にまとめられて主治医に送られる．また遺族が希望すれば，そ

の報告書は遺族にもカルテなどと同様に開示されるんだ.

「病理解剖とは，患者に行われる最後の検査だ」という漫画のセリフがあったんですが，患者さんは検査を受けるだけになってしまいますね.

先ほど，愛さんがCPC（臨床病理カンファレンス）のことをいったけど，ある海外の病理解剖室には「This is the place where death delights in helping life（ここは，死が生を助けることに歓びを感じる場所である）」と書かれた看板が掲げられているという. 病理解剖は，今生きている人たちを助けるための最後の貢献とでもいったらよいのか，このセミナーでも，この患者さん達の病態の解析を通して，みなさんが将来の患者さんに直接的でも間接的でも何か活かせることになれば，体を提供した患者さんの遺志や遺族の思いに応えることになると思うよ.

CPCで学ぶことのありがたさをあらためて感じました. ありがとうございます.

というわけで，今日はここまで.

全員 はーい.

では，次回のセミナーまで.

文　献

1) クマール V，アバス AK ほか：ロビンス基礎病理学（原書10版），豊國伸哉，高橋雅英（監訳），エルゼビア・ジャパン，p35-63，p107-131, p389-474, 2022
2) 福嶋敬宜：臨床に活かす病理診断学（第3版），消化管・肝胆膵編，福嶋敬宜，二村　聡（編），医学書院，p1-38, 2018
3) 新井冨生（編）：図解病理解剖ガイド，文光堂，2018

セミナー後のカフェで ● 心，真，愛

心さん，よく来てくれたね. オレも刺激になるよ.

ありがとうございます. ダメ元で来たので受け入れてもらえてとてもうれしいです.

オレが心配する必要もなさそうだけど，気楽に頼ってくれていいからね.

ありがとうございます.

もちろん"愛先輩"にもね. 愛さんはオレの学年でも憧れている人が多いイケてる先輩だから.

何よそれ. からかってるでしょう？　まあいいか. でも，心さんが入って来てくれて，私も初心に返る思いで病理の勉強ができそうで楽しみだわ.

愛さんは有名人なので，実は私も知っていました. ここでご一緒できると思っていなかったので，とても嬉しいです. よろしくお願いします.

愛さんの これだけ！ 復習ノート

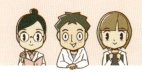

病理学 pathology
　臓器，組織，細胞の標本を，肉眼や顕微鏡などを用いて観察し，それらが疾患に侵されたときにどういう変化を示すかについて研究し，疾患の原因，発生機序の解明などを目指す学問．

病理診断学 Diagonostic Pathology
　病理学研究で得られた知見をもとに，病理標本から患者の病気の診断を行うに用いるための学問．

臨床病理カンファレンス clinicopathological conference（CPC）
　複数の臨床科の医師と病理医が合同で行う症例検討会．剖検症例を対象にする場合のほか，治療方針などを検討するために行う生検 CPC，術後 CPC などがある．

- **循環障害**：心臓から駆出される血液の流れが障害されることによって引き起こされる病態．
- **炎　　症**：何らかの傷害に対する体の防御反応で生じる病態．
- **感染症**：体外からウイルスや細菌が体に侵入し，健常状態を壊してしまう病態．
- **免疫障害**：免疫機構の異常で，外敵から体を守れなくなったり，反対に自分の組織を攻撃したりする病態．
- **内分泌・代謝障害**：ホルモン産生の異常のほか，異常な物質が組織や細胞に蓄積したり，通常もみられる物質が異常に蓄積したりする病態．
- **先天性疾患・形成異常**：先天的な遺伝子異常などで生じる病態．
- **腫　　瘍**：遺伝子異常で，体の細胞の一部の細胞が異常に増殖する病態．

病理解剖 autopsy
　原則，病気で亡くなった患者の死因や病態の解明のために行う人体解剖．

術中迅速病理診断
　手術の最中の診療方針決定を目的に行う病理診断．通常の病理診断とは異なり凍結組織切片を用いて行う．

ヘマトキシリン・エオシン染色 hematoxylin-eosin stain（HE 染色）
　ある樹木から得られるヘマトキシリンと酸性色素であるエオシンによる染色法．病理診断において基本となる染色法．

組織化学染色 histochemistry
　有機・無機化学反応を利用した染色法．粘液，膠原線維，細網線維，弾性線維，脂肪など，特定の組織を染め出す染色法が開発されている．

免疫組織化学染色 immunohistochemistry
　抗原抗体反応を利用して，組織標本上のタンパク質を染め出す方法．病理診断の補助診断法として盛んに用いられている．

理先生の もう一歩 深掘り・横掘り

● 組織・細胞の構成

組織構成

人間の組織は，大きく **上皮組織** epithelial tissue/epithelium，**結合組織** connective tissue，**筋組織** muscle tissue，**神経組織** nervous tissue の4種類に分けられ，上皮組織には **中皮細胞** mesothelial cell/mesothelium，（血管）**内皮細胞**，結合組織には，軟骨組織，骨組織，血液組織などが含まれる．そしてそれらの間には **細胞外基質** がある．**上皮** は，組織の表面を覆う細胞からなり，その細胞の形態と配列から，組織学的には単層扁平上皮，単層立方上皮，単層円柱上皮，重層扁平上皮，多列上皮などに分けられるが，病理学的には，その臓器や組織で生じている病態を考えるために，その臓器名や細胞の種類（図1-4）を重視し，たとえば「腸上皮」，「気管支上皮」，「尿路上皮」，「食道の重層扁平上皮」，「子宮頸部腺上皮」などと，特定の臓器・組織名などを冠して呼ばれることが多い．

細胞の構成

細胞は **核** nucleus と **細胞質** cytoplasm からなり，疎水性の脂質二重層からなる細胞膜に包まれている（図1-5）．

核 には，遺伝物質である **染色体** chromosome，**リボソーム** ribosome を作る **核小体** が含まれている．**染色体** は，遺伝情報が書き込まれた **DNA**（deoxyribonucleic acid，デオキシリボ核酸）が折り畳まれ

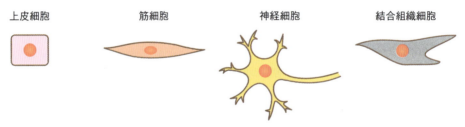

図1-4 細胞の構成

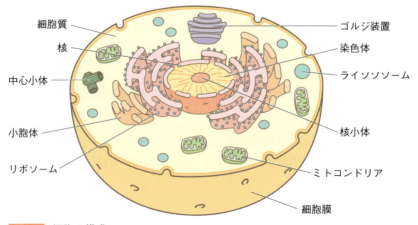

図1-5 細胞の構成

たものであり，細胞分裂中には光学顕微鏡でも観察できる場合がある．リボソームにはタンパク質を作る働きがあり，作られたタンパク質は膜に包まれ，ゴルジGolgi装置によって細胞の外へ輸送される．細胞質は細胞基質と細胞内小器官（ミトコンドリア，粗面小胞体，滑面小胞体・ゴルジ装置，中心小体，リソソーム，など）からなる．小胞体 endoplasmic reticulum（ER）には細胞内で物質を運搬する働きがある．ミトコンドリア mitochondria は細胞の活動に必要なエネルギーを産生する．ライソソーム（リソソーム）lysosome は細胞に入ってくる粒子を分解する酵素を含んでいる．中心小体は細胞分裂に関係している．細胞膜 cell membrane は，物質の出入りを調節する働きをもつが，物質の移動は，膜構造で取り囲んだ物質の取り込みや排出のほか，膜貫通型のタンパク質を介した方法で行われる．

細胞の増殖と細胞周期

細胞が増えるとき，細胞は分裂する．1個の体細胞が分裂して同じ遺伝情報をもつ2個の娘細胞を生み出す．その娘細胞は再び細胞分裂を行う細胞となって，さらに新しい細胞を生み出していく．

細胞は間期（G_1期，S期，G_2期），分裂期（M期）という過程を経て増殖し，これを細胞周期 cell cycle という（図 1-6）．

G_1期 gap 1 phase は，最後の細胞分裂からDNA複製（合成）が始まるまでの期間（gap）のこと．しばしばDNA合成準備期とも表現される．

S期 synthesis phase は，DNAが複製される期間で，G_1期とG_2期の間に起こる．ゲノムの正確な複製は細胞分裂の成功に不可欠である．

G_2期 gap 2 phase は，細胞が急速に成長し，タンパク質合成が行われる時期で，細胞は有糸分裂の準備をする時期．

M期 mitosis phase は，核分裂と細胞分裂の期間であり，その間に複製された染色体が2つの娘細胞の間で均等に分割される．

細胞は常に増殖しているわけではなく，多くの細胞はG_0期にとどまり細胞分裂を停止している．ただし，がん細胞においてはG_0期にとどまらず無制限に増殖を続ける．細胞周期の進行は細胞周期チェックポイントによって監視されており，細胞が細胞周期の次の段階に進む準備ができているかどうかを判定している．DNA損傷を検出したら，損傷した染色体が修復されるまで細胞周期の進行を遅らせるようシグナルを送る．

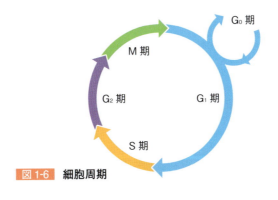

図 1-6　細胞周期

第2章 心筋梗塞

▶ 症例の概要

現病歴

　45歳，男性．実家に引きこもった状態で，健康診断なども受けておらず，既往歴については不明な点が多い．少なくとも何らかの病気での治療歴はない．ある日の昼過ぎに急激な胸痛が出現し，改善がないため，翌日に近くの病院を受診．検査の結果，急性前壁心筋梗塞と診断され，同日夕方に当大学病院に搬送された．冠動脈造影（CAG）検査では右冠動脈の閉塞などがみられ，高用量のカテコラミン投与下でさまざまな治療が試みられたが血圧は回復せず，小康状態が続いた．その3日後から急激な血圧の変動を認め，頭部CTで脳梗塞が確認された．さらにその5日後の朝に死亡した．

既往歴

　特記すべきものなし．

生活歴

　喫　煙：1日に10本程度．　　**生　活**：無職．外出は1回/週程度．　　**内服薬**：なし．

▶ 病理解剖時の所見

主病変

1. 急性前壁心筋梗塞
   - ａ 心臓：重量529g，心囊水200mL（黄色透明）．
   - ●左室，右室内腔は軽度拡張していた．
   - ●前壁〜中隔にかけて出血を伴う急性心筋梗塞巣が拡がる．
   - ●各心臓弁組織には特記所見なし．
   - ｂ 冠動脈硬化症
   - ●右冠動脈は，粥腫・血栓形成により80%までの狭窄．
   - ●左冠動脈は，壁の線維性肥厚や石灰沈着などはあるが狭窄は10%未満．
2. ［脳梗塞］脳の解剖の許可なし．

その他の所見

1. 大動脈壁の粥腫形成
2. 全身臓器（肝臓，腎臓，脾臓，肺）のうっ血
3. 胆囊コレステローシス
4. 身長185cm，体重120kg．

セミナー2

心筋梗塞をイメージする

さて，まず「心筋梗塞」って聞いたことのない人はいないよね？ 心さん，どうかな？

はい．実は昨年，叔父が心筋梗塞で入院しました．カテーテルなどで治療をしてもらって一命は取り留めましたが．

そうか．それは不幸中の幸いだったった．でも，心さんがいったように，心筋梗塞は命にかかわる病気だね，心臓のことだから．では愛さん，心筋梗塞という病気について，簡単に説明してみてくれるかな．

心筋梗塞とは，心臓の栄養血管である冠動脈が動脈硬化などで詰まって，心臓の組織が壊死してしまう病気です．

OK．細かいことは，これからじわじわと詰めていくから，今はそんなところでいいだろう．

最初のキーワード「壊死」

では，愛さんがいった中から，最初のキーワードとして「壊死」を取り上げよう．壊死とは何か，誰か言葉で説明してみて．

はい．組織が死に陥ったことだと思います．

よし，では，「組織の死」って，何をもって，またはどういう所見でそういうのかな？

脳死判定みたいな？

いや，ここでいっているのは，組織細胞レベルの話だよ．

細胞内の核が消失した状態だったと思います．

うん．いいだろう．では想像してみよう．細胞は酸素がないと生きていけないね．その酸素の供給が断ち切られたとき，細胞は死に向かう．そのとき，細胞はどうなるだろう．壊死の最終的な像は，崩壊して元の形もなくなってしまうのだが，ここで時間軸を置いて細胞の変化を想像してみるようにしよう．そうするとどうなるかな？

ここで時間軸……，どういうことですか？

心臓を養う動脈が十分に血液を送れないと，その組織は「どうなるか？」，そしてそれが続くと「どうなる？」，最終的には「どうなる？」って，時間を追って考えてみよう．

なるほど．えーと．血液が途絶えると……，教科書には，「細胞の核がまず濃縮し，その後，崩壊，最終的には融解する」とあります．細胞質もだんだん崩れていくのではないかと思います（図2-1）．

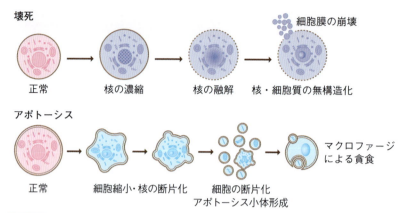

図2-1 壊死とアポトーシスの細胞変化

急性心筋梗塞巣にみられる組織の変化

心筋梗塞では，急激に血流が途絶えること，つまり虚血によって心筋が壊死に向かうわけだが，そのときの心筋細胞には時間とともに刻々と変化が生じている．ざっというと，虚血によってそれまで正常に行われていた細胞内の代謝が行われなくなることで細胞内の変化が生じはじめる．それらが顕微鏡でみればわかるレベルの変化として捉えられるのは，細胞質が変性して赤みを帯び，萎縮し，波打つようになってからだ．次に心筋細胞以外の変化として，まず好中球という免疫細胞が真っ先に現場である梗塞部位に集まってきて，そこである意味戦いがはじまる．その後，辺りは焼け野原，そこが時間とともに修復されるが，脱落した心筋細胞は再生してこないため線維組織で置き換えられることになる．

という感じかな．この虚血による変化をもっと詳しく時間軸でみていくのは，「もう一歩深掘り・横掘り」(p.25) で説明するので，真くん，愛さんはみておいて下さい．心筋特有のものもあるが，組織障害と組織修復過程という点では，体で生じるそのほかのさまざまな傷害時にも類似のプロセスを経るのでここでしっかり概要を掴んでおくとよいと思う．

なるほど．組織も刻々と変化するわけですね．少しわかってきました．

それはよかった．細胞や組織に変化があり，そのプロセスについて考えるのが病理学といえる．決して教科書の写真1枚ではすべてを表せないし，そこに映し出された組織は変化が起こっている時点で，多かれ少なかれ何らかの時間経過が関与しているわけだ．時間が関与していない"変化"なんてあり得ないよね，考えてみれば．

私も少しわかってきたような気がします．

変性と壊死をしっかりイメージする

- ではここで，変性と壊死についてイメージをもう少し広げてみたいと思う．
次のキーワードは「変性」だ．変性というのは，イメージとして捉えると，細胞が何らかの刺激／傷害を受けた状態で，実際には異常な物質が細胞内に蓄積したり，異常な物質でなくても異常な量が蓄積したりしている状態だ．それらによって壊死に陥る細胞もあり，そのプロセスともいえるが，変性と呼ばれる状態は，まだ完全に壊死には陥ってはいない状態ということができる．その刺激／傷害の種類はここでは問わず，とにかくその状態にあるものと理解する．

- だんだん，むずかしくなってきたなあー．心さん，わからないときはオレを小突いてくれたら，理先生に代弁するからね．

- ありがとうございます．

- 変性と名前の付くものをあげると，愛さん何があるかな？

- 「水腫変性」「空胞変性」「フィブリノイド変性」「脂肪変性」「硝子(様)変性」「粘液変性」，などでしょうか（図2-2）？

- うんうん，しっかり勉強しているね．ほかにもまだあるけど，今はこんなところでいいと思う．そして，大きなくくりとして「変性」があり，細胞に蓄積するものが水，脂質，粘液だったりアミロイドだったりと，それとの組み合わせで呼ばれる．

- なるほど，組み合わせか．

- 壊死にいたっては凝固壊死，融解壊死／液化壊死，乾酪壊死の3種類を知っておけばよく，この違いは，どういう細胞が壊死に陥ったかで，その組織のみえ方が異なるため，呼び名も異なってくるということだ．壊死に共通するのは非可逆的に核が消失していることであり，虚血などによって細胞が壊死する場合，タンパクの多い細胞だと「凝固壊死」，脂質が多い細胞だと「融解壊死／液化壊死」になることが多い．「乾酪壊死」は凝固壊死の特殊型で，結核や梅毒などの感染症のときに生じることが多い．
壊死に関連してアポトーシスもここで説明しておこう．アポトーシスとは，受動的に死に至る壊死に対して，能動的もしくはプログラムされた細胞死ともいわれ，遺伝子によって制御されているんだ．

- アポトーシスはどういうときに起こるのですか？

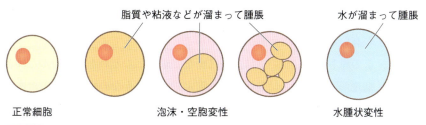

図2-2 さまざまな細胞変性

アポトーシスは，身体の形成過程やウイルスに感染した細胞を処理するとき，そしてもっとも重要ともいえるのはがん化した細胞を排除するときにも起こる.

そうか，そのアポトーシスが起こらないとがん細胞が増えるって，病理学の講義で聞いたのを思い出しました.

そう．アポトーシスがはじまると細胞は急速に縮小して細胞結合性がなくなり，核クロマチンの凝縮，核の断片化，細胞の断片化が起こり，アポトーシス小体が形成される（図 2-1）．細胞内の成分が漏れ出す前に組織球などがこのアポトーシス小体を貪食し細胞の内容物の流出は起こらない．だから炎症も伴わないという特徴がある.

梗塞の原因は血流不足，その原因は……

次は，特に血管の変化についてみていきたいと思う．心筋梗塞は，まさに"心"臓の"筋"肉が梗塞つまり壊死に陥ってしまう病気だということはわかったと思うが，そこで「なぜ」か，とその原因を考えてみてほしい．心さん，どうかな？

はい，心筋を養う血管が詰まって血液が流れなくなったからだと思います.

そうだね．よくわかったね！　それも漫画に書いてあったのかな？

いえ，愛さんも先ほど言われていましたし，実は叔父が入院したときに，"にわか"勉強しました.

なるほど．君らが「医学生」だというだけで，親戚のおじさん，おばさんたちなんかが，いろいろ体のことを聞いてくるから，叔父さんが入院したんじゃ勉強せざるを得なかったわけだね．叔父さんには悪いけど，机上の勉強だけでなく，そういう機会に学ぶのは悪くないと思うよ.

よし，なら早速，心臓の血管の変化をみていこう．特に，どのような原因で，どのような変化が起こるのかなどを考えてみておくことは後々必ず役に立つはずだから．それにしても，今この瞬間も，われわれの体のなかでも，血液が体のすみずみまで流れてくれているからみなこうして生きていけるんだよね．血管の健康の重要性がわかるというものだ.

高血圧の基準

オレの家系も高血圧の家系なので注意したいと思います.

おお，いいことをいったね．今，真くんは「高血圧」といったけど，これからみていく血管と高血圧ってどう関係しているかわかるかな？

いや，血圧が高いと脳梗塞とか脳出血とか起こしやすいってよく聞くんで.

その通り．この患者さんについては，既往歴などがほとんどわからないんだけど，喫煙者であり，病理解剖所見からは動脈硬化も進んでいたようなので，高血圧はあった可能性が高いね.

なるほど．実際にこの患者さんに高血圧があったかどうかは，今となってはわからない

けど，剖検所見からは十分考えられるということですね．

そう．高血圧というのは，血管の中の圧が高まった状態．具体的には，心臓がグッと収縮して血圧を出すときの収縮期血圧が日本高血圧学会の基準だと 140 mmHg 以上，心臓が拡張したときの拡張期血圧が 90 mmHg 以上の場合を高血圧と呼んでいる．まあ，この数値はまだ厳密に覚える必要はない．なぜなら，これって人が作った基準だから，違う学会では違う基準を出したりしているからね．

へー，高血圧って学会で基準が違うんですか，おもしろいというか，みんなちゃんと話し合えよって気もします．

まあまあ．ところで，血圧って何で上がるの？

血圧が上がる理由

この患者さんのように，血管が硬くなると高血圧になるんじゃないですか？

心臓から押し出す力が強いのも高血圧になりそうです．

2人とも正しい．すごく単純化して考えてみると，心臓はポンプで，血管はホースみたいなもの．しかもホースの内容物である血液は循環しているから心臓に戻ってくるわけだね．このシステムの中で血圧を上げる要因は，心臓の血管を1つの容器と考えるとわかりやすい．内容物と容器のバランスだ．たとえば内容物の量は一定としたときでも，容器が小さくなった場合，容器中の圧は上がってパンパンになるよね．一方，容器の大きさは変わらないのに内容物が増えた場合も中の圧は上がるね．

とすると容器が小さくて，内容物が増えたらむっちゃ圧が上がりますね．

そう，その3パターンを体の心臓・血管に戻して考えてみると，血液量に関するのは心臓からの駆出量の増減で，容器は血管だから，それが大きくなるのは血管内腔が拡張したときで，小さくなるのは，血管内腔が狭小化したとき．そして，内腔狭小化の原因で大きいのが動脈硬化であり，もっと正確にいうと粥状動脈硬化ということになる．あと，血液量が増えたときにそれに対応して容器を大きくできない，つまり血管を拡張させることができない場合も血圧は上がることになり，これも血管の柔軟性を障害する動脈硬化が原因であることが多い．このような血管の柔軟性の低下は，心臓からの駆出された血液に対する末梢血管の抵抗ということもできる．

心筋梗塞の原因となった動脈にみられたもの

さて，高血圧の概要をわかったうえで，ここでこの患者さんの病理解剖時の心臓と心臓の栄養血管である冠動脈の所見をみてみよう．

「急性前壁心筋梗塞があり，心臓の左室，右室内腔は軽度拡張していた」

これはどういう意味かというと，心臓内腔の圧は非常に高いのだが，本来はそれを厚い左心室の筋肉の収縮を使って末梢に届くように駆出しているわけだ．しかし，心筋梗塞が生じ，思ったように心筋を収縮させて心腔内の血液を排出できなくなってしまった

め，少しずつ心内腔が拡張した状態になってしまうと考えられるね．だから，心不全が長期にわたってみられる人の心臓は，風船のように内腔が拡張した状態になってしまうんだ．

「右冠動脈は，粥腫および血栓形成により80％まで狭窄していた．左冠動脈は，壁の線維性肥厚，石灰沈着などはあるが狭窄は10％未満」という所見から，右冠動脈が細く狭窄していたことと，血栓形成による内腔の閉塞が心筋梗塞につながったものと考えることができるね．

ここで，「粥腫」と「血栓」，「石灰化」という用語についてみていこう．

粥　腫

「粥腫」の粥というのは，日本語読みで「かゆ」つまりおかゆのような見た目をしていることを指す．

グジュグジュな感じですね．

まあ，そのイメージでよいだろう．次に「腫」は，腫瘍の腫で，元の意味は「はれもの」で，おかゆみたいに白っぽくてぐじゅぐじゅしたもの，実際には血管の壁に脂質を多く含んだ物質が溜まって腫れ物みたいに集まった状態ということになるね（図2-3）．

この患者さんの「胆嚢コレステロール沈着症」というのも，粥腫と関係ありますか？

よく気づいたね！　血液の中に脂質が高くなると体のいろいろなところに脂質が沈着するので，その1つが胆嚢の粘膜内に沈着したと考えられるね．

血　栓

では，「血栓」がわかる人は？　これは読んで字のごとくなので，心さんどうだろう．

はい．血が血管に栓をした状態またはそのものではないでしょうか．

いい感じ．血栓とは，血管内で血液が固まったものだね．では，どうして血栓ができるかというと，大きく3つの理由，つまり，血管壁の性状が変わった，血流が変わった，そして血液の性状が変わった，などが考えられる．その中で，この患者さんの場合は，先の「粥腫形成」のことも考え合わせると，血管壁の性状が変わったことが大きいだろ

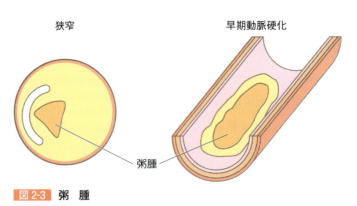

図2-3　粥　腫

うと思われる．どう変わったかというと，おそらく高血圧によって，常に血管に負荷がかかる状態にあり，血管内腔面を覆う血管内皮の傷害や剥離などが生じ，そこにまず血小板が粘着・凝集し，次いで血液の凝固が亢進して血栓形成がはじまるというわけだ．この血栓は，赤血球の多い赤色血栓とフィブリンの多い白色血栓に分けられる．

また，これも重要なんだけど，血栓は血液の塊，そして血栓症といった場合は，それによって生じる病態のことをいう．高血圧と高血圧症も同じことがいえるね．用語は，こういう小さな違いも結構大切なので，特に最初は，しっかり区別しながら押さえていくとよいだろう．

はい．ありがとうございます．

石灰化

最後に，「石灰化」．石灰というのはカルシウムのことだね．白い顆粒みたいなものをイメージするとよいだろう．これが，ある組織に沈着すると石灰沈着，または石灰化と呼ばれる．最終的には，石のようにコチコチになるし，たとえばX線写真やCTにも写るようになるんだ．

このような病的石灰沈着には2つの病態が考えられる．1つは，高カルシウム血症時にみられる転移性石灰化と呼ばれるもの，2つ目は，壊死部などに沈着する異栄養性石灰化と呼ばれるものである．血栓への石灰沈着では，このうち後者の機序が考えられる．血栓には赤血球の破片とともに赤血球の膜成分の脂質を多く含んでおり，この脂質とカルシウムは結合しやすいため沈着すると考えられる．先ほど話した粥腫にも少しずつ石灰沈着が生じ，晩期には石灰化でコチコチになった血管が確認されるというわけだ．

高血圧から粥腫，血栓形成，石灰化までつながりました．

高血圧から内皮障害が生じ，そのために血栓形成や血管内への脂質沈着が起こり，石灰沈着も起こして血管はますます分厚く硬化していく．そしてその結果，血管内腔は狭小化し，心筋をまかなう血流に障害をきたすようになる．そして実際には，さらに血栓が生じたり，血栓がちぎれて狭窄部に引っかかったりして血流が途絶えると，心筋が変性し最終的に壊死に陥る急性心筋梗塞という病態になるということだね．

メタボリックシンドローム

最後に，今回の患者さんにも関連がありそうなメタボリックシンドロームの話をして終わろう．メタボリックシンドロームとは，肥満度（BMI）によらず，過剰な内臓脂肪の蓄積があり，かつ，高血糖，高血圧，脂質異常のうちいずれか2つ以上を併せもった状態をいう．マスコミでもよく取り上げられるよね．なぜ，こんなに騒がれているかというと，メタボリックシンドロームと診断される人が増えているからであり，この内臓脂肪の過剰な蓄積は，糖尿病，高血圧，脂質異常症の罹患率が高くなり，脳梗塞・脳出血や心筋梗塞といった動脈硬化性疾患が明らかに増加することがわかっているからだね．

22   第2章　心筋梗塞

ウチの親父も危ないっす.

内臓脂肪が溜まると，インスリンという膵臓から分泌されて血糖値を抑える働きをするホルモンの効きが悪くなる．これを**インスリン抵抗性**というんだけど，微小血管の損傷を引き起こし，血管内皮機能障害，血管抵抗，高血圧，血管壁の炎症などを引き起こしやすくする．血管内皮障害と動脈硬化性疾患や高血圧との関連は，今日，話した通りだ．また，血管内皮機能障害にはプラスミノーゲンアクチベーター1型やアディポカインの増加といった因子も関与している．

ということで，今日の話はだいたい終わりだが，最後に今回の症例をまとめておこう．

すみません．質問ですが，この患者さんは脳梗塞も起こしています．これは，「急激な血圧の変動」によるものですか？

そうか，よく気づいたね．説明を忘れていたよ．血圧の変動，つまり循環動態の変化というのは，誘因にはなった可能性はあるんだけど，急性心筋梗塞の合併症としてしばしば不整脈が生じるんだ．そしてそれによって血流に乱れが生じ，心臓内腔面に壁在血栓ができることも知られている．そして，それが壁から剥がれて大動脈を経て全身に流れていき，末梢動脈で塞栓子として血管を閉塞してしまうと，その部の血栓梗塞症を起こすことになる．今回，このような機序が脳梗塞の原因ではないかと考えられる．血圧の変動自体も不整脈によるのかもしれないね．

はー，そういうことですか，わかりました．

症例のまとめ

はい，それではあらためて，症例のまとめを愛さんお願いします．

わかりました．45歳の喫煙者で，メタボリックシンドロームを背景に，脂質沈着，粥状動脈硬化が進み，最終的には心臓の冠動脈硬化，血栓形成による急性心筋梗塞を発症し，これが最終的な死因でもあったと考えらえます．また，心筋梗塞後の経過中に心筋梗塞による合併症として，おそらく心臓内に不整脈による血栓形成が生じ，それが脳血管に詰まり脳梗塞も生じたものと考えられます．ただし，脳の解剖は承諾が得られておらず確認は取れていないようです．以上です．

OKだ.

心筋梗塞になった叔父と同じで，父もいかにもメタボリックシンドロームなので，次に実家に帰ったときに，今日習ったことをちゃんと父に伝えたいと思います．

成長した娘からの話をお父さんがちゃんと聞いて受け止めてくれたらいいね．というか，人のことにコメントする前に，お前が注意しろっていわれそうな気もするので，今日はこれで終了．解散！

文　献

1) クマール V，アバス AK ほか：ロビンス基礎病理学（原書 10 版），豊國伸哉，高橋雅英（監訳），エルゼビア・ジャパン，p35-63, p107-131, p389-474, 2022
2) ルービン R，ストレイヤー DS（編）：カラー　ルービン病理学　臨床医学への基盤（改訂版），鈴木利光，中村英男ほか（監訳），西村書店，p501-511, 2017

セミナー後のカフェで ● 解剖学実習と病理解剖

心さんたち解剖学実習がはじまったんじゃない．どうだった？　倒れたりする子いなかった？

はい．私も最初は緊張していましたけど，あまりいろいろ考えないようにして，今は神経を出すのに必死で……．

そうだったわね．私もそんな記憶がある．実は，この前，病理診断科の BSL のとき，実際の病理解剖を見学したんだけど，解剖学実習のときと少し違って，もっと何ていうんだろう．生々しいというのかな．数時間前まで生きていた人って思うと余計ね．ただ，不思議なんだけど，この患者さんが死んだ理由は何だろうとか，理先生がいつもいっているように，どれくらい苦しんでいたんだろうとか，なぜそんなことになったんだろうとか，いろいろ考えながら見学できたんだ．当たり前だけど血は赤いし臓器もついさっきまで血が流れていたんだからね．

前回，理先生がいわれた「This is the place where death delights in helping life」ですね．私も実際の病理解剖も機会があれば早くみてみたいです．

愛さんの これだけ！ 復習ノート

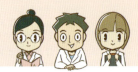

変性 degeneration
組織，細胞内に，生理的には存在しない異常の物質，あるいは生理的に存在する物質でも，異常な部位に異常な量の蓄積が認められる状態．変性と壊死を合わせて退行性変化と呼ぶ．
- **空胞変性／水腫変性**：細胞質内に球状空胞が蓄積・凝集した状態．細胞自体も水腫性に肥大するので，水腫変性とも呼ばれる．
- **脂肪変性**：脂肪が細胞内に異常に蓄積した状態．
- **硝子(様)変性**：HE染色標本上，エオシンに染まる物質が蓄積したもの．
- **フィブリノイド変性／壊死**：血管に線維素に似た物質が沈着するもの．血管炎でみられる．
- **粘液変性**：異常な粘液が貯留した状態．
- **アミロイド変性**：正常組織にはない線維性タンパク質（アミロイド）が沈着したもの．

壊死 necrosis
細胞の死．細胞質は均質化／無構造化し，細胞核は，濃縮，崩壊，融解する．
- **凝固壊死**：タンパク質を多く含む細胞に多い壊死形態で，細胞構築を保った状態で壊死に陥っている．
- **融解壊死／液化壊死**：脂質を多く含む細胞（脳組織など）に多い壊死形態で，壊死によって細胞の構成成分がその形態を保てなくなるために起こる．
- **乾酪壊死**：凝固壊死と融解壊死の中間的な像．結核や梅毒などの感染で生じる肉芽腫の中心部にみられることが多い．

粥腫 atheroma
プラークとも呼ばれ，血液中のコレステロールやマクロファージ，フィブリンなどが沈着し腫瘤状（血管壁の限局性肥厚）になったもの．

血栓 thrombus
血管内で形成された凝血塊．血栓によって生じる病態の総称を血栓症という．

病的石灰化
カルシウム塩が少量の鉄やマグネシウム，無機塩類と結合して異常に蓄積すること．
- **転移性石灰化 metastatic calcification**：高カルシウム血症が原因で生じる石灰沈着．副甲状腺機能亢進症や骨破壊亢進，ビタミンD関連疾患，腎不全などが高カルシウム血症の原因となりうる．
- **異栄養性石灰化 dystrophic calcification**：変性・壊死部における石灰沈着．動脈硬化のもととなる粥腫でもしばしば生じる．

理先生の もう一歩 深掘り・横掘り

● 時間軸で考える心筋梗塞の現場

組織への血流が途絶えると，組織には経時的に変化が生じる（**表2-1**）．

このような一連の組織変化を理解しておくと，観察される組織所見からその病態を時間軸をもって考えられるようになる．

表2-1 心筋梗塞の局所にみられる経時的組織変化

0〜12 時間	〜約24 時間	〜2, 3日
所見 光学顕微鏡ではその変化をとらえることはむずかしい	心筋細胞の好酸性変性，波打ち像	心筋細胞の壊死（横紋の不明瞭化，核の消失） 好中球の浸潤 間質の浮腫，出血
説明 電子顕微鏡レベルでは心筋細胞内浮腫，ミトコンドリアの膨張，グリコーゲン消失などを示している	虚血部では心筋細胞は収縮帯を失うが，周囲の心臓は動いており，その収縮期ごとに心筋は引き伸ばされてしまうため，心筋が弛み波打ち状態になってしまう	梗塞部の辺縁部に好中球が集まり，間質には浮腫，顕微鏡的出血などを伴う．心筋の横紋は不明瞭となり，核も消失していく
〜5, 6日	1〜3 週間	3, 4 週間以後
所見 組織球（マクロファージ）の浸潤，壊死組織の処理	肉芽組織形成	線維瘢痕組織の形成
説明 好中球の浸潤がピークを過ぎると，破壊された心筋組織の処理のため組織球が浸潤してきて貪食がはじまる	梗塞辺縁部に，毛細血管の新生や線維芽細胞の増生などからなる肉芽組織が形成されていく．これらの組織には，リンパ球や組織球の浸潤も目立つ	壊死部は，線維瘢痕組織に置換されるが，心筋があったときのボリュームより少なく，心筋壁は薄くなる

第3章 脳出血

症例の概要

現病歴

40歳，男性．ある日の夜，自宅で食事中に倒れ，いびき様呼吸があり，嘔吐，失禁したため家族が救急要請．救急搬送時は皮膚をつねったりしてもまったく反応しない重度の昏睡状態であった．血圧高値（219/130 mmHg）で，頭部CT上，左側優位に橋から中脳底部にかけて出血を認めた．手術適応なく降圧療法による保存的加療を行ったが，翌日死亡した．

既往歴

受診歴なく既往歴不明．

生活歴

喫　煙：20本/日 20年間．アルコール：機会飲酒．生　活：会社員．内服薬：なし．

病理解剖時の所見

主病変

1. 脳幹部出血
   - a 脳（1,640 g）：中脳から橋にかけて血腫の形成がみられ，出血は脳室へ穿破している．脳室周囲や小脳白質には浮腫と虚血性変化がある．
   - b 脳底動脈，椎骨動脈：粥状硬化を認める．

その他の所見

1. 心臓の求心性肥大（心臓600 g）
2. 軽度の誤嚥性肺炎（左肺253 g，右肺300 g）
3. 脂肪性肝線維症（肝臓1,330 g）
4. 身長163 cm，体重83 kg．栄養状態良好．

セ ミ ナ ー 3

さて，前回は血管が詰まって生じる組織の壊死である梗塞の話をしたが，今回は血管が破綻して生じる脳出血の話だね．共通するのは血管に関連した疾患・病態であり，このセミナーの第1回目で話したように，病理学的な大きなくくりでいえば「循環障害」の一種ということになるね．

了解っす．

循環系は破綻すると体を維持する機能が急激に低下し，一定時間内に元に戻すことができないと致命的にもなる．それだけ体の維持に重要ということなので，心して聞いて下さい．

臨床経過をみてみよう

うわっ．40歳って，俺の親父より若いっす．

ほんとだ．結構若いですね．

では，まず，症状が出てから亡くなるまでの主な変化について，みてみよう．ここで，何か質問があればいってくれる？

「降圧療法」って血圧を下げる処置をしたということですか？

そう．いいところに気づいたね．急性期の脳出血患者の約80％は血圧上昇がみられ，血圧上昇例は，死亡や機能障害のリスクが高まることが知られており，脳出血急性期の降圧療法は，これらを抑制することによる状態の改善が期待されて行われる．それが本例でも行われたということだね．では，経過は短いし，ほかに質問がなければ病理学的なところに進もうと思うが，いいかな？

高血圧だったのはわかりますが，40歳と若いし，何か他にも脳出血を起こすような原因があったんじゃないですか？

ここに示された情報だけからは読み取れないが，何かあったかもしれないね．真くんがそういう疑問をもったことは素晴らしいことだと思うよ．「なぜ」ってね．

あざーす！　褒められて伸びるタイプなので，ますますやる気出しちゃいますよ．

OK．脳出血の原因で一番多いのはやはり高血圧だが，そのほか，小血管傷害，脳静脈奇形，海綿状血管腫，そして脳腫瘍を原因として出血するものもある．クモ膜下出血となると，脳動脈瘤の破裂が最上位にくるだろうが，この辺は，各論や臨床医学に進んでからまた学ぶだろう．

「出血」「血腫」「浮腫」「虚血性変化」

では，病理解剖所見をみていこう．これまでもいくつかは出てきたし，また文字から想像できるものもあるが，ここは基本に忠実に，「出血」「血腫」「浮腫」「虚血性変化」についてイメージ化していこう．

お願いします.

まず「出血」. これは, 血液が血管外に出ることで, 特に赤血球についての用語といえる. 血管の太さは問わず血管壁が何らかの原因で傷ついて出血したものを「破綻性出血」, 破綻がないのに漏れ出るものを「漏出性出血」, 体外に出血するものを「外出血」, 体内の腔や組織内に出血するものを「内出血」という. そして, 組織内に貯留して固まったものを「血腫」と, まあ, 出血に関してはこの程度かな.

血腫ってやっぱり血液の塊のことなんすね. OK です.

確かに, 今, 血腫のことでサラッと話したけど「腫」という漢字なんて, 日常生活の中では使うことないよね.「腫」は「しゅ」「はれもの」などと読んで, 何か 塊(かたまり) 状のものを表現する用語だったね. 愛さん,「腫」が付く用語をもう少しあげてくれないかな?

はい.「腫瘍」「腫大」「筋腫」「肉腫」, あとは……「水腫」でしょうか

すっげーな!

確かに大したもんだ. あとは私も「腫脹」くらいしか思いつかない.
細胞がたくさん増えて塊を作ったものを「腫瘍」というね, 筋腫は筋肉が増えて塊を作ったもの, では肉腫は?

肉が増えて塊を作ったものすかね.

まあ, 完全に間違いではないね. 肉腫は, 腫瘍のときにもう一度ちゃんと整理しようと思うが, 上皮以外の細胞が増えたもので, しかも悪性腫瘍のことを指すことになる.

ぐぐぐ……. 漢字ばかりで苦しくなってきたー.

去年勉強したんじゃなかったのかな, 不合格だったけど?

だから勉強しに来たわけで, もう責めないでほしいなあ(小声).

ま, いまのは冗談として, 今日出てくる「腫」は, 2つ目の意味の「はれもの」「むくんだもの」の意味だね.「浮腫」は, 組織液が組織間に溜まった状態で, これはまさに,「むくみ」だね. 水腫というのは組織が水浸しの状態で, スポンジみたいな臓器の肺でよくみる.

肺水腫って, そういうことか. やっとイメージできた気がする.

ただ, ここで追加しておきたいのは, たとえば水腫も浮腫などは, 見たまま(肉眼)のむくみも, 組織レベルでの変化も指していうことがあり, 微妙にニュアンスが異なるので注意する必要があるということだ.
あと, 細胞の変化に用いられる「水腫変性」「細胞腫脹」なんていう用語は, 前回も説明したように, それぞれ細胞内に水っぽいものが溜まっていることを指しているんだが, 浮腫は, 細胞内ではなく, 細胞間組織つまり間質の変化を指すことが多いので, この辺の使い分けにも注意しておくとよいだろう.

血腫が起こる原因は？

- では，次に血腫はどうして起こるのか？　という，それぞれの原因について考えてみよう．
- 血腫は血液が固まったものなので，血液が溜まる理由があり，それは出血があったということではないのでしょうか？
- そう．単純だが，そういうこと．少し付け加えるなら，血液がどうして溜まったのかということだね．赤血球を主体とした血液が積極的に集まる理由はないと思わない？
- そっかー．集まったわけではなく，溜まったということですね．
- そう．逃げ場を失いそこで血液の凝固が起こり固まってしまったということだ．今，軽く「血液の凝固」という用語を使ったけど，これはこれで深い機序があるので，その辺は生理学でもしっかり学んでほしい．簡単に説明しておくと，今回の脳出血もそうだけど，血管の破綻や外傷などで多量に出血してしまうと生命にかかわる危険な状態になるよね．この出血を防ぐために，生体にはこの出血を止める機構，止血機構が備わっているわけね．そして，この止血機構には大きく分けて2種類があり，1つは血小板が主に働くもので，もう1つは血漿の中に含まれる複数の物質（血液凝固因子）が主に働くものだね．

一次止血と二次止血

- 血管が破綻し血管内皮細胞が剥がれると，その下にあるコラーゲン線維と血小板が結合し，これにより血小板は活性化され，形状を変え，また細胞質からは他の血小板を集める物質を放出，血小板同士がさらに結合（凝集）して，小さな傷なら塞ぐことができる．このことを一次止血と呼んでいるね（図3-1）．心さんは，もうすぐ生理学で詳し

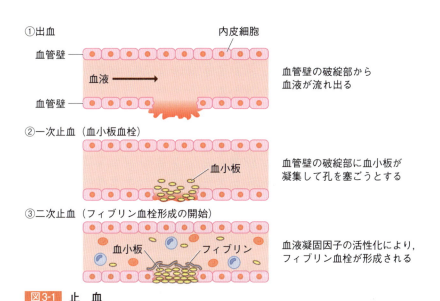

図3-1　止　血

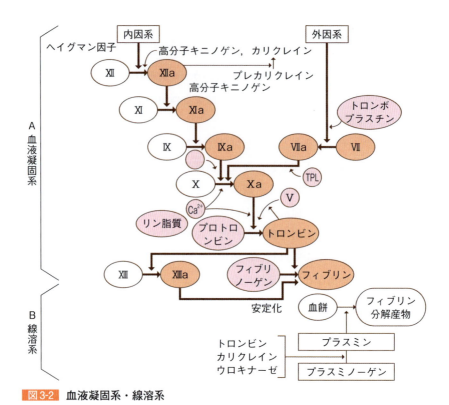

図3-2 血液凝固系・線溶系

👧 く習うので，ざっと概要だけイメージしておけばいいよ．

👧 はい，ありがとうございます．採血のときとか，「止血するまで5分くらい押さえておいて下さい」っていわれるのは，血液凝固と関係があったんですね．

👨 そうそう，そういうこと．さっきも話したけど，血液の凝固過程には続きがあり，次は，血液凝固因子という複数のタンパク質やカルシウムが関与する．それらの血液凝固因子が次々に活性化され，最終的に血液はゲル化するんだ（図3-2）．この過程で，フィブリノーゲンがフィブリンに転換されている．このフィブリンという物質はカルシウムの作用で網目状になっていて，それで血小板やその他の細胞を巻き込んで血液を固めてしまう．これを**二次止血**と呼んでいる．

👨 生理学ともいろんなことがつながってくるね．

👨 あと，ついでにいっておくと，固まった血を溶かすシステムも生体にはあり，その中心を担うのは**プラスミン**というタンパク質で，フィブリンによって形成された網目状の構造を溶かす作用を有している．**プラスミノーゲン**として体内に存在し，必要に応じて活性化されプラスミンとなる（図3-2）．

浮腫の機序

👧 では，浮腫のときはどういう機序が考えられる？　浮腫は，血腫と違い「かたまり」ではなく「はれもの」のほう．細胞の間に水が増える状態をイメージしてほしい．

血管から水成分が血管外に漏れ出したものではないかと思います.

ざっくりいえばそういうことで,血管は中を血液が流れているわけだけど,密閉された空間ではないことはわかるよね.そうでないと,組織に酸素は送れないし,傷口に炎症細胞を送り出すこともできない.だから,調整できる孔がたくさん開いているんだね.

「水成分が漏れ出す」って何となくいいましたが,確かに水が通れる孔がないと出て行けないですね.

病態を時間軸で考える

それぞれの病態や所見を理解したところで,それぞれがどのように関連してくるかを,今回も時間軸で考えてみよう.

えっ.時間軸といっても,発症から死亡まで1日くらいしかありませんよ.

1日の中でも病態は刻々と変化して,最終的に死に至ったに違いないから,さまざまなことを考えることができると思うよ.それに,脳出血の原因をどう考えるかについて,生前の血圧は書かれていないけど,病理解剖所見をみると高血圧が存在していたことを疑う所見がいくつかあるよね.どれだと思う?

身長と体重をみると,結構体重が重そうですので,第1回目の心筋梗塞の患者さんのように肥満があり,メタボリックシンドロームもあったのではないでしょうか?

肥満＝高血圧ではないけど,高コレステロール血症などがあった可能性はあるよね.それに関連した所見は?

脂肪性肝線維症と動脈硬化症では.

そうだね,どちらも高コレステロール血症の結果である可能性があり,前回もいったけど特に動脈硬化症は高血圧症と関連が高いだろうね.脂肪性肝線維症については,肝炎や肝硬変の話(セミナー5)のときにまた説明しよう.あとは?

え,まだありますか?

さすがに誤嚥性肺炎と高血圧は関係ないだろうから,そうなると…….

全員 心臓の求心性肥大(図3-3)!

そう.求心性心肥大だね.もちろん求心性心肥大＝高血圧でもないのだけど,その原因の1つには高血圧があるんだ.
求心性肥大は,心臓の圧負荷の増大によって起こるもので,たとえばいつも運動をしているスポーツマンの心臓は求心性肥大を示している.

ダンスで鍛えた真さんの心臓も肥大しているかも知れませんね.

ああ,そうか真くんは,ダンス部っていってたね.なら,その可能性はある.

まじすか.

その場合の心肥大は,極端なものじゃなきゃ問題ないだろう.この他の病態としては,大動脈弁狭窄症というのもある.心臓から末梢に出ていく血液の流れが悪くなるため圧負荷による心内圧の上昇,心筋の肥大が生じるというわけだ.

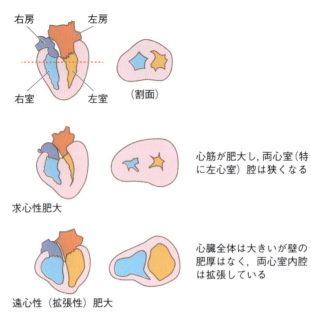

図 3-3 心臓の肥大

話を元に戻すと，この患者さんは，動脈硬化を促進する喫煙習慣もあり，高コレステロール血症に伴うと考えられる所見，心肥大の所見があることから，未治療の高血圧症があり，それが原因で脳出血を生じた可能性が高いといえるだろう．それぞれの病態の因果関係を考えると，全体の流れ，つまり時間的な関係も多少推測できるよね．時間軸はイメージの拠り所ともいえるかも知れないね．

今回も謎解きみたいで面白いっすね．

二次性高血圧

さて，今日の最後になるが，先ほど真くんが問題提起した脳出血の原因について，もう少し付け加えておこうかと思う．それは，**二次性高血圧症**のことなんだけど．
高血圧は，日本人の推計有病者数約 4,300 万人，受療者数は約 2,700 万人（日本高血圧学会による）だそうだ．何を隠そう，かくいう私も受療者の 1 人なので，とても身近な疾患といえるだろう，って自慢しているわけではないので，念のために．

それは身近ですね．

高血圧自体はそういうありふれた疾患で，そのほとんどは**本態性高血圧症**，すなわち原因が特定できない高血圧によるものなんだ．しかし，高血圧の症例の約 5〜10％は，二次性高血圧症であることも知っておくべきだろう．
二次性高血圧症の原因には，腎臓疾患，内分泌疾患，そのほかがある．これらの有病率は比較的低く，まだ個々の疾患を覚える必要はないが，中には根本原因を治療することが可能な高血圧があることも知っておくとよい．

症例のまとめ

👨 では症例のまとめをしてもらおう.

👦 まとめの前に一点,病理解剖所見に「誤嚥性肺炎」というのがあったのですが,これはこの患者さんの病態にどの程度関わっているでしょうか？

👵 先ほどもさっと流してしまったが,肺の重量をみると左253g,右300gってあるだろう.これをみただけで,病態に影響するような肺炎ではなかったと考えられるんだ.剖検で採取される成人の肺重量は250〜400gくらいであり,つまりこの患者さんの肺には重量の増加がないといえる.肺炎を起こすと,肺には膿が溜まったり,水が溜まり（肺水腫）重量を増すのが普通なんだ.だから,この患者さんは,ごく軽度の肺炎だったといえる.しかも誤嚥性肺炎,つまり食べ物の一部が肺に入ってしまって炎症を起こしたものであることから,食事中に倒れたときに誤嚥したものが原因で軽度の炎症を起こしたものではないかと考えられる.

👧 なるほど,そういうふうに考えるのですね.よくわかりました.では,症例をまとめます.40歳と比較的若い男性が,脳幹部出血を発症し約1日で亡くなった症例です.既往歴などははっきりわかりませんが,病理解剖所見から高血圧症があり,それによる脳出血と考えられました.

👨 脳出血の患者さんがみな亡くなるわけではもちろんないが,脳幹部という生命維持に重要な領域に生じたことが致命的になったと考えられるね.
では,今日はこれで終わりにします.

文　献

1) クマール V, アバス AK ほか：ロビンス基礎病理学（原書10版）,豊國伸哉,高橋雅英（監訳）,エルゼビア・ジャパン, p389-492, 2022
2) ルービン R, ストレイヤー DS（編）：カラー　ルービン病理学　臨床医学への基盤（改訂版）,鈴木利光,中村英男ほか（監訳）,西村書店, p1295-1305, 2017

セミナー後のカフェで ● 臨床実習

👧 真さん,もうすぐ BSL はじまりますね！　ワクワクします？

👦 いやいや,オレはいつでも平常心なんで.日々のことをちゃんとやるだけさ,ってかっこいいこといいたいけど,実際に患者さんに話聞いたり,診察を見学したりするわけじゃん.オレがそんなことしていいのかってドキドキものだよ.

👩 学生といえども,臨床の場では,社会人として恥じない態度やマナーが必要だよね.病院では患者さんを中心に考えて行動するよう,厳しく教わったなぁ.真くんの今の気持ち聞いて,私も初心に返らなくちゃと思ったよ.ありがとね.

👧 私は,BSL がはじまるまでもう少しあるので,それまでにたくさん人の体や病気のことを勉強しようと思います！

愛さんの これだけ！ 復習ノート

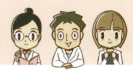

- **血腫 hematoma**：血管外に出た血液が，体外に排出されず体内の組織内に溜まった状態で，凝固し塊になったもの．
- **浮腫・水腫 edema**：細胞間間質の水分が増加し，そこから排出されず溜まった状態．機序については「深掘り・横掘り」も参照．
- **腫大 swelling/enlargement**：臓器，組織，細胞などが大きくなることを指す，比較的広く適用される表現．
- **細胞の腫脹 cell swelling**：光学顕微鏡では，細胞質が明るくなったり，泡沫状に空胞が充満する．細胞障害を示す表現であり，水腫状変性や空胞変性と呼ばれることもある．
- **一次止血 primary hemostasis**：血管が破綻した場合に，活性化された血小板による凝集塊によって一時的に出血部位を塞ぐしくみのこと．一次止血のみでは出血を止めるには脆く不安定であるため，一次止血が完了すると二次止血が起こる．
- **二次止血 secondary hemostasis**：血液凝固因子が活性化され，最終的に網の目状になったフィブリンによって血小板やその他の細胞を巻き込んで二次血栓（フィブリン血栓）を形成して行う止血のこと．
- **フィブリン fibrin**：血漿タンパクの1つのフィブリノーゲンが，トロンビンというタンパク質分解酵素によって分解されて作られたもので，急性炎症時の滲出液や血栓内では細い線維状のものが網状ないし融合した状態で認められる．
- **プラスミノーゲン plasminogen**：肝で合成される糖タンパク．ウロキナーゼおよび組織プラスミノーゲンアクチベーターにより活性化されプラスミンになる．フィブリン，フィブリノーゲン，第Ⅴ，第Ⅷ，第Ⅸ凝固因子の分解に関係し，補体活性化作用，血小板凝集阻止作用などもある．
- **本態性高血圧症 essential hypertension**：原因が特定できない高血圧．
- **二次性高血圧症 secondary hypertension**：腎臓疾患，内分泌疾患など，高血圧の原因が特定できるもので，高血圧症例の約5〜10%とされている．

理先生の もう一歩 深掘り・横掘り

● 浮腫の原因

　浮腫は，間質液の組織内貯留であり，体腔にも貯留する．血管内腔と間質組織間の水の移動・バランスは，それぞれ（血管内，間質組織内）の静水圧，浸透圧のバランスで決まるが，血管透過性の亢進，リンパ管による水の還流障害などが関与する．

血管内圧の上昇

　主に静脈灌流を妨げる病態により生じる．正常では，心臓に戻ってきた血液は，また心臓から押し出されて全身の組織に行き渡るが，心臓から十分に駆出されない場合，血液がうっ滞し，末梢には浮腫が生じる．また，この心拍出量の低下により腎血流量も減少し，レニン・アンジオテンシン・アルドステロン系を活性化することも，ナトリウム，水の貯留につながる．レニンは腎臓の傍糸球体細胞から分泌され，その働きでアンジオテンシノーゲンからアンジオテンシンⅠが生成される．アンジオテンシン変換酵素により生成されたアンジオテンシンⅡは，強い昇圧作用を示す一方，アルドステロン（ナトリウムの再吸収・カリウムの排出を促進）の分泌を促進する．血管内にナトリウムが豊富にあると，結果として循環血液量が増えて血管内圧が上昇し浮腫を起こす方向に働く．

低タンパク血症（血漿膠質浸透圧低下）

　血管内のタンパク質が減少すると血漿膠質浸透圧（血漿タンパク質による浸透圧；水を血管内に保とうとする力）が低下し，血管外に水分が漏出してしまう．同時に，腹水などを合併することも少なくない．ネフローゼ症候群では，腎臓糸球体からアルブミンが失われてしまう．肝硬変など，重篤な肝機能障害では，肝内でのアルブミンなどのタンパク質合成が低下している．

リンパ管還流障害

　正常では，間質に貯留した水分はリンパ管によって回収され心臓に戻ってくるが，これが障害された場合，浮腫が生じる．

血管透過性の亢進

　炎症が生じると，さまざまな因子が血管から局所に送られるため，血管透過性の亢進が生じ，水分が気管内から間質に移動し浮腫を引き起こす．血管透過性は，血管の内皮細胞と内皮細胞の間隙が広がることによって生じる．

第4章 糖尿病

▶ 症例の概要

現病歴

　65歳，男性．1型糖尿病と甲状腺機能低下症で通院中．約2ヵ月前38.6℃の発熱や悪寒，戦慄を自覚し来院．抗菌薬内服で症状は軽減したが，その後，腰痛もあり，また転倒を繰り返し，食欲不振なども出現した．今回，外来受診の待合室で倒れ込んでいたところを発見された．すぐに造影CT検査などが行われ，前立腺膿瘍や腰部の椎間板炎を伴う敗血症と診断され，集中治療室に緊急入院し，人工呼吸器管理となった．広域抗菌薬を継続投与し，前立腺膿瘍に対してドレナージを行ったが，炎症や血圧のコントロールが困難であり，左胸水貯留，肝不全，腎不全などの多臓器不全を呈し，その後も全身状態が悪化し死亡した．

既往歴

　30歳代〜高血圧症，40歳で糖尿病・脂質異常症．

生活歴

　生　活：元会社員．**喫　煙**：20本/日．**アルコール**：ビール小缶1本/日，2〜3日/週．

家族歴

　父（糖尿病，脳卒中），母（糖尿病），息子（糖尿病，高血圧症）．

▶ 病理解剖時の所見

主病変

1. 糖尿病関連病変
   - a 糖尿病性腎症：Kimmelstiel-Wilson結節，フィブリンキャップ，細動脈硝子化．
   - b 全身性粥状動脈硬化症
2. 多巣性感染性病変
   - a 前立腺膿瘍，両側気管支肺炎（左肺720g：右肺800g）
   - b 敗血症性変化
3. 肝内胆汁うっ滞（肝臓1,050g）
4. 黄疸腎（左210g：右220g）

その他の所見

1. 甲状腺の萎縮・線維化
2. 身長約170cm，体重90kg．

セミナー4

糖尿病の患者って何人くらい？

今日は糖尿病の話をしようと思う．糖尿病という病名を聞いたことのない人はいないと思うけど，糖尿病の患者さんって，現在，日本にどれくらいいるか知っているかな？

それって，すごく多いってことですよね．100万人とか．

ええっ，100人に1人？　そんなにいるの？　うちの親戚とかでは，あまり聞いたことないです．

まったくわかりません．糖尿病って病名はもちろん聞いたことがありますが，どんな病気かよくわかりません．ある有名な芸能人が糖尿病で足を切断したっていう話を父から聞いたことがありびっくりしたことがありますが，ますますわからなくなりました．

心さん，ありがとう．少しずつ紐解いていくから大丈夫だよ．それにしても真くんの100万人ってすごい人数だよね，確かに．でも，答えは，一桁違って……．

やっぱし．

いや，一桁違っていて，2022年に厚生労働省は，糖尿病が強く疑われる人まで含めると成人の推計が1,000万人に達していることを発表しているんだ．

ええっ，じゃあ成人の10人に1人くらい．ちょっと信じ難いですけどそうなんですか．へえー．

今，「糖尿病が強く疑われる成人の推計」っていわれましたけど，「疑われる」というのは，診断がついていない人も入れてということですか？

相変わらず鋭いね．そこも今日みんなと話してみたい点だね．病気の診断や統計のことは，新型コロナウイルス感染症（COVID-19）が流行したときも随分話題になったしね．少しずつ整理していきたいと思うが，ここでの1,000万人の内訳と基準のところだけ補足しておくと，「調査は全国から抽出した2万4,187世帯を対象に実施．糖尿病の推計は4～5年ごとに行っており，20歳以上の男女約1万1,000人に血液検査を実施し，過去1～2ヵ月の血糖状態を示すHbA1c値を測定．HbA1c（NGSP）値が6.5％以上の人を『糖尿病が強く疑われる』と判定．HbA1c値が6.0％以上，6.5％未満を『糖尿病の可能性を否定できない』と判定した」と書かれていたんだ．HbA1cって医師ならだれでも知っている超有名な検査名だけど，あとでまた詳しく説明するね．今は，検査名だけ頭の片すみにおいておいて．

調査の基準で有病率なども変ってくる，ということですね．

38　第4章　糖尿病

糖尿病とインスリン

では，症例についてみていこう．

全員　はーい．

経過としては，1型糖尿病の持病のある60歳代の男性が，何らかの感染症に罹り，体には膿瘍を作ったり，血液の中にも病原体が入って体内を回るような状態で，抗菌薬を使ってもなかなか抑えられず，最終的にいろんな要（かなめ）の臓器の機能不全を起こして亡くなった，と，まあこんな感じかな．この経過で，何かわからない用語とか，質問はありませんか？

糖尿病にも型があるということですね．1型って何ですか？

糖尿病の1型ね，OK，あとは？

用語は大体わかるんですけど，こんなにいろいろなことが起こるうえに，なぜか治療も効かなかったりするのって，どういうことなんだろう，って．

よし，では，今日のテーマの糖尿病をど真ん中から攻めていくとしよう．
糖尿病というのは，尿に糖が混じる病気として命名されたもので，今では，体の中の糖をコントロールするインスリンというホルモンに関連した病気ということがわかっているね．つまり，インスリンの働きが悪くなることによって血糖値（血液の中の糖の量）が上昇してしまう病気で，それによって全身性にいろいろな障害が起こるようになる．糖尿病発症の要因にインスリンの不具合があるので，その原因によって大きく1型と2型に分けられているんだ（**表4-1**）．ところで，インスリンって，どこで作られるホルモンかは，真くん，愛さんは知っているね？

膵臓．

そう．膵臓は興味深い臓器で，膵液を分泌する外分泌機能といろんなホルモンを分泌する内分泌機能が同居した臓器だね．その膵臓にある内分泌組織，ランゲルハンスLangerhans島という名前がついているけど，その中のβ細胞という細胞から分泌されるホルモンがインスリンだね．そして，何らかの原因でβ細胞が壊されて，インスリンを出す力が弱まったり，インスリンが出なくなったりするのを 1型糖尿病 という．遺伝的な要因が大きいと考えられるが，環境因子も関与しているようだ． 2型糖尿病 にも遺伝的な体質はあるんだけど，それに食べすぎ，運動不足，肥満などが加わって起こる，いわゆる生活習慣病的な病気で，多様な疾患群ともいえる．さっき患者数の話をしたけど，糖尿病の95%は1型，2型のどっち？

2型だと思います．

1型糖尿病は少数派

そう．だから1型糖尿病は5%と少数派だ（**表4-1**）．β細胞からインスリンがほとんど出なくなることが多く，1型糖尿病と診断されたら，治療にインスリン製剤を使うこと

表4-1 糖尿病の分類

	1型糖尿病	2型糖尿病
割　合	5%	95%
患者（好発）	小児〜思春期に多いがいずれの年齢でも	中年に多いが若年者も
家族歴	家系内の糖尿病は2型より少ない	家系内にしばしば糖尿病患者がいる
生活習慣との関連	関係ない	関連のある場合が多い
体　型	やせ型	肥満型・肥満の既往
発生機序	自己免疫などによる膵臓ランゲルハンス島のβ細胞の破壊に遺伝性因子や環境因子が加わり発症	遺伝的要因に加え，過食，運動不足，肥満，加齢など
インスリン分泌	欠乏	過多〜低下
インスリン抵抗性	なし	あり
治療法	インスリン製剤	食事療法，運動療法が基本．薬物療法もあり

になる．β細胞を破壊する原因は，自己免疫と考えられている．免疫系の仕組みについては，また別の機会に話すが，自分を守るはずのガードマンが，自分の体の一部をボコボコにしてしまったみたいな感じだ．

そんなことがあるんですね！

ただ，この症例で追加しておくと，この患者さんは，甲状腺機能低下症も伴っていたとあるが，これは，この自己免疫との関連と考えることができる．要は，普通は体の外から侵入してくる細菌などの外来物に対抗して，それをやっつけるように働くのが免疫システムだが，まれに自分の細胞などを攻撃してしまうことがあるんだ．これを自己免疫と呼び，それによる疾患を自己免疫疾患（セミナー8）というんだけど，おそらくこの患者さんの甲状腺もそれによって機能不全に陥っていたのだろう．1型糖尿病患者の約10%は，他の臓器の自己免疫疾患を合併するといわれている．

血糖値が高いとなぜ悪い？

インスリンというホルモンが膵臓のβ細胞から出ること，その不具合で糖尿病になることはわかりましたが，血糖値が高いとなぜよくないんですか？　高い血糖値と足の切断や感染症が治らないこととどう結びつくのか，まだよくわかりません．

そういわれてみると，その辺，実はオレもよくわかってないな．試験前は，とにかく合併症とか覚えたんですけど．

確かに，そこを押さえないと漠然とした病気になってしまうね．反対にいうと，そこを押さえておけば，真くんが頭に詰め込んだ合併症も，わりとすんなりと入ってくるはずだ．

血液中に糖がたくさんあるとどうなるか，イメージしてみよう．何か，べとつく感じ

で，血液の流れがスムースにいかない．スムースに行かないということは，引っ掛かる感じ，糖が血管の壁にくっついたり擦れる感じ，とりあえずそんなイメージかな．

なるほど．

実際には，糖だけでべとつくわけではなく，糖はいろんなタンパクにくっつきやすいんだ．それで赤血球のヘモグロビンや，細胞基底膜のコラーゲンなどとくっつくわけね．で，この糖がくっついたヘモグロビン，正確には「糖化ヘモグロビン」が先ほどいったHbA1cで，検査値「HbA1c」は糖化ヘモグロビンがどのくらいの割合で存在しているかをパーセント（％）で表したものということになる．食事内容・運動量やストレスの影響を受けにくいのはこのためで，過去1〜3ヵ月の平均的血糖値を反映しており，糖尿病の血糖コントロール状態を示す有用なデータになるというわけだ．

HbA1c の意味がはじめてよくわかりました．

オレも．

では，もう一度，高血糖と血管障害に戻るが，先ほどの糖がくっついたさまざまな糖化タンパクがあると，血管の内皮細胞が増殖したり，細い血管が強く収縮したり，その内皮細胞が糖によって傷ついたり，細胞と細胞の間に隙間ができたりする．要は，糖が血管の壁を傷害してしまうんだ．ここが，糖尿病という病気が体を蝕むはじまりだろうね．そのあと，血管の線維組織などと結合して，血管が硬くなる方向に進む．血管が硬くなると，弾力性がなくなり高血圧を引き起こす可能性があるね．それに血管壁傷害は細動脈レベルの細い血管に生じることが多いので，直接的に，末梢組織に血がうまく行き届かなくなったりする．

なるほど．糖尿病って血管の病気なんですね．そこがどうもよくわかんなかったんです．

糖尿病患者の人数と，なぜ血糖値が上がるといけないのか，という糖尿病の概要を説明した．重要な疾患だということはわかったと思うがどうだろうか？

全員　はい．

質問があるのですがいいですか？　「糖尿病」という名前がなくなるって，本当ですか？

えっ，ここまでせっかく勉強してきたのに．

真くんが勉強したことは，糖尿病の名前がなくなっても無駄にはならないから，心配する必要はないよ．まだ，ほんのちょっぴりだし．

（ガクッ）

ということは，やはり「糖尿病」ではなくなるってことですね．

私も詳しいことは知らないが，動きとしては，そのようだね．「ダイアベティス」というのが提案されているらしい．ここまでメジャーになった病名を変えるというのは大変だろうと思う反面，それだけ患者さんが増えたからこそ，誤ったイメージを気にする声が大きくなったのだろうね．まあ，病態をしっかり勉強しておけば，名称が変わってもまったく影響はないといってもよいので，この件は推移を見守るとして，ここまでにし

糖尿病の合併症に共通するもの

- よし，次は，糖尿病のもっとも大きな問題といえる合併症についてみていこう．ポイントは，いつものことながら病態を考えながらみていくことだ．よし，真くんの出番だ．試験前に覚えた糖尿病の合併症をみんなに教えてくれるかな？
- もう試験のことでイジんないで下さいよ．まあいいや．腎症，網膜症，神経障害です（図4-1）．
- すごい！ 真さんってよく勉強されていますよね．尊敬します．
- よかったね，真くん．
- はいはい，みんなの友情に感謝するよ．
- これらの糖尿病患者の合併症である腎症，網膜症，神経障害は，1型，2型に限らずみられるが，結局これらは何によって起こるんだろう？
- 先ほどおっしゃったように，細い血管の障害ではないんですか？
- そうだね．微小血管障害ともいう．
  ただ，それぞれの局所では，また違った理由でも傷害されている場合があるので，それも含めてさらにみていこう．

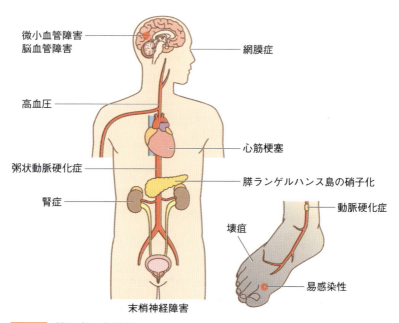

図4-1 糖尿病の合併症

糖尿病性腎症とは

まずは，**糖尿病性腎症**だ．成人の腎移植の1番の原因が，この糖尿病性腎症によるものというくらい社会的にも重要な疾患だ．そして，病理の実習試験でよく問われるのは，その顕微鏡像が特徴的だからでもある．特徴的というのは，その疾患に独特の像を示すという意味でね．

キーメル……何とかかんとか結節ですね．

真くんがいおうとしているのは，**キンメルスチール・ウィルソン結節**のことだね．まあ，名前も特徴的だが，ここではもっと病態に注目したい．順を追って説明しよう．病態はいつも時間軸をもって考えるのが大切だ．

はい，今日も楽しみにしていました．

まず，高血糖状態のはじめのうちは，腎臓には，糖に連れられ血流の増加，糸球体高血圧が生じ，腎臓自体は肥大する．ここで組織学の復習だけど，糸球体の中には毛細血管がバラバラにならないようにつなぎ合わせているような間質細胞があり，これをメサンギウム細胞といったよね．

はい，そこは大丈夫です．

で，糸球体内の圧が上昇すると，ただでさえいろいろなタンパク質とくっつき沈着しやすい糖なので，そのメサンギウムへのタンパク沈着を促進し，糸球体が硬くなっていくことになるんだね．この段階の最後にみられる変化が，さきほどいった，キンメルスチール・ウィルソン結節で基底膜様物質が結節状に蓄積した像になる．**結節性腎硬化症**ということもある．

尿タンパク量が多い症例では，好酸性の滲出物が糸球体係蹄を覆うような像，**フィブリンキャップ**がみられたりする．これはフィブリンの滲出によるので，核を含まず，結節性病変よりも赤みが強くみえる．そのほか，**細動脈硬化症**も特徴的といえる．

まあ，細かな所見は各論で学ぶので，ここでは，何となくそれらの像のでき方がイメージできればOKだ．

糖尿病性網膜症と糖尿病性末梢神経障害

では，次は**糖尿病性網膜症**．これは，糖尿病の罹病期間，血糖値，血圧などの程度と関連して，毛細血管の透過性亢進，毛細血管瘤，出血，滲出，黄斑虚血，および黄斑浮腫などが引き起こされるんだ．これも細い血管の傷害で理解できるだろう．

以前の「心筋梗塞」（p.24）のとき学んだ用語がたくさん出て聞きますね．やっぱり糖尿病って循環障害を引き起こすんですね．

そうだろう．糖尿病性の末梢神経障害は，合併症の中ではもっとも頻度が高く，初期は，足先の痛みや異常感覚として現れ，最終的には触覚，痛覚や深部位置感覚まで失われる．

触覚や痛覚がなくなるのは辛そうですね.

1番の問題は，自分がちょっとした擦り傷や怪我をしても，痛くないから気付きにくくなってしまうことだね．だから，自分で気付かぬうちに傷口が膿んだり，皮膚潰瘍を作ったりすることもあるんだ.

糖尿病と大血管障害

糖尿病を考えるとき，細い血管に障害が生じることでさまざまな合併症が生じることがわかりましたが，もう少し太い血管の場合はどうなのでしょうか？

いい質問だね．糖尿病の患者さんに動脈硬化の患者さんが多いことは話したが，血管のレベルに注意をはらえたのはなかなかだ.

ただ，大血管の粥状硬化症も，糖尿病にみられる高インスリン血症，脂質異常症，それに高血糖症の結果であろうと考えられるが，まだ不明の点も少なくない．おそらく，未知の因子も関わっているのだろう．たとえば，1型糖尿病では血糖コントロールの強化のみでリスクが低下することが示されているが，2型糖尿病についてはこれが示されていないというのだ．先ほども話したように，2型糖尿病はいわゆる生活習慣病的な要素が大きいため，何が直接的原因なのか，個々の患者さんで異なる可能性があるね.

糖尿病と易感染性

もう1つ，糖尿病患者に感染症が多い問題についても，糖に細菌などがくっついてくるのでしょうか？　今回の患者さんも感染症で亡くなったように思えますが.

感染症は，先ほどの末梢神経障害のときにいったが，傷の痛みを感じられず，感染予防や治療が後手に回る可能性があるということが1つ．それと，それ以外に高血糖は直接的原因としても感染症に罹りやすくなることがわかっている．それは，高血糖が顆粒球とかTリンパ球の機能を障害するらしく，このため細菌や真菌に感染しやすくなるという．そして，いったん感染してしまうと，免疫細胞の障害に加え，血流不全や糖尿病性神経障害によって増悪するといわれている.

免疫細胞にも影響するんですか．糖尿病って，怖い病気ですね.

糖尿病とメタボリックシンドローム

メタボリックシンドロームはセミナー2，セミナー3でも出てきましたが，糖尿病とも関係があるのでしょうか？

先ほども2型糖尿病には生活習慣病的な要素があることを話したけど，これに関連しても少し追加しておこう．愛さん，もう一度メタボリックシンドロームの定義を説明してもらえるかな.

内臓肥満に高血圧・高血糖・脂質代謝異常が組み合わさることにより，心臓病や脳卒中などになりやすい病態（厚生労働省）のことです.

44　第4章　糖尿病

運動不足とか食べすぎなどの積み重ねが原因である場合が多い，いわゆる生活習慣病な
わけだね．で，この症候群の核心は，脂肪組織の蓄積と組織の機能不全であり，その結
果，インスリン抵抗性が引き起こされるので糖尿病の病態を悪化させる要因になるとい
うことなんだね．

インスリン抵抗性って，膵臓でのインスリンの分泌のことですか？

いや，そうではなくて，インスリンの作用が働くか否かを意味しているんだ．膵臓から
インスリンが血中に分泌されているにもかかわらず，標的臓器のインスリンに対する感
受性が低下し，その作用が鈍くなっている状態のことだね．

感受性が下がることを抵抗性というんですね．

また，ここからは，少し細かいことになるけど，肥大した脂肪組織からは，腫瘍壊死因
子，レプチン，アディポネクチン，プラスミノーゲンアクチベーターインヒビター，レ
ジスチンなどの炎症性サイトカインが放出され，インスリンの作用に悪影響を及ぼすら
しい．シグナル伝達経路の障害，インスリン受容体の障害，インスリン分泌障害など
は，すべてインスリン抵抗性につながる可能性があるといわれているんだ．

肥満だとインスリンが効きにくい体になってしまうんですね．

また，体脂肪の分布も重要であり，先ほど愛さんが内臓肥満っていったけど，それは，
脂肪の蓄積は，腹腔内（内臓脂肪）や皮下脂肪に起こるだけど，内臓脂肪は皮下脂肪よ
りも強くインスリン抵抗性に影響する可能性があるということがわかっているんだ．

やっぱメタボはダメっすね．気を付けよ．

黄疸って何？

もう一度，この症例に戻ってみて，取りこぼした用語などはないかな？

黄疸腎がわかりません．

黄疸というのは，臨床的には，高ビリルビン血症によって皮膚とか色の変化がわかりや
すい結膜とか粘膜が黄色化した状態なんだけど，このビリルビンのほとんどは，赤血球
のなかにあるヘモグロビンが分解される際に生成される．ビリルビンの一部は，血中で
アルブミンと結合して肝臓に送られ，肝細胞に取り込まれ，そこで処理されて胆汁中に
排泄され，十二指腸に排出される．

これも以前勉強したことだけど，細かいことはなかなか忘れてるなあ〜．

血液中のビリルビン濃度が高くなるケースは，肝臓にいく前とそこから胆汁に排出され
る前の障害に大きく分けることができ，肝臓に入る前では，ビリルビンの産生亢進，肝
臓への取り込みの減少，肝臓での処理力低下，その後だと，肝細胞の機能障害，肝臓か
らの胆汁排出の遅延（肝内胆汁うっ滞），肝外での胆汁流出路の閉塞（肝外胆汁うっ
滞）などが原因として考えられる．

そこで，この症例に戻って考えると，この肝臓には胆汁うっ滞がみられているね．おそ
らくこれは，感染症の治療中に敗血症という，感染に対する異常な宿主生体反応によっ

て臓器障害を起こした状態によるものだろう．この過程で生じる肝臓の障害でも胆汁うっ滞，黄疸が起こるため，そのため腎臓も影響（肝腎症候群という）を受けたものと考えられる．

症例のまとめ

65歳の男性で，高血圧，肥満気味ですが1型糖尿病の症例です．感染症の治療後，いくつかの炎症巣が改善せず，敗血症や膿瘍化もみられ，最終的には肝内胆汁うっ滞，腎不全などの多臓器不全を起こし死亡しています．さまざまな病態がみられますが，ほとんどが糖尿病との関連で説明がつきそうなものでした．なお，通常，1型糖尿病は，遺伝性は少ないと思いますが，父親，母親そして息子にもみられています．

愛さん，まとめをありがとう．

そうだね，この症例は患者の体型や家族歴から2型糖尿病のようにみえるが，1型糖尿病という診断がついているので，そうなのだろう．ただし，家族の糖尿病に関してはその確証がないね．もしかするとメタボ一家なのかも知れない．お父さんは脳卒中，息子は高血圧があるからね．

では，今日はここまでとしよう．

文　献

1) 厚生労働省：令和4年国民健康・栄養調査結果の概要．https://www.mhlw.go.jp/stf/newpage_42694.html（2024年12月閲覧）
2) クマール V，アバス AK ほか：ロビンス基礎病理学（原書10版），豊國伸哉，高橋雅英（監訳），エルゼビア・ジャパン，p819-832，2022

セミナー後のカフェで ● 愛さんの勉強法

愛さんって，どういうふうに勉強しているんですか？

えっ，普通だよ．

いつもすごくノートきれいだし，質問の回答も的確で，理先生もびっくりされていることがよくありますよね．

強いていえば，頼もしい後輩たちがいるので，負けないようにしっかりしなくっちゃというところかしら．

やっぱり憧れのお姉さんって感じですね！

真くん，からかわないで！

愛さんの これだけ！ 復習ノート

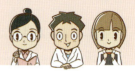

インスリン insulin
　膵臓ランゲルハンス島を構成する内分泌細胞の1つであるβ細胞から分泌されるホルモンで，血糖値を下げる作用がある（「深掘り・横掘り」も参照）．

ホルモン hormon
　主に内分泌組織の細胞で作られ，直接血管内に分泌されることで，血流に乗って標的器官の細胞に運ばれて生命機能を維持するための重要な働きをもつ情報伝達物質（セミナー9も参照）．

微小血管障害 microangiopathy
　さまざまな原因により細い血管の基底膜が肥厚する血管傷害の形態．糖尿病性微小血管障害は，網膜症，腎症，神経症のほか，全身的に各臓器に種々の程度に合併し，また高血圧そのほかの修飾を受けて病態が進行する．

糖尿病性腎症 diabetic nephropathy
　糖尿病性網膜症や糖尿病性神経障害とともに糖尿病三大合併症の1つである．糸球体にみられるキンメルスチール・ウィルソン Kimmelstiel-Wilson 結節やフィブリンキャップが有名だが，細動脈の硝子化を含む血管病変，壊死性乳頭炎を含む腎盂腎炎などもしばしばみられる．

糖尿病性網膜症 diabetic retinopathy
　慢性的に高血糖が持続すると，微小血管ほど傷害を受けやすくなる．傷害を受けた網膜の毛細血管は血栓ができて詰まったり，一部に出血も伴うことがある．毛細血管の傷害・閉塞，眼動脈が蛇行したりして酸素が不足するため，新生血管が発生する．新生血管は脆くて簡単に壊れてしまい，大きな出血を繰り返すうちに周囲に増殖膜と呼ばれる線維性の組織が生じることがある．

糖尿病性末梢神経障害 diabetic peripheral neuropaty
　高血糖状態が長く続いた結果，全身の神経に障害が起こる合併症．高血糖が長く続くことで，神経周囲の血管が傷んだりするだけでなく，神経そのものの性質が変わってしまい，神経の働きを悪くさせてしまう．

HbA1c 値
　赤血球の中にあるヘモグロビンA（HbA）にグルコース（血糖）が非酵素的に結合したものを糖化ヘモグロビンといい，この糖化ヘモグロビンのヘモグロビンに対する割合（HbA1c 値）は，糖尿病の評価を行ううえでの重要な指標として使われている．

理先生の もう一歩 深掘り・横掘り

● インスリンの働きとグルコース代謝

　糖尿病を理解するためにも，ここでグルコース代謝とインスリンの関係を整理しておこう（図4-2）．
- インスリンは，グルコースの刺激により，膵臓ランゲルハンス島のβ細胞から分泌される．
- 食物を食べることは，さまざまなホルモンの産生に影響するが，腸からはインクレチンが分泌される．これは，膵臓ランゲルハンス島のβ細胞からのインスリンの分泌を促進し，グルカゴンの分泌を抑制する．
- インスリンは，脂質合成，タンパク質，グリコーゲンなどの合成を促進し，それらの分解を抑制する．
- インスリンは，グルコース（血糖）を体内の特定の細胞（横紋筋細胞，脂肪細胞など）に取り込ませる．
- インスリンとグルカゴンは，グルコース代謝において相反する制御効果を示し，空腹時には，低インスリン，高グルカゴンにすることで，肝臓においてグルコースが産生され，低血糖を防いでいる．

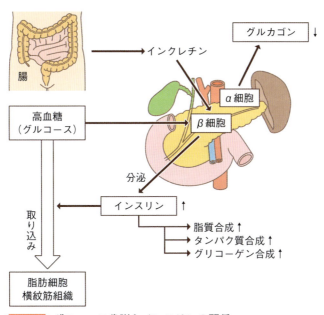

図4-2　グルコース代謝とインスリンの関係

第5章 肝硬変, 肝癌

▶ 症例の概要

現病歴

67歳, 男性. 40歳ごろからC型慢性肝炎で近くの病院に通院中. 65歳時に肝細胞癌の診断で肝動脈化学塞栓療法を受けたことがある. ただし, その後はほとんど病院を受診していなかった. 2日前は朝から飲酒しており, 夜に焼酎3〜4杯飲酒後, 午前1時ごろに就寝した. 午前3時ごろ血便がみられたため, 近くの救急病院を受診. 受診時には血圧60〜80mmHg台のショック状態で, 貧血が強かったため輸血されたが状態の改善はあまりなかった. このため, 翌日, 出血の原因を精査し止血を行うために当院に転院した. 搬送入院時に昇圧剤の投与を開始し, その後, 輸血, 補液を続けたが, 状態は安定しなかったため, 内視鏡検査を行うことができなかった. 入院翌日午前9時ごろより意識レベル, 血圧の低下を認め, その後, 死亡が確認された.

既往歴

高血圧症(30歳ごろから), C型慢性肝炎(40歳ごろから).

生活歴

喫 煙:18歳から20本/日. **アルコール**:焼酎5〜10杯/日.

家族歴

母(白血病), 父(舌癌).

▶ 病理解剖時の所見

主病変

1. 肝細胞癌(中分化)再発:肝細胞癌は肝内で最大径約8cm大で, 一部, 門脈, 胆管内に穿破していた. 肝臓両葉に径3cm大までの転移も多発性にみられた.
2. 肝硬変:びまん性に数mm大の再生結節(偽小葉)に置き換えられている.

   a 肝硬変関連所見
   - 脾腫(300g)
   - 食道静脈瘤, 直腸静脈瘤(破裂なし)
   - 腔水症:左胸水500mL, 右胸水100mL, 腹水300mL.

その他の所見

1. 大腸憩室症および憩室炎
2. 大動脈粥状硬化症(中等度〜高度)
3. 身長170cm, 体重70kg.

セミナー5

今日は，肝臓の病気で亡くなった患者さんの体の中で何が起こっていたのか，どういう状態だったのかを考えながら，各臓器の病理学的変化について学んでいきたいと思います．

全員 はい，よろしくお願いします．

では，経過からキーワードをみていこう．どうだろう．心さん，いつものようにわからない用語をあげてくれるかな．

はい．えーと，「血便」はいいとして，既往歴にある「C型慢性肝炎」の「C型」って何ですか？

慢性肝炎を引き起こすウイルスの型のことだね．これは，慢性肝炎と一緒に，今日の主病変なので，あとでもっと詳しく説明するね．あと，肝動脈化学塞栓療法というのは，肝細胞癌に対する治療で，癌を養っている血管から抗がん薬を流したり，血流を途絶えさせる治療法のことだね．ほかには質問はあるかな？

全員 （シーン）

ショック状態とは

今日はみんなおとなしいようだが，経過はだいたい理解できたということだね．それとも，何かショックなことでもあったのかな？　では，念のためこの経過中に出てくる「**ショック状態**」について確認しておきたいんだけど，心さん，説明してくれるかな？

ええっ．改めて聞かれると，何というか，ショックはショックとしか．

オレも，2年生のときはそう思っていたんだけど，生理学とかでも習うと思うんだけど，ちょっと違うんだよね．

そう．真くん，では，そのちょっとした違いを教えてくれるかな？

そうくると思った．まあ，ざっくりいうと，全身への血液が足りなくなって，結果として多くの臓器の障害を起こした状態，って感じですかね．

まあ，いい線いっていると思う．学問的に答えると，ショック状態とは臓器灌流が低下した状態で，それにより組織・細胞の機能障害および細胞死を生じるものとされる．この最初の「臓器灌流が低下した」というところが重要だね．その原因には，循環血液量の減少，心拍出量の減少などがあり，それによって組織に十分な酸素が供給されなくなってしまい細胞機能が低下し，それが持続すれば不可逆的な細胞障害や細胞壊死につながる．

そうなんですね．

あとね，ショック状態だからといっても早期には血圧が低くない場合もあるし，一方，血圧の「低い」患者が，必ずしもショックを起こしているわけではない，ということもいえるんだね．

ええ，どういうことですか？　さっきの説明と矛盾しませんか？

そう思ってしまうのも無理はないかもしれない．でも人間の体はよくできており，低血圧の程度やその臓器・組織への影響は，十分な生理的代償，つまり補充，埋め合わせが行われるかどうか，ということや患者の基礎疾患によって異なるんだね．だから，比較的健康な若年者には耐えられる程度の低血圧でも，動脈硬化などが強い高齢者では脳，心臓，または腎臓に重大な機能障害をきたすことがあるってことだ．

新型コロナウイルス感染症が流行ったときも，高齢者や基礎疾患のある人は注意するようにと随分テレビなどでいっていたと思うんですけど，それと同じようなことと考えていいですか？

まあ，そう思っても大きな間違いではないと思う．
あと，さっき心さんがいった「ショック」と少し近いかもしれないんだけど，たとえば朝礼で倒れる生徒がときどきいるよね．

はい，私も中学生のとき，倒れたことがあります．

あ，そうか．ごめん．まあ1つの例だと思って聞いてね．あれは，自律神経のアンバランスで，容量血管（静脈）が拡張し，「相対的」な循環血液量の減少（すなわち，循環血液量で満たせないほどの血管容量の増大）が起こることで，血液の貯留および低血圧をきたしたものと考えられる．
今日のメインテーマと少しずれてきたので，肝臓のほうに話題を戻そう．

肝硬変と静脈瘤

この患者さんは，C型慢性肝炎ということはわかっていたし，一度，肝細胞癌に対して治療されているので病院にはかかっていたはずだが，その後もお酒ばかり飲んでいたせいか，病院にはほとんど行っていなかったようだね．だから，癌の再発も，病理解剖を行ってはじめて判明したようだ．そして，結局この腫瘍内での出血が，この患者さんのショック状態を引き起こすほどの灌流異常の原因ということになるのだろう．

消化器内科で肝硬変の患者さんについて学んだとき，食道静脈瘤からの大量出血で亡くなる方がいると聞きましたが，そうではなかったんですね．この患者さんは．

そのようだね．病理解剖結果は．また，もし，食道静脈瘤の破裂が起こったとしたら，下血ではなく大量の吐血がみられたはずだが，それもなかったようだし，胃内容物にも凝血があったことは書かれていない．

そうか．もし出血していたとしても十二指腸より肛門側での出血となりますね．あと，腫瘍の破裂？　でもショックを起こすのですね．

おそらく先ほども話したように，体循環バランスが崩れたのではないかと思う．これが実際の臨床というか人の体の不思議ということでもある．肝硬変の人は，静脈瘤ができて，それが破裂するリスクが高いことは知っておく必要があるが，実際には患者さんごとに，病態やそのほかの病態を生じるリスクは異なるということだね．

ちょっと待って下さい．食道静脈瘤で話が盛り上がっているんですけど，心さんにも説

明して下さい．

😊 ごめんごめん．では，真くん，心さんにもわかるように，肝硬変の患者は，なぜ食道静脈瘤ができて，しかもその破裂による出血が致命的になりやすいのか，説明してもらえるかな．

😊 了解です．まず，肝硬変は肝臓が線維化で硬くなった状態で，普通は腸管とかで栄養を取り入れた血液が門脈から肝臓に流れ込むんだけど，それが肝硬変では十分肝臓内に流れていかなくなるんだ．それで本来は消化管から肝臓に流れる血流が，胃や食道のほうに流れ込んでできたものが食道や胃の静脈瘤ということですよね．

😊 頼りになる先輩だね．この図（図5-1）をみると理解しやすいだろう．真くんの説明に付け加えるなら，その状態を門脈圧亢進症ということは覚えておいたほうがよいだろう．ところで心さん，「静脈瘤」はわかる？

😊 えーと．

😊 静脈に血液が溜まって血管が膨らんだ状態のことだよ．

😊 ああ，なるほど．わかりました．

😊 たとえば高速道路で交通渋滞が起こったとき，みなそこを避けて一般道に降りていく，でもそうするとそこの許容量にも制限があるので，またそこで渋滞して，かえって細い道路で事故ったり，みたいな．

😊 真くん．いいぞ．別のことに例えられるということは，よく理解しているという証拠だ．で，それから．

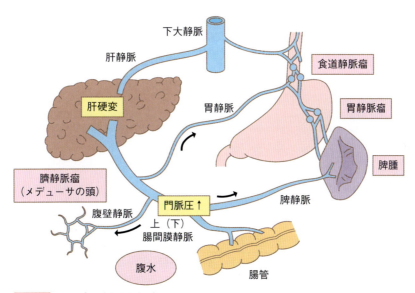

図5-1 肝硬変と側副血行路
門脈は，腸や脾臓，膵臓のほか，腹部臓器から肝臓に血液を送る太い静脈である．肝硬変になると肝臓に柔軟性がなくなり，門脈の血流が肝臓内に流入できず門脈圧亢進症の状態になる．そうなると血流は肝臓を迂回し，胃や食道，脾静脈などに流れ込み，食道静脈瘤や胃静脈瘤，脾腫などを生じる．また，静脈内圧の上昇により血管から水分が漏れて腹水なども生じる．

いや，そのあとはパンパンのホースが破裂するように出血するんじゃないですか？

あと，食道は，食べ物が通るので，粘膜の近くにできた血管の膨らみは物理的に傷害を受けやすい．そこで血管が破綻してしまうと，圧は高まっているし，止血するのはむずかしい．さらに，もう1つ重要なのは，肝硬変の人は肝臓の機能が低下しているので，血液を凝固させる因子を十分作れないんだ．これは，以前話したね．止血のことだね．それで，いったん出血がはじまってしまうと血が固まりにくい，つまり止血しにくいというのが厄介なんだね．

正常から肝炎，肝硬変，肝細胞癌発生と時間軸

さっき心さんが質問してくれたC型肝炎について，これは感染ウイルスの種類によってそう呼ばれるんだけど，C型というからにはAもBもDもEもあるんだ（表5-1）．

A，B，Cしか聞いたことないっす．

まあ，そのA，B，C型をしっかり押さえることが重要だから今はそれでいい．

では，C型ウイルス肝炎の成り立ちから肝硬変，肝細胞癌までを説明するね．そこには，ウイルス感染に対する免疫反応があり，その結果として肝臓にみられる組織の病理所見につながっているからね．

今回はここで時間軸ですか．

表5-1 ウイルス肝炎とその特徴

ウイルス肝炎	感染経路	持続感染	劇症化	慢性化／キャリア化	特　徴	ワクチン
A型（RNAウイルス）	経口摂取：生ガキ（牡蠣）など	−	まれ	−	一度罹ると終生免疫を得られる	あり
B型（DNAウイルス）	垂直感染：母子感染 水平感染：性的接触，輸血，入れ墨，針刺し事故など	＋	＋	＋	慢性化すると数十年かけて肝硬変，肝細胞癌になりうる	あり
C型（RNAウイルス）	水平感染：注射の回し打ち，入れ墨，輸血，針刺し事故など	＋	まれ	＋	肝硬変，肝細胞癌になりうる	なし
D型（RNAウイルス）	B型と一緒に感染	＋	まれ	＋	体内にB型肝炎ウイルスがいなければ感染しない．日本ではきわめてまれ	なし
E型（RNAウイルス）	経口摂取（A型と同様）	−	まれ	−		なし

🧑 その通り．C型肝炎ウイルスが感染してすぐには何の症状もないし，血液データの異常もみられない．この潜伏期間は平均6〜12週程度とされる．このとき，肝炎ウイルスは肝細胞内に入り複製し細胞から出ていく．肝炎ウイルスのRNAは感染から1〜3週間には検出されるようになり，この際，肝細胞の破壊の指標でもあるいわゆる**血清トランスアミナーゼ**の値の上昇も確認することができる．そのあたりから急性肝炎状態に入るが，患者の85％は無症状で経過する．しかし，肝炎ウイルスに感染した患者の約7〜8割が持続感染者になり，慢性肝炎状態になるんだ．

🧑 ウイルスが肝臓にとどまり，体はそれを免疫で攻撃し続けている状態と考えていいですか？

🧑 そうだね．それで，免疫はウイルスだけでなく肝臓自体も傷害してしまい少しずつ脱落していくんだね．それでも肝細胞もある程度は再生されるけど，細胞脱落部の埋め合わせに肝臓の伊東細胞から線維組織が動員され，慢性的な炎症による肝障害は次第に線維化も伴い，もともとの肝組織の構築を変えてしまう．このような像を正常肝臓の小葉構造に対して"**偽小葉**"と呼んでいる（図5-2）が，"再生結節"もほぼ同義で使われることが多い．さて，このような肝臓の状態を真くん，何という？

🧑 それはわかります．肝硬変です．

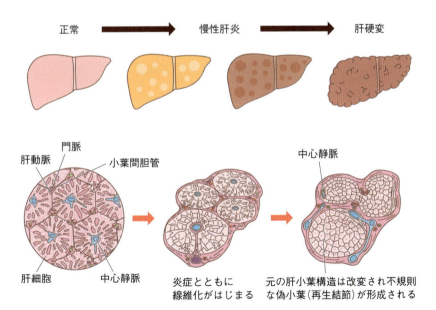

図5-2 肝炎，肝硬変の組織変化
正常肝細胞は，中心静脈（肝静脈から心臓への灌流）を中心に六角形のような形をしており，それぞれの角に相当するところにはグリソン鞘（門脈域ともいう）があり，門脈，肝動脈，小葉間胆管が走行している．ウイルス肝炎は，この門脈域に病変の主座を有し，リンパ球などの免疫細胞の浸潤がみられる．炎症は門脈域を超えて拡がり，肝細胞を破壊するようになる（肝炎）．そうすると肝細胞が脱落した部には，それを補填するように線維化も出現する（慢性肝炎）．炎症と線維化は次第に拡がり，隣の門脈域とつながったり，肝臓の元の小葉構造も破壊と再生で再構築され，偽小葉（再生結節）と呼ばれる厚い線維化組織に囲まれた構造に変わっていく（肝硬変）．

54 第5章 肝硬変, 肝癌

そうだね. 肝硬変というのは, すべての肝疾患の成れの果てともいえる状態で, 慢性肝炎の約30%が肝硬変に進行するといわれている.

傷害肝からの腫瘍発生

そして, このようにウイルス感染に対する炎症の持続は, 肝臓の再生の際にどこかでスイッチが入り, つまり遺伝子に異常が生じ, 少しづつ腫瘍化の道をたどるというわけだ. 肝臓に限らず, 慢性炎症が, がんの発生の母地になることは, さまざまな腫瘍でよく知られたことなんだよね.

ウイルスが直接肝細胞癌を引き起こすというよりも, 慢性炎症状態が重要ということですね.

ウイルス肝炎の場合は, そう考えられているね. 一方, たとえば, アフラトキシンというカビに含まれる物質への曝露は直接的に肝細胞癌の大きな危険因子として知られているが, これはアフラトキシン自体が発がんの原因となる *p53* という遺伝子に直接関与している可能性があるからのようだ.

へー.

「細胞の再生」「過形成」と「線維化」

細胞の「再生」「過形成」と「線維化」について, もう一度, 肝臓組織で整理しておこう. これからもたびたび出てくる用語なので, 簡単な成り立ちとどういう状態なのかをイメージできるようにしておく必要がある.

細胞の増生と再生って違うんですか?

組織は, 例外はあるにせよ, 細胞が傷害を受けた場合, その細胞を別の正常な細胞で埋め合わせることができる. その過程を再生という. 細胞の増生 proliferation というのは, より広い意味で使われることが多く, 細胞や線維性組織が増えることを意味する. 過形成は, 細胞が正常状態より増えてしまった場合を指し, 線維化は, 一般に組織修復過程で生じる埋め合わせ組織で, コラーゲンからなり, 器質化と呼ばれることもある.

心さん, 病理学の試験じゃ, 「過形成」と「肥大」の違いは必ず問われるので, ここで押さえておくのがいいよ. 過形成も肥大も, 組織量としては増えるし大きくなるんだけど, 過形成は細胞の数が増えているのに対して, 肥大は, 細胞の数は増えておらず細胞自体が大きくなっているんで全体に大きくみえるんだ (図5-3). スポーツをやっている人の心臓は大きくなっているんだけど, 心臓の心筋細胞は再生も増生もしておらず, それぞれの心筋細胞が大きく肥大しているんだ. これ, ヤマだから.

心さんは, これから広くいろんなことを勉強していくんだから, まだヤマなんて教えないほうがいいよ.

ま, そうか. オレとはレベルが違いそうだしね. ごめんごめん.

ヤマって, その項目の重要なポイントということですよね. ありがとうございます.

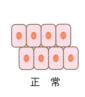
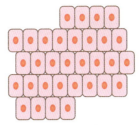
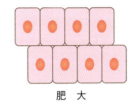

図 5-3 増生・過形成と肥大

- やっぱし，オレとは育ちも違う感じする．
- 再生についてもう少し説明を追加すると，肝臓組織の再生能力は目を見張るものがある．正常の肝臓なら，たとえ 90％くらいまでなら肝臓を切除してしまっても，もう一度再生してくる力があるといわれている．
- そりゃ，すごいっすね．

機能障害─代謝障害の悪循環

- この患者さんの場合は，腫瘍の破裂や出血が死因となったが，肝臓は，さまざまな物質の代謝に関わるとても大切な臓器なので，肝炎，肝硬変と進んでいくことによって，いろいろな機能に障害が生じてくる．そういう代謝障害なども起こっているなかに，さらに何らかの障害が生じるとダメージが大きくなるんだよね．
- 肝臓の機能障害は代謝障害に直結しているわけですね．
- 血液凝固能の低下で出血しやすくなることは先ほどいったが，反対に活性化した凝固因子を肝臓で取り除けなくなるために DIC（播種性血管内凝固症候群）という病態が生じて，いろんなところに小梗塞を生じたり，ビリルビンの代謝障害による黄疸，アンモニアの代謝障害による肝性脳症，そして腎機能の障害も生じる肝腎症候群などの病態につながることがある．
- 肝臓はそれだけ健常時に重要な役割が多いということですね．
- そうだね．肝臓は日頃から労わらないとね．

アルコール摂取と肝障害

ところで，アルコールが肝臓に悪いことは知ってるんですが，病理学的には肝臓はどうなるんですか？

アルコールを摂取した後のアルコールの代謝には**アルコール脱水素酵素**と**アルデヒド脱水素酵素**という2つの酵素が関わっている．アルコール脱水素酵素はアルコールをアセトアルデヒドに変換し，アルデヒド脱水素酵素はアセトアルデヒドを酢酸に変換する．このアルコールを分解する能力は，遺伝的な要素も結構大きいね．だから，飲酒量が少なく，飲酒期間が短くてもアルコール性肝障害になることもある．

うちの家系は，結構酒強いっす．

私の兄はお酒が強いんですが，私はすぐ酔っちゃいます．呑むのは好きなのですが……．

まあ，単に酒に酔うとか酔わないとかの話をしているのではないんだが，女性は男性に比べ，エストロゲンなどのホルモンの影響を受けやすいからアルコールの代謝速度が遅くなるらしい．

そうだったんですね．

これだけでなく，アルコールの摂取は脂肪分解も抑えるため，他のいくつかの機序も相まって脂肪が肝臓に蓄積し，「脂肪肝疾患」を引き起こすことになるといわれている．また，継続的なアルコール摂取は，免疫システムを活性化し，好中球の働きでインターロイキンが肝細胞を攻撃するようになる，「アルコール性肝炎」という状態になっていく．このような肝障害が進行すると肝硬変につながっていくのは，ウイルス性肝炎，肝硬変で話したことと類似している．

アルコール摂取と関係ない脂肪肝疾患

脂肪肝はアルコールを飲まない人にも増えていて問題になっていると聞いたことないかな？こういう脂肪肝を**非アルコール性脂肪性肝疾患（NAFLD）**と呼んでいる．

病理学実習のとき，アルコール性の脂肪肝とNAFLDの脂肪肝は病理組織像では区別がつかないといわれたのを覚えているのですが，それでよいでしょうか？

その通り．NAFLDは，組織学的に，**非アルコール性脂肪肝（NAFL）**と**非アルコール性脂肪肝炎（NASH）**に分類され，NASHになると組織学的に炎症細胞浸潤や壊死，線維化も種々の程度に生じてきて，**肝細胞の風船状腫大**，**マロリー体**の出現などもみられようになるが，これらの組織像からだけではアルコール性であるか，非アルコール性であるかの判別はできないんだ．だから，実際の臨床の現場では，患者から飲酒歴や薬服用の有無，食生活などのことを聞いて総合的に判断する必要があるのだが，そういうアルコール性と非アルコール性には共通点が多いことから，最近では，**代謝異常関連脂肪性肝疾患** metabolic dysfunction-associated fatty liver disease（**MAFLD**）とまとめてい

われるようになっている．この MAFLD の評価基準では，飲酒量やウイルス性肝疾患の有無も問わないとされているんだ．

オレも理先生くらいの年齢になったら酒にも食事にも気を付けよ．

いや，今のうちから，もう少しアルコールや夜食も控えたほうがいいんじゃないか……．

症例のまとめ

C 型慢性肝炎で通院中の 67 歳男性症例．肝硬変，肝細胞癌（治療歴もある）の既往があります．今回は，血便で近くの病院を受診しましたが，そのときはすでにショック状態となっていました．その後転院先で昇圧剤，輸血，補液など行われましたが，状態は改善せず死亡しました．

病理解剖所見は，肝臓は肝硬変の状態で，大きな肝細胞癌があり，そこから門脈，胆管内にも腫瘍が穿破・破綻し，ある程度多量の出血につながったものと考えられます．食道静脈瘤もありましたが，出血はしていませんでした．

文　献

1) クマール V，アバス AK ほか：ロビンス基礎病理学（原書 10 版），豊國伸哉，高橋雅英（監訳），エルゼビア・ジャパン，p126-131，p682-713，2022

セミナー後のカフェで ● 飲み会

今日はアルコールの話も出たけど，コロナ禍の長いトンネルも抜けて，ようやく飲み会も復活だね．女子会とかもやってんの？

女子会も復活したよ．別にアルコールはなくてもいいんだけどね．

私は 1 人でちょっぴり呑んだりします．

心さん，飲める口なんだ．心さんがウチ飲みって意外だな．で，やっぱりワインとか？

いえ，クロキリを少々です．そんなに強くないこともあり，お湯割りで．

まじかよ！　渋すぎる……．

愛さんの これだけ！復習ノート

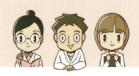

肝炎ウイルス hepatitis virus
　肝炎を引き起こすウイルスで，A～E 型がある．A 型，E 型肝炎ウイルスは主に食べ物を介して，B～D 型肝炎ウイルスは主に血液を介して感染する．

肝硬変 liver cirrhosis
　すべての肝疾患の成れの果てということもいえる状態で，線維化によって肝実質は再構築された偽小葉からなり，肝臓全体は硬く小型化する．

食道静脈瘤 esophageal varices
　食道の粘膜ないし粘膜下層にある静脈が太くなり瘤のようにみえる状態．肝硬変によって肝臓に十分戻れず門脈圧亢進症が生じると，門脈血流が食道静脈に流入することによって発生する．

血清トランスアミナーゼ serum transaminase：肝臓でアミノ酸の代謝に関わる働きをしている酵素で，肝細胞で作られる AST（GOT），ALT（GPT），胆管で作られる γ-GT（γ-GTP）がある．肝細胞が破壊されると血液中に放出されるため，その量が肝機能障害の指標になる．

ショック shock：臓器灌流が低下した状態で，それにより組織・細胞の機能障害および細胞死を生じるもの（「もう一歩深掘り・横掘り」も参照）．

再生 regeneration
　傷害を受けた細胞が欠損した場合，その細胞を別の細胞で補って正常な細胞を増やすことで行う場合と，組織幹細胞の成熟という 2 種類の反応がある．

過形成 hyperplasia
　細胞の数が正常状態より増えた状態．

肥大 hypertrophy
　細胞自体が大きくなった状態．細胞の数は増えていない．

線維化 fibrosis
　一般に組織修復過程でコラーゲンからなり，器質化 organization と呼ばれることもある．

DIC（disseminated intravascular coagulation；播種性血管内凝固症候群）
　循環血中のトロンビンおよびフィブリンの異常な過剰生成が関与し，その過程で血小板凝集および凝固因子消費が亢進することによって，主に静脈の血栓・塞栓症が生じ，急速に進行する場合は出血が生じる．感染，癌，虚血性の組織障害，他が引き金となる．

非アルコール性脂肪性肝疾患 nonalcoholic fatty liver disease（NAFLD）
　非アルコール性脂肪肝 nonalcoholic fatty liver（NAFL）と非アルコール性脂肪肝炎 nonalcoholic steatohepatitis（NASH）が含まれる．

代謝異常関連脂肪性肝疾患 metabolic dysfunction-associated fatty liver disease（MAFLD）：アルコール摂取やウイルス性肝疾患の有無なども問わない，脂肪性肝疾患の総称．

理先生の もう一歩 深掘り・横掘り

● ショックの原因と機序

セミナーでは，ショックを「臓器灌流が低下した状態で，それにより組織・細胞の機能障害および細胞死を生じるもの」と定義したが，その原因と機序について，深掘り・横掘りしておきたい（図5-4）.

臓器灌流低下の原因・機序は，循環血液量減少性ショック，血管拡張性・血液分布異常性ショック，心原性ショック，閉塞性ショック，およびその複合したものなどに分けられる．

A 循環血液量減少性ショック：たとえば外傷，外科手術，大動脈瘤破裂などによって，血液量の危機的な減少により生じる．心臓に帰ってくる血液量が減ると心室が充満せず，1回の拍出量が減少する．これはまた，血液以外の体液の大量喪失によって起こることもある

B 血管拡張性・血液分布異常性ショック：循環血液量は正常であるが，動脈または静脈の拡張により相対的に血管内容量が不十分になることによる．局所的に血管が拡張すると血液は毛細血管床を通らないことがあり，心拍出量および血圧が正常であるにもかかわらず，局所的な灌流低下が生じうる．神経原性やアナフィラキシーショックやエンドトキシンの放出を伴う細菌感染症（敗血症性ショック）などによって起こる．

C 心原性ショック：心疾患（心筋梗塞，不整脈など）に起因する心ポンプ機能低下による心拍出量の相対的または絶対的な減少である．

D 心外閉塞・拘束性ショック：心臓自体は健常にもかからず，心臓の外側で起きた問題により心臓のポンプ機能が障害された結果，心拍出量が低下して起こるショック．肺塞栓症，心タンポナーデ，緊張性気胸などによって生じうる．

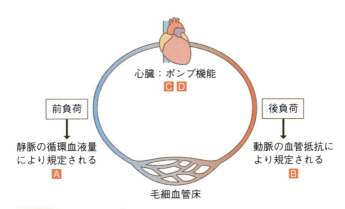

図5-4 循環の3要素

第6章　アミロイドーシス

▶ 症例の概要

現病歴

　80 歳，男性．76 歳の時，うっ血性心不全の症状があり，心電図上の低電位，心エコーでの左心室壁肥厚と高エコー所見，心電図での低電位の所見，心臓シンチグラフィの全周性集積から老人性アミロイドーシスが疑われた．十二指腸・直腸生検，腹壁脂肪吸引生検が行われたがアミロイドの沈着所見は確認できなかった．発症から 4 年後，うっ血性心不全の急性増悪にて緊急入院．強心薬，利尿薬による治療に反応がみられていたが，経過中に呼吸器感染症を発症．呼吸循環不全が進行し，入院後13 日目に多臓器不全にて死亡．

既往歴

　高血圧症，高尿酸血症，逆流性食道炎．

生活歴

　喫　煙：20〜65 歳 40 本／日．

家族歴

　特になし．

▶ 病理解剖時の所見

主病変

1. 老人性アミロイドーシス
   - **a** 心臓（782 g）：弱好酸性の無構造物質がびまん性に沈着．コンゴーレッド染色で橙色を示す．アミロイド・トランスサイレチン（ATTR）陽性．
   - **b** 小血管壁へのアミロイド沈着：舌，食道，胃，結腸，胆嚢，膵，肝，膀胱，腎，前立腺，副腎，甲状腺，精巣，腸腰筋など．

その他の所見

1. 両側気管支肺炎
   - **a** 肺重量（左 990 g，右 900 g），胸水（左 120 mL，右 2,000 mL）
2. 諸臓器うっ血
3. 動脈の粥状硬化症
4. 身長 180 cm，体重 65 kg．

セミナー6　61

セミナー6

症例の整理から

今日はアミロイドという異常なタンパク質が沈着する病気だね．もしかすると心さんは，はじめて聞く病気かもしれないけど，いつものように症例を把握し疑問点などを整理しながら，このアミロイドーシスという病気に迫っていこうと思う．愛さん，まず臨床所見の特徴をまとめてくれるかな．

臨床的には，経過中，老人性アミロイドーシスを疑われた高齢者で，症状のほとんどは心臓と関連するもののようです．生前に，心臓以外で生検された十二指腸，直腸，腹壁脂肪組織にはアミロイドの沈着を確認できておらず，アミロイドーシスの診断には至っていません．

では真くん，病理解剖所見はどうかな．

心臓にアミロイドの沈着が確認できたほか，多くの臓器の小血管壁にアミロイド沈着があったようです．

心さん，愛さんと真くんがいわなかったことでわからない用語とかあるかな．

いろいろわからないことがありますが，今日のアミロイドーシスと関連が強そうというところでは，心臓シンチグラフィとトランスサイレチンです．

ありがとう．そこは，今日のテーマであるアミロイドーシスのことを説明する中で触れよう．では，アミロイドとは何か？　からはじめるとしよう．

はい．ぜひ，そこからお願いします．

アミロイドとは何？

アミロイドとは，異常なタンパク質であり正常な体の中にはみられないものだ．そんな異常なタンパク質がいろいろな臓器に沈着して臓器の機能障害を引き起こす病気の総称がアミロイドーシスということになる．

アミロイドって，英語だと amyloid って書くけど，由来をたどるとラテン語でデンプンを示す "amylum" なのだそうだ．だから，古い日本の教科書には「類デンプン体」と書かれているものもあるね．

みたことがあります．

1854 年，現代病理学の父とも呼ばれるウィルヒョウが，この物質がヨウ素デンプン反応と似た反応をすることからデンプンみたいな物質じゃないかと誤解してそう名付けたという．実際は，この沈着物は，電荷を帯びた糖類を含むいろいろなプロテオグリカン，グリコサミノグリカンと結合するためデンプン（アミロース）に類似する染色性を示すということらしい．

弘法にも筆の誤り，てか？

その後，偏光光学系を用いた光学顕微鏡の研究により，コンゴーレッド色素で染色した後に強くなるというアミロイド沈着物の固有の複屈折の性質が明らかにされた．さらに電子顕微鏡で観察したところ，それは線維状で，その線維の形態から，30種類くらいのアミロイドが同定されたんだ．しかも，それぞれが独特の臨床症候群と関連していることがわかってきたということなんだね．それで，結論としては，アミロイドの約95%は線維性タンパク質，残りがさまざまな糖タンパク質でできていることがわかっている．

うわ．すでに頭がこんがらがってきてるんですが，要は，なぜできたかはわからないけど，普段みられない異常なタンパク質が体内に溜まり，いろんな症状を起こしてくる病気ということでいいですか？

そういう理解でひとまずOKだ．ちなみに，タンパク質の一種とわかった今でも，このアミロイドという言葉が使われているんだね．

そういうことなんですね．アミノ酸とかとの関連かと勝手に思っていました．

アミロイドーシスって，医学部の講義で習う前は全然聞いたことがなかったんすけど，重要な病気なんですよね．

そうだね，なかなか手ごわい病気なんだが，研究も進んできて，最近，新たな治療薬も開発されてきて注目されている．そういう意味でも重要な病気だね．

わかりました．ちゃんと勉強します．

アミロイドーシスの分類

では，そのアミロイドが沈着する疾患についてみていこうと思う．先ほどアミロイドには30種類くらいがあるといったけど，アミロイドーシスは臨床病理学的にいくつかに分けて捉えることができる．たとえば，後天性と遺伝性に分けることもできるし，沈着が局所的なものと全身的にみられるものに分けることもできる．これまで，いくつかの分類体系が考案されてきたのだが，最近は，アミロイドのもとになるタンパク質による分類がよく使われるようになっているので，今日はそれを紹介する．つまり，AL型，AA型，ATTR（アミロイド輸送タンパク質トランサイレチン）型，透析関連アミロイドーシス（β_2M型）に分けるものだ（表6-1）．

うわっ，ムズい．

確かに暗号みたいでとっつきにくいかもしれないが，ある程度よく整理された分類だと思う．まず，AL型の「A」はアミロイドとそれに付随する線維性タンパク質を表し，「L」は軽鎖（light chain）断片または免疫グロブリン軽鎖を，AA型の2つ目のAは血清アミロイドAタンパク質を表している．

本当に暗号みたいですね．

特に心さんははじめて聞くことだろうから無理もないね．まあ，概念的なところ，要はどういう病気かということ，それにはいくつかの種類があるということを理解してくれ

セミナー 6　63

| 表6-1 | アミロイドーシスの分類 |

アミロイド タンパク	原因タンパク質	背　景	別名, 従来の呼称	特　徴
AL アミロイドー シス	免疫グロブリン 軽鎖（L鎖）	形質細胞異常 （例：多発性骨 髄腫のMタンパ ク）	原発性アミロイ ドーシス	多発性骨髄腫を併発する場合あり. 多発性骨髄腫の患者のうち，AL アミ ロイドーシスがみられるのは約10〜 15％．皮膚，心臓，腎臓，神経， 舌，腸，肝臓，脾臓，血管などにア ミロイドが蓄積
AA アミロイドー シス	血清アミロイド A	慢性炎症性疾患	続発性アミロイ ドーシス	腎疾患をきたす頻度がもっとも高 い．ほかに脾臓，肝臓，副腎，リン パ節にもアミロイド沈着の可能性
ATTRv アミロイ ドーシス	変異型トランス サイレチン	遺伝［常染色体 顕性（優性）遺 伝］	家族性アミロイ ドポリニューロ パチー，遺伝性 ATTR	もっとも頻繁にみられる原因は，肝 臓で産生されるタンパク質である変 異トランスサイレチン（ATTRm）で ある．神経，心臓，消化管，腎臓， 眼に沈着
ATTRwt アミロ イドーシス	野生型トランス サイレチン	加齢（高齢男性 に好発）	老人性全身性ア ミロイドーシス （野生型 ATTR アミロイドーシ ス）	主に心臓が侵される．女性＜＜男 性．正常な（変異していない）トラ ンスサイレチンが異常に折りたたま れることによって発生
β2M 型アミロイ ドーシス	β2ミクログロブ リン	長期透析	透析アミロイ ドーシス	β2M の血中レベルと透析アミロイ ドーシスの発症頻度は必ずしも相関 しない．手根管症候群，ばね指（弾 撥指），肩関節症，肘部管症候群，手 背のアミロイド症などを併発

6
アミロイドーシス

たらよいと思う．次は，頻度の多いものや今回の症例に関与したものから少しずつ覚え
ていくのがよいだろう．少しずつね．

はい．わかりました．あと，もう1つここで聞いていいですか？　アミロイドーシスの
ところを教科書でみてみたんですが，私がもっている教科書では，免疫系疾患のなかに
ありました．免疫が関与しているということでしょうか？　ただ，お友達がもっていた
本では，代謝障害に含まれていました．

おもしろいところに気付いたね．確かにそうだね．
たとえば AL アミロイドーシスのLが何かというのは先ほどもさわりだけ話したけど，
免疫グロブリン（抗体）の軽鎖（light chain）のLなんだね．だから，免疫系に関連し
ているというのは間違いではないね．一方，異常な物質が沈着するということからは，
代謝障害の1種とも考えられるんだ．だから，その本の捉え方によって著者が何を重視
しているかということがわかるし，病気の捉え方って1つでないということもわかるね．

へー．おもしれー．心さんよく気付いたね．

AL アミロイドーシスとは？

では，それぞれの型について説明していこう．まず **AL アミロイドーシス**．これはアミ

ロイドーシスのなかでもっとも一般的な型で，国内の総患者数は 3,000 人強といわれているんだよ．

意外に多いんですね．

ああ，決してそれほどまれな病気ともいえないだろう．AL アミロイドーシスは，同じ遺伝子をもった B リンパ球が増生し，形質細胞となったものは，同じ種類の抗体を作り出す．これを**単クローン性抗体**といい，この免疫グロブリンの軽鎖由来のアミロイドが全身の臓器に沈着して機能障害を生じる病態ということになる．

「同じ遺伝子をもった B リンパ球が増殖」というのは，腫瘍性に増殖した単クローン性細胞ということですね．

そういうこと．ちょっと回りくどい説明だったかな．
多発性骨髄腫という形質細胞の腫瘍，単クローン性免疫グロブリン血症を伴う悪性疾患である原発性マクログロブリン血症でみられる．多発性骨髄腫のほうからみると，その 10～15% に AL アミロイドーシスが発症するといわれている．

AA アミロイドーシスとは？

AA アミロイドーシスは，特定の炎症状態（結核，気管支拡張症，慢性骨髄炎など）に続発するので，続発性アミロイドーシスと呼ばれていたのだが，これらの疾患は抗菌薬など治療法の発達で減少し，現在は，関節リウマチや，クローン Crohn 病，潰瘍性大腸炎などの炎症性腸疾患に合併する**反応性 AA アミロイドーシス**が増えている．
AA アミロイドの沈着は，脾臓，肝臓，腎臓，副腎，およびリンパ節に多い．心臓と末梢または自律神経の障害は疾患経過の後期に生じる．

ATTR アミロイドーシスとは？

ATTR アミロイドーシスには，遺伝子変異のあるものとないものの 2 型がある．遺伝子変異のない **ATTRwt アミロイドーシス**（遺伝子変異がないものは wild type と呼ばれるため頭文字 wt が付く）は，高齢者で診断されることが多かったため老人性全身性アミロイドーシスと呼ばれてきたものだ．

ということは，今回の症例も ATTRwt に当てはまりますね．ところで，そもそも ATTR って何なんですか？

ATTR は，amyloid transthyretin の略称なんだけど，トランスサイレチンは主に肝臓で産生されるタンパク質で，四量体を形成することで血中に安定して存在しているんだが，加齢によって四量体が不安定となり解離して単量体を形成し，アミロイド線維の基質となる成分なんだ．

それでアミロイドが沈着するってわけですか．

ATTRwt アミロイドーシスでの，アミロイドの沈着組織は，心臓，肺，腎臓，消化管，腹壁脂肪，関節・靱帯と全身に及ぶが，症状が現れるのは主に関節・靱帯と心臓だ．心

臓は，心肥大・不整脈・心不全という形で発症する．

この症例も心臓に強く症状が出ていますね．

遺伝子変異のある ATTR アミロイドーシスは何が特徴なのでしょうか？

遺伝子変異が原因となるものは，**ATTRv アミロイドーシス**（遺伝子変異のことはバリアント variant と呼ばれるため，頭文字の v が付く）と呼ばれる常染色体顕性（優性）の遺伝性疾患だ．以前，家族性アミロイドポリニューロパチー（FAP）と呼ばれていたものに相当し，主として，神経，心臓，消化管，腎臓，眼に障害を生じる．発症年齢が 20 歳代〜70 歳以上と広く，症候が多様なのも特徴といえるだろう．

血液透析関連アミロイドーシス

腎不全で，長期にわたって血液透析を行っている患者に，β_2 ミクログロブリンに由来するアミロイドの沈着が生じることがある．この β_2 ミクログロブリンは，最近は透析膜である程度吸着除去することができるようになったんだけど，それでは除去しきれず，長期透析患者さんではさらに血中濃度が上昇し，体内に蓄積されるんだ．

心アミロイドーシス

4 つの型がだいたいわかったところで，次は「心アミロイドーシス」というくくりで，病態をみてみよう．

それは心臓にアミロイドの沈着があるもの，という理解でよいでしょうか？

そう．心アミロイドーシスは，心臓の組織にアミロイドがびまん性に沈着して固くなってしまうもので，このためいろいろと障害が起こってくる．要は，心筋が伸び縮みできなくなり，したがって血液を押し出すこともむずかしくなってしまい心不全の状態になってしまう．こういう心臓の病態を**拘束型心筋症**ともいうね（セミナー 3 図 3-3 も参照）．また，心臓刺激伝達系に障害が生じ不整脈を起こすこともある．だから，病型に関わらず，心アミロイドーシスは全身性アミロイドーシス患者の死亡の主要原因となるんだね．

今思い出したんすけど，有名な元プロレスラーが亡くなったとき，ニュースで「心アミロイドーシスだった」っていってたはずです．

ああ，それなら私も覚えている．実際そうだったようだね．
実は，心アミロイドーシスの診断は，これまで有用で適格な診断法がなかったため，しばしば見落とされたり，診断が遅れたりしていた可能性があるんだ．心アミロイドーシスは，初期には臨床症状などがほとんどないまま進行することが多いことも，予後不良と関係していると考えられる．

そうなんですね．

ただ，近年，先ほど心さんが質問した心臓シンチグラフィ（正確には，^{99m}Tc ピロリン酸シンチグラフィ）が，アミロイドーシスの検出にきわめて有効であることがわかり，

66　第6章　アミロイドーシス

期待されているだ．しかも，これは ATTR にのみ集積することから，ATTR と AL アミロイドーシスの鑑別にも用いることができるんだ．

技術の向上で心アミロイドーシスの診断と治療が可能になってきているんですね．

症例のまとめ

それでは，症例のまとめに入ろう．

はい．高齢男性の ATTR アミロイドーシスの症例です．家族歴はありません．亡くなる4年前ごろに心不全の症状が出現して進行し，最後は呼吸器感染症を合併され亡くなられています．病理解剖所見では，心臓へのびまん性のアミロイド沈着がみられ，また，全身のかなり広範囲な組織にアミロイド沈着が確認されていますので，全身性老人性アミロイドーシス /ATTRwt アミロイドーシスに合致します．剖検時に，肺は両側とも重量を増しており（正常は 300 g 程度），組織学的にも両側気管支肺炎が確認されています．アミロイドーシスによる心不全，循環不全と，肺炎による呼吸不全が相まって死に至ったと考えられます．

文　献

1) クマール V，アバス AK ほか：ロビンス基礎病理学（原書 10 版），豊國伸哉，高橋雅英（監訳），エルゼビア・ジャパン，p197-202，2022
2) 日本循環器学会，厚生労働省 難治性疾患政策研究事業「アミロイドーシスに関する調査研究班」，厚生労働省 難治性疾患政策研究事業「特発性心筋症に関する調査研究」研究班ほか：2020 年版 心アミロイドーシス診療ガイドライン．https://www.j-circ.or.jp/cms/wp-content/uploads/2020/02/JCS2020_Kitaoka.pdf（2024 年 12 月閲覧）

セミナー後のカフェで ● 国試対策勉強会

愛さんたちの国試対策の勉強会って，すごいらしいですね？

えっ，普通じゃないかな．問題集を分担して回答してきて，その回の担当者が解説するって感じだよ．

いやそこまでは同じでも，愛さんが「時間軸で考えてみると」とか解説してくれてめっちゃわかりやすいって，クラブの先輩がいってましたよ．

時間軸っていったかどうかは覚えてないんだけど……．

やっぱり，無意識に理先生の影響を受けて「時間軸」っていってたんだと思いますよ（笑）．

そういわれてみれば，そうだったかもね．でも時間軸大事だから！

はい．それについてのこのセミナーメンバーの気持ちは同じですね．

愛さんの これだけ！ 復習ノート

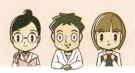

コンゴーレッド染色 Congo red stain
　アミロイドに吸着する染料を利用した染色法で橙色に染まり，偏光顕微鏡でアップルグリーンの偏光を確認してアミロイドの沈着を組織学的に確定することができる．

シンチグラフィ scintigraphy
　放射性同位元素（ラジオアイソトープ）で標識された薬剤を体内に投与後，放出される放射線を画像化することによって薬剤の分布を調べる検査．

アミロイド amyloid
　ナイロンに似た線維状の異常タンパク質で，95%は線維性タンパク質，残りはさまざまな糖タンパク質でできている．体のさまざまなところに沈着，蓄積し，その臓器障害の原因となりうる．病理学的には，コンゴーレッド染色で橙赤色に染まり，偏光顕微鏡下で緑色の複屈折を示す．

アミロイドーシス amyloidosis
　アミロイドの沈着によって臓器が機能障害を起こす病気の総称．

免疫グロブリン immunoglobulin
　抗体の主成分．IgG，IgA，IgM，IgD，IgEの5種類がある．基本構造は，2本の重鎖（H鎖，heavy chain），2本の軽鎖（L鎖，light chain）がS-S結合でつながったY字型分子．

AL（amyloid light chain）アミロイドーシス
　モノクローナルな免疫グロブリン軽鎖由来のアミロイドが全身諸臓器に沈着して機能障害を生じる病態．多発性骨髄腫，原発性マクログロブリン血症でみられる．多発性骨髄腫の10〜15%に発症する．

AA（amyloid A）アミロイドーシス
　結核，気管支拡張症，慢性骨髄炎などの慢性炎症に続発する続発性アミロイドーシス．急性期反応物質である血清アミロイドAの各アイソフォームの凝集によって引き起こされる．

トランスサイレチン transthyretin（TTR）
　127アミノ酸残基からなるタンパク質で，四量体として血中に存在し，チロキシン（T_4）やレチナール結合タンパク質の輸送を行う．タンパク質が凝集して線維状になった物質がアミロイドで，TTRが原因のアミロイドーシスはTTRアミロイドーシス（ATTR）と呼ばれる．

ATTRアミロイドーシス
　遺伝子変異のないATTRwtと，常染色体顕性（優性）の遺伝性疾患であるATTRvアミロイドーシスに分けられる．

68　第6章　アミロイドーシス

理先生の もう一歩 深掘り・横掘り

● アミロイド以外の沈着症

アミロイド以外にも，体内には，病的意義のないものも含め，さまざまな色素や物質の増加や沈着がみられる．主なものを**表6-2**に示す．

表6-2 代表的な沈着症

沈着物質	病態・病因	沈着による主な疾患
石灰（カルシウム塩）	損傷や病変を受けた組織に沈着する異栄養性石灰化と，血中や組織中のカルシウム濃度が上昇した場合に正常な組織に石灰化が起こる転移性石灰化がある	動脈硬化症，歯石，石灰沈着性腱板炎
ピロリン酸カルシウム（CPP）	関節軟骨や周囲組織へのCPP沈着により炎症を起こす	ピロリン酸カルシウム沈着症（CPPD）（偽痛風）
尿酸結晶	高尿酸血症により尿酸結晶が関節やその周辺に炎症を起こす	痛風
脂質	主として中性脂肪が局所的に蓄積する	動脈硬化症
弾性線維	弾性線維は，オキシタラン線維（微細線維）にエラスチンが沈着した構造．エラスチンを含まずにオキシタラン線維だけで構成されている場合もある	日光弾性線維症
ヘモシデリン	赤血球から遊離した鉄が出血臓器内に沈着する	出血をきたす種々の疾患
メラニン	内因性色素沈着の代表例．メラニンの産生および沈着の増加．限局性とびまん性がある	アジソンAddison病，ポイツ・イェガースPeutz-Jeghers症候群，オルブライトAlbright症候群，神経鞘腫症
リポフスチン	消耗性色素ともいわれる．代謝されなかった脂質や脂質タンパクが次第に酸化され細胞内に沈着したもの． HE染色標本では黄色〜黄褐色を呈する	褐色萎縮（心筋，肝臓）．神経細胞の細胞核周囲などに認められる
フィブリン	血液凝固に関連するタンパク質のフィブリノゲンが分解され活性化したもので，炎症の際などに沈着する	炎症など
炭粉	炭末や煤煙が吸収されて，肺胞に引っかかる，あるいはリンパ流でリンパ節に運ばれ沈着する．肺全体が網目状に黒灰色を示していることもある	病的意義は低い

アミロイドーシスの治療

アミロイドーシスは古くて新しい病気ともいえるだろう．その発見や命名の歴史はセミナーでも触れたが，最近，トランスサイレチン型心アミロイドーシスの治療薬が登場し，それへの期待も含めてアミロイドーシスへの関心が高まっている．

トランスサイレチンは本来四量体（4つの分子が結合したもの）で安定するが，遺伝子異常があったり，加齢性変化によってタンパク質が正しい構造を保てなくなると四量体を作れなくなり，結果として凝集してアミロイド線維を形成し，これが体内のさまざまなところに沈着してしまいアミロイドーシスになる（図6-1）．この四量体構造を安定化させるとアミロイドに変化しなくなることがわかった．そうして開発されたのがトランスサイレチンに結合することでアミロイド線維を形成しにくくする薬剤（トランスサイレチン安定化薬ともいう）で，2019年に実際の臨床現場で使えるようになった．

アミロイドーシスのなかでも，特にATTRwt心アミロイドーシスは，これまで一切治療手段がなかったため，まさに画期的といえる．

アミロイドーシスと病理診断

臓器・組織へのアミロイド沈着は光学顕微鏡による病理学的検査で高率に検出でき，心アミロイドーシスで，心筋生検が行われればアミロイド沈着の検出率はほぼ100％ともいわれている．しかし，心臓，神経，腎臓など，生検による侵襲が高い臓器では，腹壁脂肪，皮膚，消化管，口唇からの組織採取で代用する場合がある．生検組織上にアミロイドが検出された場合は，コンゴーレッド染色で橙色沈着物を確認し，偏光顕微鏡でアップルグリーンといわれる緑色の偏光像を確認することでアミロイドーシスの確定診断がなされる．さらに，アミロイド沈着の確認後，免疫組織化学染色や生検組織の質量分析などによってアミロイド前駆タンパクのタイピングを行うことにより亜型分類が可能になる．

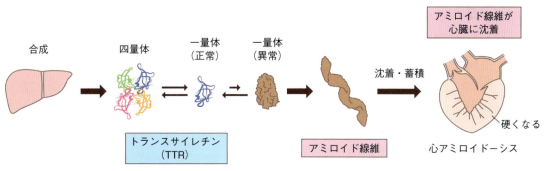

図6-1　アミロイドーシスの発症過程

第7章 真菌性肺炎

▶ 症例の概要

現病歴

　77歳，男性．約20年前から心筋梗塞後の経過観察で近くの病院に通院していた．6ヵ月前，冠動脈の評価のために撮影されたCT検査のときに両側胸膜直下優位のすりガラス陰影を指摘され，間質性肺炎が疑われていたところ，4ヵ月前，呼吸困難が出現し，緊急入院した．抗菌薬を投与しながら心不全治療なども行われ，いったん症状が改善したため退院した．ところが，2ヵ月前，再び呼吸困難が出現し入院した．このときは，37.5℃の発熱と低酸素血症，間質性肺炎像の増強があり，人工呼吸器を装着され肺炎の治療と心不全の治療がなされた．治療後2週間ほどで症状は改善し，酸素投与も不要となり退院が計画されていた．しかし，その後も短期間のうちに症状増悪と改善を繰り返し，右肺上葉に空洞を伴う腫瘤を認めるようになった．アスペルギルス抗原が陽性であり，抗菌薬に加え抗真菌薬を投与された．しかし，呼吸状態の改善は得られず，徐々に呼吸状態の悪化がみられ死亡した．

既往歴

　虚血性心疾患（20年前に冠動脈ステント留置），うっ血性心不全，慢性腎不全．

生活歴

　生　活：会社員．喫　煙：20本/日×40年間．アルコール：なし．

▶ 病理解剖時の所見

主病変

1. 侵襲性肺アスペルギルス症

　右肺上葉に空洞を伴う径7.0cm大の白色調病変あり．組織学的に空洞内にはY字型に分岐した隔壁を有する菌糸（グロコット染色陽性）が集簇している．真菌菌糸は，右肺以外に，左肺，心臓，甲状腺などにも確認された．

2. 間質性肺炎：両側下葉は蜂窩肺の状態．

3. 陳旧性心筋梗塞（下壁）：両心室の拡張．

その他の所見

1. 大動脈粥状硬化症（高度）

2. 腎硬化症（左180g，右170g）

3. 慢性うっ血肝（1,040g）

4. 身長165cm，体重57kg．

セミナー7

「炎」

今日は，肺炎の話なんだけど．肺炎の「炎」は「ほのお」とも読むが，何を意味しているか知っているよね？

第1回目（「第1章 病理学とその学び方」，p5 参照）にも習いましたよね，炎症の「えん」だと思います！

そうだね．今回は肺の炎症を題材に，炎症の仕組みについて学びたいと思う．
みなさんも，子どもの頃，転んで足を擦りむいて泣いたりしたことがあるよね．

オレは転んでも泣かなかったと親がいってました．

まあ，泣くのも1つの反応だが，ここでは泣いても泣かなくてもいいのでスルーさせてもらって，膝の傷口にフォーカスしてみよう．

……．

そうすると，局所がどうなっているかイメージできるかな？　想像してみて．

擦りむくと，皮膚が破れて血が出たり，ベトってした液が表面についていたりします．

その周りはどうだった？　触ったことある？

周りも少し充血していて，だんだんと腫れぼったくなると思います．

炎症の徴候

はい．愛さん，炎症の**4徴**と**5徴**をいってみて．

4徴は，**発赤**，**熱感**，**腫脹**，**疼痛**で，5徴は，これに**機能障害**が加わります．

相変わらず完璧！　心さんがいってくれた充血は発赤，腫れぼったくなったのは腫脹のことだね．

なるほど．

ここで重要なのは，なぜそのような徴候が起こるのかということだが，これについてはどうだろう．

うーん……．

まず，発赤だけど，これは心さんが充血といったように，体が赤くなるのは，血流が多いときやうっ血しているときだね．侵入物を体の細胞が感知して炎症反応が開始されると，まず毛細血管を拡張させて局所の血流を増加させるんだ．自分で意識しなくてもね．血液が増えると赤いだけではなく，熱く（熱感）もなるよね．

発赤，腫脹，熱感……，えっと，あとは疼痛と機能障害だ！

そうそう，続きを話すね．この拡張した血管からは血管壁にたくさんある小さな孔から血液成分の滲出や漏出が起こり，それが組織に溜まって浮腫が起こり，これは局所の腫脹と認識される．また，擦りむいたときはもちろん痛いが，その後も炎症によって痛み

（疼痛）を感じる．これは，腫脹による局所の圧迫と，あとでまた説明するけど炎症で放出された化学伝達物質（ケミカルメディエーター）による．そして，擦り傷だけでは機能障害まで起こすことはまずないが，炎症の部位や程度によっては原因の除去がうまくいかず，炎症反応がぐずついて（遷延して）機能障害が現れることもある．

機能障害は，指の傷なら指を曲げにくくなったり，炎症が強いとその臓器の機能を十分果たせなくなったりすることですね．

そういうことだね．ちなみにこれらが**ケルススの４徴候，ガレノスの５徴候**というね．機能障害を加えたのは，ルドルフ・ウィルヒョウだともいわれているが．

なるほど，傷口ではそういうことが起こっていたわけですね．

急性炎症を時間軸で考える

今は臨床像と比較して話したのだけど，次は，さらに時間軸で考えながら急性炎症のメカニズムに迫ろうと思う（**図7-1**）．

おお，今日も出た！　時間軸．それは面白そうだけど，むずかしそうっす……．

皮膚には体を守るさまざまな機能があるんだけど，それが擦りむくことで傷口ができて破綻した状態ということになる．ということは，たとえば細菌などの体外異物の侵入を許してしまったことになるよね．

なるほど．そこが突破口に……．

そう，でも何とかそうならないように体は働く．その傷口の局所の組織や細胞は少なからず傷害されているが，その傷害部位の細胞や血漿などに由来するさまざまな化学物質（**炎症性メディエーター**）によって，外から侵入してきたものを排除して平常状態に戻そうする免疫反応が発動することになるんだ．

何か，ワクワクしますね．

この炎症性メディエーターの働きを戦争に例えるなら，軍隊や物資を戦場に送る導線を確保し，軍隊からそれにあった兵隊を動員すること，みたいな感じかな．

軍隊のことわからないから想像しにくいです……．

まあまあ，そう真面目に考えないで．実際に体内では，**血管作動性メディエーター**が血管へ作用して，血管を拡張させ（導線の確保），また血管透過性を高める（血管壁の孔を広げる）ことで，血管から白血球（兵隊）が出やすくすし，別の**炎症性メディエーター（走化性因子）**が，白血球を傷害の局所に向かわせる（指揮伝達），ということになる．

へぇー．

局所に到達した白血球は，そこでさらに炎症性メディエーターを分泌して，炎症反応を強めたり弱めたりしている．この過程で，血管からは漿液が間質に漏れ出るし，ほかの炎症細胞も集まってくる．線維の素になるフィブリンも血管外に出るが，この場合はフィブリンの析出という．

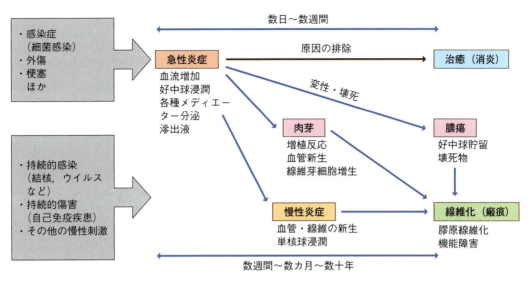

図 7-1　炎症反応の時間軸

戦いの後は

- 戦争の場合，戦場は焼け野原になったり，さまざまに破壊された残骸の山となるよね．
- それが膿瘍とかですか？
- 完全に間違いでもないが「膿瘍」の使い方が少し間違っているので，それについては後でもう一度説明する．
  続けるね．戦場でもそうだろうが，炎症の局所でも，それを元に戻すためには，それらを処理する必要がある．ここで活躍するのは，貪食・消化能をもった細胞たちで，炎症の最初に動員されるのは好中球で，その後は組織球（マクロファージ）が主役となる．
  もし，侵入物なども含め炎症の残骸などがすべて取り除かれれば，その後，白血球などの浸潤は減少していき，浮腫も消退して線維組織やの細胞外基質も再生され元の状態に戻っていく．病理組織所見と合わせて考えると，この一連の反応を急性炎症といっており，これらが1～7日の間に起こってくるんだ．
- 何だかドラマでもみている感じですね．
- ただし，実際にはそんなにすっきり元通りになるばかりではなく，急性炎症の転帰はいくつか考えられる．1つは，かなり好中球が動員され（戦闘が激化した）ために局所の組織破壊（戦場の荒廃）も強くなり，そのような組織残骸（壊死物）と好中球が組織の内（閉鎖腔）に貯留するような状態になることがある．これをさっき真くんがいった膿瘍という．2つ目の転機は，局所の組織を完全復元できず，元の構造を別のもの（線維）で埋め合わせるような状態で，まず線維芽細胞の増生や新生血管からなる肉芽組織ができ，その後に線維化していく．これは瘢痕という．そして，炎症がくすぶり2～3週間からそれ以上持続するということもある．

74　第7章　真菌性肺炎

それは**慢性炎症**ですね.

私も物語がイメージできてきました!

日和見感染症とは？

急性炎症の概要がわかったところで,今回の症例をみていこう. まず,臨床経過から. 高齢の患者には,さまざまな病態がオーバーラップすることは常だが,この症例もそうだね. どんな病態がみられたかな？　経過を振り返ってみよう.

心筋梗塞を起こしたことがあり,間質性肺炎も経過中にみられ,心臓と肺の循環状態に大きな負の影響をもたらしてきたと考えられます. そして,最後にはアスペルギルスという真菌感染症も生じて,さらに呼吸不全,心不全が進み亡くなっています.

そうだね.

アスペルギルスという真菌感染症は珍しいものなのでしょうか？

アスペルギルスは,**日和見感染症**として起こることはまれではない. ちなみに日和見感染症はわかるかな？　真くんに説明してもらおう.

免疫機能が抑制された状態で起こるもので,がんの末期とかによくみられると思います.

へー. そうなんですね.

少しだけ補足すると,健常な人にはまれにしか感染しない. つまり,日和見感染症とは,感染性の弱いアスペルギルス,カンジダ,クリプトコッカスなどの真菌や緑膿菌,リステリアなどの細菌,サイトメガロやヘルペスなどのウイルスなどが,免疫抑制薬,放射線や抗がん薬治療,そして病気そのものによる体力,免疫システムの機能抑制状態の際に感染してくるものをいう.

この患者さんの場合は,間質性肺炎と診断されており,おそらく治療でステロイド薬が投与されていたと考えられる. その結果,免疫能が低下し,感染が起こりやすくなりアスペルギルスの日和見感染が起こったのだろう.

アスペルギルスはいつ感染した？

とすると,えーと,アスペルギルスはいつごろ感染したんでしょう. アスペルギルス抗原がみつかったころでしょうか？

想像が含まれるけど,亡くなる2ヵ月前に発熱とともに呼吸困難が現れたが,治療でいったん落ち着いたということは,おそらくこの2ヵ月前のエピソードが真菌感染によるものの可能性があるね.

ただ,2ヵ月前に抗真菌薬を投与したとは書かれていませんね.

鋭いな. あとは,空洞を伴う真菌感染病巣だった肺の腫瘤がCTでみつかったのは,亡くなる直前だ. なので,この影がいつごろできてきたかを見直すと,真菌感染の時期がわかるかもしれないな. みんな,いい感じだぞ. そういうことだよ,時間軸をもって病態を考えるということは.

- 先輩方すごいですね！
- えへっ．
- ああそうだ．真菌感染についてもう1つ．真菌を疑うときには，どの染色を行うと真菌の菌糸の存在がわかりやすくなるかな？
- **グロコット染色**と **PAS 染色**と習いました．
- よし，ここまではいいね．
  次は，炎症反応を，今度は免疫系の仕組みから，みてみることにしよう．最初にキーワードを出してしまうと，それは「自然免疫」と「獲得免疫」だね．

自然免疫

- **自然免疫**は，生まれたときからもともと生体に備わっている防御システムで，異物の侵入から反応開始までが数時間と素早く，また侵入者を限定せず幅広く反応できるのが特徴だ．ここで活躍している免疫細胞は，主に好中球やマクロファージ，樹状細胞といった食細胞．あと，ウイルスが感染した細胞ごと殺傷する NK（ナチュラルキラー）細胞などもこの自然免疫で活躍する（図 7-2）．
- 侵入した病原体の種類で傷の治り方も違うと思しますし，"食べる"だけで対処できるんですか？
- 侵入物に対して自然免疫だけで対処できることもあるんだけど，侵入物を排除しきれなかった場合に働くのが獲得免疫なんだ．自然免疫の特徴として，あとで話す獲得免疫と異なり，特定の病原体に繰り返し感染しても免疫能が増強することはないんだ．
- 成長がない？

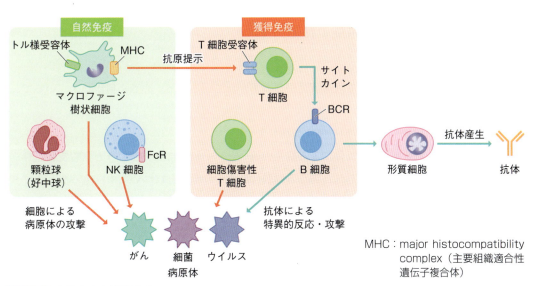

図 7-2 自然免疫と獲得免疫

76　第7章　真菌性肺炎

　　能力が増強しなくても，いつも決まったように働いてくれる存在はありがたいものじゃ
　　ないか.

　　まあ，確かにそうっすね.

獲得免疫

　　獲得免疫とは適応免疫とも呼ばれ，病原体などの侵入物を特異的に見分け，それを記憶
　　することで，同じものに出会ったときに効果的に排除できる仕組みといえる.
　　みんなもインフルエンザや新型コロナウイルスのワクチンを接種してもらったと思うけ
　　ど，これがまさに獲得免疫を期待してのことだよね. 本当のウイルスを接種するのでは
　　なく，同じ免疫反応を起こすような実際のウイルスを模倣して作製したものを接種する
　　わけだけどね.
　　この獲得免疫のすごさは，特異性と多様性にある. 病原体は無数に存在するわけだが，
　　生体はそれらすべてに対して獲得免疫によって，それぞれに特異的に反応できる分子
　　（抗体）を作ることができるんだ. ただし，自分自身（自己）には反応しないように
　　なっている. これを自己寛容とか免疫寛容という.

　　敵にあわせて防御を変えるなんて，すごいなー.

　　そして，獲得免疫では，一度感染した病原体を記憶し，再び同じ病原体に遭遇した際に
　　は感染・発症を防ぎ，あるいは発症しても軽度で済むように，すぐに効果的な免疫応答
　　が発揮されるようになっているんだ.

　　自然免疫にも獲得免疫にも多くの因子が関与していることがわかってきているが，とり
　　あえず，ここでの急性炎症，慢性炎症，自然免疫，獲得免疫の話はこの程度にしておこ
　　う.

　　はい，結構お腹いっぱいです.

真菌，細菌，ウイルス感染症の特徴

　　ではもう一度，症例に戻ろう.
　　この患者さんの肺に関する画像所見が2つ書かれているけど，心さん何かな？　いって
　　くれる？

　　「すりガラス陰影」と「空洞を伴う腫瘤」です.

　　そうだね. ここでは，病原体による病変の違いと，一般的に肺炎というと気管支肺胞性
　　肺炎のことなんだけど，それと異なる間質性肺炎の特徴などについても，もう少しみて
　　おこう.
　　「病原体」というのはわかるよね. わかる人は？

　　はい. 病原体とは，感染症の原因となる微生物のことです.

　　そうだね. では，順を追って細菌 bacteria，ウイルス virus，真菌 fungi，原虫 protozoa
　　の順で説明するね.

細菌は，細胞膜は有するけど，核膜や細胞小器官には膜がないことを特徴とする微生物．形態的には桿菌と球菌に，グラム染色では陽性の厚い細胞膜を有するグラム陽性菌とそうでないグラム陰性菌に，そして酸素を必要とするか否かによって好気性菌と嫌気性菌に分けられる．

ウイルスは，宿主細胞内に寄生し，複製は宿主細胞の代謝機構に依存している．宿主細胞内で増殖し凝集したウイルスは，核内や細胞内の封入体として観察されることがある．

真菌は，厚い細胞壁を有する真核細胞だ．この細胞壁の構成成分にβ-グルカンがあり，血中β-グルカンは真菌症の診断に役立つ．比較的頻度が高い真菌としては，カンジダ，アスペルギルス，ムコール，クリプトコッカスなどがあり，これらは免疫が低下する状態，たとえば抗がん薬治療中，長期ステロイド治療などの患者に，日和見感染として生じることが多いことは先ほどもいったね．

原虫は，単細胞性真核生物であり，体内では，赤血球内で増殖するマラリア原虫とか，尿路，生殖器，消化管などの細胞外空間で増殖する腟トリコモナスとかは，一般的な病院でも遭遇することがある．

感染症の病理組織所見

感染症の分野は非常に広く，その種類も多いので，そこは微生物学にお任せし，ここでは感染症によって引き起こされる病態と病理形態的な変化にフォーカスする．

そうですね．そのほうがうれしいです．

感染症の病巣がどのような病巣，つまり組織像を示すかは，病原体と宿主である人体との反応によって決まるといえる．主な像としては，好中球が主体に浸潤し組織傷害が強い化膿性炎症，組織球が上皮様に集簇した類上皮肉芽腫を形成する肉芽腫性炎症，急性炎症に引き続きリンパ球・形質細胞が主に浸潤する慢性炎症などがある（図7-3）．

これまで出てきた細菌や真菌はどのような病巣を作りやすいんですか？

良い質問だね．実は今から話すつもりだったんだ．
病巣の形態からいうと，黄色ブドウ球菌とか化膿性連鎖球菌，肺炎球菌などや真菌感染では化膿性炎症を起こすことが多い．

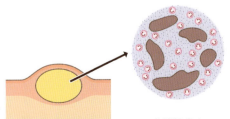
好中球を主体とした炎症細胞と壊死物が混在して貯留

化膿性炎症

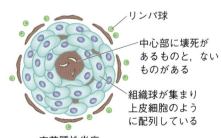
組織球が上皮様に集簇した病巣
- リンパ球
- 中心部に壊死があるものと，ないものがある
- 組織球が集まり上皮細胞のように配列している

肉芽腫性炎症

図7-3 化膿性炎症と肉芽腫性炎症

肉芽腫性炎症の代表はやはり結核症で，真菌も肉芽腫を作ることがある．結核のときに形成される肉芽腫は，中心が壊死に陥っていて周囲にはそれを囲むように組織球が集簇し，さらにその周辺にはリンパ球浸潤なども目立つ．

今回の症例は空洞病変ですが，やはり真菌を考えるべきでしたか？

そうだね．肺に空洞病変をみたら，真菌感染や結核を考えるべきだろうね．結核では，内部が壊死で崩壊して空洞化し，真菌，特にアスペルギルスなどは肺内の拡張気管支などに病巣を作り，結果として空洞化病変を作る．真菌は血管侵襲性が強く，それによって病巣が梗塞・壊死に陥るという機序も働くんだ．

気管支肺炎と間質性肺炎

今回の症例は真菌による肺炎に先行して間質性肺炎もみられているので，気管支肺炎と間質性肺炎の違いについても説明しておこう．

実は，BSL（bed side learning）で呼吸器内科を回ったときに間質性肺炎の患者さんを受けもったんですが，ちょうど，急性増悪を起こされていて，結局，患者さんが亡くなられたという経験があるんです．

そうだったんですか．

そうか．患者さんは気の毒だが，それは貴重な体験をさせてもらったね．間質性肺炎は，いまだにその原因や病態形成が不明な点が多く，厄介な病気ではあるのは確かだ．

そのときも，何が急性増悪の原因だったのだろうといろいろ考えたのですが，あまりよくわかりませんでした．

間質性肺炎とは読んで字のごとく，肺胞の中ではなく，間質，つまり肺では肺胞壁を主として侵し線維化を伴ってくる疾患だね（図7-4）．いくつかの病型があるが，おおむね共通するのは肺胞が壊れて線維化で硬く厚くなっていくので，肺に弾力がなくなり，呼吸困難が進行していくということと，CTやX線では，びまん性にすりガラス陰影を示すのが特徴といえるだろう．

「びまん性」というのは肺全体に拡がるということですか？

領域性（病変の拡がりが限局している）がはっきりせず，比較的均質かつ広範囲に拡がっているものに対していう表現だね．ただ，間質性肺炎も病型によっても異なるところはある．間質性肺炎の中でもっとも多いのは，「通常型間質性肺炎パターン（UIP）」といわれる像を示すもので，肺の下葉に多く，ややまだら状という特徴がある．ただし，普通の肺胞性肺炎のように，領域性を示すことは少ない．

患者さんに何か特徴はありますか？

基本的にこの病気は，老化に伴う疾患で男性に多く，55歳より若い患者はきわめてまれだといわれている．

あと，先ほどの感染症との関連では，ウイルス性に生じる肺炎は，間質性肺炎の形をとることがある．まず気管支上皮に感染し，それを破壊することで炎症が生じ，ウイルス

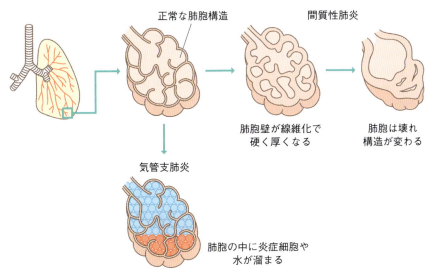

図 7-4 気管支肺炎と間質性肺炎

が肺胞まで到達すると間質性肺炎を引き起こす．ただし，肺胞腔に炎症による液体が貯留すると肺胞性肺炎か，間質性肺炎かの区別がつきにくくなるんだけどね．

- 間質性肺炎とは，肺の間質を侵す病気で，その拡がりは広範なことが多いということですが，間質性肺炎の急性増悪の病理像ってどんな感じですか？

- では，愛さんの要望に応えて，間質性肺炎の急性増悪についても，少し説明しよう．
特発性間質性肺炎の死因の約40％が急性増悪によるという統計がある．組織学的には，びまん性肺胞傷害 diffuse alveolar damage（DAD）という像が有名で，臨床的に急性呼吸窮迫症候群（ARDS）を示すような症例の病理組織像は大概この像を示すので，覚えておいたほうがよい．DADでは，間質内は浮腫や出血を伴い，肺胞上皮が壊死に陥り，もっとも特徴的な像として，拡張した肺胞道を縁取るように硝子膜の形成がある．この硝子膜は，壊死に陥った上皮成分やフィブリンなどからなる．このような変化が，肺にびまん性に生じるため，高度の呼吸障害に陥ることになる．

- 新型コロナウイルス感染症（COVID-19）の患者さんでも硝子膜形成があったと聞いたことがありますが，そうなのですか？

- よく勉強しているね．COVID-19で亡くなった患者さんたちの病理解剖から明らかにされたことで，確かにそういう報告がある．

症例のまとめ

- 最後に，今日もこの症例のまとめをお願いしよう．

- 78歳，男性．既往症に心筋梗塞があり，その経過観察中に間質性肺炎がみつかり，さらにその経過中に，肺アスペルギルス症という真菌感染症を起こし，さまざまな治療にもかかわらず呼吸障害の改善が得られず，死亡した症例です．病理解剖所見をみてみる

と，右肺の上葉部を中心にアスペルギルス感染病巣があり，内部の崩壊と周辺肺への肺胞性肺炎の拡がりがみられています．これにより呼吸不全を起こし死に至ったと考えられます．

だいたい良いと思うが，少しだけ付け加えると，真菌感染巣は左肺，心臓，甲状腺にも認められており，これは血流を介して拡がった可能性があるね．

確かにそうですね．

あと，両肺に蜂窩肺と書かれており，ここから間質性肺炎が比較的進行し肺線維症に近い状態だったことがわかる．心臓の下壁には陳旧性心筋梗塞がみられ，両心室の拡張を伴っており，慢性的な心不全状態にあり，今回の侵襲性肺アスペルギルス症などに伴う呼吸障害に加え，心負荷が加わったことも転帰に影響を与えた可能性があるだろう．

病理所見からそこまで病態が読めるんですね！

文 献

1) クマール V，アバス AK ほか：ロビンス基礎病理学（原書 10 版），豊國伸哉，高橋雅英（監訳），エルゼビア・ジャパン，p65-105，2022
2) 真鍋俊明：皮膚科医のための病理学講義 "目からウロコ" の病理学総論－「生命」，からみた病気の成り立ち，金芳堂，p107-140，2018
3) 河端美則，谷野美智枝（編）：特集 COVID-19．病理と臨床 **39**（12）：1181，2021

セミナー後のカフェで ● SNS

心さんは SNS とかやったりしているの？

やっているって程じゃないですけど，友達のインスタグラムとかはときどきみてますよ．真さんはもしかしてユーチューバーしてたりして？

えっ，ばれた？

ええっ！？ 冗談でいったんですけど．

まあ，ユーチューバーってほどでもないんだけどさ．

これでしょ？「真（まこと）の病理を学ぼう！」．友達が教えてくれたの．「何だか知ったか振った感じが鼻につくんだけど，ウチの学生らしいよ」って……．理先生の受け売りレクチャーでしょう．話し方も，少し理先生に寄せた感じがするけど，何か感じが悪いのなぜだろう．

なかなかフォロワーが増えないと思ってたんけど，そんなに評判が悪かったとは．やっぱりもっと勉強してからにします．ごめんなさい．とほほ……．

愛さんの これだけ！ 復習ノート

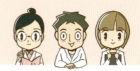

炎症の4徴，5徴
4徴は発赤，熱感，腫脹，疼痛（ケルスス Celsus の4徴候）で，5徴（ガレノス Galenus の5徴候）は，これに機能障害が加わる．

腫脹 swelling
組織が腫れた状態．炎症などで局所の血流が増加し，また血管から間質への血液成分の滲出や漏出が起こり，それが組織に溜まって腫れた状態をいう．厳密には，水分が溜まって腫れる浮腫とは区別される場合があるが，一般的に「腫脹」といった場合は，実際的にそれらを区別することは困難な場合が多い．

走化性因子 chemotactic factor
細胞に方向性のある運動を誘起する化学物質．免疫応答が必要な部位を血管内の白血球に知らせ，白血球を血管内から血管外への炎症部位へと導く．このとき，走化因子の濃度が低いほうから高いほうへと白血球を誘導する．白血球はそれぞれ特定の走化因子に応答する受容体を有しており，産生された走化因子に対応する受容体を介して炎症部位へと導かれる．走化性因子には，内因性と外因性があり，一部のサイトカイン（ケモカイン）や補体（特にC5a），脂質メディエーターなどが含まれる．

細胞外基質／細胞外マトリックス extracellular matrix（ECM）
細胞間を満たす高分子の構造体（コラーゲン，ヒアルロン酸，プロテオグリカンなどが主な成分）．組織を支持するだけではなく，細胞外環境の情報を伝えることで細胞の増殖や分化にも関与している．

急性炎症 acute inflammation
何らかの傷害を受けた際の最初の迅速な生体反応で，持続時間も短い．細菌感染や外傷の局所で，好中球，マクロファージが主に動員され，1週間程度みられることが多く，主に自然免疫反応が関与する．消化管では，急性炎症の代わりにしばしば活動性炎症という表現が使われる．これは，潰瘍性大腸炎のように慢性期においても好中球の著明な浸潤など急性炎症の像がみられる疾患があるためである．

慢性炎症 chronic inflammation
急性炎症が収束せず長期化してしまった状態や軽度の炎症が長期にわたってじわじわと続いている状態ともいえる．持続的感染（結核，ウイルスなど）や持続的傷害（自己免疫疾患など）などの慢性刺激で生じるものが多い．局所に浸潤する免疫細胞はリンパ球，形質細胞などの単核球が主体となる．時間が経つにつれ，線維化などが進み患部組織の障害や変形を伴い，その組織の本来の機能に障害をきたす場合がある．数週間〜数十年にわたる場合もある．

（つづく）

膿瘍 abscess

局所組織に好中球や壊死組織が混在した滲出液（膿）が貯留した状態で，通常は細菌感染によって引き起こされる．

肉芽組織 granulation tissue

毛細血管の新生を伴う線維芽細胞増生巣．主に組織修復過程で出現する，いわば埋め合わせ的な組織といえる．

瘢痕 scar

さまざまな原因（創傷，急性炎症，潰瘍ほか）で生じた組織の欠損部が，肉芽組織（新生血管，線維芽細胞の増生などからなる）の形成を経て，最終的に線維結合組織に置換され修復された状態．

自然免疫 innate immunity

免疫細胞が自己と自己以外（非自己）を認識することで，非自己である病原体などをすばやく認識し，攻撃することで非自己物を排除する最初の免疫機構．この自然免疫能は，同じ病原体に繰り返し感染しても，増強することはない．

獲得免疫 acquired immunity

感染した病原体などを特異的に見分け，それを記憶することで，同じ病原体に出会ったときに効果的に病原体を排除できる免疫機構．応答までに数日かかる．主にT細胞（細胞傷害性T細胞やヘルパーT細胞など）やB細胞などがその働きを担う．

ナチュラルキラー Natural killer（NK）細胞

生まれつき（ナチュラル）外敵を殺傷する（キラー）能力を備えているためそう呼ばれる．自然免疫系の一部として，事前の活性化を必要とせずに細胞を選択的に溶解できる．NK細胞は循環しているリンパ球の8～20%を占める．

免疫寛容 immune tolerance

特定抗原に対する特異的免疫反応の欠如あるいは抑制状態のこと．自己のMHC（major histocompatibility complex）分子に抗原提示された自己の抗原ペプチドを認識しないようになっている．免疫寛容が破綻すると，自己抗原に対しても免疫応答を起こしてしまい，自己免疫疾患の原因になる．

化膿性炎症 suppurative inflammation

急性炎症で，多量の好中球の滲出を伴い組織破壊性が強い病態．

肉芽腫性炎症 granulomatous inflammation

慢性炎症の特殊型で，病巣に類上皮細胞性肉芽腫の形成がみられ，多核巨細胞の出現とこれを取り巻くリンパ球を主体とする炎症細胞浸潤からなり，辺縁には線維芽細胞と結合組織の増生も認められる．結核や誤嚥性肺炎などでみられる．

理先生の もう一歩 😊 深掘り・横掘り

● 免疫細胞の概要

代表的な免疫細胞とその働きを**表 7-1**に示す.

表7-1 代表的な免疫細胞

名　称	免疫細胞	働　き
単　球		血中の単球は，組織球（マクロファージ）の前駆細胞．単球は組織内に遊走し，血管内皮細胞，線維芽細胞などによって分泌されるマクロファージコロニー刺激因子（M-CSF）の影響下でマクロファージとなる．マクロファージは，サイトカインや微生物成分によって活性化される．活性化マクロファージは，細胞内微生物を死滅させるとともに，腫瘍壊死因子（TNF）-α，インターロイキン（IL）-10などのサイトカインを分泌する
好中球		白血球数の 40〜70%．半減期：約 2〜3 日．急性炎症反応では，循環血中を離れて組織に侵入し，病原体を貪食して消化する．食作用によって溶菌酵素およびスーパーオキシド，次亜塩素酸などが産生され，顆粒の内容物を放出し微生物などを死滅させる
好酸球		白血球数の最大 5%．毒性物質（反応性酸素化合物），主要塩基性タンパク質（寄生虫に対して毒性），好酸球陽イオンタンパク質，および数種の酵素を分泌することによって標的を死滅させる．プロスタグランジン，ロイコトリエン，血小板活性化因子，多くのサイトカインなどの炎症メディエーターの主要な供給源でもある
好塩基球		肥満細胞と類似．IgE に対する高親和性受容体を有する．特定の抗原に遭遇すると，IgE 分子が各受容体に結合して架橋を形成することで，炎症メディエーター（ヒスタミン，血小板活性化因子など）の放出および新たに合成されるメディエーター（ロイコトリエン，プロスタグランジン，トロンボキサンなど）の産生により細胞の脱顆粒が誘発される
リンパ球	B 細胞　T 細胞 NK 細胞	B 細胞：T 細胞に抗原を提示し，サイトカインを放出するが，主な機能は形質細胞になり，抗体を産生して分泌すること（下記参照） T 細胞：骨髄幹細胞から成長し，胸腺に移行して選別を受ける．ヘルパー T 細胞，制御性 T 細胞，細胞傷害性 T 細胞がある NK 細胞：いくつかの経路によって感染細胞または異常細胞をアポトーシスに誘導する．他の自然リンパ球と同様，抗原特異的受容体を欠く
形質細胞		B 細胞は，T 細胞からの複数の B 細胞刺激因子が順序正しく働くと，分裂の後に抗体を大量に合成する抗体産生細胞である形質細胞へと分化する
肥満細胞		組織中に存在し，機能的には好塩基球に似ている 粘膜の肥満細胞の顆粒には，トリプターゼ，コンドロイチン硫酸が含まれている．これらのメディエーターを放出することによって，肥満細胞は防御的な急性炎症反応の発生に重要な役割を果たしている
樹状細胞		リンパ器官ならびに腸や皮膚などの環境境界面に常在．抗原を取り込むと樹状細胞は活性化され，リンパ節や脾臓などに移動し，取り込んだ抗原に特異的な T 細胞を活性化する．また免疫応答を増強および調節するサイトカインと増殖因子を分泌する

7

真菌性肺炎

84　第 7 章　真菌性肺炎

● 炎症に関与する化学伝達物質

　炎症反応の一連の流れにはいくつかのプロセスが含まれ，そこには多数の炎症メディエーターという細胞間の情報伝達に作用する化学物質が働いている．主な炎症メディエーターを**表7-2**にまとめた．

　メディエーターは，細胞由来と血漿由来に分けられ，特にサイトカインはさまざまな細胞から産生され，炎症全般を支配する重要な炎症メディエーターである．炎症反応はメディエーターのバランスによって制御されており，このバランスが崩れると，病的な炎症状態となる．

表7-2　代表的な炎症メディエーター

名　称	産生細胞	作用，その他
ヒスタミン （血管作動性アミン）	肥満細胞，好塩基球，血小板	血小板血管拡張，血管透過性亢進，血管内皮細胞活性化 （即時型過敏性反応の主要メディエーター）
セロトニン （血管作動性アミン）	血小板，消化管などの神経内分泌細胞	血管拡張，血管透過性亢進
プロスタグランジン （脂質メディエーター）	肥満細胞，マクロファージ，内皮細胞，白血球	血管拡張，疼痛，発熱
ロイコトリエン （脂質メディエーター）	肥満細胞，白血球	血管透過性亢進，化学走性，白血球活性化
サイトカイン	活性化リンパ球，マクロファージ，樹状細胞，血管内皮細胞	血管内皮細胞活性化，発熱，疼痛，食欲不振，血圧低下，ショック （急性炎症における主要なサイトカインは，TNF, IL-1, IL-6, IL-17）
ケモカイン （サイトカインの一種）	白血球，マクロファージ	化学走性，白血球活性化
血小板活性化因子	白血球，肥満細胞	血管拡張，血管透過性亢進，化学走性，血小板脱顆粒
補　体	血漿（肝臓が産生）	白血球化学走性と活性化，血管拡張 （補体は活性化されてタンパク分解酵素となり，他の補体タンパク質を分解することで連鎖的酵素反応を引き起こす）
キニン （血管作動性ペプチド）	血漿（肝臓が産生）	血管透過性亢進，平滑筋収縮，血管拡張，疼痛

獲得免疫反応

獲得免疫反応は，自然免疫に比べゆっくりと進展するが，強力で特異的であることが特徴である．液性免疫といわれるB細胞によって産生される抗体が主役となるものと，細胞性免疫といわれるT細胞を介したものがある（図7-5）．

液性免疫

ヘルパーT細胞は，抗原提示細胞から抗原を提示され特定の抗原を認識すると，抗原刺激を受ける前の非活性化状態のナイーブB細胞が形質細胞へと分化し，大量の抗体を産生する．また，刺激されたB細胞の一部は，抗原の情報を記憶するメモリーB細胞となって，再度の抗原曝露の際には，最初の反応より迅速に，そしてより抗原に親和性が高い抗体を大量に産生する（獲得免疫）．この抗体は，病原菌に結合し（オプソニン化という），好中球やマクロファージによる貪食を助ける働きや，ウイルスや毒素に結合することで感染力や毒性を失わせる作用（中和作用），抗原との結合により補体経路を活性化し，オプソニン化，食細胞の炎症部位への誘導，血管拡張，溶菌，細胞傷害などを引き起こすことで抗原に対抗する．さまざまな抗原に反応できるが，免疫寛容により自分自身（自己）には反応しない．

細胞性免疫

病原体が侵入すると，樹状細胞が貪食し，それらをペプチドに分解し，リンパ節や脾臓に移動して，抗原ペプチドをナイーブT細胞に提示する．それによりT細胞は活性化し，細胞傷害性T細胞やメモリー細胞に分化し，前者は感染巣などに遊走して細胞性免疫のさまざまな機能を果たす．後者は一度感染した病原体を記憶し，再び同じ病原体に遭遇した際には感染・発症を防ぎ，あるいは発症しても軽度で済むことができる効果的な免疫応答が発揮される（獲得免疫）．ちなみに樹状細胞とは，枝のような突起を周囲に伸ばすという特徴のある細胞で，外の空気と触れる場所である，呼吸器系，胃腸管，皮膚などに存在しており，外から侵入してきた病原体などを取り込み，その有害物質の特徴を周りの免疫細胞に伝える役割がある．

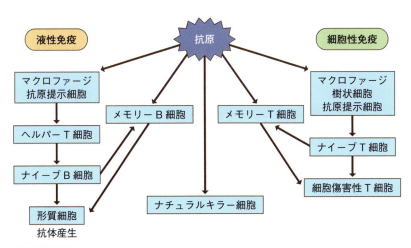

図7-5 液性免疫と細胞性免疫

第8章 全身性エリテマトーデス（SLE）

▶ 症例の概要

現病歴

28歳，女性．持続する腹痛および下痢症のためかかりつけ医を受診したところ，ネフローゼ症候群（尿タンパク 4.4 g/ 日，血清アルブミン 1.4 g/dL），両側水腎症，胸腹水貯留，腸管浮腫，皮膚の紅斑を指摘され，精査目的に当院に紹介入院した．抗核抗体陽性，抗二本鎖 DNA 抗体高値，低補体血症，血小板減少，リンパ球減少を認め，全身性エリテマトーデス（SLE）と診断された．また，腎生検ではびまん性および膜性ループス腎炎の像を確認した．ステロイド投与を開始したところ消化器症状は速やかに改善し，ステロイドパルス療法施行後には抗二本鎖 DNA 抗体の陰性化，尿タンパクの減少および血清タンパクの上昇を認め，画像検査上腸管浮腫の消失と水腎症の改善も確認された．

既往歴

右卵巣内膜症性囊胞（25歳時）．

生活歴

喫煙・アルコール：なし．

家族歴

特記事項なし．

▶ 病理所見

腎臓針生検

診　断：びまん性および膜性ループス腎炎

所　見：糸球体は 29 個含まれている．PAS（periodic acid schiff）染色標本で，びまん性全節性の管内増殖像，メサンギウム増殖性変化やワイヤーループ病変に合致する像が認められる．PAM（periodic acid-methenamine-silver）染色では，ワイヤーループ病変部に内皮下沈着物が確認され，また上皮側においても沈着物が確認される．

蛍光免疫染色では IgG，C3c，C1q のメサンギウム領域と糸球体毛細血管壁への巣状分節状の微細顆粒沈着が認められる．電子顕微鏡像では糸球体基底膜上皮下，内皮下，基底膜内に多数の高電子密度沈着物が確認され，上皮側には断片的に新生基底膜も観察された．

セミナー8

自己免疫疾患

前回，肺炎の症例のときに，炎症反応のなかで，自然免疫や獲得免疫について話したけど（p.71，「セミナー7　真菌性肺炎」），今回は，その免疫機能が異常をきたし，自分を攻撃してしまう病態，つまり自己免疫疾患がテーマということになるね.

免疫が自分を攻撃することがあるんですね…….

そうだね．免疫系の病態には，いろいろな因子が出てきてとっつきにくく感じるかもしれないけど，何かの刺激に対して，体の中では秩序立った反応をしているので，まずそれぞれで繰り広げられている大きな流れを把握することが重要だ．そして，そのときどきで登場する細胞や因子などをみていくと，むしろとてもおもしろく思える分野ではないかと思うよ.

免疫を逃れるしくみ

前回も少し話したけど，ヒトの免疫システムには，免疫寛容といって自分の体の組織や細胞に対しては反応しないような仕組みがあるのだけど，それがうまくいかなかった場合に自己免疫疾患が起こるんだ.

免疫かんよー…….

寛大の「寛」に，受け容れるとかの「容」で寛容．もう少し医学的にいうと特異的なリンパ球が抗原に曝露されたときに誘発される免疫応答 / 免疫反応が起こらない状態のこと．なので，そのシステムが何らかの原因で破綻すると，自分を攻撃してしまう.

なるほどです.

自己免疫疾患と膠原病

このような病気には血管や筋肉，結合組織が侵されるものが多く，このため結合組織病といわれたり，膠原病といわれたりする．欧米では collagen vascular disease（CVD）というのがよく使われる．今回の症例の SLE は，このような自己免疫疾患の代表的疾患といってよいだろう.

膠原病ってそういう意味だったんすね．なるほど.

膠原病と聞いてもすぐにはイメージできないよね．しかも，いくつかの疾患を含んだ広義的な名称で，それぞれの疾患もさまざまな病態や症状を示すので，単一疾患というより症候群的であるものが多いんだ．また，今，自己免疫疾患とはいったものの，SLE を含め自己免疫疾患のほとんどは，正確な病態がまだよくわかっていないというのが実際のところでもあったりする.

「S」「L」「E」

SLE（systemic lupus erythematosus）ってなぜこういう名称なのですか？

SLE の，systemic は「全身の」さまざまな部位に病変を生じることを指しており，lupus というのは，ラテン語で「狼」を意味している．SLE の患者さんには蝶の形をした頬の発疹，これは蝶形紅斑として有名なんだけど，これが狼に噛まれたようにみえることに由来するといわれているようだ．

へぇー．ということは，erythematosus は紅斑ということですね？

紅斑とは皮膚の浅いところの毛細血管の拡張などでできる赤い斑のことだね．それはそうと，今回の患者さんの SLE も，皮膚の紅斑に限らず，腎臓，腸管，胸腹水など病変や症状が多彩なのがわかるだろう．それで，まず SLE の概要を整理しておこう．

SLE の臨床像

まず SLE 罹患者の特徴は，20～40 歳代と比較的若く，男女比は 1：10 くらいで女性に多い．指定難病の認定を受けた患者数から推定すると，国内に 6～10 万人の患者がいるようだ．そして，今回調べてみてわかったのだけど，認定されている指定難病のなかでは潰瘍性大腸炎，パーキンソン Parkinson 病に次いで多い疾患らしい．これは少し意外だったね．

へー．そうなんですね．

まあ，指定難病の中では，ってことなので，そこは誤解のないようにね．
そして，先ほども触れたけど，SLE には症状の現れ方がいくつかあり，軽度の粘膜皮膚症状から多臓器かつ重度の中枢神経系病変まで，さまざまな臨床症状を示すんだ．ここではまだ覚える必要はないが，代表的なものだけあげておくと，顔面紅斑・円板状紅斑，日光過敏症，口内炎，関節炎，心外膜炎・胸膜炎，腎炎や，このほか，けいれん・精神症状，貧血・白血球減少・血小板減少などもみられる．

アレルギー膠原病科の講義で聞きましたけど，たくさんありますね．

このように病変や症状が多彩なのでいくつかの診断基準が提唱されているのだが，実際にはなかなか SLE という診断をつけるのがむずかしい場合があるようだ．この辺は，臨床教科で学んでほしい．

上の学年に行ったら覚えなきゃいけないんですね．

もちろん覚えるべきことは多いと思うけど，それでも，これから学ぶ病態を理解しておけば，覚えるのもかなり楽になるはずだから．そこは，あとでもう少し説明しよう．

症例に戻って

SLE の概要をみたところで，この患者さんの病態に戻ろう．心さん，今回の症例では，どんな症状があったかな．

はい．腹痛と下痢，それに腎臓の異常です．

そうだね，この患者さんは，最初，消化管と腎臓の病気ということで来院しているようだ．特に腎臓に関しては，**ネフローゼ症候群**を示しており，腎生検では**びまん性膜性ループス腎炎**だったと書かれているね．

心さんはまだ習っていないと思うので，ネフローゼ症候群を説明して下さい！

そうだね．**ネフローゼ症候群**というのは，本来，腎臓から流れ出さない量のタンパク質が腎臓の糸球体から尿にたくさん漏れ出てしまうために，血液中のタンパクが減って低タンパク血症となり，その結果として，いろんな組織に浮腫が生じる病態だね．

この患者さんの腎臓に，ネフローゼ症候群の原因がみられたということですね？

勘がいいね．その通り．ネフローゼ症候群には，糸球体そのものの病変が原因である場合（**一次性ネフローゼ症候群**）と，何か別の病気があって糸球体の病変が引き起こされる続発性（**二次性ネフローゼ症候群**）があり，SLE に伴う腎炎は二次性ネフローゼ症候群に分類されるんだ．

びまん性膜性ループス腎炎というのがそのネフローゼ症候群の原因ということ……？

SLE 患者さんの病態や症状はさまざまだとさっき話したけど，腎臓でもいろんなパターンの異常がみられるんだよ．その中の1つが，びまん性膜性ループス腎炎というわけだ．

なるほど．

SLE の患者さんにみられる腎症をループス腎炎といっているけど，それにはいくつかの種類があり，これは後半の病理学各論でもう少し学ぶ．ここでは，ループス腎炎は，腎臓の糸球体，間質，尿細管，血管の4つの部位すべてに**免疫複合体**の沈着が認められる病態というところだけ覚えておいてほしい．免疫複合体はあとから説明するので．

全員　わかりました．

次は，消化管と皮膚病変だけど，消化管は浮腫なので低タンパク血症に伴う二次的所見と考えればいいかな．一方，皮膚病変は先ほどもいったように有名だね．

SLE の免疫異常を紐解こう-1

さて，そもそもここで SLE の症例を取り上げたのは，自己免疫疾患であり，さらにヒトの免疫系システムを学ぶためでもあるので，この患者さんの「抗核抗体陽性，抗二本鎖 DNA 抗体高値，低補体血症，血小板減少，リンパ球減少」から，さらに，SLE とその免疫異常について紐解いていこう．

はい．

ここで『ロビンス基礎病理学（原書 10 版）』（丸善出版）を参照してみよう．そうすると，SLE の説明として「多臓器を侵す自己免疫性疾患で，無数の**自己抗体**，特に**抗核抗体**を特徴とし，組織傷害は主に免疫複合体の沈着と，種々の細胞，組織への抗体の結合により引き起こされる」と書かれている．

ここですね．私も開きました．

そこにもしっかり「抗核抗体」という用語が出てきているだろう．抗核抗体とは細胞中の核内タンパク成分と反応する自己抗体の総称で，他の自己免疫疾患でもみられはするのだが，SLE ではほとんどの患者にみられる．その中でも特に「二本鎖 DNA 抗体」は SLE の活動期と一致して変動することが知られており，診断価値が高いといわれている．この症例でも，それが高値だったことと治療後に低下したことが記録されているね．

DNA に対する抗体って，なんかタチが悪そうな気がします．

確かにね．次に「低補体血症」だが，これは何を意味するのだろう．

"補体" 自体が今ひとつ理解できてないっす……．

補体とは何かというと，「免疫」の働きを「補う」という意味で補体なんだけど，補体のほとんどは主に肝臓で作られるタンパク質分解酵素（C1〜C9 の 9 成分）であり，血液中では不活性な酵素として存在しているんだ．ところが，たとえば細菌などが体内に入ると，それらがもつ抗原によって引き起こされる抗原抗体反応によって活性化され，抗原抗体複合物（免疫複合体）や細菌の表面成分などに反応してマクロファージなどの貪食作用を亢進させ，最終的に細菌は細胞壁が破壊され死滅（溶菌）させられるという具合に，生体防御に働いている．

SLE で，その補体が低下しているというのは，今いわれた抗原抗体反応のような現象がずっと起こっていて，補体がずっと使われて消費されているからと考えればよいでしょうか？

まさにその通り．生体内で抗原抗体反応が起こると補体が消費されるため，SLE などの自己免疫疾患では持続的な反応により補体が消費され低下するということになるんだ．

「血小板やリンパ球など血球数の減少」も免疫反応に関連しているのですか．

白血球，血小板減少は約半数の SLE に存在するとされており，これは免疫学的機序による骨髄抑制と末梢での消費によると考えられるのだが，白血球や赤血球は，SLE の治療で使われる薬剤による骨髄抑制の場合もあるので注意も必要だ．

SLE の免疫異常を紐解こう-2

ここからは，SLE を免疫の過敏性反応と捉えて，さらに紐解いていこう．

過敏性反応って，アレルギー反応とかのことですね？

間違いじゃない．アレルギー反応とほぼ同義で使われることもあるし，狭義には過敏性反応の一種なのでね．過敏性反応（過敏症）とは，抗原に対する異常または過剰な免疫反応であり，結果として好ましくない作用をもたらすことになる．通常，過去に少なくとも 1 回，その抗原に曝露したことのある人に現れる．5 つの型（表 8-1）があり，SLE はこの中でⅢ型が関与する疾患ということになる．

5 つも……．

Ⅰ型から順に話してもいいが，ここでは SLE が該当するⅢ型からはじめよう．ヒトの免疫系は，何らかの抗原に曝されたのち，それに反応して 4〜10 日後に抗体

表8-1 過敏性反応の5つの型

型	概要	責任因子	反応の起こりかた／発生機序	抗原	疾患
Ⅰ型	即時型過敏症（アナフィラキシー型）	IgE	一度抗原が侵入するとIgE抗体が多量に作り出され，これが肥満細胞に結合する．再度抗原が侵入すると反応し，ヒスタミンなどの化学物質が放出されてアレルギー症状が現れる	外来抗原	気管支喘息，アレルギー性鼻炎，アトピー性皮膚炎，花粉症，アナフィラキシーショック，食物アレルギーなど
Ⅱ型	抗体介在性過敏症（細胞傷害型）	IgG，IgM	抗原がIgG抗体やIgM抗体と結合すると，オプソニン化や補体が活性化され，細菌などを貪食するマクロファージの作用を亢進したり，赤血球や白血球，血小板を破壊	細菌，腫瘍細胞，ウイルス感染細胞，赤血球，血小板，基底膜	自己免疫性溶血性貧血，橋本病（慢性甲状腺炎），グッドパスチャーGoodpasture症候群，特発性血小板減少性紫斑病
Ⅲ型	免疫複合体性過敏症（アルサス型）	IgG，IgM免疫複合体	過剰なIgG抗体とIgM抗体が結合して免疫複合体を作り，これが細胞組織に沈着すると補体が活性化され，好中球が集簇し活性酸素が大量に産生され炎症を起こす	外来抗原（細菌，異種タンパク，ウイルスほか），内在性抗原（自己タンパク，核酸）	SLE，過敏性肺臓炎，糸球体腎炎，ヘノッホ・シェーンラインHenoch-Schönlein紫斑病，関節リウマチなど
Ⅳ型	T細胞性遅延型過敏症（ツベルクリン型）	感作T細胞	T細胞や，細菌などを貪食するマクロファージの過剰反応が原因．抗原にT細胞が反応をすると，サイトカインが放出され，マクロファージや好中球を活性化して細胞組織に炎症を起こす．反応が遷延すると類上皮細胞肉芽腫が形成される	外来抗原（結核菌，真菌），ウイルス感染細胞，移植細胞，自己細胞	結核，GVHD（移植片対宿主病），ギラン・バレーGuillain-Barré症候群，金属アレルギー，ツベルクリン反応
Ⅴ型	細胞機能障害反応（抗レセプター抗体型）	IgG，IgM	Ⅱ型の亜型．抗体がホルモンレセプターに結合し，細胞の機能に作用する	ホルモンレセプター	バセドウBasedow病，重症筋無力症

（IgG，IgM）を作る．この抗体は抗原と反応し，**免疫複合体**を形成する．この免疫複合体は，体内を循環して組織に沈着したり，そこで補体を活性化すると炎症細胞（好中球，単球）が遊走してくる．そしてその炎症細胞が放出するタンパク分解酵素や活性化酵素などによって，組織は傷害されることになる．なので，Ⅲ型過敏性反応は「**免疫複合体性過敏症**」と呼ばれている．

免疫複合体の形成，沈着，炎症が発動したって感じですね．

そう．このような組織傷害により，具体的には，血管炎，関節炎，糸球体腎炎などの症状が生じてくるわけだ．SLEの一部の病態はこの機序によって説明できる．

Ⅰ型過敏性反応とは

Ⅲ型は少しイメージできましたので，他の4つについても教えて下さい．

まず，それぞれ一言でいうと，Ⅰ型はIgEを介した**即時型過敏症**，Ⅱ型はIgGまたはIgMを介した**抗体介在性過敏症**，Ⅲ型は，今話した**免疫複合体性過敏症**，そしてⅣ型

は，**T細胞性遅延型過敏症**ということになる．

あれ，5つ目は？

5つ目については，あとで話す．ところで，3人の中で花粉症の人はいるかな？

はい．

愛さん，花粉症だったね．春先辛そうにしていたもんね．
この花粉症も過敏性反応の一種でⅠ型に分類され，**アナフィラキシー型**ともいわれる．

花粉症がⅠ型なんですか．例を出してもらえると少し身近な感じになります．

一度花粉に含まれる原因物質（アレルゲン）が体内に侵入すると**IgE抗体**が多量に作り出され肥満細胞に結合する．その後，再度アレルゲンが侵入すると反応を起こし，ヒスタミンなどの化学物質が放出されることでアレルギー症状が現れるというものだ．

肥満細胞が関与するんですね．

かなり省略したので，もう少し詳しく説明しよう．まず，抗原となるスギ花粉が，鼻の粘膜はじめてくっついたとしよう．このアレルゲンをまず捉まえるのが樹状細胞で，それがヘルパーT細胞に伝えられ，それによって活性化したヘルパーT細胞がB細胞に作用し，これによりB細胞が形質細胞に分化する．そして形質細胞は特異的なIgE抗体を産生し，このIgEが抗原にくっついたり，肥満細胞に結合する．IgEが結合した抗原は，好中球や組織球などの貪食細胞で食べやすくなるんだ．これを**オプソニン化**というんだけど．また，肥満細胞もこのアレルギー反応ではかなり重要だね．

ようやく先ほどの肥満細胞につながったわけですね．最初から重要そうなことばかり……．

IgEが肥満細胞に結合した状態までのところを**感作**という．ここですぐにアレルギー反応が起こるわけではなく，花粉に対する反応の準備が整ったというか，戦争だったら臨戦体制が整ったということかな．

また戦争の例えがでてきましたね．

外敵と体との戦いなので，ついそう例えてしまったけど，深い意味はない．
さて，そうした状態に2回目の花粉が侵入してきたとする．そうすると，以前，抗体が付着した肥満細胞に花粉の抗原が付着する．この瞬間，肥満細胞からヒスタミンが放出される．これを「感作」に対して「**誘発**」と呼ぶ．ヒスタミンには，毛細血管を拡張し，また血管透過性亢進，気管支収縮などを起こす作用があり，目が痒くなったり，鼻水ジュルジュル，くしゃみをしたりという反応が起きるんだね．これって，ある程度抗原を排出する方策として有効だと思うが，過剰に起こっているところがアレルギー反応と呼ばれる所以なんだね．

詳しく説明してもらったので，よりイメージできました．

いま，血管が拡張し，透過性が亢進すると血液内容が血管外に出て組織が腫脹したりするといったけど，これらが一気に進むと血管内の物質が外に出て少なくなり，さらに血管拡張で脳に血液を送れるほどの血圧を維持できなくなる．その結果，ショック状態に

陥ることもある.

アナフィラキシーショックですね.

その通り．ハチ刺傷が有名だね．以上をⅠ型アレルギー反応といい，先ほどいったように，別名，即時型過敏症ともいう．刺激を受けてから数分から2時間以内で症状が現れてくる．これで終わりの場合もあるが，続いて遅発型反応が生じる場合もある．これは，肥満細胞によって好酸球も刺激され，続いてこの好酸球の活性化による組織障害が生じることを指す．だいたい数時間後から現れるよ.

Ⅱ型過敏症

Ⅱ型過敏症とは，抗体（IgG または IgM）が細胞または細胞外基質に向けられ，細胞破壊，機能低下または組織損傷を引き起こす，抗体を介した免疫反応だ．ただし，実際の組織損傷には，大きく3つの機序があり，その1つは，抗体依存性細胞媒介細胞傷害，2つ目は，補体依存性細胞傷害，そして3つ目は抗体を介した細胞機能障害で，最後の抗体を介した細胞機能障害過程は，Ⅴ型過敏症と呼ばれることもあり，過敏性反応は全部で5つということになる.

ここでⅤ型も登場ですか.

それぞれ説明を追加すると，抗体依存性細胞媒介細胞傷害は，輸血のときの反応，自己免疫性溶血性貧血などでみることができるんだが，赤血球や血小板などに自己抗体が付着すると，それらの細胞は好中球やマクロファージなどに貪食されやすくなる．これをオプソニン化ということは，前にもいったね．これにより赤血球や血小板が破壊，貪食され病気が引き起こされる.

補体依存性細胞傷害は，抗原が IgG 抗体や IgM 抗体とくっつくと，抗体の働きを補うタンパク質の補体が活性化され，これにより細菌などを食べるマクロファージの作用を高める一方で，赤血球や白血球，血小板も破壊してしまう.

最後の，抗体を介した細胞機能障害は，抗体がある宿主のタンパク質に結合するのだけど，その細胞を直接傷害したり炎症を起こしたりするのではなく，重要な細胞機能を損ねたり，機能不全状態に陥らせることになるんだ.

どうしてそんなことになるのですか？

それは，その細胞がもつ受容体（レセプター）に対する抗体が産生された病態ということなんだ．たとえば，重症筋無力症という疾患では，筋組織の収縮の調整に関わるアセチルコリンという神経伝達物質はそれを受け取るレセプターに結合して作用するんだけど，重症筋無力症という疾患では，アセチルコリンレセプター抗体という抗体ができ，それが本来アセチルコリンが結合するはずのレセプターに代わりに結合して，アセチルコリンの情報伝達を妨害してしまうというわけだ.

なるほど，レセプターの機能を妨害するんですか…….

レセプターに結合するとその機能が妨害されるだけでなく，バセドウ Basedow 病とい

う甲状腺の病気では，甲状腺刺激ホルモンレセプターに対する抗体がそこに結合することによって，持続的に甲状腺の濾胞細胞を刺激し続けるので，その結果，甲状腺機能亢進症が生じてしまう．

Ⅳ型過敏症は細胞性免疫が関与

これまでみてきた3つのタイプは，24時間以内に起こるため即時型過敏症反応といわれるんだ．一方，4番目の過敏症は，抗原に曝露してから最大の反応時間は48〜72時間であるため，遅延型過敏症反応ともいわれる．

それは先ほど，T細胞性といわれたことと関係していますか？

まさにその通り．Ⅳ型過敏症は，T細胞が介在する反応で，ただこれにも2種類あり，CD4陽性T細胞から産生されるサイトカインが介在する遅延型過敏症と，CD8陽性T細胞による直接細胞傷害性反応がそれだ．

？？

CD4陽性T細胞は，つまりヘルパーT細胞のことなので，その働きを思い出す必要がある．ヘルパーT細胞は，抗原の情報をB細胞へ伝えて抗体の産生を誘導したり，免疫応答を誘導する液性因子を放出することにより，免疫反応の司令塔として働く細胞だったね．一方，CD8陽性T細胞は，細胞傷害性のキラーT細胞ともいわれ，自己・非自己の識別やウイルス感染細胞や癌細胞など宿主にとって異物となる細胞を認識して破壊するリンパ球だ．

それらがどういうふうになると過敏症という異常になるのでしょう？

ヘルパーT細胞（CD4陽性T細胞）が関与するⅣ型過敏症は，ヘルパーT細胞が活性化され，インターロイキン（IL)-2，インターフェロン（IFN)-γなどが産生され，その後，マクロファージや好中球，ナチュラルキラー（NK）細胞による異物の処理の過程で起こる．

これも何か例をあげてもらえませんか？

ツベルクリン反応がよい例だと思う．ツベルクリン，つまり結核菌から作られる精製タンパク誘導物質を注射すると，トル様受容体（toll-like receptor）というものを介してⅣ型過敏症が進行する．このとき，結核菌に対する感作ヘルパーT細胞が作られていると感作T細胞は数々のリンホカインを放出して異物の処理を進行させるが，一度も結核菌に感作していない場合は，現存するマクロファージや好中球による弱い処理のみでほとんど炎症は起こらない．ということで，ツベルクリン注射を打って赤く腫れた人は一度結核菌に曝露したことのある人で，赤く腫れなかった人は今まで結核菌に曝露したことがなく，結核菌に対する感作T細胞が作られていなかった人ということになる．

CD4陽性T細胞による遅延型過敏症，よく理解できました．もう1つの反応の直接細胞傷害性についても具体例を知りたいです．

キラーT細胞に関連したⅣ型過敏症は，接触皮膚炎がその代表だ．ハウスダストなど

によって感作された感作T細胞の出すIL-5は，即時型アレルギー（Ⅰ型アレルギー）が進行した後，好酸球性炎症を進行させ，炎症を悪化させてしまう．

そして，この4型過敏症が遷延すると，局所では，組織球が上皮細胞様に集簇し結節状になって形成される**類上皮細胞肉芽腫**がみられる．

だいぶ今日はお腹がいっぱいになってきました．

症例のまとめ

最後この症例をまとめて終わろう．

28歳，女性のSLEの症例です．腎生検でループス腎炎と診断されており，これによってネフローゼ症候群を起こしていることがわかりました．症状は多彩ですが，大きく，SLEによる免疫異常に起因すると思われるものと，ネフローゼによる低タンパク血症と関連しているものがありました．ステロイドパルス療法により，いずれも症状は改善しています．以上です．

よし，いいだろう．ありがとう．

文 献

1) クマール V，アバス AK ほか：ロビンス基礎病理学（原書10版），豊國伸哉，高橋雅英（監訳），エルゼビア・ジャパン，p113-171，2022
2) 真鍋俊明：皮膚科医のための病理学講義 "目からウロコ"の病理学総論 –「生命」，からみた病気の成り立ち，金芳堂，p141-179，2018

セミナー後のカフェで ● 真くんに彼女

今日は真さんは「用事がある」って，すぐ帰りました．

合コンによく行っているって話は聞くね．

私は合コンアレルギーで，だめですね．免疫寛容できてないです．

私も似たような感じかな，でも後から来るから"遅延型"かしら（笑）？　まあ，国試も近づいてきて，そもそもそんな余裕ないけどね．

真さんに最近できた彼女は，隣の大学の看護学生らしいんですよ．

だからその子の前でいいとこみせようって，そういうのが勉強のモチベーションになっているのって悪くないかもね．まあ，様子をみましょう．前回フラれたときはすごく落ち込んじゃって，勉強を頑張った時間よりフラれたことを引きずった期間のほうが長かったんだから（笑）．

へー，そうだったんですか．

炎症だって，終わったらちゃんと修復しないと，膿んだり（膿瘍化）して，ロクなことはないでしょ（笑）．

愛さんの これだけ！ 復習ノート

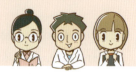

膠原病 collagen disease
　自己免疫疾患には血管や筋肉，結合組織が侵されるものが多いため，膠原病と呼ばれる．ほかに結合組織病や，欧米ではcollagen vascular disease（CVD）と呼ばれることもある．いくつかの疾患を含んだ広い名称で，症候群的意味合いをもつ．SLEを含め，自己免疫疾患のほとんどは正確な病態がまだよくわかっていない．

ネフローゼ症候群 nephrotic syndrome
　本来，腎臓から流れ出さない量のタンパク質が腎臓の糸球体から尿にたくさん漏れ出てしまい，低タンパク血症となり，その結果として，いろんな組織に浮腫が生じる病態．糸球体そのものの病変が原因である一次性ネフローゼ症候群と，何か別の病気があって糸球体の病変が引き起こされる二次性（続発性）ネフローゼ症候群に分けられる．

抗核抗体 antinuclear antibody（ANA）
　細胞中の核内タンパク成分と反応する自己抗体の総称．

補体 complement
　主に肝臓で作られるタンパク質分解酵素で，抗原抗体反応によって活性化され，抗原抗体複合物や細菌の表面成分などに反応してマクロファージなどの貪食作用を亢進させる．通常，血液中では不活性な酵素（C1〜C9の9成分）として存在している．SLEなどの自己免疫疾患では持続的に抗原抗体反応が生じており，このため補体が消費され低下する．

免疫複合体 immune complex
　抗原に対して作られた抗体が抗原に反応して，結合したもの．

過敏性反応 hypersensitivity reaction
　抗原に対する異常または過剰な免疫反応であり，過去に少なくとも1回，その抗原に曝露したことのある人に現れる．

オプソニン化 opsonization
　細菌やウイルスなどの異物が体内に侵入してしまうと，ヒトの身体は異物の侵入を感知し，補体や貪食細胞が異物を処理しようとする．このとき，補体や抗体が抗原に結合することによって，抗原が貪食細胞によって捉えやすくなる現象のことをオプソニン化，またはオプソニン効果という．

感作 sensitization
　IgE抗体が，アレルギー反応を起こす肥満細胞の表面にくっつき，抗原が侵入するのを待ち構えた状態．

理先生の もう一歩 👩‍⚕️ 深掘り・横掘り

● SLE でみられる臓器病変

SLE は代表的な膠原病であり，またその臓器所見は多彩である．代表的なものを**表 8-2** に示す．また，SLE 以外の主な全身性自己免疫疾患の特徴を**表 8-3** に示す．

表 8-2 SLE 患者にみられる臓器所見

臓　器	病理所見
腎　臓	SLE 患者の 50％以上にみられる．微小メサンギウム性（クラス I），メサンギウム増殖性（クラス II），巣状（クラス III），びまん性（クラス IV），膜性（クラス V），進行性硬化性（クラス VI）の各ループス腎炎に分けられ，すべての糸球体に免疫複合体の沈着を伴っている．クラス IV がもっとも一般的なパターン
血管炎	炎症反応を伴う免疫複合体沈着がもっとも一般的な病変．毛細血管，細動脈など急性壊死性血管炎はさまざまな組織に起こりうる．フィブリノイド壊死を伴う小・大血管壊死性血管炎は多くないが，血管壁に免疫複合体が沈着していることで他の血管炎とは鑑別可能である．血栓性微小血管症がみられることもある
中枢神経	自己抗体か免疫複合体の沈着による内皮障害，非炎症性の内膜増殖による小血管閉塞によるものと考えられる．壊死性血管炎はまれ
心　臓	無菌性疣贅性心内膜炎であるリブマン・ザックス Libman-Sacks 心内膜炎を引き起こすことがある．どの弁にも生じうるが僧帽弁が侵されることが多く，弁に疣贅形成をみる．心筋炎もみられることがある．SLE は動脈硬化性冠動脈疾患のリスクが非常に高く，血管炎，免疫複合体の沈着，副腎皮質ステロイドの使用，高血圧が寄与していると考えられている
脾　臓	被膜肥厚，リンパ濾胞の過形成を伴う脾腫を示す．動脈周囲に線維化，平滑筋細胞が同心円状に増生した「玉ねぎの皮（onion-skin）病変」がみられる
肺	間質性肺炎，肺胞炎，肺胞壁損傷，浮腫および出血などがみられる．血管壁には免疫グロブリンや補体の沈着がみられる．肺動脈分枝の内膜肥厚と内膜線維化は肺高血圧の原因となる

表 8-3 SLE 以外の主な全身性自己免疫疾患

疾患名	特　徴
全身性強皮症	皮膚硬化を特徴とする原因不明の自己免疫疾患．女性に多い（男女比 1：4）．全身の小血管の閉塞，免疫系の活性化，皮膚および臓器の線維化を基本病理とし，皮膚のほかに腎・肺・消化管・心循環系が侵される．全身の皮膚や臓器が線維化・硬化し，抗トポイソメラーゼ I 抗体（抗 Scl70 抗体）が検出されることが多いびまん性皮膚硬化型と，手指や顔面に限局した硬化，抗セントロメア抗体が検出される場合に多い限局皮膚硬化型に分けられる
シェーグレン症候群	原因不明の慢性，自己免疫性，全身性，炎症性の疾患．外分泌腺のリンパ球浸潤およびそれに続く二次的な分泌機能障害による，口腔，眼，およびそのほかの粘膜の乾燥を特徴とする．女性に多い
関節リウマチ	主に関節を侵す慢性の全身性自己免疫疾患．関節リウマチは，サイトカイン，ケモカイン，およびメタロプロテアーゼを介した損傷を引き起こす．末梢関節（例：手関節，中手指節関節）に対称性に炎症が生じ，結果として関節構造が進行性に破壊される．女性に多い（男女比 1：2〜3）．35〜50 歳がもっとも多いが，いずれの年齢でも発症
自己免疫性筋炎	皮膚・筋肉の炎症性変化および変性変化を特徴とする疾患．対称性の筋力低下，ときに圧痛，筋肉の線維組織への置換，萎縮を伴う．病型によっては，肺および心臓の症状がみられる．女性に多い（男女比 1：2）．どの年齢層にも発生しうるが，40〜60 歳または 5〜15 歳に多い

第9章 下垂体機能低下症

▶ 症例の概要

現病歴

　77歳，女性．12年前，下垂体腫瘍が発見され腫瘍摘出手術が施行された．10年前，残存腫瘍に対して放射線治療が行われた．2年前に，下垂体手術後の視床下部性下垂体機能低下症のため，副腎皮質ステロイド開始．1週間前から意識レベルが低下し緊急入院．低血糖，電解質異常は明らかではなかったが，相対的な副腎皮質機能低下と考え副腎皮質ステロイドを大量投与するも意識障害は改善せず．頭部CT，MRIでも意識障害の原因を同定できなかった．2日前，呼吸状態が悪化し死亡．

[臨床診断]

　1.　急性脳症，クモ膜下出血，代謝性脳症の疑い．

　2.　成長ホルモン産生性下垂体腫瘍摘出後の視床下部性下垂体機能低下症．

既往歴

　右耳下腺腫瘤摘出（41歳），子宮筋腫にて子宮全摘（46歳），左腎細胞癌にて左腎摘出（65歳）．

生活歴

　喫　煙：なし．アルコール：機会飲酒．

家族歴

　末端肥大症（母），両側副腎肥大（息子）．

▶ 病理解剖時の所見

主病変

　1.　脳浮腫，脳炎：ウイルス感染は明らかではないが，脳実質は脳炎として矛盾しない像．

　2.　末端肥大症：手指および足趾の肥大．

　3.　下垂体腺腫に対する摘出術後状態：0.4g程の下垂体組織の残存があり，組織学的には，下垂体腺腫成分の残存を認める．

その他の所見

　1.　左腎：腎細胞癌のため摘出状態

　2.　子宮：筋腫のため全摘状態

　3.　身長150cm，体重60kg．

セミナー9

ホルモンって何？

いきなりだけど，真くんはホルモンって知ってるよね？

はい，美味いっすよね！　ホルモン焼き！　ってもちろん冗談です……ホルモン，知ってはいるのですが，それほど詳しくないっす．

どんなものがあるかくらいは知っているということかな？　例をあげてくれる？

インスリンとか，ですよね．

そうそう，ほかには？　心さん，愛さんでもいいよ．

私はまだ習っていないのでまったくわかりません．

グルカゴン．

ほかは？

内分泌科の講義で習いましたので，ソマトスタチン，性腺刺激ホルモン，甲状腺刺激ホルモン，副腎皮質刺激ホルモンなどを知っています．

OK，みんなありがとう．

今日は下垂体という内分泌臓器に異常のあった症例をみていくので，最初に聞いてみたというわけです．ホルモンは内分泌細胞から分泌されて，体を維持するさまざまな働きをする物質だね．

内分泌と外分泌

私は今「内分泌」といったけど，ということは「外分泌」というのもあるよね．愛さん，この違いを説明してくれるかな．

はい．内分泌腺は，内分泌細胞から血液にホルモンを直接分泌するものです．このためすぐに全身にホルモンが行き渡ります．一方で外分泌腺は，外分泌腺細胞から導管に物質を分泌し，導管を通って分泌します．たとえば，乳腺で作られ分泌された乳汁は乳管を経て母乳として排出されますので，乳腺は外分泌腺です．

完璧！　心さんもわかったかな？

はい．ここまではわかったような気がします．内分泌は，臓器の外に分泌しないので「内」分泌腺，母乳みたいに「外」に出すのは外分泌腺ということですね．

では，唾液腺はどっち？．

口腔内に出すけど，口の中も外みたいなものなので，外分泌腺……．

そう，外分泌腺だね．ポイントは血液に直接出すか，導管を経て消化管内を含めて"外"に出すかといった辺りを考えることだ．

100　第9章　下垂体機能低下症

視床下部―下垂体

この患者さんは，下垂体腫瘍があり手術を受けたが，腫瘍が残存していたということで放射線療法を受けている．その後，放射線照射の影響も考えられる視床下部障害が原因の下垂体機能低下症が起きており，副腎皮質機能低下も示しているようだね．そこで，次は，この視床下部，下垂体，副腎皮質の関係について整理しておいたほうがよさそうだ．やっぱり，ここも愛さんかな．

はい．下垂体と副腎皮質の関係は説明できます！　下垂体から分泌されるホルモンには副腎皮質を刺激するホルモン，つまり副腎皮質刺激ホルモンが分泌されるので，下垂体の機能が低下してこのホルモンが出なくなると，副腎皮質は刺激されず機能低下を示す，ということでよいでしょうか．

いいねー．わかってるねぇ．そこがわかっていれば，その上の視床下部と下垂体の関係も理解できるはずだ．多少特殊だが，視床下部は下垂体前葉を刺激する因子を分泌する，と覚えておけばよいだろう．したがって，視床下部―下垂体―副腎皮質は，刺激がつながっていく．

レセプターとフィードバック

さあ，そしてここで2つの重要な用語が出てくるのだが，聞いたことはあるかな？「レセプター」と「フィードバック」だ．

レセプターって，受け取る力みたいな感じですよね，「空気読めない人」がいたとき，ほかの人から「彼はレセプターがないからいっても無駄よ」っていわれていたことがあります．

レセプターって，日本語では「受容体」で，確かに受け取る力といっても大きな間違いではないね．もっと正確にいえば受け取る構造ってとこか．何を受け取るかというと，もちろんここではホルモンのことだね．しかも特定のホルモンしか受け取らないことも重要だね．次の「フィードバック」のほうも一般用語になっているので聞いたことがあるんじゃないかな．

「フィードバック」は，「返事を返す」とか，「結果を返す」とかでしょうか．

いい線いっているけど，もう少し評価やアクションに対する軌道修正みたいな意味合いが入るかな．「何か起こったらちゃんとフィードバックしろよ！次の指示をするから」といったりする感じ．この際，行き過ぎたアクションを抑えるように返事を返すことを，ネガティブ・フィードバック，いけいけドンドンでさらに煽るように伝えることをポジティブ・フィードバックと理解しておけばよいと思う．

なるほど，しっくりきました．

ということで，内分泌系に話をもどすと，あるホルモンがたくさん分泌されているときには，少し分泌を減らすように働くのがネガティブ・フィードバックというわけだ．こ

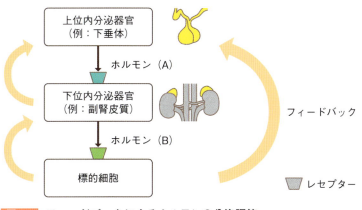

図9-1 フィードバックによるホルモンの分泌調節

れで，体の状態を一定に保っているわけだね．
　さあ，これを図で整理してみよう（図9-1）．下垂体から（A）というホルモンが分泌されると，そのホルモンのレセプターのある副腎皮質の細胞が刺激され，今度は副腎から（B）というホルモンを出す．（B）のレセプターをもった末梢細胞は，その刺激を受け取り機能を果たす．しかし，何かの原因で，下垂体からのホルモン（A）の分泌が過剰になったとする．今回の症例のように，ホルモンを産生する腫瘍ができたということにしよう．そうしたら副腎への刺激も増し，副腎から分泌されるホルモン（B）も増えるよね．そこで，この高いホルモン（B）の濃度は，下垂体に分泌を抑制するように働き（ネガティブ・フィードバック），何とか（B）の濃度を一定に保とうとするんだ．
　レセプターとフィードバック機構は，内分泌のしくみを理解するうえでの最初の肝なので，ここはこの図でしっかり頭に入れておくことだ．

了解っす．

ホルモンクイズ！？

よし，では，これまで学んだ内容を踏まえてクイズを出そう．
「右の副腎皮質に腫瘍があり，その腫瘍がコルチゾールという副腎のホルモンを過剰に産生していた患者さんがいたとする．その患者さんの左右の副腎と甲状腺の形態的変化について説明しなさい」という問題だ．

クイズじゃなくて，試験問題じゃないすか？　何かそういう感じの問題，昨年の試験でも出ましたね．

ここではクイズと思って謎解きやってみて．ここまでのことを少し発展させればよいので，もうみんな，解答できるんじゃないかな．心さんどうかな？　図を使って考えるとわかってくるはずだよ．

えー，先輩方はわかったんですか？

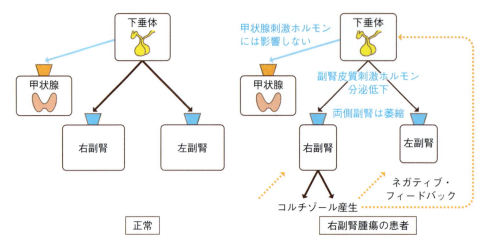

図9-2 右副腎腫瘍でのフィードバックによるホルモンの分泌調整

- あ，あー．だいたいね．
- じゃあ，真さん教えて下さい．
- ジョ，ジョーダン，冗談．
- やはり最後は，愛さんになっちゃうな．そんなにむずかしいことではないはずだが．
- えへん．では，わたくしが．片側の副腎に腫瘍があり，そこからコルチゾールがたくさん出ているということで，ネガティブ・フィードバックが副腎と下垂体にかかります．そうすると，下垂体からの副腎皮質刺激ホルモンの分泌が抑制されますよね．副腎は腫瘍による分泌増加なのでコルチゾールの分泌を抑えることはできないはずです（図9-2）．
- そうそう，そこまではオレもわかっていたっす．
- 愛さん続けて．問題は「患者さんの左右の副腎と甲状腺の形態的変化」だね．
- 左右の副腎，あえて"左右"になっているとこがポイントですか？　うーん．
- じゃあ，甲状腺はわかるだろう．真くん，もう1つのキーワードは何だったかな．
- レセプター．そうか，下垂体から産生されていた副腎皮質刺激ホルモンは，甲状腺はそれと結合するレセプターをもっていないので，「何も変わらない」んじゃないですか？
- よし，正解！　副腎の変化は少しむずかしかったようなので，私が説明しよう．さっき愛さんがいってくれたように，下垂体からの副腎皮質刺激ホルモンの分泌が抑制された状態が続くことになるので，副腎皮質は"刺激"されなくなり，それが長期になると，使わないものは退化するのが自然の原理なので，「左右の副腎は萎縮してしまうことになる」が正解．付け加えると，刺激の休止でも，腫瘍部は少しずつ大きくなることはあっても萎縮することはない．
- これで今年の試験対策はばっちりです．

下垂体から分泌されるホルモン

下垂体からは，主に甲状腺，副腎の刺激ホルモン以外に，性腺刺激ホルモン，成長ホルモン，プロラクチン，なども分泌される（「理先生のもう一歩深掘り・横掘り」p.109）．この辺りの詳細は各論で学ぶことになるが，この患者さんの下垂体腫瘍が何だったかというと，「末端肥大症」というキーワードがあるので，成長ホルモン産生腫瘍だったってことがわかるね．いいかな？

成長ホルモンの影響で末端肥大症になったということでいいですか？

そうだね．成長期を過ぎると，骨の長さは伸びないので，周りが大きくなり，最終的には骨の先端部だけが成長ホルモンに反応して太くなる．
また興味深いのは，お母さんも末端肥大症，息子さんも副腎皮質が大きいということで，遺伝性の疾患も隠れているかもしれないね．ほとんどの場合，遺伝することはないんだけど，ごくまれに内分泌腫瘍が多発する遺伝性の疾患や，家族性下垂体腺腫ということはありうるね．

MEN について

内分泌腺じゃないんですけど，この患者さん，下垂体腫瘍のほかに耳下腺腫瘍にもなっています．内分泌腺の腫瘍と外分泌腺の腫瘍はまったく関係ないのでしょうか？ 何か関係することもあるのでしょうか？

今話した，遺伝性の内分泌疾患は，正確には多発性内分泌腫瘍症［multiple endocrine neoplasia (MEN) syndrome］といい，Ⅰ型，Ⅱ型があるんだけど，基本的には多臓器にわたって内分泌腫瘍が生じるものであり，外分泌腫瘍とは関係ないかな．

そうですか，失礼しました．

いや，いい質問だと思う，ありがとう．耳下腺腫瘍に関連したことは後でもう一度触れるとして，せっかくなので，ここで MEN についても整理しておこう．

はい，よろしくお願いします．

まず，MEN の特徴としては，遺伝などと関係しない腫瘍（孤発性腫瘍）との比較でいうと，遺伝性ということで，孤発性の腫瘍より若いときに発生することが多いということ，一般に進行が速く再発の頻度も高いということなどが特徴だ．また，名前に「多発性」がついているが，複数の臓器に多発することを指しており，これは同時性の場合も異時性の場合もある．病理学的なことを追加すると，それぞれの臓器でその腫瘍の前駆病変と考えられる，腫瘍の発生母地の細胞からなる過形成病変がみられることがある．一般に内分泌腫瘍は，形態的には良性と悪性の区別もつきにくいので，過形成病変なのか良性腫瘍なのかも，なかなか診断はむずかしいことが多いんだけどね……．

「内分泌腫瘍の良悪性は病理ではわからない」という話は聞いたことがあるのですが，

104　第 9 章　下垂体機能低下症

やはりそうなのですね.

まあ, なので腫瘍にグレード付けをしたり, 悪性の予測のための多数の因子を評価するというようなことが行われているね. この詳細は, 少し専門的になるのでここではこの辺りまでとしておこう.

MEN の分類と合併症

さて, MEN では, 各型でどういう腫瘍が合併するかを覚えておく必要があると思う.

MEN には大きく 2 つの型があるといわれましたね.

そうそう. まず, MEN1 型は, メニンというタンパク質の合成に関与する *MEN1* がん抑制遺伝子の胚細胞変異が原因で, 下垂体腫瘍, 副甲状腺腫瘍 / 過形成, 膵臓 (神経) 内分泌腫瘍などが生じる. それぞれの頭文字のアルファベットを取って P (pituitary), P (parathyroid), P (pancreas), で PPP と覚えたりする.

2 型は……. 表 9-1 をみると, さらに 2 つに分かれています.

そうだね. MEN2 型には 2 つのタイプがあるのだが, いずれも *RET* がん原遺伝子の活性型変異が起こって生じ, 常染色体顕性 (優性) に遺伝する. MEN2A 型は, 甲状腺 (thyroid) の髄様癌, 副腎髄質 (adrenal medulla) の褐色細胞腫, 副甲状腺 (parathyroid) の過形成などが生じ, 略して TAP だ. MEN2B 型も, 甲状腺髄様癌, 副腎褐色細胞腫を発症するほか, 内分泌腺以外の病変, たとえば胃腸管や口唇, 舌などの神経節腫やまたマルファン Marfan 様体型を示す.

ということは, 若い患者さんで今話されたような内分泌腫瘍がみつかった場合は, MEN の患者さんの可能性も考えて, 他の腫瘍の合併にも気を付けたほうがよいということですね.

その通り. 先ほどの心さんの質問 [内分泌腫瘍 (下垂体腫瘍) と外分泌腫瘍 (唾液腺腫瘍) の関係性] に少し関連したこととして, フォンヒッペルリンドウ von Hippel-Lindau (VHL) 病についてちょっとだけ, コメントしておこう. この病気も遺伝性で, 異なる腫瘍が多発することがよく知られており, 生じる腫瘍としては, 脳や脊髄の

表 9-1　MEN の分類

	MEN1 型 (Wermer)	MEN2A 型 (シップル Sipple 症候群)	MEN2B 型
原因遺伝子 (タンパク)	*MEN1* (menin) (がん抑制遺伝子)	*RET* (RET) (がん遺伝子；受容体型チロシンキナーゼ)	
頻度の高い腫瘍	P：下垂体腺腫 P：副甲状腺腫瘍 / 過形成 P：膵神経内分泌腫瘍	T：甲状腺髄様癌 A：副腎褐色細胞腫 P：副甲状腺腫瘍 / 過形成	N：(粘膜) 神経腫 A：副腎褐色細胞腫 T：甲状腺髄様癌
その他の病変	神経内分泌腫瘍, 脂肪腫, 副腎皮質腺腫	ヒルスシュプルング Hirschprung 病, 皮膚苔癬アミロイドーシス	マルファン Marfan 様体型

血管芽腫，網膜の血管腫，腎細胞癌，副腎褐色細胞腫，膵臓腫瘍がある．ここで何か気が付かないかな？

内分泌腫瘍である副腎の褐色細胞腫や膵臓の神経内分泌腫瘍だけではなく，腎細胞癌などの“非内分泌腫瘍”も併発する可能性があるってことではないですか！？

その通り．この病気は，内分泌腫瘍と非内分泌腫瘍のどちらも合併する可能性があるのも特徴なんだね．なぜ，この病気を出したかというと，今回の患者さんは，腎細胞癌の治療歴もあるからなんだね．だから VHL 病といいたい訳ではなく，このように腫瘍が多発した場合，何か共通の遺伝子異常がないのか，というふうに考えることが重要だということをいいたかったんだ．だから，さっき心さんが耳下腺腫瘍と下垂体腫瘍の関係を聞いてきたとき，よい質問だと思ったんだよ．この患者さんは筋腫もあったし，何か未知の遺伝子異常があるのかもしれないね．

心さん，やるじゃん．

ありがとうございます．いった後で変な質問しなきゃよかったと思ったんですけど，拾ってもらえて嬉しいです．

前にも話した気がするけど，ヒトの病気にはまだまだ未知のことが多く存在するので，みんなもそのことを肝に銘じて，わかったようなふりをせず，素直に「なぜだろう」と考える癖をつけるとよいと思うよ……と，みんなに向けて話しているようで，一番伝えたいのは頭の硬くなった私自身になんだけどね．

エンドクライン・パラクライン・オートクラインとは

次は，内分泌とホルモンについてもう少し広げて考えてみよう．

どういうことでしょう．

ホルモンについて，ホルモンの元の意味は，「刺激する」とか「呼び覚ます」という意味のギリシャ語に由来しているらしい．あるところで分泌された物質が体のほかの部位の細胞に働きかける，しかも特定の細胞にね．これは，考え方によっては，体を構成する細胞同士の連絡，つまり信号の伝達方法ということができる．

なるほど．

そういうふうに考えると，実はホルモンは血中に化学物質が分泌され血液や組織液によって届けられ作用を及ぼす**エンドクライン（内分泌）**だけでなく，その細胞の周辺に化学物質を拡散し，近隣の細胞受容体と反応する**パラクライン（傍分泌）**，細胞が合成分泌した物質にその細胞が自ら反応する**オートクライン（自己分泌）**という方法でも信号伝達を行っていることがわかってきたんだ（**図 9-3**）．

いろんな分泌の仕方があるということですね．

そう．パラクラインでは，炎症のときのサイトカインの分泌や，神経系のシナプスにおける神経伝達物質の分泌がそれにあたる．体の中でいろいろな情報を伝え合うものの物質をまとめて，ホルモンと呼んでいるんだ．

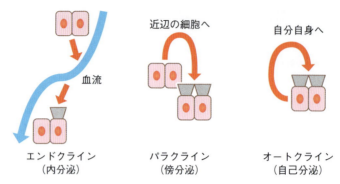

図 9-3　物質の分泌と伝達様式

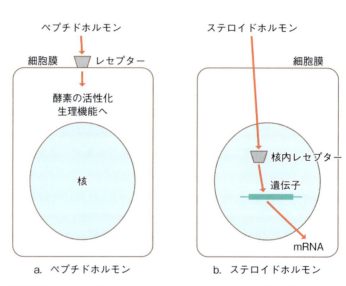

図 9-4　ステロイドホルモンとペプチドホルモンの作用機序

ペプチドホルモン・ステロイドホルモンの違い

それと，ホルモンの種類には，大きく 3 種類があり，1 つは，アミノ酸が数個から 100 個以上ペプチド結合した「ペプチドホルモン」で，もう 1 つは，コレステロールから生成される「ステロイドホルモン」，それにアミノ酸から酵素作用によって合成されるアミノ酸誘導体，アミンだ．ペプチドホルモンは，水溶性で，標的細胞の表面で固有のレセプターと相互作用する（図 9-4）．下垂体前葉ホルモンやインスリンなどがそれに含まれる．ステロイドホルモンは大部分が副腎皮質から分泌されるが，エストロゲンやテストステロンなどは，精巣や卵巣から分泌される．ステロイドホルモンのレセプターは，細胞核内にあり，遺伝子発現に直接影響を及ぼして作用する（図 9-4）．

症例のまとめ

ではいつものように，愛さん，まとめをお願いします．

77歳女性．下垂体腫瘍の摘出と放射線照射後に視床下部性下垂体機能低下症になり，副腎皮質ホルモンの補充などを行っていましたが，副腎皮質ホルモン低下症で意識障害が生じ，呼吸不全も悪化し死亡した症例です．家族歴で，母に末端肥大症が，息子に副腎肥大があり，下垂体腫瘍は遺伝性に発症した可能性もあります．病理解剖の結果では，ウイルス感染が合併した証拠は得られませんが，脳炎の所見があり，意識障害に関与していた可能性があります．

それでは，今日はこれで終わりにしよう．

文献

1) クマール V，アバス AK ほか：ロビンス基礎病理学（原書 10 版），豊國伸哉，高橋雅英（監訳），エルゼビア・ジャパン，p795-844，2022
2) ルービン R，ストレイヤー DS（編）：カラー　ルービン病理学　臨床医学への基盤（改訂版），鈴木利光，中村英男ほか（監訳），西村書店，p1030-1073，2017

セミナー後のカフェで ● レセプターとフィードバック

心さんは昼の休み時間も忙しそうだけど，このセミナー以外にも何かやってんの？

はい．週 1 回別の選択セミナーを取ってるんです．

サークルもやってるのにスゲーな．で，何のセミナー？

私は「メディカル・ライティングセミナー」です．いろいろな課題について文章を書いて行って添削してもらうんです．

へー，おもしろそうだし，将来も役立ちそうね．

その先生がいうには，「文章は読む人のことを思いながら書くことが大事」ということ，そして「何かを人に説明するときも同じだよ」って．

そこオレもそう思って，彼女のこと想って手紙書いたり，話したりしてるんだけどなー……何か今 1 つ伝わってない感じするんだよなー．そのセミナー受けよかな．

確かに，真さんのお手紙が彼女さんのレセプターにハマってないのかも．もしそれなら，書いたものをライティングセミナーで先生に読んでもらって，フィードバックをもらうのがよいかもしれませんね．

愛さんの これだけ！ 復習ノート

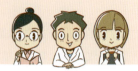

外分泌 exocrine
　細胞から分泌された物質が，それが作用するところまで導管を経由して送られる分泌形態（体の仕組み）．

内分泌 endcrine
　細胞から分泌された物質（ホルモン）が直接，血中に分泌される仕組み．

レセプター（受容体）receptor
　さまざまな神経伝達物質，ホルモン，種々の生理活性物質などを選択的に受容するタンパク質．細胞膜に存在するものが多いが，細胞質あるいは核内に存在するものもある．血液中に分泌されるホルモン量は非常に微量であるが，作用を受ける細胞や器官にそれを受け取るレセプターが存在しているため特異性が高く，効率的に作用することができる．

ネガティブ・フィードバック negative feedback
　ホルモン分泌は，体の状態を一定に保つためにコントロールされており，ホルモン分泌が増えると，それがホルモン分泌細胞に伝わりホルモン分泌を抑制する方向に作用する．この恒常性維持機構をネガティブ・フィードバックという．

ポジティブ・フィードバック positive feedback
　ホルモンの種類，機能によっては，その作用を増強させるためのポジティブ・フィードバック機構も有している．たとえば，分娩の際，下垂体後葉からオキシトシンが分泌され，子宮に作用して収縮を起こすが，その働きを増強するために，神経反射を介して間脳を刺激し，さらに分泌量を増やして子宮収縮を強め，分娩に至る．

ペプチドホルモン poptide hormon
　アミノ酸が数個から100個以上ペプチド結合した構造を示すホルモン．細胞膜上のレセプターと結合し，シグナル伝達を行う．

ステロイドホルモン steroid hormon
　生殖腺や副腎においてコレステロールから合成される．ステロイドホルモンは脂質に溶解するので，細胞膜に達すると容易に内部に通過し細胞核へ到達し，レセプターと結合する．

パラクライン（傍分泌）paracrine
　その細胞の周辺に化学物質を拡散し，近隣の細胞受容体と反応するもの．

オートクライン（自己分泌）autocrine
　細胞が，自ら合成分泌した物質に自ら反応するもの．

理先生のもう一歩 深掘り・横掘り

● 代表的なホルモンとその働き

表9-2 代表的なホルモン

分泌部位	ホルモン	標的器官・組織	働き	関連する疾患
下垂体前葉	脳下垂体前葉ホルモンおよび中葉ホルモンの放出因子，抑制因子	脳下垂体前葉および中葉	脳下垂体前葉ホルモン，中葉ホルモンの分泌を促進または抑制	
	副腎皮質刺激ホルモン（ACTH）	副腎	コルチゾールやそのほかのホルモンを作るように副腎を刺激	下垂体 ACTH 分泌亢進症［クッシング Cushing 病］
	甲状腺刺激ホルモン	甲状腺	甲状腺ホルモンを作るように甲状腺を刺激	
	成長ホルモン	筋肉と骨	体の成長と発達を調節して，筋肉形成を促し脂肪組織を減らす	末端肥大症，巨人症
	卵胞刺激ホルモン・黄体形成ホルモン（ゴナドトロピン）	卵巣または精巣	テストステロンやエストロゲンといった性ホルモンを作るように生殖器官を刺激	
	プロラクチン	乳腺	乳汁を作るように乳房の乳腺を刺激	乳汁漏出症，勃起障害，不妊症
下垂体後葉	バソプレシン（抗利尿ホルモン）	腎臓	血管収縮，腎臓での水分再吸収の促進（抗利尿）	中枢性尿崩症
	オキシトシン	子宮と乳腺	子宮筋の収縮，乳汁放出の促進	
甲状腺	甲状腺ホルモン（T_3, T_4）	全身	物質代謝の促進	バセドウ Basedow 病橋本病（慢性甲状腺炎），クレチン症
副甲状腺	副甲状腺ホルモン（PTH）	骨，腎臓	骨中 Ca の溶出促進，Ca 排出抑制	石灰沈着症
副腎皮質	グルココルチコイド（コルチゾールなど）	全身	肝臓での糖新生促進	クッシング Cushing 症候群アジソン Addison 病
	ミネラルコルチコイド（アルドステロン）	腎	腎臓での Na 再吸収及び K 排出促進	アルドステロン症
副腎髄質	アドレナリン（エピネフリン）	血管，肝臓，骨格筋	交感神経の刺激，グリコーゲンの糖化	褐色細胞腫
精巣	テストステロン	セルトリ Sertori 細胞など	精子形成促進，タンパク同化作用，ウォルフ Walff 管の分化，思春期の外性器発達	
卵巣	エストラジオール	生殖器，乳腺	卵巣機能調節，卵胞発育，子宮内膜増殖	
	プロゲステロン	子宮，乳腺	子宮内膜の肥厚，脱落膜様変化	
膵臓（ランゲルハンス Langerhans 島）	インスリン	脂肪，横紋筋，肝臓	糖消費促進	糖尿病

9

下垂体機能低下症

第10章 膵臓癌

▶ 症例の概要

現病歴

　75歳，男性．胃部不快感と食欲減退を自覚して近所の病院を受診．腹部超音波検査，CT検査で膵癌およびその肝転移が疑われ，当院に入院しEUS-FNA（超音波内視鏡下穿刺吸引）生検で腺癌と診断された．臨床病期は膵管癌ステージⅣ．化学療法（抗がん薬治療）が開始されたが，治療開始から3ヵ月後，閉塞性黄疸が出現したため，肝外胆管にステントが留置された．その1ヵ月後には十二指腸の狭窄も出現し，食後に嘔吐するようになったため，十二指腸水平脚に金属製のステントが留置された．その後，腰痛も出現し，緩和ケアを中心としていたが，最初の病院受診から6ヵ月後に死亡した．

既往歴

　特記すべきものなし．

生活歴

　生　活：現在無職（以前は会社員）．喫　煙：なし．アルコール：機会飲酒．内服薬：降圧薬．

▶ 病理解剖時の所見

主病変

1. 浸潤性膵管癌（中，低分化型）化学療法後，胆管・十二指腸ステント留置状態

   a 癌の拡がり：膵頭部を主体に十二指腸，胆管，後腹膜に進展する腺癌を認める．部分的に変性・壊死を伴う領域もあるが，治療効果は最小限である．

   b 遠隔転移

   （1）血行性転移：多発肝，肺

   （2）リンパ行性転移：大動脈周囲

   （3）播種性転移：腹膜癌腫症（腹水5,300 mL）

その他の所見

1. 胆管炎（逆行性，細菌性）
2. 気管支肺炎（軽度）
3. 身長165 cm，体重53 kg．

セミナー10

身近になってきた「がん」という病気

今回は，疾患としてはがんの症例を扱います．現在，日本人の場合，一生の中で，何かのがんに罹患するリスクは男性で約6割，女性で約5割になってきているって話，聞いたことあるんじゃないかな（『がんの統計2023年度版』）．それくらい「がん」という病気が特殊なものではなく，身近なものになってしまったともいえるだろう．

私の叔母が，今，乳癌と闘っています．

そうか，それは，叔母さんの癌に合う治療がみつかることを祈るよ．
まあ，親戚まで入れれば，誰でも身内に1人はがんで亡くなったり，闘病中の方がいるのかも知れないね．

最難敵「膵臓癌」

そんながんの中でも，膵臓癌は「最難敵」っていっても過言ではない．症状があったり検診などでみつかったときに，手術で患部を切除できるのが約20％で，さらにその人たちのうちの20％くらいしか術後5年生きることができないんだ．これを逆に考えると，みつかったときに，80％の人は外科医が手を出せないくらい進行した状態だということなんだね．

この患者さんも，診断された後は，手術ではなく抗がん薬での治療が選択されているようです．しかもみつかってから6ヵ月で亡くなられていますね．

ステージIVというのは，癌が進行していたということですね？

そうだね．癌のステージは，それぞれの癌について，これまで蓄積されたデータをもとに，4つのステージに分類するんだ．具体的には，癌の拡がり（大きさなど：T），リンパ節転移の有無（N），遠隔転移の有無（M）によって決められる．この患者さんの場合，みつかった時点で肝臓に転移があるのでステージIVとなるね（表10-1）．

病歴中の「EUS-FNA」「ステント」がわかりません．

EUS-FNAは，超音波内視鏡下穿刺吸引生検endoscopic ultrasound-fine needle aspirationのことで，噛み砕いていうと，消化管内視鏡の先に超音波装置，つまりエコーのプローブが取り付けてあって，それを使うと胃とか十二指腸から膵臓をクリアにみることができるんだ（図10-1）．そして，何か病変があった場合，内視鏡の小さな管から針につながった管を入れ，エコーの画像をみながら狙いを定めて病変に針を刺し，その病変の組織や細胞を採取するというものだ．このEUS-FNAが開発される前は，膵臓癌は，CTとかMRIなどの画像でみて「癌が疑われる」場合に手術されたり，抗がん薬治療が行われていたんだ．でも，手術で採った膵臓に癌がなかったり，膵癌ではなくて別の病変だったりすることもあったんだよね．

表10-1 膵臓癌の病期

癌の大きさや周囲への拡がりの程度（T）		リンパ節への転移（N）			他臓器などへの転移がある（M）
		なし	あり		
			1〜3個	4個以上	
	大きさが2cm以下	ⅠA	ⅡB	Ⅲ	Ⅳ
	大きさが2cmを超えているが4cm以下	ⅠB			
	大きさが4cmを超えている	ⅡA			
	癌が腹腔動脈もしくは上腸間膜動脈へ及ぶ	Ⅲ			

0期：癌が膵管の上皮内にとどまっている（非浸潤癌）
T（tumor）カテゴリー：原発腫瘍の大きさや周囲への拡がりの程度
N（lymph node）カテゴリー：リンパ節への転移の有無
M（metastasis）カテゴリー：他臓器などへの転移（遠隔転移）の有無
[国立がん研究センター：がん情報サービス　一般の方へ，膵臓がん，治療，https://ganjoho.jp/public/cancer/pancreas/treatment.html より作成（最終アクセス2024年11月）]

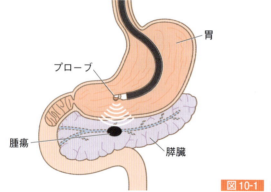

図10-1 超音波内視鏡検査

🧑 ということは，癌ではないのに抗がん薬を使われた人がいる可能性もあったってことですか？

👨 あ，そういう可能性はあるね．まあ，いずれにしろ，そんなあやふやな状態，つまり病理診断がついていない状態で治療を行わざるを得なかったんだね．それが，EUS-FNA生検で，この領域の医療が一変したともいえる．

🧑 へー，素晴らしいですね．

👨 あと，「ステント」は，胆管とか消化管とか管状の臓器に癌ができて，その管を塞いでしまうと，胆管の場合は胆汁が流れなくなるので黄疸が出たり，消化管の場合は，食物が腸のほうに流れなくなるので物を食べられない状態になる．これを防ぐために，管腔が閉塞する前に，もしくは狭窄を広げたうえで硬いトンネルのような管をそこに挿入して，そのなかを胆汁や食物が通るようにする医療器具のこと．まあ，この辺は，臨床科目としてまた学ぶから，今は詳しく知る必要はないと思う．

🧑 わかりました．

強いていえば，癌の進行によって周辺の臓器の機能が低下することは患者さんの状態を
さらに悪化させることにつながるので，そういうことを少しでも防ぐ方法と理解してお
けばよいということと，医学用語でいえば，対症療法の1つということになることか
な．今は病理学の総論を学んでいるとはいえ，最終的には，患者さんのための知識につ
ながっていくことなので，知っておくことに越したことはないね．

癌の病理学

さて，病歴の中で病理学に関連の強い用語がもう1つあると思うけど，何かな？

腺癌だと思います．

そうだね．真くん，今日は遅れてきたようだけど，体調は大丈夫か？

は，はい，大丈夫です（汗）．

では，腺癌について知っている範囲で説明してくれるかな？

え，腺癌は，管みたいな構造をした癌のことで，膵癌では多いと思います．

中，低分化型は？

分化は，何というか……乱れ方というか…….

OK，では，癌の病理学をここで説明することにしようと思うが，真くんは，そもそも
腫瘍って何か説明できるかな？

異常な細胞がむちゃくちゃ増えたものなんじゃないんすか．

愛さんは？

はい．腫瘍は，何らかの原因である細胞に遺伝子異常が生じ，それによって細胞が無秩
序に増加し，そのうち，周囲に浸潤したり，転移したりして人を死に至らしめることも
ある病気です．

真くんより医学的な説明になったけど，もうちょっとかな．というのは，今，愛さんが
いってくれたのは「がん」とか悪性腫瘍 malignant neoplasm の説明だね．

あっ，そうか．腫瘍って，意味がもっと広いんですね．

「動的平衡」状態から腫瘍へ

そういうこと．ただ，かなりよい答えだったと思うよ．いくつかのポイントがしっかり
入っていたからね．

というと…….

体は，常に，今この瞬間にも古い細胞が脱落し，新しい細胞が生まれているのって知っ
ているよね．これって，だいぶ前だけどベストセラーにもなった本のタイトルでもある
「動的平衡」状態だね．

全員　??

「動的平衡」を簡単にいうと，人間の体の細胞は一部の例外を除き常に決まった方向に
動く流れがあり，新しい細胞が日々生まれ，古い細胞は死んでいるんだね．だけど，全

114　第 10 章　膵臓癌

体の見た目は何も変わっていないようにみえる．これは，いってみればプラスとマイナスのバランスが絶妙に取れた状態であり，これを動的平衡状態というわけだね．

へー，確かに，そういわれてみればそうなんですね．

ただ，細胞が分裂して次の細胞を作っていくときに，何らかの刺激を受ける場合がある．これには紫外線とか化学物質とか感染とかさまざまなものがあるが，ここではとりあえず "刺激" として話を進める．その刺激で，遺伝子にいわゆる "キズ" が生じてしまうわけだ．そのキズの入った遺伝子が，細胞の成長を促す重要な遺伝子（がん遺伝子）の場合，無秩序に細胞が増殖していくようになる．つまり腫瘍の誕生だ．

遺伝子のキズって，細胞が増えるのを助けるんですか？

がん遺伝子と呼ばれるものはキズ（遺伝子変異など）によって細胞を増殖に向かわせるんだが，一方，そういう異常な細胞増殖を抑えるための遺伝子，がん抑制遺伝子というのもあるんだ．しかし，このがん抑制遺伝子にもキズがついて働かなくなった場合は，タガが外れたように細胞が無秩序に増殖し続けたり，変な形に変わっていったりするんだね．

そして，こうして遺伝子のキズで腫瘍は生じるといったけど，高齢者を含む成人の腫瘍には，1 つの遺伝子にキズが入ったくらいでは，一気に悪性腫瘍まで突き進むものはあまりないんだよ．

良性腫瘍から悪性腫瘍へ

一気に進まないというのはどういう意味ですか？

少しずつ悪化していくということですよね，先生？

今，愛さんが「少しずつ」といったけど，ここで重要なキーワードを 1 つ出しておこう．それは「多段階発癌説」．

ただんかい……？

そう．一気に行かずに，階段を 1 つ 1 つ登るように，悪性腫瘍に近づいていくってイメージだね．まあ，そのスピードは，必ずしも同じペースではなく，最後のほうは雪崩のように多くの遺伝子異常が発生して行くのではないかとも考えられているのだけどね．

どうしたらそうなるんですか？　刺激がずっと続いた場合ですか？

うん，それは大きな要因だと思う．慢性炎症に代表されるような持続する刺激は，結果的にさらなる遺伝子異常の発生につながるだろう．そういう遺伝子異常の蓄積が多段階発癌説の根幹になっていると考えられているんだ（「理先生のもう一歩深掘り・横掘り」p.122）．

やっぱり．刺激を受けて，正常な細胞が腫瘍化し，さらには癌化（悪性化）するんですね．

最近は癌幹細胞の存在も知られてきて，腫瘍の発育進展の多様性も知られるようになっている．癌細胞はなかなか治療も効きにくいようだ．

細胞が増えること≠腫瘍

腫瘍 neoplasm とは，正常状態から逸脱，つまり正常の細胞が分裂・再生する状態から外れて過剰な細胞増殖を起こした組織のことであることは，すでに話したね．一般的に腫瘍細胞の増殖は不可逆的であり，自律的である．また白血病などを除き，多くの腫瘍はある空間を占拠し塊を作ることが多いという特徴もある．

腫瘍は，局所で過剰な細胞増殖を示すのみの膨張性発育を示す良性腫瘍 benign neoplasm と浸潤性増殖を示し転移することもある悪性腫瘍 malignant neoplasm に分けられる（図10-2）．ただ，「悪性」の意味は突き詰めると結構むずかしい面があるのだが，ここではひとまず，悪性腫瘍とは，人を死に至らしめる可能性があること，その大きな評価基準として，特に病理学では「浸潤／浸潤性発育」と「転移」が重視されると理解しておけばよいだろう（図10-3）．

浸潤と転移が重要なんすね．

そう．そこにも例外はあるが，重要であることに変わりはない．浸潤性発育は，腫瘍周囲の既存組織に滲み入るようにして発育するものだね．上皮系腫瘍が浸潤性発育を示す

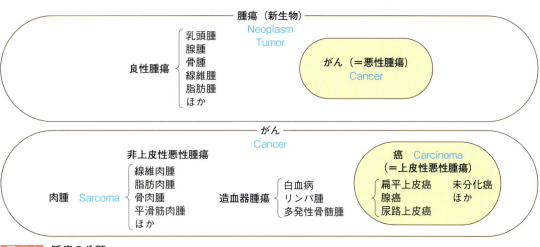

図10-2　腫瘍の分類

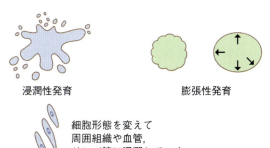

図10-3　腫瘍の性質

116　第 10 章　膵臓癌

場合は，しばしば細胞集団の大きさを小さくしたり，紡錘状の間葉系細胞のように形態変化をしながら進展していく像が観察される．この現象を**上皮間葉転換（EMT）**ともいう．浸潤性増殖により腫瘍細胞が血管やリンパ管に入ると，血流やリンパ流に乗って他の臓器やリンパ節に生着する転移という現象が起こり，それぞれ**血行性転移**，**リンパ行性転移**という．浸潤性発育の過程で腫瘍細胞が腹膜や胸膜に達してそれらを貫くと，それぞれの腔内に腫瘍細胞がばらまかれるような転移（**播種性転移 dissemination**）が生じる．この播種性転移が生じた状態を腹膜癌腫症，胸膜癌腫症などと呼び，こういう状態になると外科的には手を出せない状態ともいえる．

だから，血行性，リンパ行性，播種性転移が分けて書かれているのですね．

腫瘍の拡がり方にも，その腫瘍の性格の一端が出ているものなんだ．

へー．

癌の形態

先ほど腺癌の話をしたが，もう一度，腫瘍化した細胞はどんなふうになるかをイメージしてみよう．まずは，それぞれで想像してみてほしい．癌細胞ってどんなものか？

なんだか歪な感じだろうと思いますが，みたことがないので．ええっと……？

愛さんとオレは病理学実習でみたことがあるんで，大体わかります．

では，説明してみて．

なんか，核の形が不規則になり，並び方も節操がないというか……．

まあいいだろう．“像”や“形”を言葉で表すのって意外にむずかしいんだよね．病理学ではそういう場面が多いんだけど．
正常細胞を基準にいうと，細胞が腫瘍化すると，その腫瘍の種類にもよるけどおおむね共通するのは，核が大型化し，細胞の中で核の占める割合［核／細胞質比（N/C 比）］が上昇することだね（**図 10-4**）．また核はザラついたようにみえるが，これは核のなかにある染色体やタンパク質などが集まったいわゆる核クロマチンが増量し，顕微鏡下では正常核より不規則に濃くみえる．さらに，リボソーム RNA の転写やリボソームの構築が行われる核小体は，大きくなり明瞭化していることが多い．

へえ〜．

これは，こう考えるとイメージしやすいかも知れない．つまり，正常細胞が癌化し人間の体を蝕むような攻撃を仕掛けるには，まず司令塔が必要，だからそれに当たる核が頭でっかちになる．ただ，よほどの悪人でも 1 人では大仕事はできないので，手下となる子分を作るだろう．これと同じで，癌細胞は司令塔ができたら，次にそこから自分の分身を無限に作っていくようなシグナルを出し続けるんだね．

何となく想像できますね．でも，まるで癌細胞に知恵があるみたい……．

あくまで例えの話だから小さいことは気にしないで．次は，細胞の配列や細胞集団の特徴だが，腫瘍細胞も，もとはその臓器や組織で何らかの役割を担うはずだった細胞が，

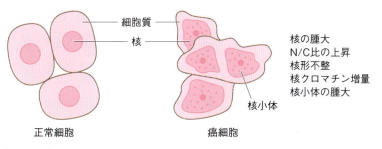

図 10-4　腫瘍細胞の形態

腫瘍化したものであると考えると，その腫瘍細胞がもともとなろうとしていた細胞・組織と基本的には似ていることが多い．そして，人間の体の細胞の分化の最終形態を正常細胞であると考えると，腫瘍細胞はそこまでの分化力を失い退化した細胞，病理学的にいうと退形成もしくは脱分化した細胞ということもできる．

- 分化……，退形成……？
- 分化というのは，未熟な多機能細胞からそれぞれ成熟した細胞，つまり腸の細胞とか骨の細胞，心臓の細胞などへ性質を変えながら成長していくことだね．
どの段階で細胞が腫瘍化するかにもよるが，腫瘍細胞でも正常細胞の性格を種々の程度に保持しており，このため，たとえば腺上皮細胞なら腺管を形成する性質を，扁平上皮細胞なら角化傾向を示す（図 10-5）．退形成というのは，繰り返しになるが，正常な分化から後退した状態なので，悪事を働く不良がますますエスカレートし，人相も悪くなっていくようなものかな．
- ああ，なるほど～．
- もう 1 つ，すべての癌に共通することなんだけど，癌は癌細胞と，それに伴って増生する周囲の間質組織で構成される．この間質成分が多いと硬い腫瘍（硬癌ともいう）になり，癌細胞だけが増生したものでは軟らかいんだ（骨髄組織のようなので髄様癌ともいう）．この癌の周囲間質の線維組織の増生をデスモプラシア desmoplasia といい，膵癌はこのデスモプラシアが目立つ腫瘍の代表といえる．各論で具体的な腫瘍組織像をみると，そのイメージがよりクリアになるだろうから，今はまだ漠然としたもので構わないよ．
では，ここで真くんと愛さんにあらためて質問．高分化腺癌と低分化腺癌，高分化扁平上皮癌と低分化扁平上皮癌の違いを説明して下さい．
- えと，高分化というのは，細胞の分化がよいということで，腺癌の場合の高分化は，正常の腺組織と似ているので，腺管構造を示しているもの，低分化腺癌はそうでないものということでしょうか？
- うん，いい感じだと思うよ．腺系悪性腫瘍の分化の指標は，腺管のように配列するか否かだね．一方，扁平上皮癌はどうかというと，これは角化の程度を基準にするんだ．口

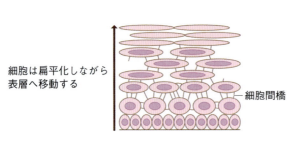

図 10-5　扁平上皮癌

腔などに生じるものは，一般に分化のよいものが多く角化も伴うため，外表は白っぽくみえることが多いんだ．

へー，そうなんですね．

腫瘍の分類

腫瘍のことを学びはじめると，各臓器に生じる腫瘍間には共通点もあれば相違点もあることがわかってくるはずだ．なので，共通点をしっかり押さえたうえで，各臓器の腫瘍の特徴を学んでいくのが王道だ．そして，各臓器の腫瘍にはそれぞれの分類が作られているので，大まかなことは知っておくべきだろうね．

腫瘍の種類って結構たくさんあって，ちょっとウンザリした記憶があります．

まだ，細かいことを覚える必要はない．腫瘍の分類自体が，どうやってまとめられているのか，どういうグループに分けられているのかという大まかなことさえ押さえておけば十分だから，あまり心配しなくていいよ．

真さん，がんばりましょう．

後輩に励まされてしまったのでがんばらざるを得ません．

まず，ヒトの細胞が上皮と非上皮に分けられることから，腫瘍にも上皮性腫瘍と非上皮性腫瘍がある．上皮は形態的特徴により扁平上皮，腺上皮，移行（尿路）上皮に分けられるが，神経内分泌細胞も上皮的性格を有している．これらに対応した分化を示す良性腫瘍には，扁平上皮乳頭腫 squamous papilloma，腺腫 adenoma などがある．悪性化したものはそれぞれ，扁平上皮癌 squamous cell carcinoma，腺癌 adenocarcinoma，移行上皮癌 transitional cell carcinoma に分類する（図 10-5〜7）．移行上皮癌は尿路系上皮に生じる癌でそう呼ばれていたが，最近は尿路上皮癌 urothelial carcinoma を使うようになっているね．神経内分泌腫瘍 neuroendcrine neoplasm は，その性格が若干ほかの腫瘍と異なっており，かなり小さいうちからほぼ悪性の性格を有しているとされている．しかもロゼット，索状，リボン状などと表現される高分化な神経内分泌腫瘍でさえもだ．

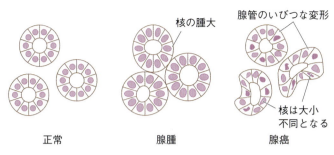

図 10-6　線腫と腺癌

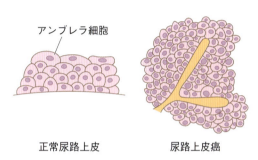

図 10-7　尿路上皮癌

- やはり英名も一緒に覚えなくちゃいけないんですね？
- いや，最初から全部って考えると大変なんで，少しずつでよいと思うよ．ただね，実は意外に英名のほうが理解しやすかったり，ニュアンスの違いをよく表していることもあるので，そんなことを考えながら眺めておくとよいと思う．
- 少し安心しました．ありがとうございます．
- とりあえずここは一気にいっておくね．非上皮組織には，線維組織，脂肪組織，骨組織，平滑筋組織，横紋筋組織のほかに，血球がある．良性腫瘍は，上皮性腫瘍と同様「-oma」を付けて呼ぶ．つまり線維腺腫 fibroma，脂肪腫 lipoma，骨腫 osteoma，平滑筋腫 leiomyoma などがある．一方，悪性化したものは，線維肉腫 fibrosarcoma，脂肪肉腫 liposarcoma，骨肉腫 osteosarcoma，平滑筋肉腫 leiomyosarcoma などと「肉腫(-sarcoma)」を付けて呼ばれる（図 10-2）．上皮性成分と非上皮性成分がともに増殖したものを混合性腫瘍 mixed tumor という．もう 1 つ，過誤腫 hamatoma といわれるものがある．出来損ないの組織ともいわれ，複数の胚葉の正常組織に類似した組織成分が混在して腫瘍をなしている．
- こりゃあ，今日は復習が大変だー．

症例のまとめ

- では，症例のまとめをお願いします．

75歳男性，胃部不快感，食欲低下を主訴として検査をしたところ膵癌がみつかり，その時点で肝臓転移もありました．病理診断した後，抗がん薬治療が行われましたが，癌は進行し症状も強くなり，約6ヵ月の経過で亡くなられています．病理解剖では，膵臓に中〜低分化腺癌がみつかり浸潤性膵管癌に合致しました．癌の拡がりは，膵臓から周囲組織，そして腹膜へ浸潤し腹膜癌腫症の状態でした．また，肝臓だけでなく肺への血行性転移や，リンパ行性には大動脈周囲リンパ節に転移がみられました．この癌のため，二次的に胆管炎や気管支肺炎を起こしていました．直接死因は，……？？．

緩和ケアを受けていた症例であり，また亡くなる直前に特別なエピソードはないので，癌死といってもよい症例だとは思うが，癌の進行による閉塞性胆管炎を発端とした感染症が関与している可能性はある．肺炎も起こしているが，呼吸不全を起こすほどではないようだね．

文献

1) 公益財団法人がん研究振興財団：がんの統計 2023．https://ganjoho.jp/public/qa_links/report/statistics/2023_jp.html（2024 年 12 月閲覧）
2) ブライアリー JD ほか，UICC 日本委員会 TNM 委員会（訳）：TNM 悪性腫瘍の分類　第 8 版　日本語版，金原出版，2017
3) クマール V，アバス AK ほか：ロビンス基礎病理学（原書 10 版），豊國伸哉，高橋雅英（監訳），エルゼビア・ジャパン，p205-262，2022
4) 真鍋俊明：皮膚科医のための病理学講義　"目からウロコ"の病理学総論―「生命」，からみた病気の成り立ち．金芳堂，p182-232，2018

セミナー後のカフェで ● 癌は怖い

膵癌って本当に恐ろしい病気なんですね．

そうだね．思っていた以上だった．早くみつけるのもむずかしいし，治療成績もまだよくないんだね．

私たちも癌の予防のために，健康的な生活をしないといけませんね．親にもそういっておかなきゃ．

やっぱり，毎日の運動とか健康的な食事は大事だよね．アルコールもほどほどに．ね，真くん．

えっ．結局，オレが二日酔いで遅刻したのを責めたかったんでしょ！　ごめんなさい．以後気をつけます．

愛さんの これだけ！ 復習ノート

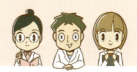

がん遺伝子 oncogene
　活性化により癌化に導く遺伝子の総称．細胞増殖にアクセルとして働く．がん遺伝子の異常により増殖能が高まる．

がん抑制遺伝子 tumor suppressor gene
　細胞増殖に対してはブレーキの役目をし，癌化の抑制に働く遺伝子．

多段階発癌説 multistep carcinogenesis
　1個の正常な体細胞に，遺伝子変化が蓄積して形成されていく腫瘍の発育進展の1つの仮説．最近は，癌幹細胞 cancer stem cell の存在なども知られてきて，腫瘍の発育進展の多様性が知られてきている．

上皮間葉転換 epithelial-mesenchymal transition（EMT）
　上皮細胞がその周囲細胞との細胞接着機能，細胞局性を失い，遊走，浸潤能を得ることで間葉系細胞のように変化する過程．

癌の浸潤 invasion／浸潤性発育 invasive growth
　癌細胞が直接に周囲の組織や臓器に拡がっていくこと．

癌の転移 metastasis
　癌細胞が原発巣から，血管やリンパに入り込み，血液やリンパの流れに乗って別の臓器や器官に移動し，そこで増えること．血行性，リンパ行性，播種性転移などに分けられる．

分化 differentiation
　正常なヒトの臓器は，それぞれの細胞がその組織の構成成分となるように機能や形態を変えてできたものと考えられ，このように細胞が特定のものに変化していくことを「分化する」という．腫瘍では，異型性が弱いものを分化が保持されていると考える場合が多い．

退形成 anaplasia・脱分化 dedifferentiation
　分化していた細胞が，再び未分化な方向に機能や形態を変えること．多段階発癌過程は脱分化の繰り返しであるといわれる．したがって退形成癌（未分化癌もほぼ同様）の周辺には分化した腫瘍成分（たとえば腺癌や扁平上皮癌）を伴っていることがある．

デスモプラシア desmoplasia
　癌細胞が周囲の間質組織に浸潤していく過程で，癌の周囲には線維結合組織増生や血管新生がみられる．このような像を desmoplasia または desmoplastic reaction という．このように癌周囲に増生してくる線維芽細胞はがん関連線維芽細胞 cancer-associated fibroblast（CAF）とも呼ばれ，癌細胞との相互作用を行っていることがわかってきた．

理先生のもう一歩　深掘り・横掘り

● がん細胞における遺伝子異常の発見と多段階発癌モデル

　今回取り上げた膵癌のような極悪な癌も，ある日突然に生じて手をつけられないような進行癌になるわけではない．どこかで誕生し"初期"といえる時期があり，膵臓の中で多段階的に腫瘍性上皮細胞が発育し，最終的に浸潤癌になっていくというような多段階のプロセスで進行すると考えられている．特に高齢者に多いような癌は，これに当てはまることが多い．

　まず，最初に化学物質，放射線，日光などによって突然変異の誘発（イニシエーション）が生じ，その後にがん関連遺伝子の機能を変化させ癌の発症や進展に直接関与する変異（ドライバー変異）やその他のさまざまな遺伝子変異（パッセンジャー変異）の蓄積によるといわれる腫瘍の発育・進展（プロモーション）が生じる．

　このようながんの発生や発育に関与する遺伝子の研究に多大なる貢献をしたのは，米国の研究者ロバート・ワインバーグ（Robert A. Weinberg）である．彼は，1982年，ヒトの膀胱癌細胞でがん遺伝子 ras が変異して活性化していることをはじめて報告し，1986年にはその欠損が原因で遺伝性腫瘍である網膜芽細胞腫を引き起こす Rb 遺伝子をみつけ，がん抑制遺伝子の存在を明らかにした．また，ヒトの正常組織から採取して試験管内で培養を開始したばかりの細胞に1つの変異を伴ったがん遺伝子を導入しただけでは細胞のがん化は起こらないが，複数のがん遺伝子の導入やがん抑制遺伝子の不活化を組み合わせることで正常細胞ががん化することを明らかにしている．

　このような癌の発育進展過程に複数の遺伝子異常が"多段階的"に生じることで細胞ががん化することを報告したのは，米国のがん研究者であるバート・フォーゲルシュタイン（Bert Vogelstein）である．彼は，人間のさまざまな癌細胞で変異している遺伝子を探索し，癌の原因と考えられる多くの新規遺伝子を発見している．そして，これら一連の発見から，大腸癌の発症・進展における病理学的変化（過形成から腺腫，腺癌，浸潤性腺癌）が，特定のがん遺伝子とがん抑制遺伝子変異の蓄積と深く関連していることを見い出し，正常細胞に複数のがん遺伝子とがん抑制遺伝子の変異が複数回起こることで，細胞が癌細胞に変化していくという「多段階発癌モデル」の概念を確立し提唱したのである（図10-8）．このモデルは，その後の研究により少々の修整はなされてきているが，その根幹の考えは変わっていない．

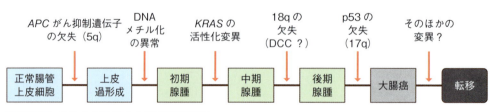

図10-8　当時の大腸癌の多段階発癌過程

がん細胞はヒトの免疫が正常に働けば排除しうる！？

「がん」は，もともとは体の中の正常な細胞になるはずだった細胞が，遺伝子に異常を起こして異常な細胞となり，無秩序に増えていったものである．しかし，ヒトの体には，異常をきたした細胞を攻撃して排除するためのさまざまな機能が備わっているため，多くのがん細胞の"芽"は早いうちに摘み取られているといえるだろう．このような機能は，感染症などの炎症生疾患のときに出てくる自然免疫や獲得免疫などの免疫機構である．自然免疫では，がん細胞を，自分ではない（非自己の）異物とみなし，ナチュラルキラー（NK）細胞などが攻撃する．獲得免疫では，自然免疫からがん細胞の情報を受け取り，体内のがん細胞を探し出し，T細胞などががん細胞を攻撃する．

ではもともと正常な細胞が変化してできたがん細胞を，免疫はどのようにして認識するのだろうか．それは，がん細胞の表面には「がん抗原」と呼ばれる，そのがん細胞に特有のタンパク質をもっており，免疫細胞はこの「がん抗原」を目印として見つけ出し，がん細胞を自分の細胞ではない異物とみなして攻撃するのである．反対に考えると，免疫細胞は，この「がん抗原」がないとがん細胞を見つけることができないことになる．そこで，がん細胞はこれを逆手にとって，この「がん抗原」を隠して免疫細胞による攻撃から逃れるという方法（免疫回避／免疫逃避）を使うこともわかっている．

さらに，がん細胞は，「がん抗原」を隠すだけでなく，がん細胞の周りの環境を変え免疫がうまく働かなくなるようにしたり，免疫の働きをブロックしているといわれている．もう少し具体的に説明すると，がん細胞はPD-L1というアンテナのような構造を出して，T細胞にあるPD-1と呼ばれる受容体に結合しT細胞の攻撃から逃れているのである．逆に，PD-1受容体にPD-L1が結合しないように蓋をしてやれば，がん細胞がT細胞の攻撃にブレーキをかけられないようにすることができる（図10-9）．これが，京都大学の本庶佑氏が発見した，がん細胞が免疫からの攻撃を回避するシステムであり，2018年にノーベル賞を受賞している．

これまでのがんに対する免疫療法の研究では，免疫機能の攻撃力を高める方法に開発の関心が高かったが，免疫のブレーキ部分を阻害する薬である免疫チェックポイント阻害薬に期待が集まっている（第12章 p.145も参照）．

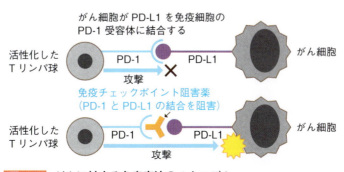

図10-9　がんに対する免疫療法のメカニズム

第11章 子宮頸癌

▶ 症例の概要

現病歴

　29歳，女性．妊婦健診の頸部スメア細胞診で異常を指摘された．精査のために行われた子宮頸部パンチ生検によって，扁平上皮内癌と診断されたが，妊娠の継続を強く希望したため，検討の結果，頸部の円錐切除が行われた．

既往歴

　特記すべきものなし．

生活歴

　生　活：既婚．喫　煙：なし．アルコール：機会飲酒，妊娠してからはなし．

▶ 病理組織・細胞診所見

子宮頸管捺印細胞診標本（健診時）

　診　断：HSIL（high-grade squamous intraepithelial lesion）.

　所　見：種々の扁平上皮や少量の頸管腺上皮が混在して出現するなか，中層〜傍基底部細胞に核／細胞質比（N/C比）の上昇や核クロマチンの濃染などを示す異型細胞が観察され，中等度異形成〜高度異形成や上皮内癌の高異型度上皮内病変が示唆される．コイロサイトーシスもみられる．

子宮頸部生検標本

　診　断：squamous cell carcinoma *in situ*（HSIL/CIN3）

　所　見：頸管腺部と扁平上皮の移行部を含む．移行部扁平上皮に，ほぼ全層性に異型細胞の増生を認め上皮内癌相当である．

子宮頸部円錐切除検体

　診　断：HSIL

　所　見：検体を12分割して組織学的に検索した．3時〜8時方向の標本に，高異型度扁平上皮病変（HSIL）が認められ，またその周辺に低異型度扁平上皮病変（LSIL）の病変も少量認められるが，断端にはこれらの異形成上皮は認められない．

セミナー11

腫瘍とウイルス感染

- 今回は，いつもの病理解剖症例の検討とは少し違って，妊婦健診の細胞診で異常がみつかり，その後の生検で切除の適応となる病変であることが確定し，それをもとに子宮頸部の円錐切除がなされた患者さんの例だ．病理組織所見から，腫瘍性病変の基本的なこと，そしてそれに関連してウイルス感染と腫瘍についてみていこうと思う．
- ヒトパピローマウイルス human papilloma virus（HPV）と子宮頸癌の話ですね．
- お，心さんも興味ありそうだね．
- 理先生，それは医学生ということとは別に，女子には結構関心の高いところなんです．予防のためのワクチン接種のことも含めて．
- ああ，確かにそうかも知れないね．
- そこのところを男子にも医学的に教えてもらえればうれしいっす．
- ところで，細胞診と生検の違いや円錐切除について教えていただけないでしょうか？
- 細胞診は，子宮頸部をへらやブラシで擦って集め，それらに付着した細胞をスライドガラスに塗り付け，染色して顕微鏡で異常な細胞がないかを調べるもので，最近は回収した細胞をいったん，専用溶液でばらばらにしてガラスに貼り付ける「液状細胞診」という方法も普及してきている．生検とは細胞診で異常がでた場合，細胞診の再検査と同時に，子宮頸部をコルポスコピーと呼ばれる拡大鏡で観察し，粘膜変化の度合いがもっとも強そうな場所の組織を少し削り取ってきて病理標本とするものだね．そして，円錐切除とは，子宮頸部の上皮内病変に対する手術法で，子宮全体を摘出せず子宮頸部をレーザーや高周波メスなどで円錐状に切り取るものだよ．これだと術後に妊娠・出産も可能な方法なんだ（図 11-1）．
- 上皮内病変のときの治療法……，上皮内病変って何ですか？
- **上皮内腫瘍性病変（SIL）**は，今日の重要なテーマの1つでもあるので，少しずつ説明していこうと思う．ただ，その前に，医学生のうちにしっかり押さえておくべき腫瘍についてのキーワードを，もう少し整理しておこう．

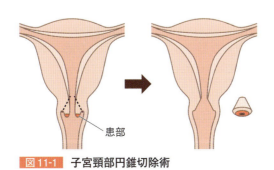

図 11-1　子宮頸部円錐切除術

前回もたくさん教えてもらいましたが，まだまだあるんですね？ がんばって勉強していきます．

前回のセミナー（第10章 膵臓癌）で，細胞が**腫瘍化**して，さらに癌化（**悪性化**）していくことを話したけど，これに関連して，細胞の「**増殖**」「**増生**」「**過形成**」「**異形成**」「**異型性**」「**多形成・多形性**」「**単形成・単形性**」について，一部はすでに話のなかで出てきたものもあるが，その意味の違いを知っておく必要があるので確認しておきたい．

似たような言葉が多いし，漢字ばっかりで，何かとっつきにくいすよね．

そうだね．だからこそ，その違いも含めて理解しておくと，周りから一歩リードできるぞ．まあ，勉強は自分の問題だから，周りを気にする必要もないけどね．

いや，さらっと言えるとカッコいいっす！

細胞が増えることの表現

まず「**増殖**」と「**増生**」だけど，これらは細胞が分裂して増えていくことの一般的な表現だ．腫瘍の場合は「増殖」，腫瘍性変化ではなく何らかの刺激に反応した細胞が一過性に増加する場合は「増生」と使い分けている人もいるが，厳密な意味での定義の違いはなく，ほぼ同義語と考えてよいだろう．英語だと proliferation となる．

へー，英語は同じなんだ．

「**過形成 hyperplasia**」は，基本的に反応性，つまり腫瘍性ではない細胞の増加について使う．では，次は「異形成」と「異型性」だね．

「いけいせい」には2つの意味が

出たー，この辺りから去年はこんがらがっちゃったんだよね．

微妙に漢字が異なって，微妙に意味のニュアンスが違うのでね．「**異形成**」は「異・形成」に，「**異型性**」は「異型・性」に区切ってみるとわかりやすいかも知れない．

異形成は，「形成」が「異」なる？

そうそう，そういうこと．普通とは「異」なった「形成」，つまり異常に形成されるものなので，腫瘍化を内包した用語といえる．英語では「**dysplasia**」，これも「dys（異常）」と「plasia（形成）」が合体してできているだろう．

なるほど．接頭辞からイメージするとわかりやすいです．「異型・性」についてもお願いします．

一方，「**異型性**」は，異常な形をした様子，みたいな感じかな．だから，必ずしも腫瘍性というわけでなく，いってみれば見た目が「異なる」「型」ということ．英語は「atypia」という．接頭語の「a」は「無」とか否定的な意味であり，合体すると「typia（典型）」ではないということになる．異形成と異型性を区別するために，後者は「異型」とのみいう人もいる．

では，多形成と多形性も違うのですか？

「多形性」は「多形成」とほぼ同義で使われることが多く，これは「多くの」像がみられること，またはみられるものということで，細胞の大きさに大小不同性が目立つときとか，歪な形をした細胞が混在しているときに使用される．英語では「pleomorphism」という．単形成，単形性も同じような意味で，均一性があるときに使う．

異形成と異型性……，多形性と多形成……．

なので，言葉遊びみたいだけど，「この上皮には異型（性）があり多形性も目立つので過形成より異形成の可能性が高いと思います」といったりするんだが，わかるかな？

なるほど！　今はわかる気がします．異形成は，その細胞集団の「性質・性状」を表しており，異型（性）は「見た目の異常さ」を表しているということですね．

わかりやすく噛み砕いてくれてありがとう．そういうこと．

細胞が化ける，とは？

では，もう1つ，似た用語の「化生」はどうだろう．
これも因数分解すると「化（ばけて）・生（まれる）」ということで，たとえば，腺上皮が扁平上皮に「化けて・生まれる」ものを扁平上皮化生という．元にあった組織や細胞と異なる性格のものが生じることを指す．扁平上皮化生以外に，胃の腸上皮化生はピロリ菌が感染した胃でよくみられる．英語では「meta（超越・高次）」と「plasia（形成）」が合体して「metaplasia」という．

ふ〜．今日ももうお腹いっぱいだー．

まあまあ，本題はこれからだからね．子宮頸癌が本日のテーマだから．

そっかー，忘れてたー．

そうだろうと思っていたが，今出てきた用語を今回の病変に当てはめながら考えると，子宮頸癌がよく理解できるはずだ．

でも子宮頸癌ってHPVの感染でできるんですよね？

そうだよ．では，また想像してみよう．子宮頸部組織にHPVが感染するところから．

ええ，そこから？　もしや時間軸で？

ウイルスと細菌の違い

HPVが子宮の頸部の細胞に感染すると，どうなるかな？　ウイルスってどういうものかは知っているよね？　心さん，わかる？

インフルエンザとか，コロナとかがウイルスです．

質問を変えよう．ウイルスと細菌の違いって説明できるかな？　以前も少し話したよね．だいぶ，私が一方的に話したので頭に残っていないかな？

うーーーん．

真くんの出番だぞ．

「私は専門家ではありませんが，ウイルスは細菌よりずっと小さいものです」．

コロナ禍のときのワイドショーのコメンテーターみたい！

それから？　ワイドショーのコメンテーターももう少しは知ってるはずだぞ.

わかりました. 微生物学の講義でも習ったのでちゃんと答えます.

ウイルスも細菌も肉眼でみることはできないくらい小さいんだけど, 細菌は1つの細胞からなる単細胞生物で自己複製能ももっているので, ウヨウヨ増えていくわけね. 一方ウイルスは, 膜（外殻）みたいな中に遺伝子（DNA, RNA）が入っているだけだったと思います.

じゃあ, 増えられないのかな？

いや増えるからインフルエンザも新型コロナも問題なわけですから……うーん…….

少し補足しよう. まず大きさについて. もちろん, どちらも小さいけど, 細菌は病理実習で使っているような光学顕微鏡でもみることができるね.

はい. 細菌はグラム染色, 結核菌は抗酸菌染色で見えたと思います.

ウイルスはどうかというと, まったく無理で, 電子顕微鏡が必要になる. 新型コロナウイルス（SARS-CoV-2）も, ニュースの参考写真でいつも電子顕微鏡の写真が出ていたのを覚えてない？

覚えています！　「○○研究所提供」などの出典がついている写真ですね！

細菌はサイズが球菌で $1\,\mu m$ くらい, SARS-CoV-2 は $0.050 \sim 0.2\,\mu m$ だから $50 \sim 200$ 倍くらい違うんだ. ウイルスは, 細菌のように栄養を摂取して生きていくようなことはできず, 生きた細胞のなかで増殖するという方法を使う. 他の生物を足がかり（宿主）にして自己を複製することでのみしか増殖できないわけね. ウイルスが感染した細胞は, ウイルスが増殖して多量のウイルスが細胞外に出ていくと死滅し, そして, その増殖したウイルスはまた他の細胞に入り込んで増殖を続けるという仕組みなんだ. ただ感染力はウイルスによってだいぶ違っていて, SARS-CoV-2のときもその感染力が話題になったよね.

HPV も感染すると細胞は死んでいくんですか？

ヒトパピローマウイルス（HPV）の感染

HPV が子宮頸部の扁平上皮細胞に感染した場合も, 多くの場合, 体の免疫反応によってウイルスはすぐに除去される. しかし, ときには潜伏感染の状態となって, 核の中でウイルス粒子の複製が生じる. HPV に感染した扁平上皮の基底部の細胞が表層に向かって分化をはじめると, HPV ゲノムの複製が活発になりものすごい量の自己複製を示す. そして, 核内で複製しながら重層扁平上皮の中層〜表層に移動し, その過程で感染細胞にコイロサイトーシスという形態変化を与えることになるんだ.

コイロサイトーシスってどんなものですか？

細胞質が明るく抜けたようにみえる細胞のことだよ. だから, この症例の細胞診の所見にも書かれているように, この細胞がみられると HPV 感染を示唆するので報告されることになる（図 11-2）.

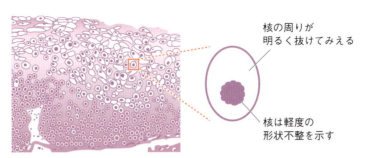

図11-2 コイロサイトーシス

- では，そのような細胞がみられた場合は，将来的に癌になっていく可能性があるということでしょうか？
- いい質問だね．HPVとそれが感染した上皮のその後について説明しておこう．一番大事なところなので．

上皮内腫瘍性病変と前癌病変

- 子宮頸部細胞へのHPV感染は，子宮頸部扁平上皮の上皮内腫瘍性病変（SILまたはCIN）を発症する重大な危険因子なんだね．
- 危険因子とは何ですか？
- そうなる可能性を高める要因ということ．たとえば，タバコを吸うと癌になる確率が高くなることがわかっているんだけど，これを「喫煙は癌の危険因子」といったりする．
- それなら聞いたことがあります．「HPVは子宮頸癌の危険因子」だといわれると理解しやすいのですが，上皮内腫瘍性病変といわれたのでピンと来ませんでした．ここで出てきたSILやCINは異形成や癌とは違うんですね？
- これもなかなかするどい質問だ．まず，SILやCINと異形成だが，これらはほぼ同じと考えてよい．扁平上皮に少しだけ異常な変化がみられはじめたもの．以前は異形成といわれていたし，現在でも異形成といっても間違いではないし，診断を報告するときに併記する病理医もいる．では，SILやCINと癌，ここでは扁平上皮癌を想定していうけど，これらは同じものではない．
- ということは，まだHPV感染と子宮頸癌がつながらないんですけど……．
- このSILやCINにも，異型の度合いが低いものと，強いものがあり，異型度の低いもの（low grade SIL：LSIL／CIN1）の10％くらいが異型度の高い高異型度SIL（high grade SIL：HSIL／CIN2-3）になるといわれているんだ．もう少し詳しくいうと，このLSILやCIN1の状態では，HPVは宿主，つまり頸管扁平上皮細胞のDNAとは独立して存在してどんどん複製しているんだけど，HPVゲノムの一部が宿主のゲノムに組み込まれるという現象integrationには至っていない．それが起こった場合，その頸管扁平上皮の細胞が腫瘍化していくわけだ．
- 感染された側の人間の細胞のゲノムに影響を与えるんですね．

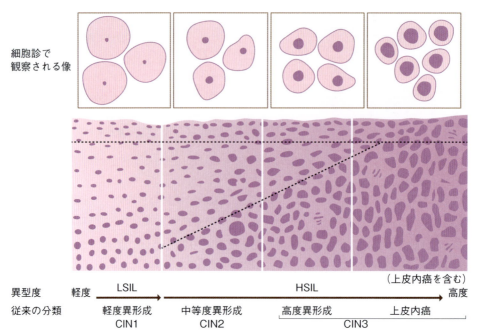

図 11-3　子宮頸部扁平上皮の上皮内腫瘍性病変（SIL）

> そう．それで，この状態では組織形態的にも HSIL/CIN2, 3 と診断しうる像を示し，また，この HSIL/CIN2, 3 は前癌病変（premalignant lesion）といわれ，上皮内癌もここに含まれることになる（図 11-3）．

> ここで癌が登場っすね！

上皮内腫瘍性病変から癌へ

> SIL/CIN とか，異形成や上皮内癌とか，言葉がオーバーラップするのでむずかしく感じますね．

> 日本と海外で使われてきた用語の定義が微妙に異なるのでむずかしく感じるかもしれないが，図でイメージとして理解しておくとそれほどむずかしく感じないものなんだが．

> わかりました．

> 続けるね．SIL が健診などでみつかるのは 30 歳くらいが多く，上皮の下に浸潤する「浸潤癌」の好発年齢は 45 歳ごろと，だいぶ時間差があるんだね．この間，この前癌病変の状態が続き，その過程でいくつかの変化が加わることによって浸潤癌になっていくようなんだね．ただ，HPV が感染した女性のうち，癌に近い SIL（HSIL）や浸潤性子宮頸癌を発症する人は比較的少数派で，HPV 感染が SIL や癌に進行するかどうかはいくつかの要因で決まる．

> その人の免疫力とか？

> それも関与する可能性は否定できないが，その最大の要因は，感染を引き起こす HPV の遺伝子型ということがわかっているんだ．HPV には約 200 の亜型があるとされており，

HSIL や癌との関連が知られているのは，ごく一部の亜型で，たとえば，**HPV16型**は感染すると，その細胞が癌に進展する可能性がもっとも高く，世界の子宮頸癌の55〜60％を占めている．**HPV18型**は2番目で，子宮頸癌の10〜15％を占める．そして，喫煙，免疫不全状態などが加わると，HPV 感染の持続と SIL 発症のリスク上昇につながると考えられているんだ．

理先生が最初にいわれましたが，ウイルス感染で生じる癌って他にもたくさんあるんですか？

そうだね．ウイルスが人の細胞の遺伝子まで変えて癌化されるもの以外に，感染症は慢性感染を起こすことで，そこで細胞が刺激され続けて癌化する場合もあるね．このような感染症がかかわる腫瘍については，主なものを別にまとめておいたのでみておいて下さい（「もう一歩深掘り・横掘り」p.133）．

ありがとうございます．わかりました．

症例のまとめ

今回の症例は病理解剖症例ではないが，経過があるのでまとめておこう．

29歳女性で，妊婦健診でみつかった子宮頸部の上皮内癌の症例です．最初に子宮頸部の細胞診で異常細胞がみつかり，そこからの生検で上皮内癌とされましたが，妊婦でもあり，子宮頸部だけをくり抜くように切除する円錐切除術が行われました．その円錐切除標本でも細かく調べられ，扁平上皮内癌であることが確認されましたが，切除断端に癌細胞はみられなかったため，妊娠は続行され，無事女児を出産することができたとのことです．

文 献

1) クマール V，アバス AK ほか：ロビンス基礎病理学（原書 10 版），豊國伸哉，高橋雅英（監訳），エルゼビア・ジャパン，p205-262，p763-766，2022
2) ルービン R，ストレイヤー DS（編）：カラー　ルービン病理学　臨床医学への基盤（改訂版），鈴木利光，中村英男ほか（監訳），西村書店，p859-868，2017
3) 古田玲子，松坂恵介（編）：特集　感染症と腫瘍—最新の知見．病理と臨床 **41**（3），2023

セミナー後のカフェで ● 感染症も怖い

感染症で癌になったりするって知ってはいたけど，実際の患者さんの話とか聞くと，世の中危険がいっぱいって気になるよ．

どうしたの？

いや，新型コロナウイルスじゃないけど，今後も未知のウイルスとかも出てきそうじゃん．そしたら癌の原因になる新たなウイルスとか出てくるんじゃないかなあって．

愛さんの これだけ！復習ノート

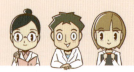

細胞診 cytology
病変部などから採取された細胞をガラスに付着させて固定・染色した標本を顕微鏡で観察して調べる検査．

生検 biopsy
病理診断を目的に，患部の組織を採取して顕微鏡で観察して検査し診断を行うこと．組織採取法は，切除生検ほか，鉗子生検，針生検など，臓器やその目的にもよりさまざま．

細胞増殖／増生 cell proliferation
細胞が分裂して増えていくことの一般的表現．「増殖」と「増生」はほぼ同義語．

異形成 dysplasia
癌へ進展する可能性のある異型細胞の増殖性病変．

異型性 atypia
正常組織・細胞の形態からどれほど異常な形態になっているか（形態的逸脱）を示す用語．病理組織学的に，異型性は構造異型（組織構築の異常）と細胞異型（細胞・核形態の異常）に大別される．一般に良性腫瘍は異型性が弱く，悪性腫瘍では異型性が強い．

上皮内病変 intraepithelial lesion
上皮部だけに異常所見がある病変．

扁平上皮内病変 squamous intraepithelial lesion（SIL）／子宮頸部の上皮内腫瘍性病変 cervical intraepithelial neoplasia（CIN）
SIL（基底部からの異型細胞の増殖程度で low grade と high grade に分ける）と CIN（同様に 1～3 にグレード分類する）はほぼ同義語．SIL/CIN には異形成と上皮内癌が含まれる．

前癌病変 premalignant lesion, precursor of cancer
浸潤癌に進展する前の腫瘍性病変．

化生 metaplasia
本来の成熟細胞が別の分化を示す成熟細胞に変化する現象．一種の細胞系列転換現象であり，細胞が環境の変化に適応することの形態表現と考えられている．腺上皮の扁平上皮化生，胃粘膜上皮の腸上皮化生や十二指腸粘膜上皮の胃上皮化生などがよく知られている．

多形性・多形成 pleomorphic/pleomorphism
細胞形態に多彩性があり，均一性が失われている状態．

単形性・単形成 monomorphic，均一性 monotonous
細胞形態や組織構築が均一で，不規則さが目立たない状態．

コイロサイトーシス koilocytosis
細胞質の核周りが明るく抜けたようにみえる細胞で，核腫大，核形不整なども伴う．HPVが感染し，核のなかでHPVゲノムの複製が活発になり膨大な量の自己複製をし，その過程で感染細胞にコイロサイトーシスという形態変化をもたらす．

理先生の もう一歩 😊 深掘り・横掘り

● 感染症および慢性炎症と腫瘍

感染症や慢性炎症が腫瘍発生に関与することは一部の腫瘍では明らかであり，約20％の腫瘍はその発生に関連していると推計されている．よく知られているものとしては，今回取り上げたヒトパピローマウイルス（HPV）に加え，エプスタイン・バーウイルス（EBV），ヒトT細胞白血病ウイルスⅠ型（HTLV-1），ヒト免疫不全ウイルス（HIV），肝炎ウイルスなどのウイルス，そしてヘリコバクター・ピロリ（*H. pylori*）という細菌などである（**表11-1**）．

このようなウイルス，細菌が宿主（ヒト）の細胞を腫瘍化させるメカニズムとしては，①病原体の遺伝子から産生される遺伝子産物が宿主細胞の増殖亢進やアポトーシス抑制などを起こし腫瘍化につながるもの，②病原体の遺伝子から産生される遺伝子産物による宿主のがん抑制遺伝子の阻害やがん遺伝子の活性化を引き起こし腫瘍化につながるもの，③感染による炎症の持続により炎症性サイトカインや活性酸素などを介して宿主細胞の遺伝子に傷害を与えることなどが想定されている．

ここにあげた病原体以外にも，実際，感染症が関与する腫瘍はもっと多いのかも知れない．

表11-1 腫瘍発生との関連が強い病原体

病原体	腫瘍の種類	組織型
ヒトパピローマウイルス（HPV）	子宮頸部癌，中咽頭癌，肛門管癌，外陰部癌，陰茎癌など	扁平上皮癌（非角化型，低分化）
エプスタイン・バー Epstein-Barr ウイルス（EBV）	リンパ腫，胃癌，上咽頭癌，胸腺癌ほか	バーキット Burkitt リンパ腫，EBV 関連びまん性大細胞型リンパ腫，免疫不全関連リンパ増殖病変，節外性 NK/T 細胞リンパ腫・鼻型ほか．リンパ球浸潤胃癌，上咽頭癌ほか
ヒトT細胞白血病ウイルス1型 human T-cell leukemia virus type 1（HTLV-1）	白血病・リンパ腫	成人T細胞白血病/リンパ腫
ヒト免疫不全ウイルス human immunodeficiency virus（HIV）	肉腫，リンパ腫	カポジ Kaposi 肉腫，原発性脳リンパ腫，非ホジキン Hodgkin リンパ腫，浸潤性子宮頸癌
肝炎ウイルス	肝癌	B 型肝炎ウイルス（HBV）：肝細胞癌 C 型肝炎ウイルス（HCV）：肝細胞癌，肝内胆管癌，リンパ腫 ・肝細胞癌の60％は C 型肝炎，15％は B 型肝炎を背景に発生する ・持続感染により慢性肝炎，肝硬変を経て発生する
ヘリコバクター・ピロリ（*H. pylori*；ピロリ菌）	胃癌，胃リンパ腫	胃癌：胃癌の多くを含む リンパ腫：MALT リンパ腫 ・胃癌の80％はピロリ菌感染が関与と推計 ・ピロリ菌感染により慢性胃炎，腸上皮化生粘膜になると胃の細胞 DNA が傷害され胃癌に発展しやすくなる．細胞増殖シグナル伝達の促進も関与

第12章 リンチ症候群

▶ 症例の概要

現病歴

79歳，女性．食後の腹痛を主訴に来院し，画像所見から小腸イレウスと診断され入院した．イレウス管を留置して経過観察したが軽快しなかったため，小腸内視鏡検査を行ったところ，上部空腸に周囲に土手様の盛り上がりを有する不整形の潰瘍性病変を認めた．同部の生検で腺癌と診断され，空腸部分切除が行われた．このときの腫瘍組織を検査しMSI-Highとわかった．術後は全身状態不良であったため，術後の補助化学療法は行われなかった．空腸癌の切除から5ヵ月後，再度食後の腹痛をきっかけに，再び空腸癌がみつかり空腸部分切除が行われた．さらに6ヵ月後，再度食後の腹痛が出現し，再々入院となった．入院時の腹部CT検査では，再発による小腸イレウスと多発肝転移を認めた．手術適応はないと判断され，ベストサポーティブケア best supportive care（BSC）の方針となった．イレウス発症から約2ヵ月後に肺炎で死亡した．

既往歴

子宮体癌（46歳），胃癌（52歳），結腸癌（53歳，59歳），乳癌（65歳），早期直腸癌（67歳）．

生活歴

喫煙・アルコール：なし．**内服薬**：市販の胃薬のみ．

家族歴

父　直腸癌（46歳），膀胱癌（55歳），大腸癌（61歳），兄　大腸癌（60歳），十二指腸癌（68歳）．

▶ 病理解剖時の所見

主病変

1. 多重癌（リンチ Lynch 症候群）
   a）空腸癌術後，吻合部再発，多発肝転移
   b）胃癌術後状態：再発なし．
   c）大腸癌術後状態：再発なし．
   d）子宮体癌術後状態：再発なし．
   e）右乳癌術後状態：再発なし．

その他の所見

1. 肺炎，肺膿瘍
2. 身長 165 cm，体重 40 kg．

セミナー12

癌は遺伝するか？

今回の症例も癌の患者さんだが，ウイルスが関与した癌や原因がはっきりしていない癌と少し趣が異なるようだね．何か気づいたことをいってくれるかな？

既往歴にたくさんの癌があることと，家族歴に，たくさんの癌の人がいることです．

その通りだね．今回の症例は，若いときからいろんな癌を発症するということで有名な疾患であり，遺伝性でもある．今日は，その辺を学んでみよう．

以前も，癌はすべて遺伝子の病気だと教えてもらいましたが，何か違うのですか？

いい質問だね．その時は意図的に遺伝といわず，遺伝子といってみたんだが，よく気づいたね！

今回の症例は，家族や親戚にとても癌の患者さんがたくさんいること，それに本人にも複数の癌が発生しているのがわかるだろう．

ウチもわりかし「癌家系」だと思いますが，ここまではないなあ．ところで，癌は遺伝するんですか？

このように家系内（血縁者）に腫瘍の患者が多くみられる場合，それらは家族性腫瘍と呼ばれ，がん全体の約5〜10％といわれている．そして，ここから重要だが，家族性腫瘍のうち，腫瘍になりやすい遺伝子を親から引き継ぐ，つまりその遺伝子が遺伝したことによって生じる腫瘍を遺伝性腫瘍というんだ．

そうすると，家族性腫瘍でも遺伝によらないものがあるということになりますが，それはどういうことですか？

腫瘍の発生に関与する遺伝子が遺伝していなくても，たとえば，家族は，生活パターンが類似しているし，食事の好みなども遺伝の影響を受けると思われるよね．そうすると，そういう生活の中に潜んでいる何かが腫瘍発生のリスクを増加させている場合があるのでは，ということだ．

なるほどです．

遺伝する癌

今回の症例には，どういう特徴があるかわかるかな？

家族に癌患者が多いです．

それは，先ほどいったね．では，どういう癌患者が多いの？

どういう，というのは？

何か1つの種類の癌だけではないよね．

はい．何か傾向が……．

後でまた話すけど，一応傾向はあるんだけど，それをみつけるのがむずかしいくらい，

いろんな癌の種類が血縁家族にもみられるね．では，家族にも本人にも共通してできた大腸癌の例を出そう．大腸癌患者全体でいうと，遺伝的な要因が強く関与して発症していると考えられているのは5〜10%といわれている．その中で，有名な腫瘍性疾患に**家族性大腸腺腫症**（FAP）という疾患がある．このFAPは，大腸にむちゃくちゃたくさんの腺腫，一応100個以上といわれるポリープがみられる疾患で，内視鏡検査をすれば一目瞭然なので診断されやすい．ところで，ポリープってわかるよね？

歌手の人とかが声帯ポリープになったと聞いたことがあります．

声帯ポリープと大腸ポリープは成り立ちは違うが，要はポリープとは粘膜からキノコや山のように隆起した病変の総称なんだよね．声帯ポリープは粘膜が腫れたような病変だが，FAPによるポリープは粘膜を覆う上皮が増生してできたもので，腫瘍性のものなんだ．

なるほど．

FAPの原因は，がん抑制遺伝子である*APC*遺伝子に生まれながらに変異をもっていることである．*APC*遺伝子に変異が起こると細胞の増殖にブレーキがかからなくなり，細胞の癌化が起こるんだね．この*APC*遺伝子は，常染色体顕性（優性）遺伝で遺伝することがわかっており，つまり変異は，親から子に1/2の確率で受け継がれることになる．*APC*遺伝子は，何も大腸だけに働くものではないので，他の腫瘍，たとえば十二指腸（5〜11%），膵臓（2%），甲状腺（2%）の癌のリスクが上昇したり，いくつかの良性腫瘍が発症することもあるが，大腸病変が圧倒的に多く，ポリープは50%の患者で15歳までに，95%の患者で35歳までに認められ，未治療の患者ではほぼ全例で，40歳までに癌が生じる．

リンチ症候群

遺伝による癌は，やはり患者さんが若いっすね．

そう．それも大きな特徴だね．

でもこの患者さんは，大腸癌だけでもなく，46歳から小腸癌で亡くなるまで，すごくたくさんの種類の癌ができていますね．大変だったでしょうね．何回も手術をされたりして．

そうだね．愛さんがいうように，この患者さんは，いろんな癌が生じているよね．実は，それがこの疾患の特徴で，**リンチ症候群**として知られているものなんだ．

リンチ！ 物騒な名前ですね．

いや，そういうことじゃなく，リンチはこの疾患概念を確立したヘンリー・リンチ Henry Lynch の名にちなんだ名称だ．

冗談です．失礼しました．

リンチ症候群は，内視鏡検査で一目瞭然なFAPとは異なり，臨床的に識別できるような明確な特徴が少ない．だからその多くが見逃されているともいわれている．以前は，

表12-1	リンチ症候群の各腫瘍発生リスク	
	一般集団の 75歳未満のリスク（%）	リンチ症候群患者の 70歳までのリスク*（%）
全　体	20	～78
大　腸	2	～75
子宮体部	1	～46
卵　巣	＜1	～17
胃・小腸	1	～17
尿　路	＜1	～16
前立腺	4	～16
脳	＜1	～4
乳　腺	5	～13

*変異遺伝子によってリスクが異なる

[Idos G, Valle L: Lynch Syndrome.GeneReviews®. https://www.ncbi.nlm.nih.gov/books/NBK1211/（2024年12月閲覧）より作成]

FAPに対して**遺伝性非ポリポーシス大腸癌（HNPCC）**と長い名前で呼ばれていたこともあるが，最近は，この症例のように大腸癌以外の癌発症リスクも高いこと，原因遺伝子が同定されたことなどから「リンチ症候群」と呼ばれることが多くなったんだ．

HNPCCより覚えやすくて助かります．

リンチ症候群患者では，何と大腸癌，子宮内膜癌，卵巣癌，胃癌，小腸癌，尿路上皮癌，前立腺癌，脳腫瘍，乳癌の発症リスクが高まるといわれているが（**表12-1**），ここで1つ考えてほしい．なぜ，こんなにいろいろな癌が発生してしまうのだろう？

なぜ，癌が発生してくるか……？

いろいろな癌が多発するワケ

これまで何回か話したように，普通の癌は遺伝性素因以外に，環境因子や加齢などが関わって生じてくるよね．一方，遺伝性腫瘍は，ダイレクトにその遺伝子異常が腫瘍発生に関わるため，その遺伝子異常をもつ患者さんは，若いのも特徴だ．そして，大腸癌の発生に強い関連をもつ遺伝子異常を受け継いだ人は大腸癌になりやすくなる．一方，リンチ症候群の患者さんは，大腸癌が発生するケースが多いことは知られているが，そのほかにもさまざまな腫瘍が発生してくる．これは，どういうことか？

たくさんの遺伝子異常が遺伝する？

もちろんそういうこともありうると思うけど，頻度はかなり低くなりそうだね．ほかには？

癌が発生するのに共通した何か重要な遺伝子に異常があるのではないでしょうか？

いいねー．そういうことだ！

リンチ症候群の患者は，遺伝子異常を修復するための遺伝子に異常をもつため，遺伝子異常が修復できず，腫瘍が発生してしまうんだ．遺伝形式は，FAPと同じ，常染色体顕性（優性）遺伝形式をとる．

常染色体顕性（優性）遺伝とは

すみません．先ほど聞けばよかったのですが，常染色体顕性（優性）遺伝についても教えてもらえないでしょうか？

ということなので，真くんに質問だが，遺伝性疾患の遺伝様式について教えてくれるかな．

口頭試問みたいですけど，とりあえず，遺伝の仕方には，大きく分けて常染色体顕性（優性）遺伝，常染色体潜性（劣性）遺伝，X連鎖性顕性（優性）遺伝，X連鎖性潜性（劣性）遺伝の4つがあります．

そういえば，大学に入る前にも習った気がしてきました．でも，よく理解していませんでした．

用語に引っ張られないように，分解してみると多少わかりやすくなるかな．まず，常染色体とX連鎖性（または伴性）だけど，ヒトの正常な細胞には22対の常染色体と1対の性染色体があり，合わせて46本の染色体があるわけで，異常な遺伝子が常染色体上にあるか，性染色体のX染色体に存在するかを意味している．

顕性と潜性は，以前は優性と劣性といわれており，遺伝子の優劣のように誤解されがちだけど，現在は顕性と潜性と呼ばれるようになったものだ．顕性というのはその遺伝子が2本の染色体のどちらか一方にあるだけでも発現する形質で，潜性は，その遺伝子が対になった染色体の両方にある場合にのみ発現する形質のことをいう．

これらの組み合わせを示したのが先の4様式ということになり，常染色体顕性（優性）遺伝は，片方の親に疾患があり，もう一方の親にはない場合，子どもに疾患が遺伝する確率は50％で，発症の可能性は男女で変わりはない．

ほかの場合も教えてもらえると助かります．

教科書に書かれていることを読んでくれたらわかることなんだけど，まあ，それをいっちゃあお終いよ，みたいな気もするので，「深掘り・横掘り」（p.144）で説明しておこう．

あざーっす！

ミスマッチ修復遺伝子の関与

リンチ症候群に戻ると，リンチ症候群の原因遺伝子の特徴は何かということだが，それが，「ミスマッチ修復（MMR）遺伝子」というものだ．

本来DNAはA-TおよびC-Gの組み合わせからなるが，A-GやC-Tなどの誤った組み合わせを生じた状態をミスマッチという．正常の場合は，このミスマッチを修復する仕組みも備わっており，それらを行うタンパク質を司る（コードしている）遺伝子をMMR

遺伝子といい，そのタンパク質 MLH1，PMS2，MSH2，MSH6 からなるミスマッチ修復複合体が，誤った組み合わせを認識すると，それよりも前の部位で DNA 鎖を切断する．それによって DNA 複製がやり直され修復されるというしくみだ．

ヒトの体ってすごいっすね．

ああ，そして，このミスマッチ修復タンパク質に異常があると，DNA のなかで1～数塩基の塩基配列が繰り返すマイクロサテライトというところのコピーミスが起こりやすくなり，腫瘍組織と正常組織でマイクロサテライトの反復回数に違いが生じた状態になる．これを**マイクロサテライト不安定性**（MSI）と呼び，リンチ症候群の90％以上で認められるんだ．つまり，リンチ症候群でみられる癌は，ミスマッチ修復系で働くタンパクを作る（コードしている）遺伝子の変異が原因で発症すると考えられているわけだ．

ふう．

今日は，遺伝子異常が絡んできたので，どうしても取っ付きにくくなるんだが，一度理解すれば，無味乾燥な暗記ものとは違って，むしろ覚えやすくなるから，もう少しだけ，付き合ってくれるかな．

全員 は～い．

再び問う，「癌とは何か？」

では，ここでもう一度，これまでの復習も兼ねて「癌」とは何かという話をしよう．細かなところより大まかな成り立ちの理解が重要なので．癌って何かというと，細胞が無秩序に増えていくことだったよね．

はい，そこはわかります．

では，もし癌を支配する悪魔がいたとして，その気持ちになって細胞を増やす方法を考えてみるとどうなるかな？　セミナー10で話した動的平衡（p.113）も参考にしてみるとわかりやすいかもしれない．

新しい細胞ができるのと，古い細胞が脱落することのバランスが取れているのが動的平衡だったと思いますので，細胞を増やすには，新しくできる細胞を増やすか，古い細胞も死んで脱落しないようにすると細胞自体は増えると思います．

いいねー．ここまでは OK かな？

では今回は，新しくできる細胞を増やす方法を考える．新しい細胞ができるということは，細胞がたくさん分裂するということに尽きるが，細胞増殖の過程を整理するとどうなるかというと……（**図 12-1**）．

（A）細胞の増殖を促す因子がある．

（B）その因子は，細胞膜にあるレセプター（受容体）に結合して認識される．

（C）認識された情報は，そこからいくつかの因子が玉突き状にシグナルを伝えていく（シグナル伝達系）．

（D）その最終点は，核内にある転写因子に伝えられる．

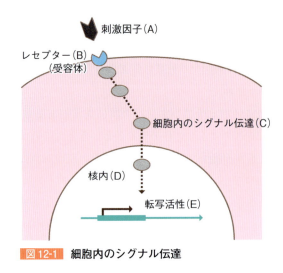

図 12-1　細胞内のシグナル伝達

　　（E）転写因子は，その細胞のDNAの上にあり遺伝子のスイッチをオンにするプロモーター領域に直接結合して，DNAの遺伝情報をRNAに転写する過程を促進したり，抑制したりする．
　　だから，（A）〜（E）の過程に関連する因子に刺激が伝わると，新しくできる細胞が増えて，細胞増殖が継続していくことになるというわけだね．
　　図と一緒にみていくと，だいたいイメージできました．

がん遺伝子とがん抑制遺伝子

　ここで，細胞増殖を促進する「**がん遺伝子** oncogene」の代表である **K-ras遺伝子** と，細胞増殖を抑制して調整している「**がん抑制遺伝子** tumor suppressor gene」の代表である **TP53遺伝子** についてもう少し説明しよう．

　助かります．

　ヒトの体内には細胞の増殖や成長を制御する **上皮成長因子** epidermal growth factor（**EGF**）というタンパク質があるんだが，EGFが，細胞表面にあるそのレセプターであるEGFRに結合すると，細胞内のK-rasタンパク質が活性化されて，細胞を増殖させるシグナルが伝達されるんだ．*K-ras*遺伝子は正常にもあり，通常は *K-ras*遺伝子が細胞の増殖を制御しているんだが，その *K-ras*遺伝子に変異が生じると，EGFとEGFRが結合していなくても，細胞増殖のシグナルが出され続け，癌細胞の増殖が活性化され続けることになり，腫瘍化していくことにつながる．

　先ほどの，（C）の異常ということになりますね．

　そう．一方．このような細胞回転周期の異常を監視し調整しているp53タンパク質のような因子もあり，その際は一時的に細胞周期の進行を**休止**させてその原因のDNAの修復をしたり，DNAに損傷があると大量のp53タンパク質を作って細胞増殖過程を中止

させる（**細胞老化**）．また，修復不可能な場合は，p53 タンパク質は**アポトーシス apoptosis** を起こさせ細胞死へと導き調整している．しかしこの p53 タンパク質が遺伝子異常などで働かなくなると，いわゆるタガが外れた状態になって，細胞が増え続けることになるわけだね．

癌に共通する特徴

「癌」という病気を治療，また抑え込むことは一筋縄ではいかず，これまで多くの研究者がさまざまな視点からアプローチしてきた．そして，それぞれの研究者が自分のアプローチこそ重要と主張しながら研究しているところがあるが，たとえば「大きな象」について，ある人は尻尾を，ある人は皮の性状から，またある人は長い鼻に焦点を当てて研究しているようなもので，誰も（象という）全体像がわかっていないと揶揄（やゆ）されることもあったんだ．

それらの反省にも立って，最近は，より広い範囲の研究を統合し，悪性腫瘍の大きな特徴を大まかに8つ（①増殖抑制シグナルに対する不安定性，②無限の複製能，③浸潤および転移能の活性化，④血管新生の促進，⑤細胞死への抵抗性，⑥細胞のエネルギー代謝の変化，⑦持続的な自己増殖シグナル，⑧免疫による破壊の回避）に分けて捉えられるようになってきた．しかし，もちろんそれぞれに複雑な機序があり，そしてこれらのさまざまな因子が複雑に絡まり合ってできているからこそ，癌の治療は一筋縄ではいかないということがわかるだろう．

統合しても結構複雑ですね．まあ，そう簡単にいかないのだろうなとは思いますが．

そうだね．そして，これらを促進する因子として，ゲノム不安定性と変異，腫瘍を促進する炎症があげられている．炎症は，癌の発生における複数の段階に関与しているとされ，持続的な炎症は，DNA を損傷し，DNA 修復を阻害するメディエーターを放出し，細胞の形質転換を引き起こす．それによって腫瘍の成長と転移が可能になり，免疫破壊を回避する局所微小環境が確立され，腫瘍に対する有効な免疫反応を妨げることになる．

症例のまとめ

今回は，病態というよりも，それが生じる背景についての話が主体になってしまったけど，最後に，この症例をまとめておこう．

はい．79歳の女性で，家族歴に癌患者が多く，また本人も複数の癌の既往例を有し，小腸癌の検査でリンチ症候群と確定診断されています．最終的には，この小腸癌の多発転移があり，また小腸イレウスも発症して状態が悪化し，そこに肺炎が重なり死亡しています．

病理解剖所見は？……．

病理解剖では，最終的に再発腫瘍はすべて小腸癌の転移で説明がつくもので，肝転移が顕著で，最終的な死因にもなった肺炎は膿瘍化もしていました．

🧑 | 以上です．
👨 | ありがとう．それでは，今日はここまでとする．

文 献

1) MSDマニュアル・プロフェッショナル版―単一遺伝子の異常．https://www.msdmanuals.com/ja-jp/プロフェッショナル/24-その他のトピック/遺伝医学の一般原則/単一遺伝子の異常（2024年12月閲覧）
2) 大腸癌研究会（編）：遺伝性大腸癌診療ガイドライン2020年版，金原出版，2020

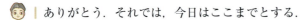

> 👨 | 愛さんって，そろそろ研修病院とか決める時期じゃないんすか？
> 👩 | そうね，いくつか見学にも行ってみたんだけど，ちょっと迷っているの．私が消化器内科医になろうと思っているの知ってるでしょ．それで結構アクティブに検査とか治療とかされている病院に見学に行ってるんだ．ただ，残念ながら病理診断科との連携があまりなかったり，病理医の先生が1人で全科の診断をしていたり，やはり大学病院以外では病理医の先生は少ないみたい．
> 🧑 | 隠れた地域医療の問題って，理先生もよくいっているのは本当なんですね．リンチ症候群の検査って，絶対無理じゃないですか．
> 👩 | まあ，遺伝子検査は外注するしかないとしても，自分で採った組織の病理所見を確認しに行けたりできないんじゃ，ちょっとどうかと思ってるの．
> 🧑 | 私が読んでいた漫画でも，その病院は病理専門医1人，技師1人でした．あとから，かわいい研修医の先生が加わったんですけど．

愛さんの これだけ！ 復習ノート

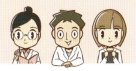

家族性腫瘍 familial tumor
　原因にかかわらず，ある家系に腫瘍性疾患の異常集積がみられる腫瘍．

遺伝性腫瘍 hereditary tumor
　家族性腫瘍のうち，腫瘍になりやすい遺伝子を親から引き継ぐ，つまりその遺伝子が遺伝したことによって生じる腫瘍．

家族性大腸腺腫症 familial adenomatous polyposis（FAP）
　APC 遺伝子の胚細胞変異を原因とし，大腸の多発性腺腫を主徴とする常染色体顕性（優性）遺伝性の症候群．

遺伝性非ポリポーシス大腸癌 hereditary non-polyposis colorectal cancer（HNPCC）
　DNA ミスマッチ修復遺伝子の異常を示す常染色体顕性（優性）遺伝疾患で，最近はリンチ症候群と呼ばれることが多い．大腸癌のほか，子宮内膜腫瘍や卵巣腫瘍などのリスクも高まる．ミスマッチ修復タンパク質に異常があると，マイクロサテライト不安定性の状態になり腫瘍発生につながる．

ミスマッチ修復（MMR）遺伝子 mismatch repair gene
　塩基対のミスマッチを修復するタンパク質をコードしている遺伝子で，リンチ症候群の原因遺伝子である．ミスマッチ修復タンパク質は MLH1，PMS2，MSH2，MSH6．

マイクロサテライト不安定性 microsatellite instability（MSI）
　DNA の複製の際に生じる塩基配列のコピーエラーを修復する機能の低下により，マイクロサテライト反復配列が正常組織と異なる反復回数を示す現象．

常染色体顕性（優性）遺伝 autosomal dominant inheritance
　異常遺伝子が常染色体上にあり，その遺伝子が2本の染色体のどちらか一方にあるだけでも発現する遺伝．

常染色体潜性（劣性）遺伝 autosomal recessive inheritance
　異常遺伝子が常染色体上にあり，その遺伝子が対になった染色体の両方にある場合にのみ発現する遺伝．

X 連鎖性顕性（優性）遺伝疾患
　「もう一歩深掘り・横掘り」参照．

X 連鎖性潜性（劣性）遺伝疾患
　「もう一歩深掘り・横掘り」参照．

細胞老化 senescence
　増殖していた細胞が増殖促進刺激への抵抗性を示すようになり，不可逆的に細胞周期が休止（quiescence）した状態．癌化の可能性のある異常細胞を増殖させないためにもともと細胞に備わっているしくみと考えられている．

理先生の もう一歩 深掘り・横掘り

● 単一遺伝子疾患の遺伝様式

常染色体顕性（優性）遺伝疾患（図 12-2a）

　片方の親に疾患があり，もう一方の親にはない場合，子どもに疾患が遺伝する確率は50％．発症の可能性は男女同等．疾患のある人のほとんどは，両親の少なくとも1人が同じ疾患を抱えているが，この疾患が親には明白に現れていない場合や，診断されていない場合もある．

　代表疾患にはマルファン Marfan 症候群，ハンチントン Huntington 舞踏病，遺伝性球状赤血球症などがある．

常染色体潜性（劣性）遺伝疾患（図 12-2b）

　疾患のある人の両方の親が異常な遺伝子をもっているが，異常遺伝子が発現するにはその遺伝子が2コピー必要であるため，通常はいずれの親にも疾患は現れていない．片方の親に疾患があり，もう一方の親は異常遺伝子を1つもっているものの疾患がない場合，その子どもの半数に疾患が現れる傾向がある．もう半数の子どもは1つの異常遺伝子のキャリアとなる．片方の親に疾患があり，もう一方の親が異常遺伝子をもっていない場合は，どの子どもにも疾患は現れないが，全員が異常遺伝子を受け継いで保因者となり，子孫に遺伝する可能性がある．発症は性に関係ない．

　代表疾患には鎌状赤血球症，糖原病，フェニルケトン尿症，嚢胞性線維症などがある．

X連鎖性顕性（優性）遺伝疾患（図 12-2c）

　発症している男性の場合，その疾患が娘全員に遺伝するが，息子には遺伝しない．異常X遺伝子を1つだけもち，発症している母親の場合，男女に関係なく子どもの半数に疾患が遺伝する．異常X遺伝子を2つもち，発症している母親の場合，すべての子どもに疾患が遺伝する．

　代表疾患には家族性くる病，アルポート Alport 症候群（遺伝性腎症）などがある．

X連鎖性潜性（劣性）遺伝疾患（図 12-2d）

　発症するのはほとんどが男性．発症している男性の娘は全員，異常遺伝子の保因者になるが，息子

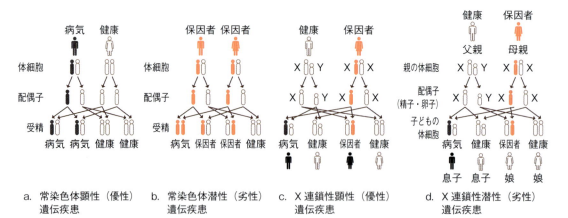

a. 常染色体顕性（優性）遺伝疾患　　b. 常染色体潜性（劣性）遺伝疾患　　c. X連鎖性顕性（優性）遺伝疾患　　d. X連鎖性潜性（劣性）遺伝疾患

図 12-2　単一遺伝子疾患の遺伝様式

に疾患が遺伝することはない．

　遺伝子保因者の女性は，異常遺伝子が両方のX染色体にあるか，正常な染色体が不活化されている場合を除いて発症しない．しかし，息子の半数にその遺伝子が受け継がれ，通常は発症する．娘は母親と同じく通常は発症しないが，半数が保因者となる．

　代表疾患には血友病，デュシェンヌ Duchenne 型筋ジストロフィーなどがある．

なぜ MSI-High のがんには免疫療法が効きやすいのか

　遺伝子の中には，1〜数塩基の配列が繰り返し並んでいる領域（マイクロサテライトという）があり，この領域は DNA 複製の際に読み間違いがよく起こる．リンチ症候群の患者では，ミスマッチ修復（MMR）遺伝子に異常があるため，DNA の読み間違いが起こっても修復されない．この状態をマイクロサテライト不安定性（MSI）といい，リンチ症候群の大腸癌では 90％以上の高頻度に MSI（MSI-High という）を認める．ちなみに大腸癌全体に対する MSI-High の割合は約 6％である．

　MMR 遺伝子には，*MLH1*，*MSH2*，*MSH6*，*PMS2* があり，いずれかの遺伝子の両アリルに不活化が起きていると，その遺伝子に対応する MMR タンパク質の発現が消失している．したがって MSI-High の癌では，MMR 機能の欠損により，正常な細胞と比べて，多くの遺伝子変異をもっていると考えられる．MSI-High とそうでない場合の癌細胞での体細胞の遺伝子変異は，100 未満と 1,500 以上と 1 桁〜2 桁も違うという．

　遺伝子変異をもっている癌細胞には異常なタンパク質が作られるため，通常は，これが免疫細胞には「癌抗原」，つまり異物とみなされて攻撃され排除される．ところが，癌細胞は PD-L1（programmed cell death ligand 1）というタンパク質を細胞表面に出して，免疫細胞の PD-1（受容体）と結合することで，免疫細胞の攻撃にブレーキをかけている（第 10 章 p.123 も参照）．

　MSI-High の癌細胞では，表面に癌抗原がたくさん出ており免疫システムが発動しやすい状態になっていることから，PD-L1 と PD-1 の結合をブロックしてブレーキを解除すれば，免疫細胞の攻撃力が発揮されることになり，免疫治療が効きやすくなる．したがって，MIS-High の患者を抽出するために MSI や MMR タンパクの異常を検出することが行われるようになった．

第13章 ニーマン・ピック病

▶ 症例の概要

現病歴

　9歳，女児．早産（30週）で低出生体重（1,400 g）だった．生後すぐに新生児呼吸窮迫症候群を起こし，界面活性剤療法が必要であった．また，出生直後から1週間，急性腎障害のために腹膜透析が行われた．その後，新生児の急性肝不全を示し，生後2ヵ月時に父親をドナーとして生体肝移植を受けた．また，脾腫があり脾臓摘除も行われ，さらに発達遅延があり小脳失調，構音障害，嚥下障害，知的障害も確認された．皮膚生検で特徴的な所見が観察され，ニーマン・ピック Niemann-Pick 病C型と診断された．3歳時に肝機能障害が出現し，肝生検を行ったところ移植した肝臓に泡沫状細胞が観察された．その後，消化管に炎症性腸炎が出現し，腸生検検体にも泡沫状細胞の浸潤が確認された．9歳時に低タンパク血症で死亡した．

既往歴

　なし．

家族歴

　なし．

▶ 病理所見

・**皮膚生検**：Niemann-Pick 病

　皮膚真皮内に，細胞質が泡沫状の細胞が多数浸潤している．

　特殊な染色で Niemann-Pick 病で出現する細胞に矛盾しないことが確認された．

・**肝生検**：Niemann-Pick 病に矛盾しない．

　泡沫状細胞が浸潤し，門脈域から軽度の線維伸長を伴っている．

・**腸生検**：Niemann-Pick 病に矛盾しない．

　潰瘍周辺の粘膜下層から一部筋層に泡沫状の細胞の小集簇がみられる．

　病理解剖は承諾されなかったが，死後に承諾を得て行われ採取された肝組織には，泡沫状形態を示す組織球の浸潤が確認された．

セミナー13

今日は，ニーマン・ピック病という，かなり珍しい遺伝性の代謝異常の症例をみながら，そのほかの代謝異常や発育異常など小児の疾患についてもみていきたいと思う．

たしかにこれまで小児の病気はありませんでしたね．

まれな病気だけど，覚えることが山ほどあるヤツですよね．

もちろん，ある程度は知っておくべきなんだろうが，まず，ここでは病態を理解することを主眼にみていこう．

ニーマン・ピック病ってどんな病気？

まず，ニーマン・ピック病について，簡単に説明しておくね．

この症例はC型と書かれているように，ニーマン・ピック病にはA，B，C型があるんだけど，現在では，A，B型とC型は，原因となる遺伝子異常も欠損酵素もまったく異なる疾患であることがわかっているんだ．

ニーマン・ピックという人が最初に間違って報告したとか……？

当たらずとも遠からずだね．ニーマン・ピック病は，調べてみると，最初に症例報告したアルベルト・ニーマン Albert Niemann とルートヴィヒ・ピック Ludwig Pick の名前に由来しているらしい．ニーマンはドイツの小児科医で，神経症状が急速に進む乳児例を1914年に最初に報告しており，ピックはドイツの研究者で，ニーマンが報告した症例の組織所見が，類縁疾患の**ゴーシェ Gaucher 病**と異なることを示したことで，2人の名前をとってそう呼ばれるようになったようだ．

いい線いってましたね！

で，何の異常なのかというと，先ほどいったように，遺伝性の代謝異常なんだ．では**代謝異常**とは何かというと，セミナー1でも少し話したように，異常な物質が体内に蓄積したり，通常もみられる物質が過剰にあり異常に多く蓄積したりする病気で，**先天性代謝異常症**の場合は，生まれつき，特定の酵素が欠損していたり，代謝の働きが障害され，物質が体内に欠損したり，過剰に蓄積することでさまざまな症状を引き起こす遺伝性の疾患ということになる．

ということは，ニーマン・ピック病では，何の酵素が欠損して，何の代謝が障害されていたかを知る必要がありますね．

心さんも，すっかりこの病理セミナーのメンバーの一員として成長したね．まさにその通りだね．

心さん，すごいじゃん．俺が教えることはもうなくなっちゃった感じだ……．

いえ，いつも真さんが理先生に質問して下さるポイントが，私の疑問に一致していて，私のために質問して下さっているんだろうなと思っていました．

ま，まあ（汗），そういうところもないわけじゃないけどね……．

本当に，今年はこの3人なので，教えるほうも教えがいがあるよ．
では，心さんの疑問に答えると，ニーマン・ピック病A, B型では，酸性スフィンゴミエリナーゼという酵素が欠損して，スフィンゴミエリンが特に神経に蓄積し，C型は，コレステロール輸送の欠陥によって，コレステロールやガングリオシドという物質がやはり神経系に過剰に蓄積してしまう疾患ということになる．

ありがとうございます．ただ，はじめて聞くような物質ばかりで，今ひとつイメージしにくいです．

ライソソーム蓄積症

みなさんはライソソームという細胞内小器官を覚えているかな？ ライソソームは，細胞の中で不要になった脂質や糖質を分解する働きをもっており，それらを分解するために多くの酵素を有しているんだ．そして，それぞれの酵素はそれぞれ違う物質を分解しているため，この酵素が1つでも欠けると，ライソソーム内に脂質やムコ多糖などが蓄積し，その結果，病気になるというわけだ（図13-1）．ニーマン・ピック病みたいにね．こういう疾患をライソソーム蓄積症と呼んでおり，その数なんと60種類の疾患が含まれるんだよ．

結構珍しい病気と思ったんですけど，そんなに種類が多いんですね．

種類は多くても，もちろん希少疾患であり患者数自体は少ない．15万人に1人程度とされる．
今回の症例のニーマン・ピック病C型について，情報を追加しておくと，この疾患は，*NPC*1, *NPC*2 という2つの遺伝子の変異によって発症し，遺伝形式は常染色体潜性（劣性）性遺伝で遺伝する．

先ほど主に神経に蓄積といわれましたが，今回の症例は肝臓や脾臓などそのほかの症状も多かったようです．

細胞外への脂質の移動が損なわれ，細胞内に脂質が蓄積され，脂質を含んだ組織球は，肝臓，脾臓，肺，脳にも沈着し，肝脾腫，細胞減少，肺疾患，神経症状を引き起こす，といったほうが適切だったね．

顕微鏡でみると，その脂質を含んだマクロファージがみられるんですね？

みられるよ．この症例では，移植をした肝臓にも，泡沫組織球の浸潤が多くみられてい

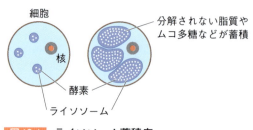

図13-1 ライソソーム蓄積症

表13-1　主な遺伝性疾患

常染色体顕性（優性）遺伝疾患	マルファン Marfan 症候群，エーラス・ダンロス Ehlers-Danlos 症候群，家族性高コレステロール血症，遺伝性球状赤血球症，神経線維腫症1型
常染色体潜性（劣性）遺伝疾患	ニーマン・ピック Niemann-Pick 病，ゴーシェ Gaucher 病，糖原病，囊胞性線維症，鎌状赤血球症，フェニルケトン尿症，ガラクトース血症，ウィルソン Wilson 病
X連鎖性遺伝疾患	血友病A，デュシェンヌ Duchenne 型筋ジストロフィー症，ファブリー Fabry 病，アルポート Alport 症候群

たんだよ．

遺伝性疾患や小児の疾患

さて，ニーマン・ピック病とライソソーム蓄積症はひとまずここまでとして，これに関連して，もう少し遺伝性疾患や小児の疾患をみておこう．

たしかに小児の病気は成人の病気と少し違う特徴がありますね．病理学的視点から整理できると助かります．

誤解するといけないので先に説明しておくと，遺伝性疾患だからといって，すべてが幼少時に発症するというわけではないということだね．また，生下時から存在する先天性疾患がすべて遺伝性というわけではないので，まず，ここは押さえておく必要がある．

なるほど，ちょっとトリッキーですね．

事実だからトリックでも何でもない．

まあ，そうすけど．

遺伝性疾患にも多数の種類があるが（表13-1），ここでは先ほどの脂質代謝異常にも関連してグリコーゲンの蓄積症（糖原病）と，結合組織タンパク質の異常として有名な疾患であるマルファン症候群，エーラス・ダンロス症候群を紹介しておこう．

グリコーゲン代謝異常も，その酵素の欠損によって起こるのですね．

そうだよ．10種類以上の糖原病の病型があるが，肝臓型，筋型，その他に大別できる．正常状態でグリコーゲンが貯蔵される組織が肝臓と骨格筋なので，異常が生じた場合，そこに蓄積されることが多いのは理解しやすいね．ただ All or None ではなく，糖原病と同様，実際にはすべての臓器に蓄積しうる．

グルコース代謝異常：糖原病

珍しい中ではもっとも頻度の高い糖原病は，糖原病Ⅰ型（フォンギールケ病）で，グルコース-6-ホスファターゼという酵素が欠損しており，1歳未満では，重度の低血糖，乳酸アシドーシス，および肝腫大がみられ，それ以降では，肝腺腫，進行性の腎機能不全，腎腫大，低身長を伴う．また，グルコース代謝異常による脂質代謝異常や高尿酸血症，血小板機能低下による鼻出血なども伴う．

表 13-2	主な糖原病			
病　型	欠損酵素	臨床病理学的分類	特　徴
Ⅰ型： フォンギールケ病	グルコース-6-ホスファターゼ	肝型	肝・腎腫大，発育不良． 脂質・尿酸異常，血小板機能低下を合併
Ⅱ型： ポンペ病	リソソームグルコシダーゼ	その他；全身	心肥大，筋緊張低下，心肺機能不全
Ⅴ型： マッカードル病 MaArdle disease	筋ホスホリラーゼ	筋型	ミオグロビン尿（半数），20歳以上で発症

とりあえずノートしておきますが，すぐに覚えられそうにありません．

糖原病Ⅱ型（ポンペ病）は，ライソソーム酸性 α-グルコシダーゼの欠損で，心臓や筋組織へのグリコーゲン沈着による症状が出る．ほかにも，いくつかの型があるので表にしておこう（**表 13-2**）．

弾性線維の異常：マルファン症候群

真くん，高身長，やせ型，細長い指というと，誰か思いつく人はいる？

有名人ですか？　**マルファン症候群**は，何人かそういわれている人がいますね．

えっ，誰，誰？

有名な女優さんや歌手，お笑い芸人にも噂されている人はいるんですけど，とりあえず当たり障りのないところで，エイブラハム・リンカーンはいかがでしょう？

真くん，大人だね．

マルファン症候群は，常染色体顕性（優性）遺伝性疾患で，細胞外マトリックスに存在する微小線維の主成分であるフィブリリン 1 fibrillin-1 の遺伝的欠陥に起因する．このフィブリリン 1 は弾性線維の形成に関与しており，この形成不全がさまざまな症状に関与する．ただ，骨の過成長などの異常は，フィブリリンの欠損だけでは説明がつかないのだけど，フィブリリン 1 の欠損により TGF-β という細胞増殖因子の過剰な活性化が生じていることが原因といわれている．

弾性線維の異常があるとどうなるのですか？

弾性線維形成がうまくいかないと，大動脈の弾性を保持している中膜の弾性線維層が虫喰い状になってしまう**囊胞状中膜壊死**という状態になり，これが原因で大動脈瘤や大動脈解離を起こすことがある．また，心臓の弁も軟らかくなり，血流の拡張期にちゃんと逆流を防げなくなり，臨床的には**フロッピーバルブ症候群**と呼んでいる．

フロッピーバルブですか，何となくイメージできます．

膠原線維の異常：エーラス・ダンロス症候群

では，**エーラス・ダンロス症候群**に移ろう．この疾患は，膠原線維の合成や構造の欠陥

を示す.

膠原線維って，炎症の後の瘢痕のときのような組織ですね？

そうだよ．エーラス・ダンロス症候群は常染色体顕性（優性）遺伝するが不均一性がある．さまざまな遺伝子変異がさまざまなコラーゲンの量，構造，または形成に影響を与える．変異は，コラーゲンまたはコラーゲン修飾酵素の遺伝子に存在しうる．

エーラス・ダンロス症候群の症状および徴候は非常に多様で，主要な症状としては，関節の過可動性，瘢痕形成および創傷治癒の異常，脆弱な血管，過剰に伸展するビロード状の皮膚などがある．皮膚は数 cm 伸展できる．

症例のまとめ

では，今日の症例に戻ってまとめておこう．

早産，低出生体重で生まれたニーマン・ピック病の症例です．経過中，多臓器にわたる多様な症状を示し，特に急性肝不全状態となったときに生体肝移植も行われていますが，最終的には肝障害や消化管に炎症性腸炎を併発して低タンパク血症となり死亡しました．病理解剖は行われていませんが，死後に採取された肝臓組織にも泡沫状の形態を示すマクロファージの浸潤がみられたため，肝障害の進行もニーマン・ピック病の進行によるものと考えられました．

文 献

1) クマール V，アバス AK ほか：ロビンス基礎病理学（原書 10 版），豊國伸哉，高橋雅英（監訳），エルゼビア・ジャパン，p276-283，2022
2) 日本先天代謝異常学会（編）：ニーマンピック病 C 型（NPC）診療ガイドライン 2023，診断と治療社，2023

セミナー後のカフェで ● 子どもの病気

子どもの病気をみると，本当に悲しくなりますよね．

そうなんだよね．先天性遺伝性疾患って，なかなかむずかしいね．

小児科の病棟って，ホント，小さな患者さんばかりで，自分たちには何もしてやれないけど，何とかしてあげたくなるなあ．

そうですね！　子どもたちの元気な笑顔を取り戻せるよう，せめて勉強がんばろうと思います．

私たちがしっかり病気のことを理解することで，少しでも子どもたちの未来をよりよいものにしていくことができるといいよね！

愛さんの これだけ！ 復習ノート

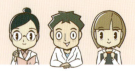

代謝異常 metabolic disorder：異常な物質が体内に蓄積したり，通常もみられる物質が過剰にあり，異常に多く蓄積したりする病態．

先天性疾患 congenital disease：生下時から存在する疾患．

遺伝性疾患 hereditary disease：遺伝により伝えられる疾患．発症は必ずしも幼少時ではない．

ライソソーム lysosome：体の中で不要になった脂質や糖質を分解する働きを持っている細胞内小器官．

ニーマン・ピック病 Niemann-Pick disease：ニーマン・ピック病A，B型では，酸性スフィンゴミエリナーゼという酵素が欠損して，スフィンゴミエリンが特に神経に蓄積し，C型は，コレステロール輸送の欠陥によって，コレステロールやガングリオシドという物質がやはり神経系に過剰に蓄積してしまう疾患．

ゴーシェ病 Gaucher disease：グルコセレブロシダーゼ（β-グルコシダーゼ）の遺伝子変異により糖脂質のグルコセレブロシドが組織に蓄積する疾患．

糖原病 glycogen storage disease：グリコーゲンの合成や分解に関与する酵素が先天的に欠損していることで，グリコーゲンの異常な蓄積が肝臓や筋組織などに生じる疾患．欠損している酵素によっていくつかの病型に分けられる．

フォンギールケ病 von Gierke disease：糖原病Ⅰ型．グルコース-6-ホスファターゼ欠損．1歳未満とそれ以降で症状などが異なる．

ポンペ病 Pompe disease：糖原病Ⅱ型．ライソゾーム酸性α-グルコシダーゼの欠損で，心臓や筋組織へのグリコーゲン沈着による症状が出る．

フィブリリン1　fibrillin-1：細胞外マトリックスに存在する微小線維の主成分で，弾性線維の形成に関与している．

マルファン症候群 Marfan syndrome：常染色体顕性（優性）遺伝性疾患．フィブリリン1 fibrillin-1の遺伝的欠陥による弾性線維の形成不全を生じ，大動脈の嚢胞状中膜壊死 cystic medial necrosis を示す．

エーラス・ダンロス症候群 Ehlers-Danlos syndrome：常染色体顕性（優性）遺伝．膠原線維の合成や構造の欠陥を伴い，関節の過可動性，瘢痕形成および創傷治癒の異常，脆弱な血管，過剰に伸展するビロード状の皮膚などを示す．

理先生の もう一歩 深掘り・横掘り

小児における主な腫瘍

小児に発生する悪性腫瘍について，成人のそれともっとも異なることは，上皮性腫瘍が少ないことであり，10歳未満では造血器腫瘍（白血病），脳神経腫瘍，肉腫が主体である．したがって，成人の癌で多い多段階発癌過程を経て悪性化するものは少なく，先天的な遺伝子異常や家族性症候群を背景にすることが多い．また，腫瘍によっては（特に新生児期まで），自然退縮したり成熟組織へ分化することが知られている．小悪性腫瘍の主な特徴を**表13-3**に示す．また，小児に特有な疾患を**表13-4**に示す．

表13-3 小児の悪性腫瘍の概要

腫 瘍	特 徴
白血病・リンパ腫	小児悪性腫瘍でもっとも多い（約50%）．前駆B細胞リンパ芽球性白血病/リンパ腫（小児急性白血病の85%），前駆T細胞リンパ芽球性白血病/リンパ腫（小児急性白血病の15%）
脳腫瘍	小児腫瘍の約20%．その20%は髄芽腫 medulloblastoma．成人脳腫瘍はテント上発生が多いが，小児脳腫瘍は後頭蓋窩に好発
網膜芽細胞腫	40%は*Rb*遺伝子異常を有する遺伝性腫瘍である．家族性発生では，両側性，多発性が多く，また骨肉腫などを伴う頻度が高い．特徴的な組織像は，ロゼット形成である
神経芽細胞腫	小児腫瘍の7〜10%．副腎髄質または交感神経節から発生．1歳半以上や病期が進んでいる場合，*MYCN*遺伝子増幅を伴うものは予後が悪い．腫瘍が分泌するカテコールアミンの代謝産物（VMA/HVA）で患者のスクリーニングが行われる
腎芽細胞腫（ウイルムス腫瘍）	10%は両側性か多発性．先天性奇形を伴う症候群で，腫瘍発生リスクが高い．組織像は，腎芽型，間質型，上皮細胞型がある
肉 腫	骨腫瘍の中では骨肉腫がもっとも多く，ユーイング Ewing 肉腫が続く．軟部腫瘍では横紋筋肉腫がもっとも多い

表13-4 小児に特有な疾患

主な染色体異常症		頻度・症状
ダウン Down 症候群（21トリソミー）	21番染色体が3本の21トリソミー	1/700 出生．精神発達遅滞，平坦な顔貌，内眼角贅皮，心奇形，感染症・白血病への易罹患
ターナー Turner 症候群	X染色体モノソミー（45, X が多い）	1/3,000 女児出生．低身長，翼状頸，外反肘，心血管奇形，無月経，二次性徴欠如，索状卵巣
クラインフェルター Klinefelter 症候群	2本以上のX染色体，1本以上のY染色体（47, XXY が多い）	1/1,000 男児出生．四肢が異様に細長い高身長，顔面・体幹・恥骨の体毛減少と女性化乳房，精巣の萎縮，無精子症

そのほかの小児特有の疾患	症状
新生児呼吸窮迫症候群（肺硝子膜症）	新生児の肺における肺表面活性剤の不足により生じる．早産の度合いが高いほどリスクが高まる．呻吟呼吸，呼吸補助筋の使用，鼻翼呼吸などが出産後すぐに出現．新生児・乳児の死亡原因として，先天異常に次ぐ
新生児壊死性腸炎	腸への血流障害に，細菌感染などの因子が加わり腸に壊死が生じる疾患．生後30日未満（特に1週間以内）での発症が多く，全体の80%は体重1,500 g未満の新生児．原因は不明な点が多いが，腸の未熟性，血流障害，細菌感染が要因となる
ヒルシュスプルング Hirschsprung 病	腸の蠕動運動に関わる神経節細胞の欠如によって生後数日の間に腸閉塞症状を起こす．出生約1/5300，心奇形，腸閉鎖，中枢性低換気症候群，難聴，ダウン症などを合併する場合もある．原因遺伝子が複数同定されている
新生児肝炎	多くは生後2ヵ月以内に発見される肝内胆汁うっ滞で，顕性黄疸は1ヵ月以上持続し，多くは6ヵ月以内に消退する，灰白色便（または淡黄色便）および濃黄色尿を伴う．組織学的には巨細胞性肝炎の像をみることが多い（1/3）．二次性のものを除く．胆汁分泌の未熟性，子宮内発育不全，仮死ほか周産期の低酸素および再灌流障害，細菌感染症，経口栄養開始の遅延（新生児壊死性腸炎，経静脈栄養など）が発症に関与していると考えられている
胆道閉鎖症	新生児期から乳児期早期に発症する難治性の胆汁うっ滞疾患で，炎症性にさまざまなレベル（85%は肝門部）での肝外胆管の閉塞がみられる．便色異常，肝腫大，黄疸を示す．1/10,000〜15,000 出生．原因は先天的要素，遺伝的要素，感染などが示唆されるがいまだ不明
アラジール症候群	肝臓の小葉間胆管減少症による慢性胆汁うっ滞に特徴的な肝外症状を伴う，遺伝性肝内胆汁うっ滞症．患者数は200〜300人程度と推測された．JAG1 の異常によるアラジール症候群1型と Notch2 によるアラジール症候群2型が区別されるようになった

第14章 環境と疾患（アスベストと中皮腫）

▶ 症例の概要

現病歴

78歳，女性．左胸痛，微熱が出現した．その2ヵ月後には咳嗽，3ヵ月後には労作時呼吸困難も出現した．近所の病院を受診したところ，左の大量胸水が明らかとなった．その際，胸腔鏡下肺生検で中皮腫と診断された．胸膜癒着術が行われ，その後は，QOL（quality of life）を考慮して経過観察．次第に全身状態が悪化し，症状出現から約7ヵ月で死亡した．

既往歴

30歳ごろから高血圧症，40歳ごろから糖尿病・脂質異常症．

生活歴

生　活：元米販売店勤務．喫　煙：なし．アルコール：機会飲酒．

家族歴

特になし．

▶ 病理解剖時の所見

主病変

1. 悪性中皮腫（左胸膜原発），2相型
   - a 腫瘍の拡がり：左横隔膜，脾臓，心膜・心外膜に直接浸潤．
   - b 血行性転移（肺，肝臓）

その他の所見

1. 腎動脈細動脈硬化症
2. 膵臓ランゲルハンス島の硝子化
3. 肝臓への軽度の脂質沈着
4. 身長150 cm，体重42 kg

セミナー14

- 今日も腫瘍で亡くなった症例ですね.
- そうだけど, 今日この症例を取り上げたのは, 腫瘍との因果関係が深いある物質がよく知られているからなんだが, わかるかな?
- **アスベスト**では?
- えっ, なぜわかるんですか?
- 中皮腫といえばアスベスト, みたいな覚え方でしょ?
- そう. キーワードは結構よく知っているよね. 真くんは. まあ, 知らないよりいいので, Good Job といっておこう. それはそうと, この患者さんも, もし住居か仕事場の環境が違ったら中皮腫になっていなかった可能性があるんだよね.
- そんなに関係が強いんですか?
- 人が住み, 生活している環境ってとにかく毎日のことだから, 病気に関わる何かに曝露される環境にいると, 長い年月の中で, それが疾患の発生に関わってくることがあるのはある程度理解できるよね. 毎日の食生活や習慣が, いわゆる生活習慣病を引き起こす大きな要因になっているように, 今回取り上げる環境物質は, それらよりかなり因果関係がはっきりしているといえるだろう.
- その原因物質がアスベストであり, 中皮腫の発生につながったということですね.
- そういうこと. というわけで今回は, 生活環境や職業と関連のある病気について, 中皮腫を中心にしてみていくつもりだ.

中皮腫とは

- まず, 中皮は, 胸腔, 心囊腔, 腹腔などの表面を覆う上皮のような細胞なんだが, 憶えているかな.
- 上皮とは区別されるんですか?
- 広い意味では, たとえば血管の内皮や漿膜の中皮も上皮の一種なんだが, 発生や性質も異なることから, それぞれ内皮細胞, 中皮細胞と呼ぶことが多いね.

  そして, この中皮細胞に由来 / 分化した細胞からなる腫瘍は中皮腫と呼ばれ, その約9割が胸膜に発生する. その多くは悪性中皮腫であり, 同義語みたいに使われることも少なくない. "中皮"という細胞の特徴を反映するように, 中皮腫は上皮細胞の悪性腫瘍, つまり癌のような像と, 紡錘状細胞の増生からなる肉腫の形態が混在してみられることが多いんだ. そして, その発生原因としては, ほとんどの場合アスベストが関与していることが知られている.
- 肺に近いのにタバコじゃないんですね.
- そう. 中皮腫とタバコ (喫煙) の因果関係はないといわれているんだよ.
- へーっ!

アスベストの〇〇ショック

アスベストって知ってはいたんですけど，それって何でしたっけ？

やっぱりキーワードだけだったか……. アスベストは，日本語でいうと石綿だね. この石綿は，1970～1990年にかけて，建材をはじめ，さまざまな用途に用いられてきた歴史があるんだ. そして，使われはじめのころは，まさかこんなに悪者になるなんて想像できなかったんじゃないかな. 耐火性，断熱性，防音性，絶縁性（電気を通しにくい性質）などに優れていて，ある意味スーパー建材と思われていたのだから.

でも，よくその中皮腫という腫瘍の増加の原因がアスベストってよくわかりましたね.

アスベストが使われはじめてから20年後の1990年ごろから，中皮腫による死亡者が増えはじめているんだ. そして，それは振り返ればということでね. なぜなら，2005年6月，ある大手機器メーカーで起こったショッキングなニュースで中皮腫とアスベストの関連が明らかになってくることになるんだ.

ショッキングって……？

アスベストを取り扱う工場で働いていた社員や退職者，下請け会社の従業員，地域住民などの間で，中皮腫などアスベスト関連疾患の患者がたくさん出てきて，何と合計79人が死亡，療養中の退職者も18人にのぼることを発表したんだ. そしてこの発表が「〇〇ショック」って，その会社の名前付きで話題になり社会的な問題にもなったんだ.

アスベスト〇〇ショック！

それ以前は，アスベストの脅威は社会にさほど浸透していなかったんだけど，この〇〇ショックを受けて，実際にアスベストを取り扱っていた労働者だけでなく，周辺住民にも被害が及ぶことが明らかになり，アスベスト禁止の風潮がより強まることになったんだ.

社会問題になると一気にいろんなことが変わりますね.

そうだね. 実は，国は，1960年に「じん肺法」を施行して，アスベストによる健康被害の解決に向けた取り組みも行っており1975年には一部使用を禁止していたんだよ. つまりスーパー建材と呼ばれる中，しかるべきところではアスベストによる健康被害が生じうることは，ある程度把握していたわけだ. しかし，当時は中皮腫の発生にこれほど関与することは誰も知らなかったし，またおそらくそれぞれの立場で，いろんな思惑があったと想像され，結局，アスベストが全面的に禁止されるまでは，30年近い年数がかかっているんだよね.

30年か. わたし20年しか生きてないから想像つかないなー.

今回の患者さんがどこでアスベストに曝露したかは推測の域を出ないが，長らく勤めていた米の販売店の建材にアスベストが含まれていた可能性があるね.

アスベストは「繊維状の石」

今いったように，アスベストは，健康被害という意味では，「じん肺法」が施行されていたことからも察せられるように，アスベスト症ともいわれる肺線維症，胸膜のプラーク形成や腫瘍では肺癌や喉頭癌にも関連しているんだね．

アスベストって，何が悪いんですか？　石綿っていわれてももう１つピンと来ないんですけど．

アスベストは微細な天然の鉱物であり，微細なこともあって体内に取り込まれやすく，体内に留まると，絶え間なく細胞を刺激することになり中皮腫になるといわれている．

鉱物？

繊維状の石ということじゃないかしら．何かの写真でみたことがあるわ．

ありがとう．

こんどは胸膜中皮腫の側からみてみると，患者の９割くらいはアスベストの曝露歴があるとされている．やっかいなのは，たとえば喫煙も体には悪いが，禁煙すると，その後の肺癌発症のリスクは減らすことができるんだが，アスベストの場合は，体の中に蓄積されていくから，曝露がなくなっても改善しないんだ．そのため，結果として，中皮腫発症のリスクは生涯にわたってずっと続くことになる．

それは辛いですね．

そうだね．

職業がんとは？

アスベストのように，発がん性のある物質を仕事中に皮膚や口から体内に吸収してしまうことによって発症する癌を職業がんというんだが，ほかにもいくつか有名なものがあるので紹介しておこう（表14-1）．

表 14-1　職業がん

腫　瘍	原因物質
膀胱癌	ベンジジン β-ナフチルアミン o-トルイジン
肺　癌	アスベスト ビス（クロロメチル）エーテル クロム ニッケル
胆管癌	1,2-ジクロロプロパン ジクロロメタン
中皮腫	アスベスト
肝血管肉腫	塩化ビニル
白血病	ベンゼン

ある特定の環境で働いている人たちに，同じ種類の腫瘍ができるようなものですね．

いつも要約してくれてありがとう．そういうこと．

職業がんとして世界的にもはじめて明らかになったこともあり，もっとも有名なのは，1775年にイギリスの外科医ポット Pott によってなされている．それは，当時の煙突掃除人に多くみられた陰嚢皮膚癌だ．そして日本の職業がんは，1936年，ガス発生炉作業者の肺癌についての報告が最初の報告のようだ．その後にも，アスベストによる中皮腫のほかに，クロムによる肺癌，染料による膀胱癌が有名で，比較的最近の話では印刷工場での胆管癌患者の多発，化学工場での膀胱癌などもあるね．

いろいろあるんですね．これらは，アスベストのときのように，患者がたくさん出てきてわかったんですか？

そのようだね．職業が理由で有害物質に曝露される場合，普通の生活では考えられないくらいの高濃度で勤務時間中にずっと曝露される可能性のあることが特徴といえるだろう．ただし，アスベストのときもそうであったように，一般に腫瘍が発症するまでには，その物質への曝露後，数年～数十年にわたる長期の潜伏期が存在することも知られており，発がん要因との因果関係の確立をむずかしくしているんだね．

完全に把握はできないような気がしますが，全部のがんのうち，職業がんといえるのはどれくらいなんですか？

アメリカの研究報告では，全がんの中で職業関連がんが関与する割合は4％程度と試算されているようだ．愛さんがいうように，全体像を正確に把握することはむずかしいと思うけどね．

生活環境と健康被害

職業がんまでの因果関係を証明するのはむずかしいものもあるだろうが，生活環境と健康被害もなかなか大きな課題だと思うんだけど，ほかに何か知っているものがあるかな？

生活環境？

昔から，各地方の風土病みたいなものは，いろんな地域であったりしたと思うし，たとえば社会科などでこれまでにきっと聞いたことがあるだろう，カドミウムによるイタイイタイ病とか．

聞いたことあります．

これは，鉱山から排出されたカドミウムが，下流の水田土壌に流入・堆積して起きたカドミウム汚染地域で生産された米や野菜を摂取したり，水を飲用したりした人に，多発性近位尿細管機能異常症と骨軟化症など長期にわたる慢性疾患を発症したものだね．ほかには，水俣病で有名なメチル水銀の汚染，大気汚染による集団喘息障害である四日市ぜんそく，光化学スモッグ，ダイオキシン類の曝露っていうのもあったね．

放射線でも癌ができるってテレビでいってました．

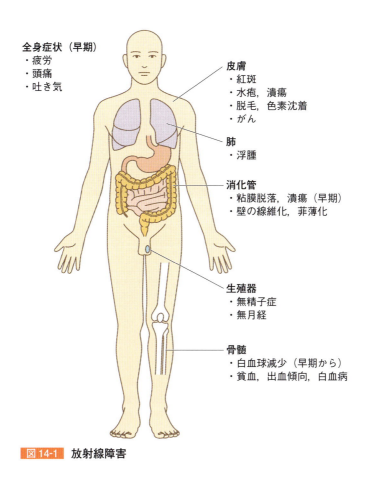

図 14-1　放射線障害

2011年の福島原発から放射性物質が漏れた事故って，みなさんはまだ小さかったと思うけど，子どもたちの甲状腺癌が増えるんじゃないかと話題になったね．放射性物質から出る放射線は，癌ができるだけでなく，ほかにもさまざまな臓器に障害を引き起こすことがわかっている（図14-1）．

通常，放射線と呼ばれるものは電離放射線で，被曝すると，まず低い線量でも血液系が障害され，白血球の減少が起こる．皮膚が曝露した場合には，紅斑，水疱，潰瘍となり，全身症状としては疲労，頭痛，吐き気などの症状がみられるようになる．放射線による慢性障害としては，造血器障害による貧血，出血傾向，皮膚の脱毛，潰瘍や無精子症，無月経があり，さらに晩発性障害には白内障，白血病や皮膚，肺や他の癌，早期の老化などがあることが知られている．

こういう環境問題は，社会的に大きな問題になったものは因果関係も明らかにされていくけど，そこまではいかなくても体に悪影響を及ぼすものは，周りを見渡してみるとたくさんありそうだね．

タバコとかアルコールも，広い意味で生活環境において健康被害を起こしうるものといえませんか？

表14-2		日本国内で薬害として社会的問題となった主な事件
ジフテリア予防接種禍事件	1948 年	ジフテリアの予防接種で，一部，無毒化されていないワクチンが乳幼児に接種され，854 人（うち死者 84 人）が被害を受けた
ペニシリンによるショック死事件	1956 年	ペニシリン（抗生物質）の投与で 1,276 人がショック発現，うち 124 人が死亡した
サリドマイド事件	1959 年	サリドマイド（鎮静・催眠剤）を妊娠初期に服用すると，胎児の手，足，耳，内臓などに奇形を起こす（催奇形性）．日本で約 1,000 人（死産を含む）の胎児が被害にあったと推定されている
スモン（SMON）事件	1955 年	キノホルム（アメーバ赤痢）殺菌剤によって亜急性脊髄視神経症（subacute myelo-optico neuropathy；頭文字をとって SMON）を起こした
アンプル入り風邪薬によるショック死事件	1965 年	解熱鎮痛成分を主成分とし水溶液をアンプルに充塡した製剤が原因と思われるショック死事件で，6 年で 38 人が死亡していた
クロロキン網膜症事件	1962 年	抗マラリア薬（のちに腎炎，関節リウマチ，気管支喘息，てんかんにまで適応拡大）のクロロキンによって網膜症が発生した
薬害エイズ事件	1985 年	血友病などの血液凝固因子異常症の患者が HIV（ヒト免疫不全ウイルス）の混入されていた輸入非加熱血液凝固因子製剤を投与され，HIV に感染した
ソリブジン薬害事件	1993 年	抗ウイルス薬のソリブジンにより，日本国内では治験段階で 3 人，発売後 1 年間に 15 人の死者を出した
薬害肝炎事件	1987 年	十分なウイルスの不活化処理がなされていなかったフィブリノゲン製剤を止血剤代わりに投与された多くの患者が，C 型肝炎ウイルスに感染した
薬害クロイツフェルト・ヤコブ病事件	1996 年	ヒト乾燥硬膜製品がヤコブ病のプリオン（タンパク質）に汚染されており，脳外科手術を受けた患者からのちにヤコブ病を発症した

もちろん，喫煙の有害作用はかなり明らかだし，アルコールも，最近，WHO は量によらず体に悪影響を与えると報告しているね．

このほか，病気の治療のために飲んだ薬が健康を害する場合も少なくない．薬というのは，いわゆる「両刃（諸刃）の剣」で，治療効果と副作用のバランスを考える必要があるだろう．また，副作用の域を越えたものは薬害として社会問題にも発展する（表14-2）．

何だか生活しているだけで人間は不健康になっていきそうですね．

そうだね．今の医学や医療は，病気になった患者さんを治すことに一生懸命で，それはそれでとても重要なことだとは思うんだけど，おそらく将来的には，今日，少しだけみてきた生活環境の中に潜む有害な因子を少しでも排除するとか，体から遠ざけて体内への摂取を最小限にするなど，病気になるのを防ぐような，予防医学がもっと発達していってほしいと思っている．

今は国家試験の勉強も含め病気のことばかりいろいろ勉強して覚えているんですが，たしかに病気になる原因を 1 つ 1 つ排除していくだけで，病気は少なくなるのかもしれませんね．そういう視点で考えたことはあまりなかったです．本当にそうですね．ありがとうございます．

いやいや，それに反応してくれた愛さんのこれからに期待しよう．

オレの心にもちゃんと響きました.

私にも.

みなさんが医師としてそれぞれの分野で活躍していくのがとても楽しみだ.

症例のまとめ

高齢の女性で,発症から7ヵ月という短期間に亡くなった中皮腫の症例です.アスベスト曝露歴は明確ではないもの,古くから営まれた米販売店の倉庫などの建材などにアスベストが含まれていた可能性があります.

病理解剖所見では,中皮腫は左胸膜に原発し,左横隔膜,脾臓,心膜・心外膜に直接浸潤し,肺,肝臓には血行性転移もみられています.死因は,腫瘍に対する積極的な治療は行われておらず腫瘍死ではないかと考えますが,直接的には腫瘍浸潤による呼吸機能や心機能の低下の持続があったものと考えられます.

そのほかに観察された,腎動脈細動脈硬化症,膵臓ランゲルハンス島の硝子化などは,既往症として認められていた糖尿病との関連が示唆されます.

文 献

1) クマール V, アバス AK ほか:ロビンス基礎病理学(原書10版),豊國伸哉,高橋雅英(監訳),エルゼビア・ジャパン,p323-366, 2022
2) 厚生労働省. アスベスト(石綿)情報. https://www.mhlw.go.jp/stf/seisakunitsuite/bunya/koyou_roudou/roudoukijun/sekimen/index.html(2024年12月閲覧)
3) 浅見真理ほか:環境によるさまざまな健康リスク. 保健医療科学 67:241-254, 2018
4) 河井一明:職業がんと産業医学. 産業医科大学雑誌 35:107-111, 2013

セミナー後のカフェで ● 理先生の父親 -1

愛さんは理先生のお父さんのことって知ってます?

いえ.いや,そういえば,消化器病専門の病理の先生かも知れないかな?
BSLで消化器内科を回ったときのクルズスで担当して下さった女性の先生が,「自分が研修医のときは,その病院の病理部長のところに押しかけてマンツーマンで病理を習ったのよ」とか「そしたら面白くなって,その後も暇をみつけてはその先生のところに通って」いたんだって.その部長の先生の名前が山向先生っていわれてたわ.珍しい名前だし,偶然じゃない気がする.お父さまかも?

なるほど,つながった! 今年定年らしいよ.いろんな先生たちが残念がっている感じだったなあ.

理先生が,「紆余曲折があって病理医の先生に」なられたというところ,また機会があれば聞きたいわね.

私も興味あります.そのお父さまとも関係のあることなんでしょうか.

何だろうね.聞かないほうがよいことなのかしら……?

愛さんの これだけ！復習ノート

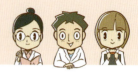

アスベスト asbestos
石綿．微細な天然の線維状の鉱物で，1990年ごろまで建材をはじめ，さまざまな用途に用いられてきた．空中に飛散したアスベストを長期間に吸入すると，肺癌や中皮腫の誘因となる．

中皮腫 mesothelioma
中皮細胞に由来 / 分化した腫瘍．約9割が胸膜に発生する．

職業がん occupational cancer
発がん性のある物質を仕事中に皮膚や口から体内に取り入れてしまうことによって発症するがん．

イタイイタイ病
富山県神岡鉱山から排出されたカドミウムが神通川の水や流域を汚染し，この地で採れた食物などを通じて体内に入ることで，多発性近位尿細管機能異常症と骨軟化症など長期にわたる慢性疾患を発症した．

水俣病
化学工場から海や河川に排出されたメチル水銀化合物を魚介類が吸収し，食物連鎖を通じて高濃度に蓄積し，これを日常的に食べた住民に発生した中毒性の神経疾患．熊本県水俣湾周辺を中心とする八代海沿岸で発生し，のちに新潟でも発生した．

四日市ぜんそく
三重県四日市市で石油コンビナートから排出される煙に含まれる二酸化硫黄による大気汚染で重い喘息を発症した．水俣病，イタイイタイ病，新潟水俣病，四日市ぜんそくを日本の四大公害病と呼ぶ．

光化学スモッグによる健康障害
自動車や工場などから排出される窒素酸化物や炭化水素が紫外線と反応して発生する「光化学スモッグ」の曝露で，眼や喉の違和感，皮膚の発赤や頭痛，めまい，吐き気などで，呼吸困難などを伴うもの．

ダイオキシン類による健康障害
廃棄物焼却施設の土壌などに含まれるダイオキシン類による環境汚染や労働者の健康被害．

放射線による健康障害
急性期には，白血球の減少，皮膚の紅斑，水疱，潰瘍，疲労，頭痛，吐き気などの症状もみられうる．慢性障害としては，造血器障害による貧血，出血傾向，皮膚の脱毛，潰瘍や無精子症，無月経，晩発性障害には白内障，白血病や皮膚，肺や他の癌，早期の老化などがある．

理先生の もう一歩 深掘り・横掘り

●喫煙と疾患

喫煙に関連した病気の正確なメカニズムのいくつかはまだ解明されていないが，喫煙と冠動脈疾患，悪性腫瘍，慢性閉塞性肺疾患（COPD），生殖機能の低下など病気との関連は示されている．したがって，喫煙が原因となる疾患の発症や死亡はある程度予防できるはずである．

タバコの煙は，体内のフリーラジカルの量を増加させる．フリーラジカルとは，活性酸素，一酸化炭素（NO）などの不安定で反応性に富む物質で，酸化ストレスの増加につながり，血管運動機能障害，血栓促進因子の増加と線溶因子の減少，白血球と血小板の活性化，脂質過酸化の増加，接着分子と炎症分子の増加，平滑筋増殖につながる．これらの因子の組み合わせが，喫煙者の冠動脈疾患の発症につながる可能性がある．

喫煙は，多くの癌（特に，肺，膀胱，腎臓，膵臓，口腔，咽頭癌など）の発症リスクを高めている．タバコの煙には，タール，ベンゾピレン，ニトロアミンほか，多数の有害物質が含まれており，これらの発癌性物質にはDNAを直接損傷するものが含まれている．DNAが適切に修復されないと，細胞分裂の際に，変異したDNAのコピーが再生され，変異を引き起こす．これらの変異は，時間の経過とともに，正常な細胞の生殖サイクルを乱し，腫瘍の形成につながる．また，喫煙は，飲酒との相乗効果で，口腔癌，喉頭癌，食道癌のリスクを増大させる．

慢性閉塞性肺疾患（COPD）も，喫煙と大きな相関がある．タバコの煙に含まれる反応性酸化物質は，肺に慢性的な炎症状態を引き起こし，それは禁煙後も続くことがある．この炎症状態は，肺のリモデリング（細胞の種類や配置が変わること）を引き起こし，最終的には重大な構造変化を引き起こす可能性がある．

喫煙は，ヒトの生殖の健康に対しても，いくつかの有害な影響を及ぼす．男性では，喫煙は精液量の減少，精子密度の減少，総精子数の減少に関連している．女性では，喫煙は正常な月経周期を乱し，卵巣予備能を低下させることが示されている．また，妊婦の喫煙は，自然流産，早産，子宮内胎児発育不全などをきたす．

第15章 加齢と老衰

▶ 症例の概要

現病歴

　97歳，男性．高血圧，心筋梗塞（13年前）の既往があり，慢性腎不全で近くの病院に通院していた．1ヵ月半前，愛犬との死別によりふさぎ込み，食事量が急激に減少，利尿薬を含む内服薬をすべて自分の判断で中断した．かかりつけの病院の検査で腎機能悪化を認め，その1週間後にうっ血性心不全に伴う慢性腎不全の急性増悪で入院した．利尿薬，輸液を行ったところ腎機能は改善がみられたものの，心不全状態（心エコー上はびまん性の運動低下），多臓器不全の状態になり，死亡した．

既往歴

　鼠径ヘルニア（78歳），陳旧性心筋梗塞（79歳，詳細不明），前立腺肥大（84歳）．

生活歴

　アルコール：機会飲酒．**喫煙歴**：禁煙中（40本/日，32年間）．

家族歴

　弟（ネフローゼ症候群）．

▶ 病理解剖時の所見

主病変

1. 陳旧性心筋梗塞

   a 心臓（424 g）：右室・左室ともに拡張．左室は内膜側を中心にほぼ全周性に白色の淡い病変がみられ，組織学的には，心筋の脱落巣が散見され，やや幼若な線維芽細胞の増生，ヘモシデリンの沈着から完成された線維化巣まで混在してみられた．

   b 冠動脈の粥状硬化と狭窄：右冠動脈（95％以上の狭窄），前下行枝（80％程度の狭窄），左回旋枝（90％以上の狭窄）．

その他の所見

1. 動脈硬化症

   a 腎動脈硬化症：腎臓（左149 g，右137 g）．腎皮質は菲薄化し，外表面は細顆粒状．組織学的に腎皮質では尿細管が萎縮し，残存糸球体は少量．

   b 大動脈粥状硬化症：高度

2. 腔水症：胸水　いずれも黄色透明，左1,200 mL/右1,200 mL．腹水　黄褐色透明　800 mL．

3. 肝うっ血（731 g）

4. 身長160 cm，体重50.1 kg．

セミナー15

老衰で死ぬということ

- みなさんは，2022年に亡くなられたイギリスのエリザベス女王って知っている？

- もちろんです．

- 当時，国葬も世界中で中継されていたしね．96歳で亡くなられ，その後，死因は「老衰」と正式に発表されたようだ．
  病院で亡くなる人は，何かしらの病気があって入院していたか，病院にかかっていた人であり，病理解剖を行うと何か疾患がみつかったりすることもあり，私はこれまで，病理解剖診断報告書に「老衰」が死因と書いたことはないのだが，死因を老衰としてもいいんじゃないかと思うようなことは，実はときどきあるんだよね．

- そうなんですか．はじめて知りました．死因が老衰というのは珍しいのですね．

- ということは，老衰で亡くなるというのは貴重なこととともいえますね．

- 病理医的には「希少」とは思っても「貴重」とは思ったことがなかったなあ．たしかにねえ．ただ，老衰を定義するのは，結構むずかしいと思うんだ．

症例について

- さて今回の症例は97歳と高齢の患者さんだね．

- ええ，ですが，陳旧性心筋梗塞があったようなので，老衰ということにはならないんですよね．

- そうだね．この症例は私も，死因には「老衰」とは書かず，この報告書のように，陳旧性心筋梗塞とそのために生じた慢性うっ血，そして主病変の背景要素である全身の動脈の粥状硬化症としただろう．

- なるほどですね．もしこの患者さんが，自宅で亡くなっていて，病理解剖で詳しく調べることもされなかったら，家族は「おじいちゃんは老衰で亡くなった」と思ったような気がしますね．

- 医学的には，老衰って気安く使っちゃいけないんですね．

寿命と予命

- では，少し話題を変えて，もう少し一般化した「加齢」や「死」について考えてみようと思う．みなさんは，厚生労働省が毎年，都道府県別の平均寿命とか平均余命を発表しているのを知ってる？

- はい，沖縄に長寿な人が多いとかですね．聞いたことがあります．

- そうそう，ニュースでも取り上げられるよね．最近は，滋賀とかが上位にいるらしいね．そして，平均寿命のもっとも高い都道府県ともっとも低い都道府県では，男性が3

歳，女性が2歳弱くらいの差があるようだよ．

へー，平均で2，3歳って結構大きいんですよね．

そうだね．この結果は，ヒトの寿命は住んでいる場所とか環境にも影響を受ける可能性があるということを示しているんだよね．もちろん，同じ家系の人がその地域に多いということはあるので，遺伝の要因も含まれてはいるのだろうが，セミナー14の職業がんのときにも触れたが，人間が生きている環境は，紫外線，化学物質など避けられないものは数知れない．だからこれらが蓄積し，細胞や組織に不可逆的な機能不全を起こし，老化が促進されることになるのだろう．

人は必ず死ぬ

病理学は，健常状態からの逸脱を主にその形態的変化から理解しようとするものだということは話したよね．人の誕生から亡くなるまでを扱うのが医学であり，今回は古くから医学の最大の関心の1つとも思われる「老化」や「死」ということと一緒に考えてみることにしたい．

古くて新しい学問って感じですか？

そうだね，老化研究の最先端は私の専門外だし，そこまではここでは扱えないが，人間の**抗加齢**（アンチエイジング）への飽くなき願望はすごいものがあるからね．もちろん，その裏返しは，人は必ず死ぬということなんだけどね．

自分もいずれ死ぬんだとは思っても実感はないんすよねー．

このセミナーの最初のころに話したが，ヒトの体は動的平衡状態（恒常性）を保った状態であり，これが破綻すると最終的に死に至る．

加齢に伴う特定の生理的変化は，事実上すべての臓器系に現れ，それらが相互に関与しているんだね．細胞回転の低下，粘膜の機能低下，骨格筋量の減少，動脈硬化による血管コンプライアンス（血液量を制御する機能）の低下，脳萎縮などが，加齢に伴うさまざまな変化をもたらす．ただし，このような老化現象はある意味正常であり，疾病に伴って起こる代償機構の低下や完全な喪失によって現れる病理学的変化とは区別する必要があると思う．

超高齢者にはがんが少ない

これは，腫瘍の回（セミナー10，11）で説明したが，腫瘍の発育進展過程の1つに多段階発癌過程があるといったね．腫瘍の発生・発育という病態についての説明だったんだけど，腫瘍性病変の発生に限らず，老化現象によってもある種の遺伝子が活性化され，他の遺伝子が抑制されることにより，がん遺伝子の活性化が増加したり，がん抑制遺伝子の活性が低下したりしている可能性がある．したがって，老化した細胞はDNAの変異などに対する修復能力が低下し，さまざまな機能不全を生じてくる可能性があるだろう．

がんが高齢者に多いことに関係することですね.

ただ, 今いったことと少し矛盾するような話もある.

え, 何ですか?

高齢者にがん患者が多いことは事実なんだけど, 100歳を超えるような超高齢者に関しての興味深い報告が病理解剖での検討からなされている[1]. その施設で行われた5,400剖検例のうち100歳以上の症例は42例（0.8%）で, 男性が9例, 女性が33例だったという. そして, その死因をみてみると, 敗血症16例, 肺炎14例, 窒息4例, 心不全4例, 脳卒中2例, 他2例となっている.

えっ? がんで亡くなった人は, いないんですか?

そうなんだ. 病理解剖結果なので, 細かく調べられており, 悪性腫瘍は16例に認められたとしてある. しかし, そのすべてに今いったような死因となる別の病気があり, 悪性腫瘍自体が主要死因となったものは1例も存在しなかったということなんだ.

へえ～.

ほかにも, 超高齢者になると癌の有病率は年齢が上がるにつれて減少するとか, 高齢者特有の病態がありそうなんだ[2].

たしかに興味深いですね.

よく「歳をとると癌はあんまり大きくならない」とか「若いから癌が拡がるスピードも早かった」なんて, 根拠なくいわれているのを聞いたこともあるが, 実はあながち間違いでもなく, まだまだ解明されていないことがたくさんあるのだろうと感じさせられたよ.

細胞レベルで考える死

ここまでは, 老化や死を人間個体の現象として捉えて話してきたのだが, ここからは病理学らしくというか, これらを細胞レベルで捉えてみるとどうなるかを考えてみよう.

人間の死＝細胞の死ではないんですか?

もちろん, 細胞が老化すると人間も老いると思うのでそういう面はあるが, いつも一致するわけではない. 人が亡くなったと判定されると, 可能な場合は, そこから臓器を取り出して, 別の人に移植するという, 死体臓器移植が行われることがあるのを聞いたことがあるだろう. このとき, どの段階を人の死と判定するかで社会的に非常に大きな話題になったことがある. それくらい人の死とは, 言いようによっては"あいまい"なものであり"深い"ものなんだね.

たしかに, 臓器を取り出される人の家族は, まだ死んでいないと信じたいところもあるかも知れませんしね.

ちょっと話題が逸れてきたので, 細胞の寿命に関する**プログラム説**を紹介しよう. これはざっくりいうと, イヌの寿命は13～15歳, サルは25歳, ヒトは70～80歳とだいたいいえるのは, 生物学的にそう決められているからだというわけ.

ペットの歳を「人間でいえば何歳くらい」とかいったりしますね.

168　第15章　加齢と老衰

そうだね．あるとき，ある研究者が若い人の体から細胞を採ってきて，シャーレの中で培養してみたんだ．すると，細胞は50〜60回分裂すると，もうそれ以上は分裂しなくなってしまった．次に，40歳とか80歳の人から細胞を採ってきて同じように培養すると，細胞の分裂する回数が年齢の分だけ少ないということを発見したという．

永遠の命はない……．

このように培養細胞の分裂回数に制限があることを，それを明らかにした研究者にちなんで「ヘイフリック限界」といい，ヒトに限らず生物の寿命はそれぞれあらかじめプログラムされている，というのを寿命プログラム説というんだ．

細胞の寿命を決めているもの

細胞に寿命があることがわかったと思うんだが，じゃあ，何がその寿命を決めているのかって，みんなも思うよね．それで，その後の研究の結果，染色体の「テロメアの短縮」という現象が明らかにされたんだ．

テロメア？

テロメアというのは，染色体DNAの末端部分のことで，TTAGGGという塩基配列の繰り返し配列で構成されており，染色体の構造を安定化する役割をもっている．ところが，このテロメアは，細胞分裂でDNAが複製されるたびに，その繰り返し配列部分が端から50〜100塩基ずつ短くなっていくんだ．

細胞分裂のたびにですか？

そう．だからテロメアはだんだん短くなっていき，限度を超えて短くなると，染色体の構造が不安定になったり，内側のDNA配列も短くなったりして，細胞はそれ以上分裂できなくなってしまうというわけなんだ．

先ほどのヘイフリック限界の理由ですか？　これが永遠の生命がなく，人間にも寿命がある理由なんですね？

いや，先ほどもいったが，寿命は1つの因子だけで決められるわけではないとは思うのだがね．

テロメアが短縮しない細胞

もう少し，テロメアの話を続けると，人間の体の中には，テロメアの短縮が起こらない細胞が存在するんだが，どの細胞かわかるかな？

えっ，死なない細胞ですか？　髪の毛？　いや，毛根細胞が永遠だったらジイちゃんがハゲのわけないか．

もういっちゃうけど，それは，生殖系列の細胞だ．つまり精子や卵子を生み出す生殖細胞．だから年齢が高い両親から生まれた子どもだからといって，若い夫婦から生まれた子どもに比べてテロメアが短くなっていて，生まれたときから老化状態ということにはならない．

へー，そうなんだ．生まれたときから細胞が歳取ってるの嫌だな，たしかに．

なぜ，この生殖細胞のテロメアが短くならないのかというと，テロメアを修復する**テロメラーゼ**という酵素が働いていることがわかっている．

生殖細胞だけ選択的にそのテロメラーゼが働くってことですね．ヒトには寿命が設定されていたり，子孫を残すための生殖細胞は永遠？　ではないかも知れないけど，ほかの細胞より長生きできるという，生命の神秘はこういうところにも感じますね．

本当に誰がそんな緻密なこと考えたんですか？　と神様に聞きたいくらいだよね．
せっかくいい話の後でどう感じるかわからないけど，実は，テロメラーゼ活性が高まっていて，テロメアが短縮しないようになっている細胞がほかにもあるんだけど，何細胞だと思う？　想像してみて．

何だろう？

みんながもっている細胞ではないんだけど，テロメアの短縮が起こらないもう1つの細胞は癌細胞だ．

全員 癌細胞！？

癌細胞は，もともとは，その人の細胞だったものだが，遺伝子に変異が生じてしまったために無限に増殖する性質をもってしまった細胞だったね．この癌細胞では，テロメラーゼの活性が高くなっているために，細胞分裂をいくら繰り返しても，テロメアの短縮が起こらなくなっている場合がある．つまり，癌細胞が無限に増殖する理由の1つとしてテロメア短縮が起こらなくなったこともあげられる．

本当に癌細胞って始末に負えませんね．

今日は，症例からだいぶ脱線して，加齢の話から細胞の寿命に関わるテロメア，テロメラーゼの話をしました．ただ，何回か話したようにヒトの寿命は複雑なもので，細胞の寿命と同じではない．たとえば，マウスの染色体はテロメアが非常に長いらしい．どれくらい長いかというと，一生分の細胞分裂が起こっても余裕でテロメアが存在するくらいらしい．このことも細胞の寿命と生物個体の寿命が必ずしも一致しないことを示していると思うね．

興味深い話をありがとうございました．

愛さん，一応，最後に症例のまとめもお願いできるかな？

症例のまとめ

はい．97歳の心筋梗塞の既往のある高齢男性で，精神的に落ち込むようなことがあった後，食事量が減ったり，それまで高血圧や心筋梗塞後に飲んでいた薬なども止めてしまったところ，心不全，腎不全の状態になり，最終的には病理解剖所見からも陳旧性心筋梗塞のための心臓の機能低下による心不全，多臓器不全で亡くなられました．
ということで，死因は，陳旧性心筋梗塞による心不全とされました．以上です．

ありがとう．

文 献

1) 江崎行芳ほか：「百寿者」の死因—病理解剖の立場から—. 日老医誌 **36**：116-121，1999
2) 新井冨生ほか：高齢者社会の医療—高齢者に特有な疾病および病態生理を中心に—. モダンメディア **60**：239-259，2014
3) クマール V, アバス AK ほか：ロビンス基礎病理学（原書 10 版），豊國伸哉，高橋雅英（監訳），エルゼビア・ジャパン，p61-64，2022
4) ルービン R, ストレイヤー DS（編）：カラー ルービン病理学 臨床医学への基盤（改訂版），鈴木利光，中村英男ほか（監訳），西村書店，p40-46，2017

セミナー後のカフェで ● 理先生の父親 -2

今日は，老衰のことを学んだけど，生命の誕生も不思議だし，人によっては 100 年くらい生きる人もいるし，そうでない人も多い．そして今度は何で人は死ぬんだろう，とか人間って本当に不思議だらけだね，考えてみると．今さらかもしれないすけど．

私も同じこと考えてたよ．今日の理先生の話も興味深かったね．
そういえば，理先生のお父さんも病理医って話覚えてるでしょ．

もちろん．山向和清先生．

理先生が研修医の頃，担当していたある患者さんが亡くなられたんだけど，実はその患者さんを解剖したのが和清先生だったんだって．そして，そのとき，理先生の指導医と和清先生がその患者さんの死因についての見解で意見が割れて，病院の CPC は大荒れに荒れたらしいの．それで，その理先生の指導医の上司も出てきて「剖検報告が間違っている！ 臨床を解らんやつがいいかげんこというな！」って怒鳴ったりしたらしいんだけど，和清先生は病理解剖の結果を詳細に解析して出した結論なので「いくら圧力をかけられても曲げられない」って突っぱねたらしいのよ．

ひえー．映画かドラマの世界だなこりゃ．それで，どうなったんですか？

実は，その後，看護師さんの証言などからその指導医がちょっとした医療ミスを隠そうとしていたことが判明し，和清先生のほうが正しかったことがわかり，まあその後の詳細は端折っちゃうけど，それがきっかけかどうかはわからないけど，理先生は，研修医修了と同時に，その病院を辞めて，別の大学で病理学の大学院生になったんだって．

それが病理医になった理由か．

いや，周りには大学院を卒業したらまた内科に戻るといっていたらしんだけどね．ただ，その施設では，臨床部門と病理部門が連携していて，みんなで少しでもよい医療にしようというところだったらしくて，そこで病理にやりがいを感じて本格的に病理医の道に進まれたとかみたい．

これが，理先生の紆余曲折か．

その一件の後に和清先生の信頼感は以前より増し，今回，退職されるということで，惜しまれている先生方や看護師さんとか，ほかにもたくさんいらっしゃるということみたいね．

私が漫画でみた病理医みたいです．私も，がんばって病理医になります！

愛さんの これだけ！ 復習ノート

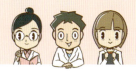

老衰
　高齢者で他に記載すべき死亡の原因がない，いわゆる自然死（厚生労働省）．老年者の生体におけるホメオスタシスの維持機構が特定の著明な臓器疾患や系統疾患なしに崩れてくる状態であり，それは自然死を迎えようとする段階を意味する．

老化 aging
　成人期早期からはじまり，多くの身体機能が徐々に低下していくこと．

平均寿命 average life expectancy：平均寿命とは，0歳における平均余命．ある集団の死亡状況が今後変化しないと仮定して，各年齢の人があと平均何年生きられるかを計算した「生命表」をもとに計算される．

平均余命 remaining life expectancy：ある年齢の人々が平均して今後何年生きられるかという年数（期待値）を表したもの．

抗加齢（アンチエイジング）anti-aging：老化を抑えること．

高齢者：65歳以上の人．65〜74歳までを前期高齢者 early elderly，75歳以上を後期高齢者 late elderly という（WHO）．

超高齢者：90歳以上の人（日本老年医学会）．

寿命のプログラム説：ヒトに限らず，生物の寿命はそれぞれあらかじめプログラムされているという説．

ヘイフリック限界 Hayflick limit
　培養細胞の分裂回数は無限ではなく，50〜60回で限界がくるということ．この法則を発見したレナード・ヘイフリック Leonard Hayflick 博士の名前にちなみ，「ヘイフリックの限界」と呼ばれている．細胞が構成する組織や，生物の種類によっても「ヘイフリックの限界」は異なる．

テロメア telomere：真核生物の染色体DNAの末端にある構造であり，染色体の構造を安定化する役割をもっているが，細胞分裂でDNAが複製されるたびに，その繰り返し配列部分が端から50〜100塩基ずつ短くなり，老化および癌化において重要な役割を担う．

テロメラーゼ telomerase：テロメラーゼは，テロメアの特異的反復配列を伸長させる酵素であり，多くの癌で異常をきたし，癌細胞の不死化をもたらしている．テロメラーゼ逆転写酵素 human telomerase reverse transcriptase（hTERT）は，テロメラーゼの主要サブユニットの1つで，染色体末端のテロメアに TTAGGG を付加する機能が広く知られている．

理先生の もう一歩 深掘り・横掘り

● 細胞の寿命とテロメア・テロメラーゼ

テロメアは，染色体の末端部にある特徴的な繰り返し配列をもつDNAと，さまざまなタンパク質からなる構造である．DNAは5'末端から3'末端に向かって複製されるため，鋳型DNAの片方はDNA二本鎖がほどけると同時に複製されるが，もう片方には複製できない部分が残ってしまう（図15-1a）．それを補うためにテロメアがあると考えられる．

テロメアの伸長はテロメラーゼと呼ばれる酵素によって行われる．テロメラーゼは特殊なリボ核タンパク質で，テロメラーゼ逆転写酵素（TERT），内在性RNA鋳型（TR），および数種の関連タンパク質からなる．テロメアが一定長より短くなると不可逆的に増殖を止め，細胞老化と呼ばれる状態になるが，テロメラーゼの発現により，細胞はテロメア長を維持し，老化を回避することができる（図15-1b）．ヒト体細胞の分裂可能回数は約60〜70回で，これを超えると増殖が停止する．

癌細胞は正常細胞と比較してより頻繁に分裂するため，テロメア長がより短くなっている．したがって，活性型テロメラーゼが存在してテロメア長を維持していなければ，癌細胞は正常細胞よりも速い速度でテロメア長の限界最小値に達する可能性があると考えられる．実際，癌細胞の約90％が，短いテロメアをもちながら高いテロメラーゼ活性を示す．たとえば，口腔癌の75％，肺癌の80％，乳癌の93％，大腸癌の95％が検出可能なテロメラーゼ活性を示す．

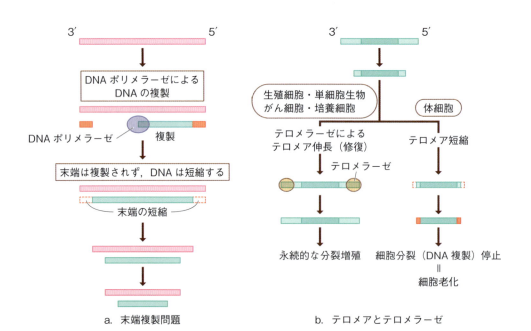

図15-1 DNA複製とテロメアのはたらき

病理解剖は次世代に活かす最後の医療行為

福岡県の中央部よりやや西側で福岡市に隣接したところに，久山町というところがある．そこで「久山町研究」として知られている疾病の疫学研究プロジェクトが60年以上前にはじまり，現在も脈々と続いている．最初は脳卒中の疫学研究としてはじまったが，その後，虚血性心疾患，糖尿病，脂質代謝異常，メタボリックシンドローム，動脈硬化，認知症ほか，生活習慣病全体に広がってきている．この研究プロジェクトの特徴として，40歳以上の全住民を対象とし，その後をずっと追跡調査していること，そして，亡くなられた方の80％以上は病理解剖を受けられているということがあげられる．

病理解剖の意義は，まずは正確な死因の究明である．正確な死因を知るという点において病理解剖以上に正確な診断方法はない．高齢者はしばしば複数の病気を有しており，死因にも複雑に関与している．たとえば，胃癌で治療を受けていた80歳の患者さんがいたとして，その患者さんが亡くなられた場合，家族も担当医も「癌の進行で死亡した」と思いこんでいる場合が多いだろうが，病理解剖を行うことで，「胃癌は治療でかなり抑えられており，実際の直接的な死因は肺炎による呼吸不全」であったとか，患者さんによっては「急性心筋梗塞の発症による急性心不全」だったということもありうる．このような死因の確認が病理解剖の大きな意義である．

また，病理解剖は，単に死因を確認するだけが目的ではない．さまざまな病態（たとえば，その患者さんが動脈硬化症，糖尿病，癌など）が，どのように患者の病態に関与していたかという，病態生理の解明を行うことが死因の解明にもつながる大きな意義である．その患者さんの療養経過中に生じた症状（痛みの原因，呼吸障害の原因など）や病態がどのように成立していたのかということを，それぞれの臓器や組織に生じた変化から一つひとつ読み解いていくのである．また生前の診断や治療の妥当性の検証にもつながる．

このようなことを通して明らかになった事実は，まずその患者さんに携わった医療者の経験として残り，次の患者の診療に役立てられるだろう．昨今，画像診断精度の上昇やゲノム医療の普及にも関連して病理解剖件数は減少する一方であるが，むしろ，そのような画像所見やゲノム異常と病理解剖で採取された臓器，組織検体にみられた所見との対比など，これまで以上に病理解剖を行う意義は高まっているともいえる．そして，そのような病理解剖は，次世代の医学研究にも活かせる最後の医療行為ともいえるだろう．

第16章 特別講義：病理学の歴史とこれからの病理学

セミナー16

15回の講義を終えて

みんなここまで病理学を学んできてくれて、どうだった？ 少しは体の中で起こっていることをイメージできるようになったかな？

はい、ときどき「病理病態」「病態生理」という言葉を聞いたりしますが、それぞれは切り離して考えることはできないと思いますし、病理を学べば病態生理もわかってくるし、反対に病理像の裏で起こっている病態生理の変化を理解すれば、当然、病理も一層理解が進むように思いました。なので、今後もそうやって勉強していこうと思います。

オレも、最初のころは「病理写真が多少わかるようになればいいかな」くらいに思っていたんすけど、その写真が何かというより、その像の意味するところは何か？ その像から何が読み取れるのか、と考えるのがおもしろくなりました。

すごい成長だね。

理先生や愛さん、真さんに色々お教えてもらって本当に勉強になりました。もうすぐはじまる病理学の講義がますます楽しみになりました。ありがとうございました。

はい。みなさん、私の涙腺も刺激するような話をありがとう。少しは、役に立ったようで教員冥利に尽きるよ。

学問は手段！？

さて、愛さんもいってくれたけど、病理・病態・生理をそれぞれ切り離して考えるのはむずかしいよね。実は、それって本質をついていると思う。しょせんは、人間がの体の働きや病気のことを整理したり、効率よく学んだり、研究したりするために、それぞれの学問分野として分かれてきたものだと考えられるからね。だから、学問というのは、その本質に迫ろうとする人間の情熱、欲望から生み出された手段であり、現在地を示すもの、とも考えられると思う。だから刻々と変化もしている。私が医学生だった頃はゲノム医学なんてなかったし、ジェネティックは用語としてぎりぎりあっても、エピジェネティックとかはなかったからね。だから、今日は、これまで学んできた病理学をもう一度俯瞰する意味でも、病理学そのものを時間軸でみてみようと思う（**表16-1**）。

最後も時間軸ですか？ しかも病理学そのものの……。ええっ？ どういうこと？

病理学を現時点から歴史を逆行させてみていくと、どうなると思う？

図 16-1	病理学に関連する年表
紀元前 400 年ごろ	ヒポクラテス（紀元前 460〜377 年）の体液疾病説
1304 年	ボローニャで初の公開解剖が実施される
1543 年	アンドレアス・ヴェサリウスが世界初の医学書『ファブリカ』発表
1590 年	顕微鏡の原型がオランダの眼鏡職人によって発明される
1665 年	ロバート・フックが自ら開発した複式顕微鏡で動植物を観察し『ミクログラフィア』を発表
1754 年	山脇東洋が日本ではじめて人体解剖を行う．1759 年には日本初の解剖書『蔵志』を発表
1761 年	ジョバンニ・B・モルガーニが『解剖によって明らかにされた病気の座と原因』を発表
1774 年	杉田玄白，前野良沢らが『解体新書』を翻訳し発表．原書は 1722 年にドイツのヨハン・アダム・クルムスが発表した「解剖学表」のオランダ語版「ターヘルアナトミア」
1832 年	カール・ロキタンスキーが『病理解剖学教本』を発表
1855 年	ルドルフ・ウィルヒョウが「細胞病理学」を発表
1875 年ごろ	ヘマトキシリン・エオシン（HE）染色法が開発される
1905 年	アメリカで凍結切片を用いた術中迅速診断が行われる
1911 年	第 1 回日本病理学会総会が開催される
1928 年	東京大学で国内初の病理診断が行われる
1966 年	免疫組織化学染色が開発される
1989 年	病理診断は医療行為である（厚生省）
2008 年	病理診断科が標榜科として認められる
2015 年	オバマ米国大統領ががんのプレシジョン・メディシン推進を宣言
2017 年	デジタル病理システムが医療機器として認定された 乳癌のリンパ節転移検出の正確度で人工知能（AI）が病理医に勝利したことがニュースに
2018 年	日本でがんゲノム医療がスタートした
2019 年	分子病理専門医制度（日本病理学会）の開始
2020 年〜	新型コロナウイルス感染症（COVID-19）の病態解明に病理解剖から得られた多くの知見が貢献した

 どこかで病理学が生み出される？

 ん，実は，歴史を遡ると，病理学は医学そのものともいえるんだね．少なくともその境界はなかったようだ．

体液疾病説とは

 たとえばそこに，「腹が痛い」といっている人がいるとする．なぜか熱もあるようだ．なぜ，この人は腹を痛がっているのか？ なぜ，発熱しているのか？ きっと昔の人もそうして，いわゆる"病人"に接するたびに考えていたのではないだろうか？ ただ，それを知ることはできなかっただろうが．

そこに，医学の祖といわれる**ヒポクラテス**（紀元前 460〜377 年）が登場し，健康は 4 つの体液（血液，粘液，黄胆汁，黒胆汁）が正常に混和した状態だとし，病気の本態を

176 第16章 特別講義：病理学の歴史とこれからの病理学

これらの体液の相互作用によって生じるものと説明したんだ．のちに体液疾病説と呼ばれるようになる．

何か怪しい宗教みたいですね

現代にいるわれわれが考えるとね．でも，この説は，人体を解剖して疾患の実態を研究しようとする動きがはじまる16世紀後半以降ですら信じられていたんだよ．ある意味，それくらい説得力があるというか，信じられやすい学説だったんだろうね．

えー，紀元前から16世紀後半までですか……．

愛さんがいったように，今も癌患者などを狙った怪しい医療が後を絶たないが，患者さんはそういうものに飛び付きやすい傾向がある．このような怪しい医療が生まれる理由は，医学という学問と医療という患者さんのいる現場の乖離だったり，医療者と患者さんの知識格差だったり，お金儲けだったりと，一概にいえないのだがね．
ちょっと脱線しそうなので，この話はこれくらいにするけど，みなさんは，ちゃんと病気の実像を学んで，そんな人たちの心も救って下さい．

そうなりたいっす！

人体解剖と病理学のはじまり

人体の解剖がはじまったのが16世紀後半っておっしゃいましたから，日本でいうと安土桃山時代ですね．日本でもそのころに解剖がはじまったんでしょうか？

心さんは歴史に強いんだね！　そうか，安土桃山時代か．書物に残されている解剖としては，1754年に山脇東洋が行った人体解剖が日本で初めてと書かれているものが多いね……．そうなると18世紀になってからとなる．

だいぶ，遅いんですね．

海外も同じだけど，書物などに記録のない人体解剖はやられていても知る術がないので，真実はわからないところがある．それと，海外でも，人体の解剖を本格的にはじめ，書籍でも残したのはイタリアのジョバンニ・B・モルガーニ（1682～1771年）のようだ．そうなると同じ18世紀となる．彼自身が経験した700件以上の解剖結果をもとに『解剖によって明らかにされた病気の座と原因』（1761年）という本を書いて，ヒポクラテスらから続いていた体液疾病説を覆す理論を提唱したんだ．そこには，ある病気がある臓器をどのように変化させるかが示されており，ここではじめて，病気がどのように進行するかを理解するための新しい方法，つまり「病理学」が生み出されたと考えてよいだろう．

ここが病理学の原点ということですね．

うん．病理学のはじまりはそうなのだが，実は，体液疾病説にはまだ続きがある．モルガーニよりも後に活躍した解剖病理学者のカール・ロキタンスキー（1804～1878年）も，ものすごい数の人体解剖を行って，『病理解剖学教本』という本にまとめているんだ．だが，何と体液疾病説に逆戻りするようなことを主張していたらしいんだよね．しか

も，当時の学者の中では，相当の権威とされていたのがやっかいだったようだ.

「歴史は繰り返す」ってことですか？

いや，それはちょっと言葉の使い方が違うかも知れない.

ウィルヒョウの登場と顕微鏡観察

続けるね．ここで，「よっ，待ってました！」って感じだったかどうかは知らないが，当時の権威であったロキタンスキーの説に異を唱える若きエースが登場するんだ．1846年，その若きエースは，25歳のときに，17歳も歳上で，その分野の権威と呼ばれていたロキタンスキーの体液疾病説を学問的に激しく批判し，粉砕したといわれているんだ.

かっけー．ドラマみたいだ.

そのエースこそが，「近代病理学の父」と呼ばれているドイツの病理学者ルドルフ・ウィルヒョウ（1821～1902年）だ．なぜ，彼が権威を粉砕するほどの情報を持ち得たかというと，ここに光学顕微鏡の登場と発達があり，この顕微鏡でのミクロ的な観察結果から，体液疾病説が事実と異なることを確信したというわけなんだね.

そうか，モルガーニとかロキタンスキーとかは，解剖しても肉眼での観察だけだったわけですね.

そうだね．ウィルヒョウが書いた『細胞病理学』（1855年）という論文集には，「あらゆる細胞は，他の細胞の分裂から生じる」とか「細胞の組織構造のあらゆる異常は，劣化，変異，あるいは正常構造の増殖によって生じる」など，体内でどのように病気が進行するかの原則なども含め，疾患全体の成り立ちについて，それぞれの独自の説が展開されている．これらには，後世の研究者によって間違いが指摘されたものもあるが，そんなことをはるかに超越した業績といえるだろう．これぞ，病理学って感じで，「癌は細胞が腫瘍化したもの」という考えが広まったのも彼以降のことなんだね.

先ほど，ウィルヒョウ先生は顕微鏡観察をしたという話をされましたが，精度はどうだったんですか？　レンズとかあまり質がよくないのではと思うのですが.

そうだよね．みなさんもよく知っているピンクと青紫の標本といえば？　心さん.

ヘマトキシリン・エオシン（HE）標本でしょうか.

そう．今の病理学の基本だよね．この染色法は，調べてみると，1875年ごろにはじまったようなんだ．となると，ウィルヒョウが観察していたのは，HE標本じゃないことになる．当時，ある程度顕微鏡の精度が上がってきてからのウィルヒョウの成果というところはもちろんあると思うんだが，精度のよい顕微鏡や染色を使っているわれわれより，ある意味，ずっと多くのことをみて考えたり想像したり，理解を深めていたような気がするんだよね．彼の著書の『細胞病理学』は翻訳されていて日本でも手に入るんだが，それをみると，項目立てや病気の基本的な記述など，大きなところでは今の病理学の教科書とも遜色なしって感じだよ．反対に考えると，いかに今の病理学や疾患体系が『細胞病理学』に影響を受けているかということだね.

178　第16章　特別講義：病理学の歴史とこれからの病理学

ウィルヒョウ先生が「近代病理学の父」といわれる所以というわけですね.

本当にそう思うよ.

あと，このころ，組織を適当な液に浸して固化させ，堅い物質中に包埋し，機器を用いて薄い切片を作製し，各種の染色を組み合わせて観察するという，現在と同じような病理検査の方法も開発されてきていたんだね.

さあ，そうして臓器や組織の変化を顕微鏡レベルで観察できるようになって，病理学は医学における1つの重要な学問分野として，長らく発展してきたというわけだ.

それにしても，そんな古い時代に顕微鏡を使って今のわれわれと同じように病気をみていたのかと思うと，何だかロマンを感じますね.

確かに．昔の人すごいな．オレも何かわからないけど感じるものがあります.

「細胞病理学」以後……

その後の病理学はどうなったと思う？　病気の認識が体液の混和という漠然としたイメージではなく組織細胞という実体で捉えられ，疾患の概念や病態が明らかになってくるとどうなるか．これは，ある意味当然の帰結として，その組織や細胞が観察されたことによって，その患者さんの病気に病名，つまり診断が下されるようになってくる.

この病気には病理学的はこういう特徴があるという理解が蓄積され，今度は反対に，こういう特徴がみられるからこの病気だと診断するということですね．合ってます？

完璧！　そして，このあたりから，病理学自体が大きく2つの流れに分かれていったともいえるかも知れない．1つは，主に病理解剖で得られた組織や細胞の変化から病気の成り立ちを考えたり，のちにそれを動物実験などで確認したりするようになる「実験病理学」「基礎病理学」と呼ばれる研究分野，もう1つは，生きている患者さんの組織細胞所見から病態を考えて診断をつけて，その患者の治療に役立てようとする臨床医学の一分野と位置付けられる「病理診断学」「外科病理学」だね.

そういえば，病理学と病理診断学の関係は，このセミナーのはじめのところで説明して下さったのを思い出しました（p.6）.

そうだったね．そして，ウィルヒョウから始まる近代病理学は，ドイツを中心としたヨーロッパで隆盛をきわめたが，1900年代に入り，アメリカで「病理診断学」が急成長していくことになる．実は，1800年代の最後のころまで，アメリカには病理学者そのものがいなかったようでもあるのだが，ドイツのウィルヒョウのもとで病理学を学んだアメリカ人たちが，帰国した後はアメリカ国内で大きな影響を与えていったようだ．20世紀の100年の間には，組織病理学がある程度成熟し，病理診断学のほうは，細胞診の整備，電子顕微鏡による超微形態の観察が可能になったこと，各種染色法の開発，特に免疫組織化学染色によって，標本上でさまざまなタンパク質の発現を同定できるようになったのは，その病理診断学の発展に大きな影響を与えた．反対にいうと，それがなければ，病理診断学はここまで発展し，実臨床に役立つ学問にはなっていなかったに

違いないと思う.

これからの病理学

病理学の歴史について簡単にみてきたが, どうだったかな?

ロマンを感じるとともに, これからの病理学にも興味が湧いてきました.

そうか, では, これからの病理学がどうなるかを一緒に少し考えてみよう. どうだろう心さん. 心さんは「病理医になりたい」っていっていたと思うけど. 心さんが, 医師としてバリバリ働いている 10 年後, 20 年後のことって想像できるかな?

あと数年で大学を卒業して医師になり, 1 人前になるのに 10 年くらいかかるとして, 医学のどの辺が変わっていくのでしょうか? あまり想像できません.

たとえば, 少し極端に考えてみると, 医学が発達していろんな病気が遺伝子の検査でわかるようになると, たとえば病理診断学の必要がなくなるかも知れないよね. また, 人工知能 (AI) の話は, TV でもネットでも聞かない日はないくらいになってきたと思うんだが, 病理 AI も日進月歩だと聞く. そうなると 10 年後はまだしも, 20 年, 30 年後に今と同じような病理医がいるのかも, 実は私にもわからないところがある.

ええ, そうなんですか??

いや, これは病理学だけでなく, 内科医や外科医だってその仕事内容は大きく変わっているはずだよ. それこそ, 薬の開発が進めば, 外科的に切除しなければ治せない病気もかなり少なくなっている可能性はあるよね.

そっかー. 外科もなくなる?

いや, なくなるとはいっていないが, どの分野でもその役割や仕事内容が大きく変わっていくことは間違いないだろうね. ロボット手術が導入され手術の精度が上がったり, 遠隔でも手術を操れるようにもなってきたから, 「手術の達人」の概念も変わってきているしね.

病理 AI のこれから

もっと具体的に近未来の病理学について, たとえば, 今の医療現場で病理医が日常的に診断をしている消化管内視鏡生検や, 粘膜切除標本を例に具体的に考えてみよう. 特に日本国内では非常に検体数が多いため, すでに膨大な学習をした病理 AI も研究段階ではあるがたくさんあるようだ.

何か, 「学習」って聞くと人がやってるみたいですね.

学習じゃなければ何だろう, まあデータ蓄積と処理が済んだ病理 AI ということにしよう. 未来の病理診断室では, 病理医が病院に着く前に, 病理 AI が, これからその病理医が診断しようとしている消化管生検標本をスクリーニングして, 何か異常な所見があるところにはマーキングしてくれる. さらに, 癌が疑われる病変の場合には, 癌の確率も弾き出してくれている. 診断室に着いた病理医は PC を立ち上げ, PC 上でデジタル

病理を用いて標本の所見を確認し，病理 AI が組織像を解析し，それに基づいて書いた病理診断レポートを確認して，それに大きな間違いがないと思えばそれにサインをしてお終いとなる．こんな感じだが想像できるのではないだろうか？

へえ〜．報告書まで書いてくれるようになるんですか！？

下書きではあるが，おそらくそうなるだろうね．今のは癌か否か，みたいな消化管生検をイメージしていったけど，非腫瘍性疾患でも，たとえば間質性肺炎とか炎症性疾患での評価を行う AI モデルももう開発されているんだ．また，これもすでに報告があるが，たとえば胃癌で学習したことを大腸癌の診断に役立てるとか，そういう**転移学習**も可能になってきているので，今世界中で学習されてきたデータから，未知の疾患の診断推定もできるようになるかもしれない．さらに，単に形態的な判定だけでなく，腫瘍の病理画像とそこにみられる遺伝子異常などをセットで学習させることによって，HE 標本画像をみて遺伝子異常まで判定することも一部ではすでに可能になってきている．

遺伝子異常までですか？？

ただし，ヒトの病気もそうシンプルなものではないので，未来の AI でもどんな病気でも 100％の結果を出すということは不可能と考えられるが，学習と検証を繰り返し，さらに他に応用可能な転移学習を組み合わせれば，かなりの診断スクリーニングをカバーすることができるようになることは十分想像できる．

今「診断スクリーニング」といわれましたが，たとえば 99％の診断精度になっても，AI 判定結果はスクリーニングにしか使われない，ということでしょうか？

AI と協働し明るい未来を作るのは君たち

今の質問は，ものすごく鋭い質問だね．というのは，少し前「AI によって画像診断医や病理医は不要になる」といわれていた時期には，専門家ですらそう思っていた人もいたくらいだからね．いや，今もいるかもしれない．でも，AI の開発や研究が進む一方で，病気の不確からしさは，ある意味このまま変わらないだろう．AI もそこにある程度は何らかのサジェスチョンをくれるかもしれない気はするのだが，最終的にそこは人間が判断し，決断しなければならないのだ．病人と医療者は人と人との関係であり，お互いの不完全さもある程度認めたうえで，どこかで折り合いを付けて行くのが医療といえるのだから．

AI の能力を発揮できるところであれば，人間の能力をはるかに超える判断力を出せるが，最終形としては，人間と AI との協働というのが，未来の医療現場であり，病理診断の現場でも同じことがいえるだろう．ただ，病理学という学問をグッと進化させてくれることは間違いないだろうと，ワクワクする気持ちでいるんだよ．

そう思っている病理の先生方は少なくないのですね？

前向きな人は，きっとそう考えている．そして，病気を理解した医師や医学者が，その AI を使いこなすことが，きっと明るい未来につながると信じているし期待していると

思う．病理医に限らず，その病気を理解したうえで AI を使いこなし，患者さんをよい方向に導く医師や医学者達こそ将来の君たちの姿だと思うが，どうだろう．イメージできるかな．

10 年後の自分が少しイメージできてきたようにも思います．

オレも AI に使われたくないから，AI を使いこなすスーパードクターになってやるぞ！

まずは少しでも病気を理解するようにがんばりながら，自分の力を活かせる分野や仕事をがんばっていきたいと思います．そのとき，きっと近くに AI があるのが普通の風景になるのでしょうね．

みんな，ぜひ，医療の現場を，そして社会を明るくし希望をつなぐために，それぞれがんばって欲しい．GOOD LUCK！　これで，このセミナーを終わりとする．次は病理学の各論でさらに病気への理解を深めてほしい．

全員　ありがとうございました！！

文 献

1) ロング ER：病理学の歴史，難波紘二（訳），西村書店，1987
2) アッカークネヒト EH：ウィルヒョウの生涯―19 世紀の巨人＝医師・政治家・人類学者，舘野之男（訳），サイエンス社，1984

セミナー後のカフェで ● ―ボクらワタシたちのこれから

理先生のセミナー，終わっちゃったね．オレはさあ，最初は，ホント，ちょっと病理の試験勉強が楽になればいいや，くらいのつもりで来んだけど，何だか理先生に感化されちゃったのかな，もっといろいろ病気のこと勉強したくなっちゃったよ．

へー，すごいじゃない．でも，正直いうと，私も同じ気持ちかな．消化器内科になろうとは思っているし，内視鏡でがんをみつけたりすることも重要だと思う気持ちに変わりはないんだけど，常にそのウラっかわにある病態とか患者さんの生活環境とか，そんなことも考えられるようになりたい，と思うようになったんだ．

やはり先輩方と一緒に学べて最高だったと今さらながら思います．理先生からの話は，まだ全部は理解できないところもありましたが，身近な目標として愛さん，真さんの学ぶ姿からも多くを学ばせていただきました．

いやいや，オレなんか優秀な後輩が入ってきちゃったんで，毎回ビビりながら勉強させられちゃったって感じさ．

心さんも真くんもありがとうね．私は，これから医師国家試験の勉強だけど，またときどきこのカフェで会ってお茶しようよ．どう？

はい．愛先輩が試験勉強に行き詰まったら連絡ください．2 人とも馳せ参じますから．

真くんも，留年しそうになったら連絡していいよ．2 人で励ますから（笑）．

最後まで冗談きついっすね（汗）．

愛さんの これだけ！ 復習ノート

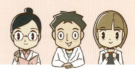

- **ゲノム医学 genomic medicine**：主に癌の組織を用いて，多数の遺伝子を同時に調べ，遺伝子変異を明らかにすることにより，個々の体質や病状に合った治療などを行おうとする医療．
- **ジェネティクス genetics**：遺伝学．
- **エピジェネティクス epigenetics**：遺伝子のオン，オフを制御するために DNA に起こる化学的な修飾 DNA メチル化やヒストン修飾など，DNA 塩基配列変化を伴わない遺伝子発現調節機構に関する学問領域．
- **体液疾病説 humorism/humoralism**：病気の本態を体液（血液，粘液，黄胆汁，黒胆汁）の相互作用に求める説．
- **ヒポクラテス Hippocrates**：医学の父と呼ばれる，紀元前460年ごろ～紀元前370年ごろの古代ギリシアの医師．
- **山脇東洋**：人体解剖を幕府の医官として日本で初めて行った江戸時代の医学者．
- **ジョバンニ・B・モルガーニ Giovanni B. Morgagni**：1682～1771年．イタリアの解剖学者，病理学者．自身が経験した700件以上の解剖結果をもとに『解剖によって明らかにされた病気の座と原因』（1761年）という本を出版し，体液疾病説を覆す理論を提唱した．
- **カール・ロキタンスキー Carl von Rokitansky**：1804～1878年．解剖病理学者．ロキタンスキー法と呼ばれる解剖手法を考案し，肉眼的な記述病理学を徹底して疾患の形態学的特徴を明確にした．
- **ルドルフ・ウィルヒョウ Rudolf Virchow**：1821～1902年．ドイツ人の病理学者，先史学者，生物学者，政治家．著書『細胞病理学』（論文集）を出版し，「あらゆる細胞は，他の細胞の分裂から生じる」とか「細胞の組織構造のあらゆる異常は，劣化，変異，あるいは正常構造の増殖によって生じる」など，体内でどのように病気が進行するかの原則なども含め疾患全体の成り立ちについて述べた．病理学の父と呼ばれる．
- **病理AI artificial intelligence for pathology**：病理画像を解析し病変の判別を行ったり，所見を書き出したり，性質などを推定できるものもある．
- **転移学習 transfer learning**：ある領域の知識を別の領域の学習に適用させる人工知能の学習手段，およびその技術．

理先生の もう一歩　深掘り・横掘り

● ゲノム医療と病理学

　ゲノム genome とは，DNA のすべての遺伝情報を指し，遺伝子 gene と，集合・総体を表わす"-ome"を組み合わせた言葉から合成された言葉である．ヒトゲノムの実体は細胞内にある DNA であり，その文字列（塩基）は 32 億文字列（塩基対）にもなり，そこには，約 23,000 個の遺伝子や遺伝子の発現を制御する情報などが含まれている．タンパク質は，遺伝子の情報（DNA の塩基配列）をもとに転写・翻訳のプロセスを経て作られる．

　現在，遺伝子情報は，次世代シーケンサー next generation sequencer（NGS）によって高速に解読でき，これを解析することで，病気の予防や診断・治療に結び付けようとしている医学の一分野がゲノム医療である．特にがんのゲノム異常については，すでに多くのしかも網羅的なデータが蓄積されてきており，さらにその一部は，治療薬の開発やその患者に合った治療薬の選択のために役立てられている．これは，がんゲノム医療といわれ，日本国内でも急速にその体制が整えられてきている．

　ただし，塩基配列の異常がわかっただけで，それらがすぐに診断や治療に直結するわけではない．まだ本当に有用なゲノム情報がすべて得られているわけではなく，またコスト面も含めた有用な解析方法も開発する必要がある．そして，ゲノム医療の目標が癌の診断，治療の質的向上だとすれば，そのためには，それぞれのがんについてこれまで蓄積されてきた膨大な病理情報との融合が有用であることは間違いないだろう（図 16-1）．がんは同じ種類でも一様ではなく，また同じ人の癌も一様ではないからである．そのような腫瘍内不均一性 heterogeneity は，病理形態的には一目瞭然のことが多いが，そのような知見に基づいた解析を行わなければ，"きれいな"データが出ないばかりか，誤った結論が導かれてしまう場合もあるだろう．これまで専門細分化してきた医学を統合していくためにも，病態の結果を俯瞰できる病理学的知見が役立つに違いない．

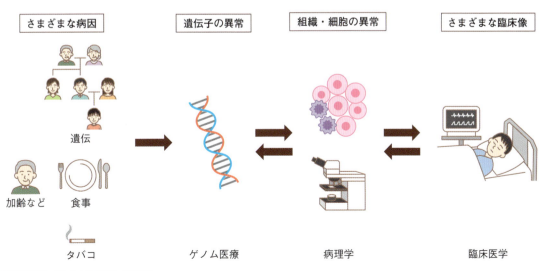

図 16-1　ゲノム医療と病理学

デジタル病理と AI でできること

セミナー本文中でも触れたが，これからのゲノム医療と医療への人工知能（AI）の活用は欠かせない．特に ChatGPT など生成 AI の出現で，AI への注目度が高まる一方であり，実際に多くのことへの応用が急速に進んでいる．病理学の世界でも，顕微鏡像をデジタル画像化する技術によりデジタル病理が生まれ，AI による病理診断サポートに関心が高まっている．

本書内でも繰り返し述べたように，病理診断は，組織・細胞の形態的な特徴を人間が評価・判定するアナログなプロセスである．しかし，この病理組織プレパラート標本も，その全体を高精細にスキャンする技術により PC のディスプレイ上で顕微鏡観察と遜色のない質での観察が可能となった．したがって，将来的には病理医は顕微鏡を用いて観察する必要はなくなり，PC 上で標本観察から診断書作成までを行うようになるだろう（一部の施設では，すでにそうなっている）．また，デジタル化された情報をインターネットにつなげば，世界のどこからでもその画像をみることができる．このようにネットワークにつながると，病理医はどこにいても仕事ができるようにもなる．

デジタル病理の発展と画像解析アルゴリズムの進歩により，AI を病理画像の判定などに応用しよういう動きも盛んになってきている．そしてこのような病理 AI が今後どのように発展していくかは，本文中にも簡単に示したが，大きく 2 つの方向性が考えられるだろう．

1 つは，人間には認知・識別がむずかしい対象の判定を可能にする AI である．たとえば，病理画像からそのもとになる遺伝子異常を推測する AI などがその例である．2 つ目は，ChatGTP のような生成 AI と呼ばれるものと組み合わせることで，病理画像データを言語化，つまり言葉で説明できるようになることである．画像情報というものは主観的な要素が多分にあり，どこにフォーカスして観察するかで解釈は大きく変わってくることがある．しかし，そこをこれまで病理医が蓄積してきた経験なども加味して AI と「一緒に考える」ことを想定すると，病理医だけでの評価・判定とは，客観性だけでなく表現力でも優ってくる可能性はある．このように，最終的には，病理医は AI と対話しながら，病理診断書をまとめて患者さんの診療に貢献できるようになるのではないかと考えられる．つまり，病理医の仕事を AI が奪うというより，いつも傍にいてくれる「伴走型 AI」が現時点で医療・医学が求める姿であり，画像を基点として自然言語などさまざまな情報と融合し真の意味での AI 支援病理診断が可能になり，臨床現場に応用されていくことが期待される．

● 未来の病理：三次元病理学は疾病の新たな病態解明につながるか？

　顕微鏡でヒトの組織を観察したことがある人には，病理組織標本が二次元的であることはよく理解できるだろう．しかし，体の臓器，組織，細胞は，もともと立体的な三次元構造を示している．つまり，われわれが顕微鏡を通して観察している像は，それらのまさに一面しか捉えていないことになる．このような病理標本の限界を打ち破ろうと，これまで，1つの組織を3〜4 μmで何十枚も，何百枚も薄切して標本を作り，最後に，それらの画像をPC上で重ね合わせて立体的な像を観察するという方法が試みられてきたりした．

　そんな中，近年，組織を透明化して透け透けにして，臓器組織の内部を観察したり，立体のまま観察しようとした研究がなされているので，病理学の将来像の将来展望という観点から「組織透明化」について紹介したい．

　組織透明化とは，本来は光を通さない組織検体に特殊な化学処理を行うことにより，生体組織内の光の散乱を抑制するとともに組織内の光の吸収を抑制することで，組織内部を透過観察できるようにする技術である（図16-2）．組織を透明化するための研究は約100年前から行われており，現在ではいくつかの異なる原理で開発された透明化試薬が数十種類開発されている．

　次に，このような透明化技術で透過できる状態にした検体を，どのように観察するかが重要である．つまり，通常の標本では，その組織細胞に色をつけてさまざまな構造を観察・視認しやすくしている．ところが，せっかく透明化した組織に色をつけてしまうと，組織のなかまで見通せなくなってしまうのだ．そこで，染色方法を蛍光染色として，暗いところで蛍光を引き起こす励起光を照射することによって三次元構造が浮き上がり，これを特殊な顕微鏡で観察することで三次元イメージ化が可能になる．

　さて，そのような三次元観察により，どのようなことがわかってくるのだろうか？　この問いに対する答えはまだ未知数といえるが，これまでの二次元観察を基本とした病理学の理解を大きく変える可能性を秘めているということはいえるだろう．たとえば，これまで組織像の表現として一般的によく使われてきた「篩状構造」，「腺管構造」，「ロゼット形成」なども，実のところ三次元構造はこれまで想像していたものと違う可能性もある．また，「癌細胞が，"植物が根を張るように"間質に浸潤していく」という説明が，三次元でも確かめられるのか，さらに，三次元構造を知ることが新たな病態解明につながっていくこともあるかも知れない．

　いずれにしろ，組織透明化と三次元病理学の展開は，病理学に新たな視点をもたらすものになるだろう．

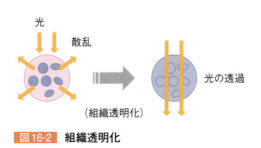

図16-2　組織透明化

病理学各論

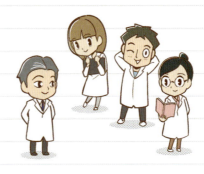

病理写真の読み方のコツ 5か条＋2

今日は病理の各論を学んでいく際に役に立つ「病理写真の読み方のコツ」について話そうと思う．各論では多くの病理写真が出てくるので，そこに苦手意識をもつ人がいるようなのでね．

はい．オレも試験前にどうやって勉強すればよいか正直言ってよくわからなかったっす．

私も自己流でやっていたので知りたいです．

よし，では始めよう．これまでも，疾患の成り立ちや病態を把握することの重要性は折に触れ話してきたよね．そして，その病変が"成り立つ"には，当然その土台が必要だ．それが何かといえば健常時の組織ということになる．だから，組織学の知識はある程度はどうしても必要だね．『Histology for Pathologist』という厚さ5cmに及ぶ病理医には有名な本があるんだが，それは正常組織像がいかに重要かを示しているともいえるよね．

病理医の先生方も正常組織像を参照しながら診断しているのですね？　へー．

そうだよ．だから1つめのコツは「①正常組織と比べる」だ．医師国家試験でもしばしば問われる病理像に腎臓の糸球体病変がある．その理由は，臨床現場でもその病理組織診断が重要であるということに加え，複雑な糸球体の組織学的な基本を押さえているかを問いやすいからともいえる．つまり，構成要素である毛細血管・その内皮細胞・基底膜，メサンギウム細胞・基質，足細胞など．これらを理解したうえで病変がどこに生じているのかというのを問うことができるからね．

はあー，なるほど！

正常組織をベースにして，次にやってみるとよいのは「②同じ臓器の異なる病態の組織像と比べる」ことだ．1つの像だけをみているより，同じ臓器の他の病態と比較するとそれぞれの特徴の違いが理解しやすいんだ．たとえば，大腸の腺腫と腺癌を比べてみると異型性の違いや形態の類似性がわかるだろうし，肺胞性肺炎と間質性肺炎を比べると病態の主座が異なっていることが理解できるだろう．

なるほど．そうですね．

次は，今話したこととタテ・ヨコの関係ともいえるが，「③異なる臓器で共通する病態を比べる」と視野が広がる．たとえば，急性炎症なら，急性虫垂炎や急性胆嚢炎だと，粘膜はびらんになり壁に無数の好中球が浸潤している．これが気管支肺胞性肺炎だと，壁への浸潤だけでなく肺胞腔に好中球が溜まっている．また，各臓器の腺癌だけを拾ってみていくと，肺の腺癌，胃の腺癌，胆管癌など，臓器によって大分違うことがわかるだろう．腺を作ろうとする性質は共通するが，少しずつその臓器ならではの特徴があるものだ．

肺病変の手術中に提出された迅速病理診断を見学したことがあるんですが，そのとき，病理の先生が「大腸癌ぽいな」とつぶやかれたんです．肺の腫瘍なのに大腸癌によく似た特徴をもっていたからなんだそうです．それで，その患者さんの電子カルテをみてみたら，大腸癌で手術を受けたことがあったんです．そのとき，肺に腺癌があっても肺癌じゃないんだってあらためて思ったことと，組織をみて大腸癌を疑われた病理の先生もすごいなと思いました．

実臨床の現場でも，こういう病理学の知識が患者さんの治療にも直結していることを知る良い経験だったね．肺癌の手術と大腸癌の肺転移に対する手術は異なるからね．さて，だんだん病

●病理写真の読み方のコツ5か条

① 正常組織と比べる
② 同じ臓器の異なる病態の組織像と比べる
③ 異なる臓器で共通する病態を比べる
④ 病像を因数分解してみる
⑤ その組織変化の意味を考える

＋

＜番外編＞
1. 時間軸を意識する
2. 能動的にみる

理所見を理解することの核心に迫ってきた感じだが，次は「**④病像を因数分解してみる**」かな．覚えておいてもらいたいことは，雰囲気でアトラスの写真を漠然とみていたのではなかなか解像度は高まらないということだ．解像度を上げるためには，多少細かくみていく必要があり，その際，たとえば上皮の変化，間質の変化，出現している細胞の特徴などや，先ほどの糸球体の構成要素やその所見などもそうだけど因数分解してその要素ごとに特徴をつかむとよい．

解像度を上げるって何かかっこいいっす！　がんばろう．

これが最後でありもっとも重要といえるかもしれないこと，それは「**⑤その組織変化の意味を考える**」ということだ．

病態を考えることと理解すればよいですね？

そう．「組織に好酸球が増えている」場合は，アレルギー性なのか？寄生虫感染でもあるのか？　とか，壊死巣があれば感染や循環障害を考えたり，胆嚢壁の筋層が厚くなっているのなら，胆嚢内圧の高い状態が続いていたことを示唆する，など．また，セミナー2では心筋梗塞の時間的経過による組織像の変化について話したが，病態を考えるときは「**時間軸**」**を意識する**ことも大切だね．なので，これは番外編1としておこう．

時間軸は3人とも大分勉強したからそう思います．

とりあえず，今いった5項目を意識してアトラスで勉強してくれたら嬉しいが，もう1つ番外編2として，「**能動的にみる**」ということを付け加えておこう．提示された病理像の理解は重要なのだが，自分がもっている疾患の知識から，「こんな所見はないか」と所見を取りに行く姿勢も重要であるといっておきたい．

全員　｜　はい！

最後にそれぞれに一言ずついっておくと，心さんのようにこれから病理学を学ぶ人や現在進行中で学んでいる人は，まずは①だけでもよいと思う．

わかりました．やってみます．

真くんのように，一通り病理総論・各論とも学んだ人，試験を受ける前の人たちはぜひ⑤まで頑張ってほしい．

あざーす．頑張ります．

愛さんのような高学年や研修医の人たちにも①〜⑤の重要性は変わりないが，臨床所見と組織像を比較検討しながら理解していくことをよりお勧めする．また，書籍以外にもインターネットなどの病理学習サイトなども参照すると，いろんな患者さんの像をみることができるから，勉強になるだろうと思う．

全員　｜　はーい．ありがとうございました．

第1章 循環器

1 心臓・血管の正常構造

a 心臓（図 1-1～1-4）

- 成人で約 300 g. 左右の心房 atrium と心室 ventricle からなり，4 つの弁 valve を有する.
- 外側から心膜（心外膜），心筋 myocardium，心内膜 endocardium で構成される.
- 心膜は壁側心膜 pericardium と臓側心膜 epicardium からなり，心嚢液を貯留して中皮細胞で被覆された心嚢腔を形成する. 心嚢腔には 10～50 mL の心嚢液が貯留する.
- 心筋は特殊な横紋筋細胞である心筋細胞からなる. 心筋細胞は中心性の核を有し，短径は正常では左室で $18 \mu m$ 以下，右室で $15 \mu m$ 以下である. 心負荷によって肥大や大小不同を示し，核の変性・変形，リポフスチン沈着の増加などが出現する.
- 心内膜は血管腔に接しており，血管内皮細胞で被覆される.
- **房室弁**：三尖弁 tricuspid valve と僧帽弁 mitral valve. 腱索を有する. 僧帽弁の弁尖は 2 枚.
- **動脈弁**：肺動脈弁 pulmonary valve と大動脈弁 aortic valve. 腱索はない. いずれも弁尖は 3 枚. 大動脈弁の弁尖は左冠尖，右冠尖，無冠尖と呼ばれ，大動脈基部のバルサルバ Valsalva 洞では左冠尖の直上に左冠動脈が，右冠尖の直上に右冠動脈が開口する.
- **冠動脈 coronary artery**：心臓の栄養血管. 大動脈基部から左冠動脈 left coronary artery（LCA）と右冠動脈 right coronary artery（RCA）が分岐する. LCA は左前下行枝 left anterior descending artery（LAD）と左回旋枝 left circumflex artery（LCX）に分岐する.

b 血管（図 1-5，1-6）

- 動脈および静脈は内膜，中膜，外膜からなり，内膜は内皮細胞，外膜は結合組織からなる.
- **弾性動脈**：大動脈と肺動脈. 弾性線維が豊富な厚い中膜を有する.
- **筋性動脈**：大動脈から分岐する比較的太い動脈から顕微鏡的サイズのものまであり，中膜は平滑筋からなる. 各層の間に内弾性板と外弾性板を有する. 径 100～$200 \mu m$ で，中膜が 2 層以下のものを細動脈 arteriole という.
- **毛細血管**：径 5～$20 \mu m$ で，血管内皮細胞と血管周皮細胞から構成される.

EVG 染色：Elastica van Gieson stain. エラスチカ・ワンギーソン染色

1. 心臓・血管の正常構造

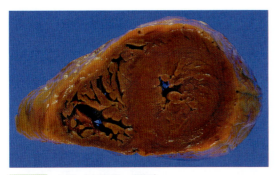

図 1-1 心臓（肉眼像，割面）
病理解剖で摘出した心臓なので，死後硬直により心筋は収縮し，内腔は狭い．左室壁は右室壁と比較し著明に厚く，心外膜内には冠動脈が観察される．

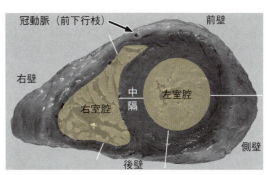

図 1-2 心臓の解剖（軸位断）
肉柱は心室腔に含み，心室壁は肉柱を除いて厚さを計測する．左心室壁は 13 mm 以下，右心室壁は 6 mm 以下が正常である．

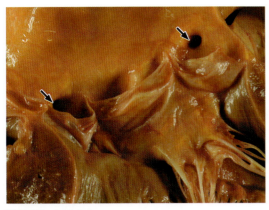

図 1-3 大動脈弁
大動脈弁は右冠尖，左冠尖，無冠尖の 3 つの弁尖からなる．大動脈弁直上には冠動脈入口部（➡）を認める．

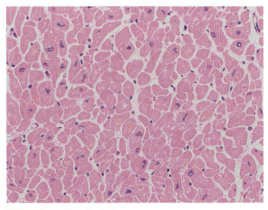

図 1-4 正常心筋細胞
心筋細胞はおおむね円形を示しており，核は細胞中央に位置する．

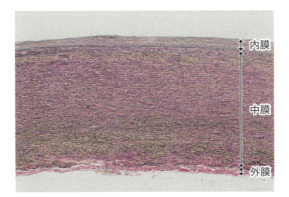

図 1-5 正常大血管（大動脈，EVG 染色）
内腔側から内膜，中膜，外膜の 3 層構造からなる弾性動脈である．中膜がもっとも厚く弾性線維が豊富である．EVG 染色では基本的に膠原線維が赤く，平滑筋が黄色く，弾性線維が黒くみえる．

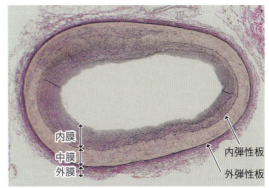

図 1-6 正常中型血管（冠動脈，EVG 染色）
冠動脈は筋型動脈で，中膜には平滑筋細胞が密に配列し，内膜と中膜，中膜と外膜の間には弾性線維（内・外弾性板）が介在する．

2 循環器・心臓の障害

a 循環障害の概要

- **充血 hyperemia**：流入血流量の増加を指す．炎症，自律神経の作用などで生じる．
- **うっ血 congestion**：流出血流量の低下による血液の停滞．全身性と局所性がある．
- **虚血 ischemia**：流入血流量の低下を指す．臓器の機能障害や虚血性壊死（梗塞）の原因となる．
- **浮腫（水腫）edema**：一般に間質・細胞外基質（血管内・細胞内に対し 3rd space とも呼ばれる）の水分量が増加した状態を指し，いくつかの機序がある：たとえば，①静脈圧・毛細血管圧が上昇し血管外に水分が漏出する，②主に血液中のアルブミン低下による血漿浸透圧低下で血管外に水分が漏出する．ただし，臓器により肺胞内，脳実質，体腔（心嚢腔，胸腔，腹腔）などに貯留する ➡ 総論3 ．
- **出血 hemorrhage**：血液（赤血球）が血管外へ出ること．血管の破綻によるほか，血管内圧の上昇により血管の破綻を欠いて赤血球が周囲組織に漏出する場合がある．
- **血栓 thrombus**：血液が血管内で凝固したもの．
- **血腫 hematoma**：血液成分が貯留して塊状になったもの．基本的に出血に伴う血管外のものを指す．ときに血管内で血液が大型の塊状に貯留した場合にも血腫と呼ばれる．
- **ショック shock**：全身性の血圧低下で，**多臓器不全 multiple organ failure（MOF）**を生じることがある．血圧は電圧に類似し〔血圧＝血流×末梢血管抵抗〕と捉えられ，大きく3つの病態に分類できる：①心臓のポンプ機能不全による血圧低下（心原性），②循環血液量の減少（出血性），③末梢血管抵抗の低下（敗血症性，神経原性）．

b 心臓の病態（図1-7～1-12）

- **心臓の適応（リモデリング）**：心筋細胞は基本的に再生・増殖せず，心負荷により個々の心筋細胞が肥大し（**図1-7，1-8**），その結果として肉眼的な**心肥大 cardiac hypertrophy** を示す．負荷が肥大の範疇を超えると心筋細胞壊死や線維化が生じる（**図1-9，1-10**）．圧負荷により心筋壁は厚くなり求心性肥大を示す（**図1-11，1-12**）．容量負荷により心臓内腔が拡張し，**心拡大 cardiac dilation** を示す．
- **心不全 cardiac failure**：心臓は拡張期に血液を貯留し，収縮期にその血液を送り出す．心不全とはポンプ機能の低下で，拡張不全（拘束）・収縮不全の両方が原因となる．
- ①**左心不全**：左心からの駆出が低下し，全身への血流が低下するとともに，肺にうっ血（および肺水腫）が生じる．肺うっ血に続発して右心不全を生じることがある．
- ②**右心不全**：右心からの駆出が低下し，肺への血流が低下するとともに，全身の体循環系にうっ血が生じる．通常は左心不全による肺うっ血に伴い，肺動脈圧が高くなることで生じる．ときに左心不全を欠き，肺そのものの循環障害（原発性肺高血圧症など）により生じ，このような病態を**肺性心 cor pulmonale** という．

2. 循環器・心臓の障害　193

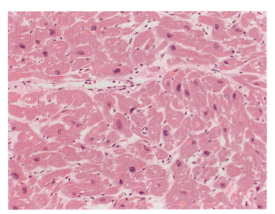

図1-7　心筋リモデリング（心筋細胞肥大）
心筋細胞１つ１つが肥大し配列に軽度の乱れがある．核には形状不整，大小不同がみられる．

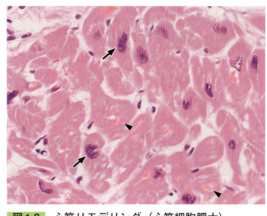

図1-8　心筋リモデリング（心筋細胞肥大）
図１－７の拡大．肥大した心筋細胞には，核の変形（➡）が目立ち，細胞質には褐色色素（リポフスチン：▶）の沈着がみられる．

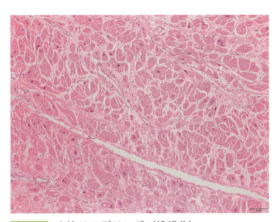

図1-9　心筋リモデリング（線維化）
心筋細胞には軽度の大小不同があり，部分的に心筋の脱落および線維化がみられる．

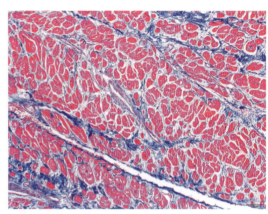

図1-10　心筋リモデリング（線維化）（アザン染色）
図1-9と同じ部位．アザンAzan染色では線維化（膠原線維）部分が青く染まる．

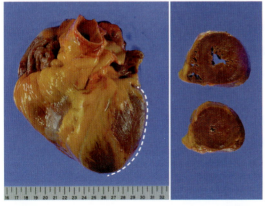

図1-11　求心性心肥大（高血圧の症例，肉眼像，右：割面）
左：左室は丸みを帯びている（破線部）．右：割面では，左室の求心性肥大がみられる．

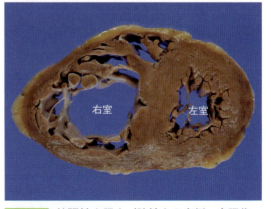

図1-12　拡張性心肥大（肺性心の症例．肉眼像，割面）
左室壁は肥大し，両室ともに拡張するが，特に右室の拡張が顕著である．

194 第1章 循環器

3 虚血性心疾患

● 虚血性心疾患 ischemic heart disease は，心筋への血流の還流障害（虚血）による心筋傷害で，冠動脈の閉塞・狭窄や攣縮で生じる．

a 狭心症 angina pectoris（AP）

● 冠動脈が粥状硬化により粥腫 plaque を形成し狭窄する（図 1-13）．
● **安定狭心症 stable AP**：粥腫が主に線維性組織からなる．胸痛が生じるが症状は比較的安定．
● **不安定狭心症 unstable AP（UAP）**：粥腫が豊富に脂質を含むと微小な破綻（びらん）を生じ，冠動脈内に血栓が形成されやすい（冠血栓性狭心症）．心筋梗塞に移行しやすい．

b 急性心筋梗塞 acute myocardial infarction（AMI）（図 1-14〜1-17）

● 冠動脈の閉塞で心筋が虚血性壊死（梗塞）に陥った状態．UAP と AMI を合わせて**急性冠症候群 acute coronary syndrome（ACS）**と呼び，早急な治療を要する．冠動脈内の血栓の除去やステントによる冠動脈の開通により，壊死範囲を縮小できるほど予後がよい．
● **症状**：一般に激烈な胸痛，悪心・嘔吐などを生じ，梗塞の部位・範囲により症状や重症度が異なる．重症例では急激な心不全，心原性ショック，心停止などで致死的となる．右冠動脈灌流域の虚血では徐脈性不整脈が生じやすい．
● **検査所見**：心臓超音波検査での壁運動異常．特徴的な心電図変化（ST 上昇など）．血中の心筋由来酵素・物質（CPK，AST，ALT，LDH，トロポニン）の上昇．
● 冠動脈は心外膜下を走行するため，虚血・梗塞は心筋細胞への酸素供給が少ない心内膜下から生じる．梗塞の広がりにより心内膜下梗塞と貫壁性梗塞に分類される．虚血に陥った心筋細胞は変性し，虚血の持続により数時間以内に心筋細胞は壊死に陥る．はじめ収縮帯壊死という特徴的な形態を示す．次いで，心筋細胞の好酸球性変化や波打ち状変化が出現する．徐々に好中球や組織球・マクロファージを主体とした炎症細胞浸潤を伴って肉芽組織が形成されていく．
● 発症 2〜3 週の時期（亜急性心筋梗塞）では完全な瘢痕化に至らず，肉芽組織で壁が脆弱化しているため，心破裂や心室中隔穿孔，乳頭筋断裂のリスクがある．

c 陳旧性心筋梗塞 old myocardial infarction（OMI）（図 1-18）

● 発症数ヵ月以降で，心筋の壊死部が線維化により瘢痕化した状態．
● 心筋が消失し，線維化組織で置換されているため，肉眼的に白色調を呈する．
● 心室壁は菲薄化し，ときに心室瘤を形成する．瘢痕部は収縮不全を生じ，局所的な血流うっ滞により血栓が生じやすい．広範囲な瘢痕は心血流駆出率の低下による心不全をきたす．

3. 虚血性心疾患

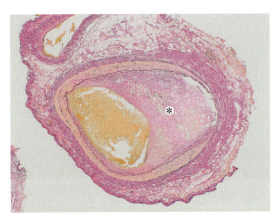

図 1-13 冠動脈粥状硬化（EVG 染色）
脂質成分に富む粥腫（＊）により冠動脈には高度の狭窄がみられる．

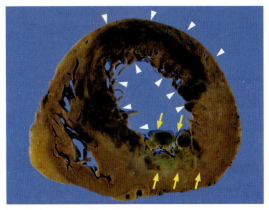

図 1-14 急性心筋梗塞（肉眼像，割面）
正常な心筋は茶褐色調だが，前壁と中隔を主体に暗赤色調の梗塞部（出血壊死部；▷）がある．後壁には心内膜下梗塞（⇨）を認める．

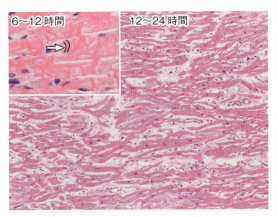

図 1-15 急性心筋梗塞（24 時間以内）
発症から 6 時間は，組織学的変化はない．6〜12 時間では収縮帯壊死（左上：白➡）を生じ，12〜24 時間では心筋細胞の好酸性変化や波打ち像がみられる．

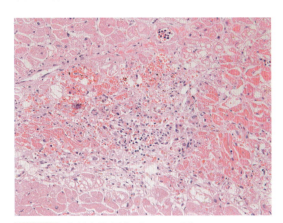

図 1-16 急性心筋梗塞（2〜3 日頃）
心筋は変性・壊死・消失して出血と炎症細胞浸潤を伴う．

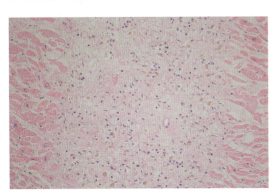

図 1-17 亜急性心筋梗塞（数日〜数週間）
心筋は消失し炎症細胞浸潤，毛細血管の増生，線維化からなる肉芽組織が形成される．

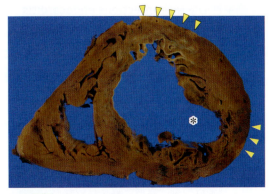

図 1-18 陳旧性心筋梗塞（肉眼像，割面）
肉芽組織による創傷治癒の後，最終的に線維化瘢痕が残存する．心室壁は菲薄化し（▷），一部に心室瘤を認める（＊）．心室瘤は特に血栓形成が起きやすく，血栓塞栓症の原因となる．

196　第 1 章　循環器

4 弁膜・心内膜疾患

a 弁膜症 valvular heart disease （図 1-19〜1-22）

● 大動脈弁狭窄症 aortic stenosis（AS）（図 1-19, 1-20）：多くは加齢・動脈硬化で塊状の石灰化を伴って弁尖が硬化する．二尖弁はリスクとなる．左室は心拍出量を保つために求心性肥大を示すが，代償機構が限界になると左心不全や失神を生じ，その後の予後は 2〜3 年である．心肥大により心筋虚血を生じやすい．

● 大動脈弁閉鎖不全症 aortic regurgitation （AR）：リウマチ熱 rheumatic fever （RF） など炎症後の瘢痕化，大動脈弁輪拡張 annuloaortic ectasia （AAE）（マルファン Marfan 症候群，大動脈解離，高安動脈炎など）で生じる．

● 僧帽弁狭窄症 mitral stenosis （MS）（図 1-21）：多くは RF の後遺症として弁尖が瘢痕化することで生じ，肥厚・癒合・短縮し，“ 魚口 ” 様あるいは “ ボタン穴 ” 状の形態を示す．RF による炎症後の変化として血管増生がしばしばみられる．

● 僧帽弁閉鎖不全症 mitral regurgitation（MR）（図 1-22）：RF の後遺症としてときに MS に合併する．腱索・乳頭筋の断裂や機能不全でも生じる．マルファン症候群では粘液腫様変性を生じ，しばしば僧帽弁逸脱症 mitral valve prolapse （MVP） を伴う．

● 三尖弁閉鎖不全症 tricuspid regurgitation （TR）：弁尖そのものの異常よりも，右心不全に伴う機能的な逆流を示す．心臓超音波検査で，下大静脈の拡張とともに心不全の指標となる．

● リウマチ熱 （RF）：A 群 β 溶血性連鎖球菌の感染に対するアレルギー反応．小児に多い．急性咽頭炎後に心炎，多関節炎，皮膚病変など膠原病様症状を示す．リウマチ性心内膜炎（僧帽弁＞大動脈弁＞三尖弁・肺動脈弁）を生じ，弁膜症の原因となる．複数の弁を侵す連合弁膜症は RF 関連が多い．

b 感染性心内膜炎 infectious endocarditis （IE）（図 1-23, 1-24）

● 弁膜や心内膜の感染症（ほとんどが細菌感染）．弁膜症，人工弁，心室中隔欠損症 ventral septal defect （VSD） などを背景として，抜歯などに伴う菌血症 bacteremia を契機に発生する．弁尖に細菌塊，炎症細胞，血栓，壊死物質からなる疣贅が付着し，弁尖の破壊・機能不全，他臓器への塞栓症による梗塞，出血，膿瘍形成などを生じる．

● 急性 IE：黄色ブドウ球菌 Staphylococcus aureus によるものが多く，急速な弁破壊により心不全を生じる．適切な治療をしても多くの合併症を生じ，予後不良である．

● 亜急性 IE：主として口腔内常在菌である緑色連鎖球菌 Streptococcus viridans により生じ，IE の約 5 割を占める．数週〜数ヵ月の経過で，発熱，全身倦怠感，呼吸困難などが続く．

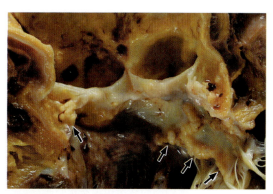

図 1-19　大動脈弁狭窄症（肉眼像）
大動脈弁は肥厚し，弁尖には黄色調の石灰化（➡）がみられる．

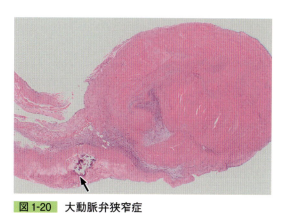

図 1-20　大動脈弁狭窄症
大動脈弁の弱拡大像．弁は結節状に高度の線維性肥厚を示し，一部に石灰化を認める（➡）．

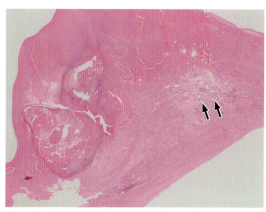

図 1-21　僧帽弁狭窄症
僧帽弁の弱拡大像．弁は線維化，石灰化により肥厚しており，一部には血管の増生がみられる（➡）．

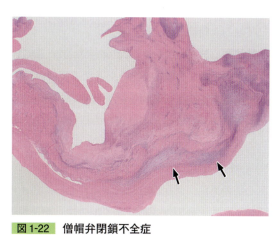

図 1-22　僧帽弁閉鎖不全症
僧帽弁の弱拡大像．弁は線維性に肥厚し，青みがかった粘液腫様変性（➡）を伴っている．

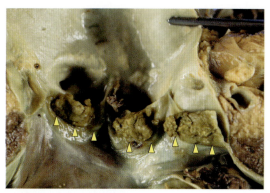

図 1-23　感染性心内膜炎（肉眼像）
大動脈弁には三尖ともに緑色の疣贅が付着している（▷）．

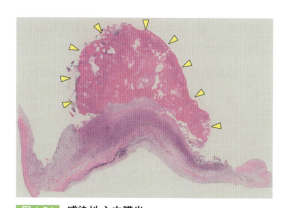

図 1-24　感染性心内膜炎
弁の表面には大型の疣贅（▷）が付着している．疣贅は主に滲出物からなり，グラム染色を施行すると多数のグラム陽性球菌がみられた（非提示）．

5 心筋疾患

a 特発性心筋症

● ①肥大型心筋症，②拡張型心筋症，③拘束型心筋症，④不整脈原性右室心筋症，⑤分類不能心筋症がある．原因不明とされてきたが，一部は遺伝的要因が判明してきた．

①肥大型心筋症 hypertrophic cardiomyopathy（HCM）（図 1-25，1-26）：左室の異常肥大により左室への血液の流入障害と拡張障害が生じる．左室流出路が狭窄するものを**閉塞性肥大型心筋症** hypertrophic obstructive cardiomyopathy（HOCM）という．約 5 割が家族性（常染色体顕性遺伝）．サルコメアタンパクの異常による．労作時呼吸困難，冠動脈の内腔狭窄による狭心痛，心房細動，左室流出路狭窄による失神などを生じる．僧帽弁閉鎖不全症の合併が多い．

● 形態所見：左室が肥厚し，内腔が狭小化する．特に心室中隔に肥厚が目立つ［**非対称性中隔肥厚** asymmetric septal hypertrophy（ASH）］．組織学的には心筋細胞肥大，核の変形，線維化および特徴的な**錯綜配列**を認める．

②**拡張型心筋症** dilated cardiomyopathy（DCM）（図 1-27，1-28）：左室拡大と収縮不全を特徴とする疾患．約 2 割は家族性で，遺伝子異常のほか，ウイルス感染，自己免疫などの関与も示唆される．

● 形態所見：左室の著明な拡張と壁の菲薄化を示し，末期には左右心房心室すべてが拡張する．特異的組織所見はなく，心筋細胞の変性・脱落と線維化，代償性の心筋細胞肥大などを認める．

b 心筋炎 myocarditis（図 1-29，1-30）

● 心筋の炎症．炎症細胞浸潤により心筋は種々の変性を示す．経過から急性型，慢性型，劇症型に分類される．病因は多彩でウイルス性，細菌性，自己免疫性，薬剤性などがある．病理組織学的にはリンパ球性，好酸球性，巨細胞性，肉芽腫性に分類される．

● **急性心筋炎** acute myocarditis：ほとんどの心筋炎は急性ウイルス性リンパ球性心筋炎であり，感冒様症状の約 1 週間後に胸痛，呼吸困難，動悸などを生じる．しばしば脈の不整や低血圧を伴い，冠動脈の支配領域と一致しない ST 上昇や心筋逸脱酵素の上昇をみる．主に CD8 陽性 T 細胞が浸潤し，他のリンパ球やマクロファージも混在し，心筋細胞の変性・壊死，間質の浮腫などを認める．**巨細胞性心筋炎** giant cell myocarditis は，広範で高度な心筋傷害，高度の多彩な炎症細胞浸潤，多核巨細胞の出現を特徴とし，しばしば劇症の経過を示す．

Masson-trichrome stain：マッソン・トリクローム（MT）染色

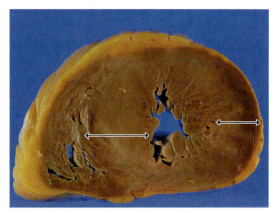

図 1-25　肥大型心筋症（割面の肉眼像）
左室，右室ともにびまん性に壁肥厚がみられる．左室壁は20 mm 程度まで肥厚している．特に中隔の肥厚が著しい［非対称性心筋肥大（ASH）］．

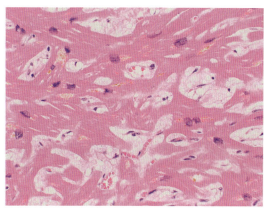

図 1-26　肥大型心筋症
心筋細胞は錯綜配列を示しており，心筋細胞の肥大や核形不整がみられる．

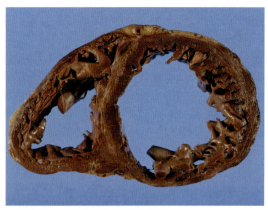

図 1-27　拡張型心筋症（肉眼像）
左室，右室ともに著明な拡張があり，左室壁は全体的に菲薄化している．

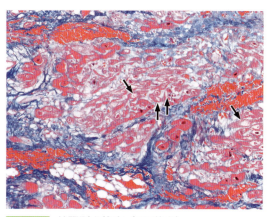

図 1-28　拡張型心筋症（MT 染色）
間質線維化（青色部分）があり，心筋細胞には肥大や菲薄化，空胞変性（➡）がみられる．

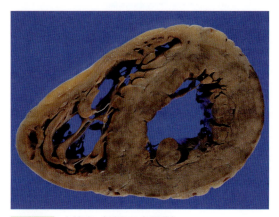

図 1-29　心筋炎（割面の肉眼像）
心臓は右室，左室とともに拡大しており，心筋は斑状に褐色調を示す．

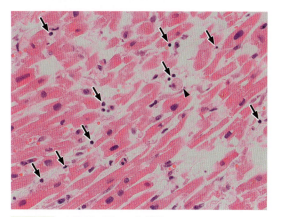

図 1-30　心筋炎（リンパ球性）
心筋は離開し，間にはリンパ球浸潤（➡）が散在性にみられる．マクロファージ（▶）も散見される．

6 その他の心疾患

a 心サルコイドーシス cardiac sarcoidosis（図 1-31, 1-32）

- サルコイドーシスは諸臓器に壊死を伴わない**類上皮細胞肉芽腫 epithelioid cell granuloma** を形成する原因不明の疾患で，心病変（特に刺激伝導系）はサルコイドーシスの死因としてもっとも多い．肺病変も頻度が高い➡ 各論2-6 ．
- Th1 型 CD4 陽性 T リンパ球による組織球活性化・肉芽腫形成が病態の主軸である．
- 心サルコイドーシスは，心臓のさまざまな部位を侵すが，心室中隔基部が好発部位で，しばしば心室中隔の菲薄化をみる．病変が広範に進展すると拡張型心筋症（DCM）に類似した心拡大を示すこともある．組織学的には，類上皮細胞（組織球）の集簇からなる肉芽腫がみられ，多核巨細胞やリンパ球・形質細胞浸潤をしばしば伴う．生検での診断率は高くない（2〜3 割）．

b 心アミロイドーシス cardiac amyloidosis（図 1-33, 1-34）

- 全身性アミロイドーシスに伴うものと，心臓に限局したものがある．
- 全身性では原発性アミロイドーシスや多発性骨髄腫，MGUS などに伴う免疫グロブリン軽鎖由来の AL アミロイドーシスが多いが，ときに慢性炎症（特に関節リウマチ）に伴う血清アミロイド A タンパク serum amyloid A protein（SAA）に由来の AA アミロイドーシスもみられる．野生型トランスサイレチン transthyretin（TTR）による ATTR アミロイドーシスは**老人性アミロイドーシス senile cardiac amyloidosis** とも呼ばれ，主として心臓を侵し，限局性の心アミロイドーシスを呈することが多い．
- アミロイド沈着により心筋壁は肥厚し，拘束性障害（拡張障害）を引き起こす．アミロイドは β シート構造を示す変性タンパクで，HE 染色では好酸性無構造沈着物として認められ，**コンゴーレッド染色**で赤橙色調，偏光顕微鏡下の観察で緑色調（"apple green" と表現される）の複屈折性を示す．電子顕微鏡では 8〜15 μm の細線維状構造物として認められる➡ 各論6-11 ．

c 心臓粘液腫 cardiac myxoma（図 1-35, 1-36）

- 心臓原発腫瘍で最多．良性腫瘍で左房内に好発する．30 歳代以降に多く，やや女性に多い．
- 数 cm 大のポリープ状腫瘤で，茎は心内膜に連続し，軟らかいゼリー状である．血流などに応じて心腔内でぶらぶらと動き，僧帽弁を物理的に塞いで一過性の血流障害をきたしたり，ときに弁尖を破壊したりする．また，表面に血栓の形成を伴い，血栓塞栓症の原因となりうる．
- 組織学的にはムコ多糖が豊富な粘液性基質を有する腫瘍で，紡錘形〜星芒状の腫瘍細胞（粘液腫細胞）が増生し，ときに上皮様の索状〜管腔状配列を示す．血管の増生を伴う．

6. その他の心疾患　201

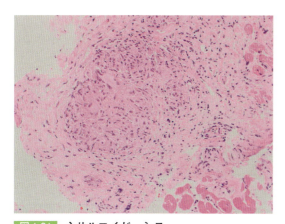

図 1-31　心サルコイドーシス
心筋細胞は減少し，好酸性の線維化が広がっている．線維化組織の中には細胞が寄り集まった領域がみられる．

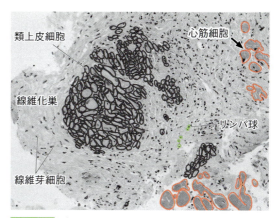

図 1-32　心サルコイドーシス
細胞は組織球が上皮細胞のように寄り集まっていることから類上皮細胞肉芽腫と呼ばれる．周囲には紡錘状核を有する線維芽細胞と小型円形のリンパ球がみられる．

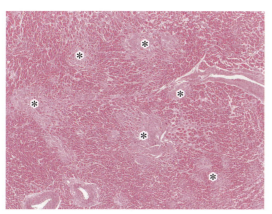

図 1-33　心アミロイドーシス
部分的に心筋細胞が消失し，淡好酸性の沈着物（＊）がみられる．

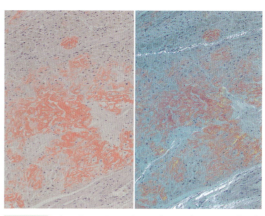

図 1-34　心アミロイドーシス（コンゴーレッド染色）
沈着物はコンゴーレッド染色で橙色に染まり（左），偏光顕微鏡で"apple green"を示す（右）．

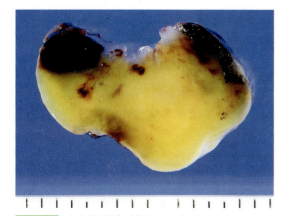

図 1-35　心臓粘液腫（肉眼像，割面）
ゼリーの外観を呈する腫瘍で，割面は黄白色で透明感があり出血を伴っている．

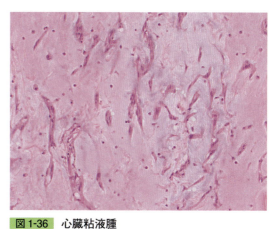

図 1-36　心臓粘液腫
好酸性〜好塩基性の粘液様基質を背景に小型核をもつ紡錘形細胞を散在性に認める．

7 動脈硬化性疾患

● **動脈硬化症 arteriosclerosis** は動脈壁の肥厚・硬化を示す疾患で，①**細動脈硬化症**，②**メンケルベルグ Mönckeberg 型中膜硬化症**，③**粥状動脈硬化症**の大きく３つの型に分類される．メンケルベルグ型中膜硬化症は筋性動脈の中膜平滑筋層に石灰化がみられ，臨床的な意義は乏しい．

a 細動脈硬化症 arteriolosclerosis

● 高血圧症に伴う血管内皮傷害により，細動脈の肥厚，内腔狭小化が生じる．

● **硝子化型 hyalinized arteriosclerosis**：通常の高血圧症に起因する．血管内皮細胞の傷害・消失に伴い，内皮下への血漿成分の染み込み，細胞外基質の増生が起き，細動脈壁に好酸性無構造物が沈着する（硝子化 hyalinization）➡ 各論6-10 も参照．

● **過形成型 hypertrophic arteriosclerosis**：高度の高血圧症に起因する➡ 各論6-9 も参照．細胞外基質の増加とともに中膜平滑筋が増生し，血管壁はタマネギ状に肥厚する．悪性高血圧症ではフィブリノイド変性を伴った血管壁の壊死を生じる（壊死性細動脈炎 necrotizing arteriolitis）．

b 粥状動脈硬化症（アテローム性動脈硬化症）atherosclerosis（図 1-37〜1-41）

● 動脈内腔側に生じる粥腫（アテローム）atheroma という斑状病変 plaque の形成を特徴とする．

● 高血圧のほか，加齢，遺伝的背景，脂質異常症（特に高 LDL コレステロール血症），糖尿病などが複雑に関連して発生する．メタボリックシンドロームに伴う炎症性サイトカイン血症，フリーラジカル，ストレスや運動不足などの生活習慣も関連する．

● 発生機序として，はじめに内膜に脂質が沈着する（脂肪線条 fatty streak，脂肪斑 fatty spot）．次いで，脂質成分を貪食した組織球（**泡沫細胞 foam cell/ 泡沫マクロファージ foamy macrophage**）が集簇し，塊状の細胞外脂質（脂質コア）を伴って**粥腫（アテローム）atheroma** が形成される．線維化や炎症細胞浸潤も伴う．脂質コアの大きさや線維成分の多寡により破綻のリスクが異なる．脂質が少なく，線維成分が多く，破綻しやすいものを安定プラークという．一方，脂質が多く，線維成分が少なく，破綻しやすいものを不安定プラークという．線維化が進行し，石灰化，血管増生，出血などが加わり，徐々に動脈壁の構築が破壊されていく．

● **アテローム血栓症 atherothrombosis** は，粥腫の表面にびらん・潰瘍によって粥腫の破綻や血栓形成を生じる病態で，心筋梗塞や脳梗塞の原因となる．そのほかに，動脈瘤・動脈解離，閉塞性動脈硬化症 arteriosclerosis obliterans（ASO），コレステロール塞栓症 cholesterol embolism（図 1-42）などを続発する．

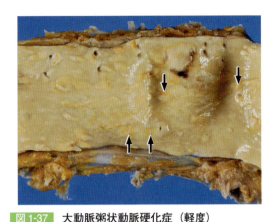

図 1-37　大動脈粥状動脈硬化症（軽度）
動脈壁の肥厚は目立たない．散在性に黄色調の脂質沈着（➡）がみられる．

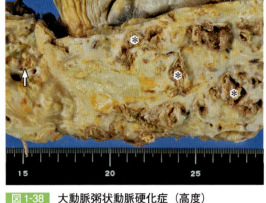

図 1-38　大動脈粥状動脈硬化症（高度）
動脈壁は硬く肥厚している．内腔にはびらん（＊）や黄色調の脂質沈着，石灰化（白➡）が多発している．

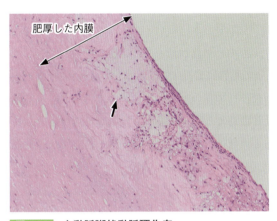

図 1-39　大動脈粥状動脈硬化症
肥厚した内膜には脂質の沈着と泡沫細胞の集簇（➡）を認める．

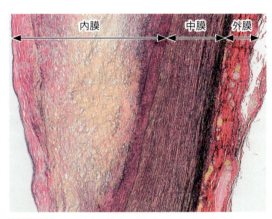

図 1-40　大動脈粥状動脈硬化症（EVG 染色）
内膜は著明に肥厚し中膜より厚くなっている．肥厚した内膜には線維化がみられる．

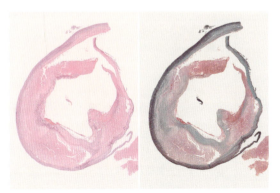

図 1-41　内頸動脈粥状動脈硬化症（右：Elastica-Masson 染色）
頸動脈内膜剥離術で摘出された内頸動脈の粥腫．内膜が肥厚し，脂質が豊富な粥腫が形成されている．アテローム血栓性脳梗塞の原因となる．

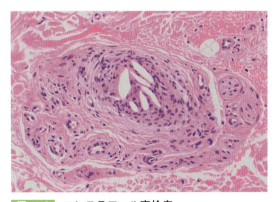

図 1-42　コレステロール塞栓症
真皮内の血管．血管内腔は針状のコレステリン結晶により閉塞している．組織標本では結晶が溶出し，針状の抜け殻のように観察される．

8 大動脈疾患

a 大動脈瘤 aortic aneurysm（図1-43，1-44）

● 動脈瘤 aneurysm とは動脈の限局的な拡張である．大動脈瘤は部位により**胸部大動脈瘤 thoracic aortic aneurysm（TAA）**と**腹部大動脈瘤 abdominal aortic aneurysm（AAA）**に分けられる．

● 大動脈瘤の多くは，大動脈壁が粥状硬化症により破壊され異常に拡張する**動脈硬化性大動脈瘤**である．組織学的には高度の粥状硬化症に加えて，中膜の著しい破壊，線維化，菲薄化・消失をみる．他に，**炎症性大動脈瘤**（外膜側からの炎症に起因し，その過半数がIgG4関連疾患），**感染性大動脈瘤**（黄色ブドウ球菌，サルモネラ，梅毒，結核菌などの感染で炎症が惹起され，壁構造の破壊が促進される）がある．

b 大動脈解離 aortic dissection（図1-45）

● 大動脈壁が中膜で裂け，解離腔（偽腔）を形成し，その中に血液が流入した状態である．

● 高血圧症および大動脈粥状硬化症を有する40〜60歳の男性に好発する．マルファン症候群などの結合組織異常では若年でも生じる．大動脈壁には中膜弾性線維の断裂や平滑筋の変性を示す**嚢胞状中膜壊死 cystic medial necrosis**（図1-46）をしばしば認めるが，解離の直接的な原因は多くは不明である．解離腔が心嚢腔，胸腔，腹腔に開通すると致死的となる．大動脈から分岐した主要動脈（内頸動脈，腹腔動脈，腸間膜動脈など）にも解離を生じることがある（図1-47）．

● 解離の部位により**スタンフォード分類**（A，B型）および**ドベーキー DeBakey 分類**（Ⅰ，Ⅱ，Ⅲ型）で分類される（図1-A）．上行大動脈を巻き込むスタンフォードA型は，心タンポナーデ（心嚢腔への開通），心筋梗塞（冠動脈の物理的閉塞），大動脈弁閉鎖不全症（大動脈弁輪拡張）の原因となり予後不良で，早急な外科手術を要する．

解離の範囲	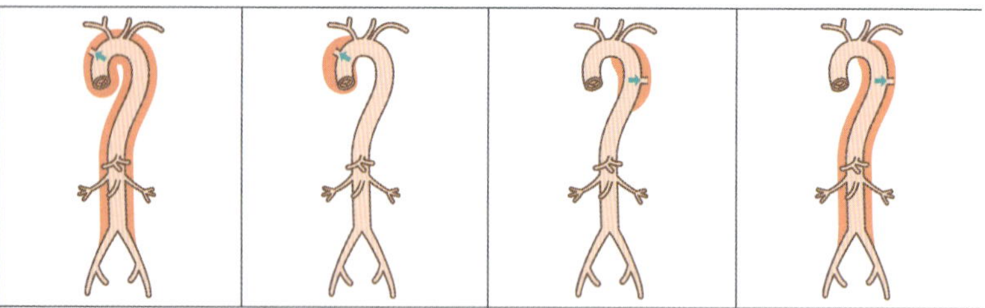			
スタンフォード分類	A 型		B 型	
	上行大動脈に解離がない		上行大動脈に解離がある	
ドベーキー分類	Ⅰ 型	Ⅱ 型	Ⅲ a 型	Ⅲ b 型
	上行〜腹部	上行に限局	胸部下行に限局	下行〜腹部
予後	不良		合併症がなければ比較的良好	

図1-A 大動脈解離の分類

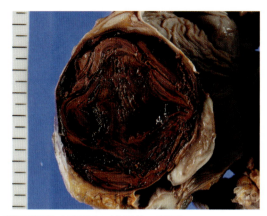

図 1-43　大動脈瘤（肉眼像，割面）
割面では，瘤の内腔に充満する血腫がみられる．

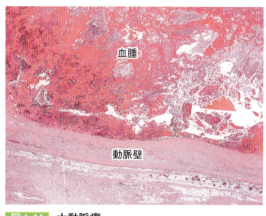

図 1-44　大動脈瘤
動脈内腔には血腫がみられる．

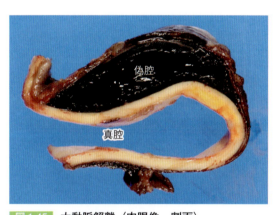

図 1-45　大動脈解離（肉眼像，割面）
中膜が外膜側で解離し偽腔が形成されている．偽腔内には血液が充満している．

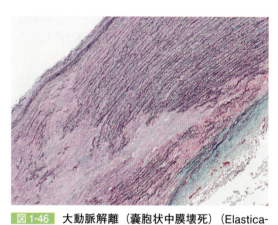

図 1-46　大動脈解離（囊胞状中膜壊死）（Elastica-Masson染色）
中膜の一部では弾性線維が断裂・消失している．この結合組織の断裂によって壁が裂けやすくなっていると考えられる．

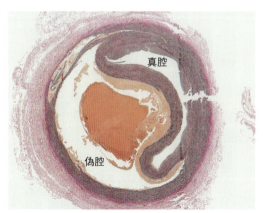

図 1-47　大動脈解離に続発した内頸動脈解離（EVG染色）
中膜は外膜側で解離し，偽腔が形成されている．偽腔に血液が充満し真腔は圧排されている．

9 血管炎1

● **血管炎 vasculitis**：血管壁に生じる炎症の総称．血管炎を中心とした疾患群を血管炎症候群といい，2012 年の Chapel Hill Consensus Conference の分類（CHCC 2012）が用いられる（**図 1-B**）．

a 大型血管炎 large vessel vasculitis

①**高安動脈炎 Takayasu arteritis**：20 歳前後の女性に多く，大動脈弓部を中心に生じる．外膜〜中膜の栄養血管周囲に炎症が生じ，弾性線維の破壊，弾性線維を貪食した多核巨細胞がみられる．

②**巨細胞性動脈炎 giant cell arteritis（GCA）（図 1-48，1-49）**：側頭動脈炎 temporal arteritis（TA）とも呼ばれる．50 歳以上の高齢者の側頭動脈に好発し，浅側頭動脈の腫大・硬結や拍動性頭痛，発熱を生じる．眼動脈に炎症が及ぶと視力障害をきたす．内弾性板〜中膜を主体に炎症がみられ，弾性線維を貪食した多核巨細胞を認める．約半数に**リウマチ性多発筋痛症 polymyalgia rheumatica（PMR）**を合併する．ステロイド反応性で，予後は良好である．

b 中型動脈炎 medium vessel vasculitis

①**結節性多発動脈炎 polyarteritis nodosa（PN，PAN）（図 1-50〜1-53）**：若年成人を中心に幅広い年齢に発生し，急性〜慢性の多彩な経過，侵襲される臓器により多彩な症状を呈する．腎動脈狭窄による高血圧，消化管病変による血便，腹痛，消化管狭窄，多発単神経炎などが多い．内膜〜中膜でのフィブリン析出，内弾性板の破壊やフィブリノイド壊死（フィブリノイド変性ともいう）をきたし，最終的に肉芽組織の形成，線維化を伴って動脈が閉塞する．再疎通像もみられる．

②**川崎病 Kawasaki disease**：乳幼児に生じる原因不明の全身性血管炎で，特に冠動脈が高頻度に侵され，発熱，四肢末端の浮腫，発疹，眼球結膜の充血，口腔病変（口唇紅潮，イチゴ舌，びまん性の粘膜発赤），頸部リンパ節腫脹などを生じる．急速な冠動脈傷害により冠動脈瘤を形成し，血栓形成による心筋虚血や心不全を生じる．

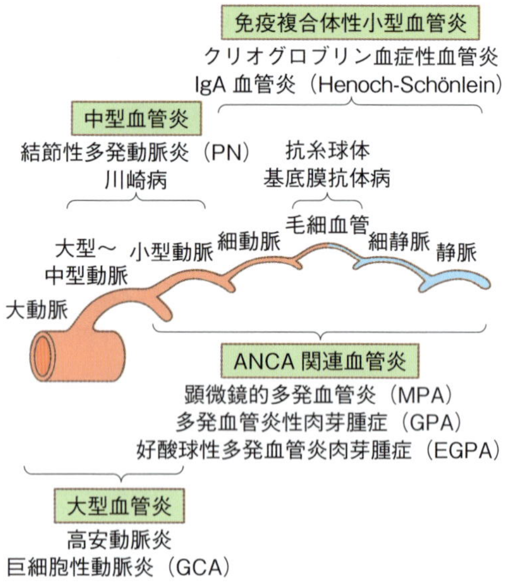

図 1-B　CHCC2012 の概要
血管炎は炎症が生じている血管の直径により，主に大型，中型，小型に分類される．

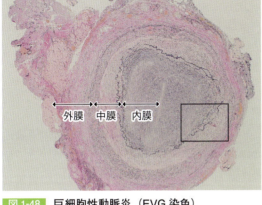

図1-48 巨細胞性動脈炎（EVG染色）
内膜は高度に肥厚し，内腔が狭窄している．内外弾性板は部分的に不明瞭になり，外膜の線維化がみられる．

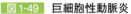

図1-49 巨細胞性動脈炎
図1-48の枠線部の拡大．血管壁にはリンパ球・形質細胞浸潤とともに，組織球の集簇や多核巨細胞（➡）を認める．

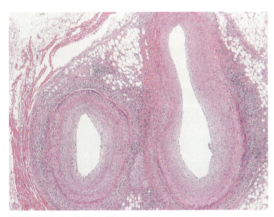

図1-50 結節性多発動脈炎
中型血管に壁全層性の炎症細胞浸潤を認める．炎症細胞浸潤は血管周囲脂肪組織にも及んでいる．

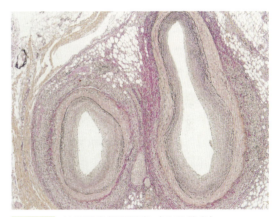

図1-51 結節性多発動脈炎（EVG染色）
EVG染色では，より明瞭に内膜の肥厚，弾性線維の走行の乱れ，外膜の線維性肥厚がみられる．

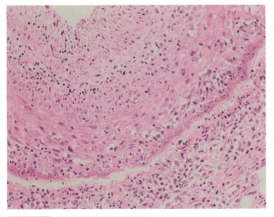

図1-52 結節性多発動脈炎
血管壁の拡大像．浸潤する炎症細胞はリンパ球，好中球が混在している．

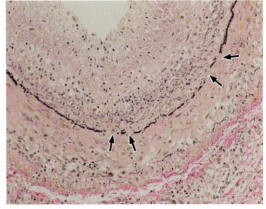

図1-53 結節性多発動脈炎（EVG染色）
EVG染色では，複数個所で内弾性板の断裂（➡）がみられる．

10 血管炎 2

- **小型血管炎 small vessel vasculitis**：ANCA 関連血管炎と免疫複合体性小型血管炎がある.

a ANCA 関連血管炎 ANCA-associated vasculitis（AAV）

- 高齢者に多く性差はない. 小型動静脈～毛細血管を中心に生じ，MPA, GPA, EGPA の3型がある. 多彩な臓器を侵すが，型により障害臓器の頻度が異なる ➡ 各論-6-7 . ANCA 陽性例が多いが，陰性例もある. 免疫複合体の沈着が乏しく，pauci-immune 型と呼ばれる. **抗好中球細胞質抗体 antineutrophil cytoplasmic antibody（ANCA）**は好中球が有するタンパク分解酵素である **MPO（ミエロペルオキシダーゼ myeloperoxidase）**または **PR3（プロテアーゼ3 proteinase 3）**を標的とする自己抗体である. ANCA は好中球を活性化し，MPO や PR3 を含む好中球細胞外トラップ neutrophil extracellular traps（NETs）が血管壁を傷害する.

① **顕微鏡的多発血管炎 microscopic polyangiitis（MPA）**（図 1-54～56）：腎，肺，皮膚，神経の病変が目立つ. 小型血管のフィブリノイド壊死（壊死性血管炎 necrotizing angiitis），肺毛細血管炎，腎の半月体形成性糸球体腎炎を生じる.

② **多発血管炎性肉芽腫症 granulomatosis with polyangiitis（GPA）**（図 1-57）：上気道，肺，腎の病変が目立つ. 小型血管のフィブリノイド壊死とともに，特に上気道と肺では肉芽腫がみられる（壊死性肉芽腫性血管炎 necrotizing granulomatous angiitis）. 肺の毛細血管炎では肺胞出血を伴う. 腎では半月体形成性糸球体腎炎を生じる. 以前はウェゲナー Wegener 肉芽腫症と呼ばれていた.

③ **好酸球性多発血管炎性肉芽腫症 eosinophilic granulomatosis with polyangiitis（EGPA）**（図 1-58, 1-59）：末梢血の好酸球増多，気管支喘息が特徴で，肺，神経，皮膚，腎などに病変がみられやすい. 好酸球浸潤を伴って壊死性肉芽腫性血管炎を生じる. ANCA は約半数で陽性で ANCA 陽性例では腎病変の頻度が高い. 以前はチャーグ・ストラウス Churg-Strauss 症候群，アレルギー性肉芽腫性血管炎 allergic granulomatous angiitis と呼ばれていた.

b 免疫複合体性小型血管炎 immune complex small vessel vasculitis

① **抗糸球体基底膜病 anti-glomerular basement membrane disease（抗 GBM 病）**：腎糸球体基底膜および/または肺胞毛細血管基底膜のⅣ型コラーゲンα鎖に対する自己抗体によって，急速な半月体形成や肺胞出血を生じる（グッドパスチャー Goodpasture 症候群：腎，肺の両方を侵すもの）➡ 各論 6-7 .

② **IgA 血管炎 IgA vasculitis**：異常な IgA が血管壁に沈着し皮膚，消化管，腎などに血管炎を起こす. 皮膚や消化管では細血管に核破砕を伴う好中球浸潤を認める（白血球破砕性血管炎 leukocytoclastic vasculitis）. 腎では IgA 腎症と同じ像を示すが，半月体形成の頻度が高い ➡ 各論 6-5 . ヘノッホ・シェーンライン紫斑病 Henoch-Schönlein purpura（HSP）とも呼ばれる.

PAM 染色：periodic acid-methenamine silver stain. 過ヨウ素酸メセナミン銀染色

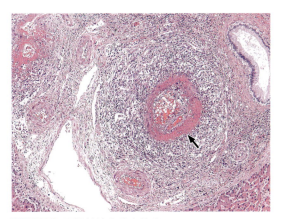

図 1-54 顕微鏡的多発血管炎
全身の臓器の比較的小型の血管に血管壁のフィブリノイド壊死（➡）と炎症細胞浸潤を認める．本図は肝臓グリソン鞘の肝動脈を示す．

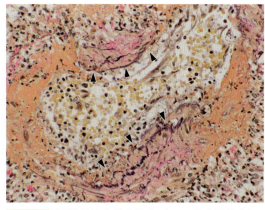

図 1-55 顕微鏡的多発血管炎（EVG 染色強拡大）
一部で血管壁の弾性線維，平滑筋が残存しているが（▶），大部分で壁全層性にフィブリノイド壊死を起こしている．

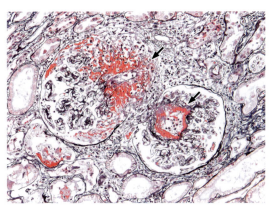

図 1-56 顕微鏡的多発血管炎（PAM-Masson-Trichrome 染色）
腎臓の糸球体の輸出入細動脈に血管壁の断裂と出血を認める（➡）．

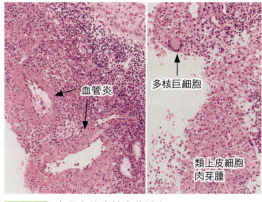

図 1-57 多発血管炎性肉芽腫症
鼻腔生検体．上皮下間質には高度の炎症細胞浸潤があり，フィブリノイド変性を伴う血管炎を認める．一部の組織片には類上皮細胞，多核巨細胞がみられる．

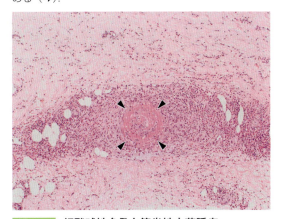

図 1-58 好酸球性多発血管炎性肉芽腫症
フィブリノイド壊死を伴う血管炎を認める（▶）．

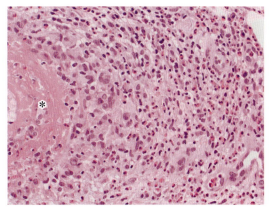

図 1-59 好酸球性多発血管炎性肉芽腫症
血管壁に好酸性物質が沈着するフィブリノイド壊死がみられ（＊），その周囲には好酸球を主体とする炎症細胞浸潤を伴う．

第2章 呼吸器・縦隔

1 下気道の正常構造と機能

a 下気道の解剖

- **下気道**：気管，左右の主気管支から，分岐しながら葉気管支，区域気管支，細気管支，終末細気管支，呼吸細気管支，肺胞管（肺胞道）を経て，肺胞に至る．なお，上気道は鼻腔，咽頭，喉頭である．

- **気管支 bronchus・細気管支 bronchiole**：気管支は杯細胞を伴う多列線毛円柱上皮で覆われ，軟骨，平滑筋，粘液を分泌する気管支腺を伴う．細気管支は軟骨を欠き，上皮は徐々に単層・立方状となる．杯細胞は減り，線毛を欠くクララ Clara 細胞（クラブ Club 細胞）が介在する．**終末細気管支 terminal bronchiole** までは呼吸に直接関与せず，**死腔 dead space** に相当する．

- **肺実質**：**呼吸細気管支 respiratory bronchiole**，**肺胞管**（肺胞道）**alveolar duct** および**肺胞 alveolus**（肺胞囊 alveolar sac）に相当し，ガス交換が行われる．気腔 airspace および肺胞上皮 alveolar epithelium から構成される．肺胞上皮には2種類あり，肺胞の95%の面積はガス交換能を有する扁平な**I型肺胞上皮**で被覆される．立方状の**II型肺胞上皮**が産生するサーファクタントは界面活性物質で，肺胞構築を維持に重要である．

b 肺の解剖学的構造・機能単位 （図2-1〜2-6）

- **肺 lung**：右肺は上葉，中葉，下葉からなり，10個の区域から構成される．左肺は上葉（上区＋舌区），下葉からなり，8個の区域から構成される．肺は，肺胞が集まって細葉・小葉を形成し，胸膜や広義間質（小葉間隔壁・気管支血管束）に支えられている．

- **肺胞 alveolus**：約 $200\,\mu m$ 大．隣接する肺胞は数 μm の**肺胞孔**（コーン Kohn 小孔）で交通する．

- **肺細葉 pulmonary acinus**：個々の終末細気管支とそれに付属する呼吸細気管支〜肺胞の径 3〜5 mm の構造単位．**終末呼吸単位 terminal respiratory unit（TRU）**とも呼ばれる．

- **肺小葉 pulmonary lobule**：血管・神経支配における肺組織の機能的最小単位．数個の肺細葉の集合からなる径 10〜20 mm の構造である．肺静脈を含む**小葉間隔壁 interlobular septum** で区画され，中心に細気管支と肺動脈からなる**気管支血管束 bronchovascular bundle** がある．

- **臓側胸膜 visceral pleura**：肺全体を覆う膜で胸腔に接する．胸膜弾性板が存在し，最表面は中皮細胞で被覆される．胸膜の間質組織は小葉間隔壁と連続する．

EVG 染色：Elastica van Gieson stain. エラスチカ・ワンギーソン染色

1. 下気道の正常構造と機能　211

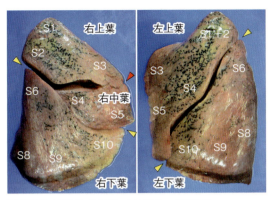

図 2-1　正常肺の外観（肉眼像，外側面）
右肺は上，中，下葉，左肺は上，下葉に分かれる．右上葉と右中葉は minor fissure（▶）で区切られ，右上中葉と右下葉，左上葉と左下葉は major fissure（▷）で区切られる．胸膜表面に黒色調の炭粉沈着をみる．

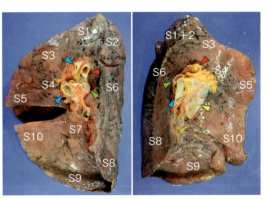

図 2-2　正常肺の外観（肉眼像，内側面）
肺の内側の中心部には気管支（▶），肺動脈（▶），肺静脈（▶）などが入る肺門がある．胸膜は肺門部で臓側胸膜から壁側胸膜へと反転する．一方，肺門部の肺動脈・肺静脈は臓側心膜（▷）に覆われて心臓へと連続する．

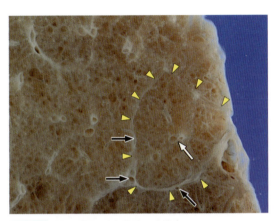

図 2-3　肺の構築（肉眼像，割面）
スポンジ状の肺胞組織が小葉間隔壁（▷）により区画され，小葉間隔壁には肺静脈（➡）が分布している．各小葉の中心には気管支血管束（白➡）が認められる．

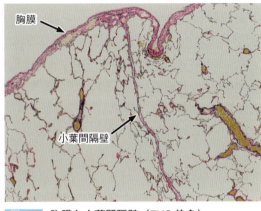

図 2-4　胸膜と小葉間隔壁（EVG 染色）
胸膜は膠原線維（赤色）・弾性線維（黒色）からなり，小葉間隔壁と連続する．肺胞隔壁にも細かな弾性線維が介在し，肺胞構造を支えている．

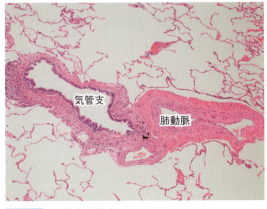

図 2-5　気管支血管束
細気管支，肺動脈からなる．

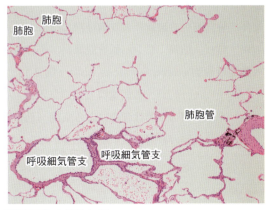

図 2-6　末梢肺組織
呼吸細気管支，肺胞管，肺胞が認められる．

2 ▶ 慢性閉塞性肺疾患

● **慢性閉塞性肺疾患** chronic obstructive pulmonary disease（COPD）：喫煙など有害物質の長期吸入に起因する気道病変で，慢性気管支炎と肺気腫が種々の程度に混合して，**閉塞性肺障害**が生じる．気流制限・気流速度低下により，呼気のスピードが遅くなる．

a 慢性気管支炎 chronic bronchiolitis（図 2-7）

● 「慢性・反復性の咳嗽・喀痰（湿性咳嗽）が 3 ヵ月以上大部分の日に認められ，さらにそれが 2 年以上持続する」という臨床症状で定義され，感染症や心疾患を除外して診断される．

● 組織学的には，被覆上皮の杯細胞の過形成，気管支腺の過形成が生じ，リンパ球・形質細胞浸潤を伴う．可逆性があり，禁煙によりある程度は改善する．

b 肺気腫 pulmonary emphysema（図 2-8～2-10）

● 「終末細気管支より末梢の気腔が線維化を伴わずに異常に拡張した状態」で，形態学的に定義される．有害物質で上皮細胞傷害や炎症細胞浸潤が起き，サイトカインやタンパク分解酵素の産生で細胞外基質が破壊される．タンパク分解酵素の中でも特に**マトリックスメタロプロテアーゼ matrix metalloproteinase（MMP）**が肺胞構築の破壊を促進する．

● **細葉中心性肺気腫**：通常の肺気腫で，肺の上部 2/3 に好発する．呼吸細気管支を中心に細胞外基質が破壊され，気腔が拡張する．吸気時には内圧で気管支壁が保持されるが，呼気時には気管支壁が潰れて気道が狭窄し，チェックバルブ機構により肺胞腔に空気が貯留し，肺の過膨張，胸郭拡大を生じる．口すぼめ呼吸で気道内圧を保持して呼気時の気道虚脱を防ぐ．

● **汎細葉性肺気腫**：呼吸細気管支だけでなく，肺胞の構築まで破壊される．タンパク分解酵素を阻害する α_1-アンチトリプシン（α_1-AT）の欠損により生じる（先天性 α_1-AT 欠損症）．

c 気胸 pneumothorax

● 肺の臓側胸膜の破綻により胸腔内に空気が貯留した状態．気腫性嚢胞の破綻によるものが多く，外傷，結核，肺癌，リンパ脈管筋腫症，子宮内膜症（月経随伴気胸）などでも生じる．

● **気腫性嚢胞** emphysematous bulla（図 2-11，2-12）：肺実質の拡張により生じる**ブラ bulla**（しばしば 10 mm 以上），臓側胸膜内に空気が漏れ出す間質性気腫である**ブレブ bleb**（数 mm 大）がある．原因不明の気腫性嚢胞による気胸（原発性自然気胸）は，やせ型で長身の若年男性に多い．続発性自然気胸の原因の多くは肺気腫である．空気の漏出部位により縦隔気腫や皮下気腫も生じうる．

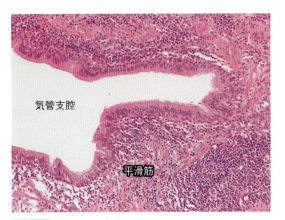

図2-7 **慢性気管支炎**
気管支壁に高度のリンパ球・形質細胞浸潤を認める．

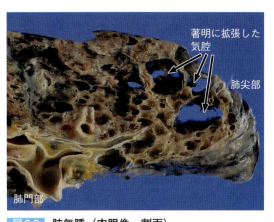

図2-8 **肺気腫（肉眼像，割面）**
右肺上葉．肺胞構造は破壊され，気腔の著明な拡張，薄壁性の囊胞形成を示している．

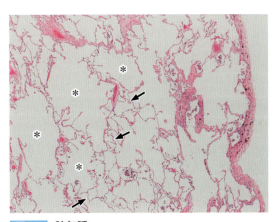

図2-9 **肺気腫**
小葉中心性に気腔の拡張が目立っている（＊）．末梢の肺胞腔の拡張は目立たない（➡）．

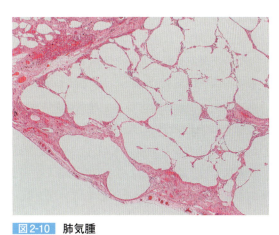

図2-10 **肺気腫**
チェックバルブによって肺胞への空気の貯留が高度になると，最終的には肺胞にも拡張が及ぶ．

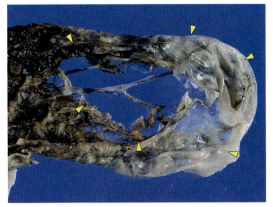

図2-11 **ブラ（肉眼像）**
右肺上葉．肺尖部に6 cm大のブラを認める（▷）．

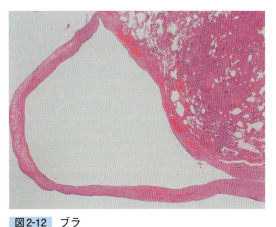

図2-12 **ブラ**
胸膜下に囊胞状病変を認める．

3 特発性間質性肺炎 1

a 間質性肺炎 interstitial pneumonia の概要

● 間質性肺炎とは，気腔を主座とした肺実質炎（狭義の肺炎）に対し，間質（肺胞隔壁，小葉間隔壁，気管支血管束）を主座とした炎症の総称である ➡ 総論7．実際には肺実質・気腔病変も一部含まれる．肺含気量・肺活量の低下，肺の膨張不全といった**拘束性肺障害**を生じる．中でも特徴的な病態を示す疾患群を**特発性間質性肺炎 idiopathic interstitial pneumonias（IIPs）**と称し，6つの主たる病型がある．臨床・画像・病理を総合して判断される．一般に原因不明とされるが，実際には喫煙関連病変も含まれる．病理診断では主に病理組織パターンを判定する（**表 2-A**）．

b 特発性肺線維症 idiopathic pulmonary fibrosis（IPF）

● IIPs の過半数を占め，進行性の肺線維化，拘束性肺障害を示し，予後不良である．喫煙が主な危険因子で，男性，高齢者に多い．病変は下葉（特に肺底部）の胸膜直下から進展し（**図 2-13**），組織学的に下記の UIP パターンを示す．肺癌発症リスクが高い．ときに肺気腫を合併する．

● **通常型間質性肺炎 usual interstitial pneumonia（UIP）パターン**（**図 2-14，2-15**）：胸膜直下・小葉辺縁から線維化が生じ（小葉辺縁優位），線維化は斑状に分布し，正常肺の介在を伴う．正常肺と線維化巣の境界には，壁在性に活動性の線維芽細胞が増生する（**線維芽細胞巣 fibroblastic foci**）．さまざまな時相（進行度）の病変が混在する．線維化巣にはリンパ球・形質細胞や好酸球が浸潤する．線維化により牽引性気管支拡張が生じる．

● **蜂巣肺（蜂窩肺）honeycomb lung**（**図 2-16〜2-18**）：線維化の進行により形成される厚壁性の嚢胞性病変で，上皮は細気管支上皮や扁平上皮への化生を示し，化生上皮は発癌母地となる．

● **急性増悪 acute exacerbation**：IPF の主たる死因で，しばしば背景に感染症を伴う．合併した肺癌に対する治療（外科切除，化学療法，放射線療法）で発症リスクが高まる．硝子膜形成を伴う DAD パターン（次項）を示す．

表 2-A 間質性肺炎の病理組織パターン

	疾患名	病理組織パターン	頻度
慢性線維化性	特発性肺線維症（IPF）	UIP パターン	50〜60%
	特発性非特異性間質性肺炎（iNSIP）	NSIP パターン	10〜20%
急性 / 亜急性	急性間質性肺炎（AIP）	DAD パターン	10%
	特発性器質化肺炎（COP）	OP パターン	数%
喫煙関連（まれなため本書では扱わない）	呼吸細気管支炎を伴う間質性肺炎 respiratory bronchiolitis-associated interstitial lung disease（RB-ILD）	RB パターン（respiratory bronchiolitis pattern）	数%
	剥離性間質性肺炎 desquamative interstitial pneumonia（DIP）	DIP パターン（desquamative interstitial pneumonia pattern）	数%

［日本呼吸器学会びまん性肺疾患診断・治療ガイドライン作成委員会（編）：特発性間質性肺炎 診断と治療の手引き 2022，改訂第 4 版，南江堂，p. 2-3 を参考に作成］

3. 特発性間質性肺炎 1　215

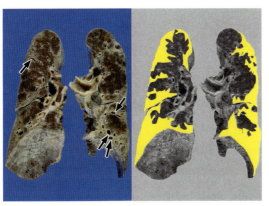

図 2-13　特発性肺線維症（肉眼像，割面）
線維化病変は灰白色調を呈し，胸膜直下から小葉間隔壁に沿って広がっている（右：黄色部分）．線維化に伴う牽引性気管支拡張（➡）が散見される．

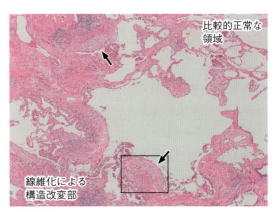

図 2-14　通常型間質性肺炎
比較的正常な領域と線維化により構造が改変された領域の境界部．改変部では，肺胞構築は不明瞭化し，間質の線維化・炎症細胞浸潤，線維芽細胞巣（➡）をみる．

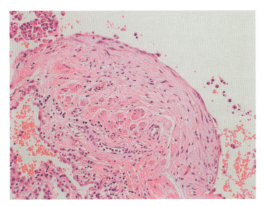

図 2-15　通常型間質性肺炎
図 2-14 の黒枠部分．線維芽細胞巣は幼若な線維芽細胞からなり，気腔内に露出している．

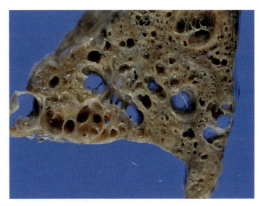

図 2-16　蜂巣肺
左肺下葉底部．気腔が拡張して大小の囊胞を形成し，蜂の巣のような形態を示している．肺気腫と異なり囊胞壁は線維性で厚い．IPF では特に下葉の胸膜下に形成されやすい．

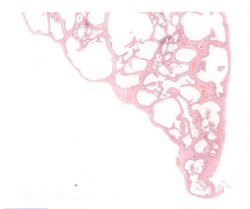

図 2-17　蜂巣肺
既存の肺胞構築は消失し，大小の囊胞が形成され，あたかも"蜂の巣"のようになる．

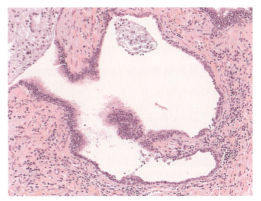

図 2-18　蜂巣肺
蜂巣肺では既存の肺胞構造・肺胞上皮は消失し，個々の囊胞壁は気管支上皮化生を示す上皮で被覆されている．扁平上皮化生や粘液化生を示すことも多い．

4 特発性間質性肺炎 2

a 特発性非特異性間質性肺炎 idiopathic non-specific interstitial pneumonia（iNSIP）

- 慢性進行性の肺の線維化病変である．独立した疾患単位とされるが，経過中に膠原病が生じる例，膠原病の要素を有する例などもある．過半数が非喫煙者である．

- **非特異性間質性肺炎 non-specific interstitial pneumonia（NSIP）パターン（図2-19）**：肺胞隔壁〜小葉間隔壁の間質全体（汎小葉性）に均一な時相のびまん性病変が拡がる．①cellular NSIP（リンパ球・形質細胞浸潤）と②fibrotic NSIP（肺胞隔壁が線維性に肥厚）がある．cellular NSIPはステロイド反応性で，予後良好．fibrotic NSIPは治療反応性がさまざまだが，一般に進行性で，予後不良な例もある．ときにIPF同様に急性増悪を示す．

b 特発性器質化肺炎 cryptogenic organizing pneumonia（COP）

- 亜急性に気腔内の線維化をきたす病変である．臨床的に市中肺炎に類似した症状（咳嗽，呼吸困難，発熱など）や画像所見を示すが，抗菌薬不応性で，ステロイドに反応性する．時相が均一なOPパターンからなる境界明瞭な病変を形成し，病変は片側性，再発性，遊走性である．以前は閉塞性細気管支炎器質化肺炎 bronchiolitis obliterans organizing pneumonia（BOOP）とも呼ばれた．

- **器質化肺炎 organizing pneumonia（OP）パターン（図2-20）**：肺胞管を中心に気腔内に浮腫状〜粘液腫状のポリープ状線維化を形成する．OPパターンはさまざまな病態でみられる．

c 急性間質性肺炎 acute interstitial pneumonia（AIP）

- **急性肺傷害 acute lung injury（ALI）／急性呼吸促迫症候群 acute respiratory distress syndrome（ARDS）（図2-21）**：非心原性の重症呼吸不全で，肺感染症，敗血症，ショック，薬剤など多彩な病変に伴って生じ，呼吸不全の程度でALIと，より重症のARDSに分類される．両肺の肺門部から末梢に左右対称に広がるような分布が特徴的である．臨床的には心不全の除外を要する．**急性間質性肺炎（AIP）**とは先行病変のない原因不明（特発性）のALI/ARDSであり，時相が均一なDADパターンが拡がる．

- **びまん性肺胞傷害 diffuse alveolar damage（DAD）パターン（図2-22〜2-24）**：肺胞上皮と肺胞毛細血管の急性傷害により生じる．時期により①**滲出期**（肺胞上皮の変性・剝離，肺胞管を中心とした**硝子膜 hyaline membrane**の形成，肺胞虚脱，肺胞内への滲出物），②**増殖期・器質化期**（肺胞の高度の虚脱，肺胞管の拡張，**再生性のⅡ型肺胞上皮の増生**，扁平上皮化生，線維化），③**線維化期**（滲出物の完全な器質化に伴う蜂巣肺に類似したドーナツ状線維化）に分類される．

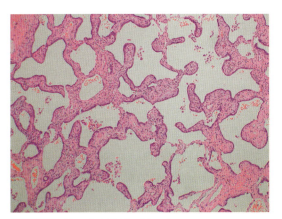

図 2-19　fibrotic NSIP パターン
肺胞隔壁には線維性肥厚がみられるが，肺胞構築はおおむね保たれている．肺胞上皮には気管支上皮化生あり．

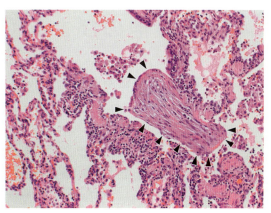

図 2-20　OP パターン
気腔内に隆起するポリープ状線維化がみられる（▶）．

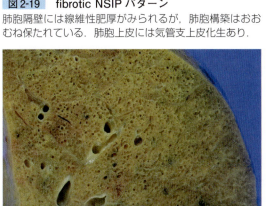

図 2-21　急性呼吸促迫症候群（肉眼像，割面）
肺胞腔～肺胞管が虚脱し呼吸細気管支が拡張するため，肉眼的に視認される気腔の多くは呼吸細気管支以上の太いレベルである．硝子膜形成により割面はぬるぬるとした感触となる．

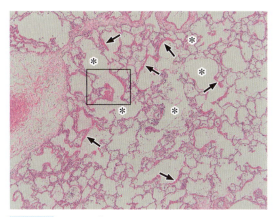

図 2-22　DAD パターン
滲出期．肺胞管に沿って好酸性無構造を呈する硝子膜の形成がみられ（枠線，➡），肺胞腔は虚脱・不明瞭化している．呼吸細気管支（＊）は拡張する．

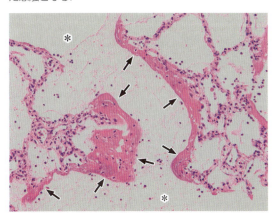

図 2-23　DAD パターン
滲出期．図 2-22 の枠線内．硝子膜は好酸性無構造で，気腔の壁に膜状に滲出する（➡）．肺胞腔は不明瞭化し，肺胞上皮は認められない．拡張した呼吸細気管支（＊）がみられる．

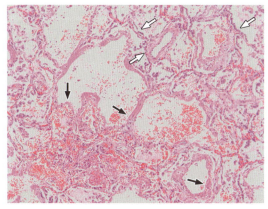

図 2-24　DAD パターン
増殖期・器質化期．硝子膜の中に線維芽細胞の増生（➡）がみられる．再生性のⅡ型肺胞上皮（白➡）が散見される．

5 その他のびまん性肺疾患 1

a 膠原病関連間質性肺疾患 connective tissue disease-associated interstitial lung disease（CTD-ILD）

- 膠原病ではしばしば間質性肺炎を合併し，予後規定因子となる．慢性進行性の UIP/fibrotic NSIP パターンが多く，ときに急性増悪を示す．一過性の cellular NSIP/OP パターンもみられる．
- 関節リウマチ（RA），全身性強皮症，シェーグレン Sjögren 症候群，多発筋炎 / 皮膚筋炎で多い（図 2-25〜2-27）．強皮症では肺高血圧症を合併することがある．抗 MDA5 抗体陽性を示す無筋症性皮膚筋炎 clinically amyopathic dermatomyositis では重篤な DAD パターンを示す．

b 医原性肺障害 iatrogenic lung disease

- **薬剤性肺炎 drug-induced pneumonia**：あらゆる薬剤は肺障害を生じうる．薬剤により異なる肺障害パターンを示す．細胞傷害性抗腫瘍薬，分子標的薬，免疫チェックポイント阻害薬，インターフェロン，抗リウマチ薬，抗不整脈薬（特にアミオダロン），漢方薬などが多い．重篤な例では急速な呼吸不全や発熱を生じ，DAD パターンがみられる．
- **放射線肺炎 radiation-induced pneumonia**（図 2-28）：急性放射線肺炎 acute radiation pneumonia では，放射線照射から 1〜6ヵ月後に照射野に一致した限局性の病変を生じ，発熱，呼吸困難，胸水などを伴う．組織学的には肺胞上皮・毛細血管傷害による DAD パターンが多い．その後，線維化や血管内皮障害を主体とした慢性放射線肺炎に移行することがある．

c 過敏性肺炎 hypersensitivity pneumonia（HP）（図 2-29，2-30）

- 真菌，薬剤，粉塵などを反復吸入することで生じる．細胞性免疫によるアレルギー性疾患である．
- 急性型と慢性型があり，日本では約 7 割を *Trichosporon* による急性夏型過敏性肺炎が占める．他に住居関連，鳥飼病，農夫肺，加湿器肺などがある．急性型では抗原曝露から数時間以内に発熱，咳嗽，呼吸困難，発熱を生じる．慢性型には再燃症状軽減型と潜在性発症型があり，前者はやや軽症の急性に類似した症状を呈するが，後者は抗原曝露による症状がはっきりしないため臨床的に IIPs との鑑別がしばしば困難である．
- 形態的には，病変は経気道的に拡がることで細葉中心性の分布を示し，リンパ球浸潤，類上皮細胞肉芽腫，OP パターンの気腔内線維化を認める．

5. その他のびまん性肺疾患1

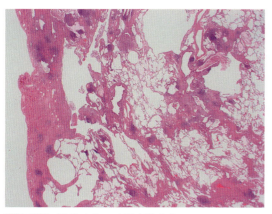

図 2-25　関節リウマチ関連肺病変
胸膜直下から UIP に似た肺の構造改変が拡がり，胸膜〜小葉間隔壁および気管支血管束に沿ってリンパ濾胞形成を伴うリンパ球・形質細胞の浸潤が散見される．

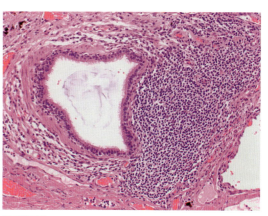

図 2-26　関節リウマチ関連肺病変
気管支〜細気管支の周囲にはリンパ球の集簇が認められ，しばしばリンパ濾胞の形成を伴う（濾胞性細気管支炎 follicular bronchiolitis）．

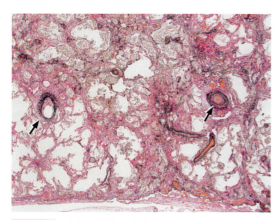

図 2-27　強皮症関連肺病変
線維化を伴って肺の構造改変がみられる．肺動脈は内膜の線維性肥厚による内腔の狭小化を示す（➡）．

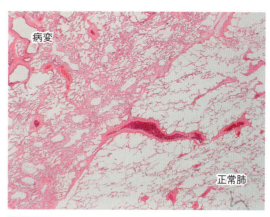

図 2-28　放射線肺炎
放射線の照射部位に一致して，肺の線維化，気腔の狭小化が認められる．

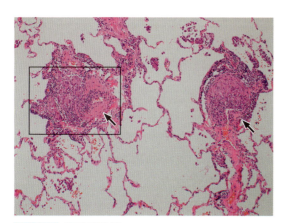

図 2-29　過敏性肺炎
肺動脈（➡）を伴った細葉中心に病変が分布している．

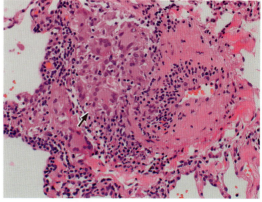

図 2-30　過敏性肺炎
図 2-29 の黒枠部分．肺動脈を伴う細葉中心で，リンパ球浸潤とともに，多核巨細胞を伴った肉芽腫（➡）の形成が認められる．

6 その他のびまん性肺疾患 2

a 塵肺症 pneumoconiosis

- 粉塵吸入による肺病変．粉塵の化学的性質，大きさ，曝露量により多彩な病態を呈する．大きな粒子は線毛で除去されやすく，小さな粒子は空気中に浮遊し沈着しにくい．$1 \sim 5 \mu m$ の粒子が末梢気道に沈着しやすく有害性が高い．塵肺症は喫煙で有害性が増し，特にアスベストはその傾向が強い．
- **炭粉沈着症 anthracosis**（図 2-31）：炭粉 coal dust の沈着による．有害性が低く，多くの人の肺やリンパ節に無症状で沈着する．ときに炭鉱夫では広範な肺の線維化を伴って呼吸不全を呈する．
- **珪肺症 silicosis**（図 2-32）：結晶性シリカ（SiO_2）の沈着による．採石業，採鉱業などに多い．同心円状の膠原線維からなる**珪肺結節 silicotic nodule** を上肺野優位に認める．リンパ節に**卵殻状石灰化 eggshell calcification** をみる．進行すると肺線維症を生じる．結核を合併しやすい．
- **アスベスト肺（石綿肺）asbestosis**（図 2-33, 2-34）：アスベスト（石綿）の沈着による．UIP パターンを示し，IPF とは**アスベスト小体 asbestos body** の有無で鑑別される．アスベスト小体は黄金色の数珠状・鉄アレイ状の構造物で，鉄を多く含む．アスベストはタバコに含まれる発癌物質を吸着するため，肺癌発生リスクが高くなる．胸膜プラークや胸膜悪性中皮腫の原因になる➡ 各論 2-16 ．

b サルコイドーシス sarcoidosis（図 2-35, 2-36）

- 全身諸臓器に壊死を伴わない（非乾酪性）**類上皮細胞肉芽腫**を形成する原因不明の疾患．
- 寒冷地で有病率が高く，地理的，人種的背景で好発症状や重症度が異なる．日本では**眼症状**（ぶどう膜炎による霧視など），**呼吸器症状**，**皮膚症状**が多い．自然寛解例～死亡例まで予後はさまざまである．死因は，心刺激伝導系障害が約 6 割➡ 各論 1-6 ，肺病変による呼吸不全が約 3 割である．
- IFN-γ 活性を有する Th1 型 CD4 陽性 T リンパ球により，組織球活性化・肉芽腫形成を生じる．Th1 細胞により抗体産生が亢進する（高ガンマグロブリン血症）．類上皮細胞はアセチルコリンエステラーゼ（ACE），リゾチーム，また，ビタミン D を活性化する 1α-ヒドロキシラーゼを産生し**高カルシウム血症**を呈する．Th1 細胞と組織球は病変部に集積し，末梢で枯渇するため細胞性免疫が低下する（ツベルクリン反応陰性化）．
- 肺病変では，小葉間隔壁や気管支血管束のリンパ管に沿って肉芽腫が多発し，周囲の間質に線維化を生じ，最終的にはびまん性の肺線維症，蜂巣肺の形成に至ることがある．肺門リンパ節病変による**両側肺門リンパ節腫脹 bilateral hilar lymphadenopathy**（BHL）が特徴的である．

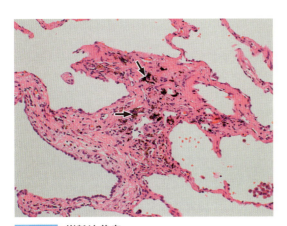
図 2-31 炭粉沈着症
黒色顆粒状の炭粉が沈着している（➡）.

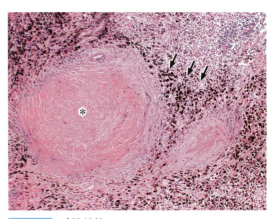
図 2-32 珪肺結節
同心円状の膠原線維からなる結節（＊）. 周囲には炭粉沈着がみられる（➡）.

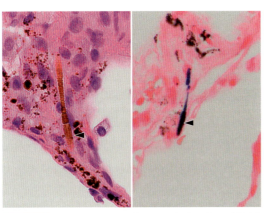
図 2-33 アスベスト小体（左：HE染色，右：鉄染色）
黄金色で棍棒状のアスベスト小体（▶）. 鉄染色では青色に染まり，鉄を含んでいることがわかる（▶）.

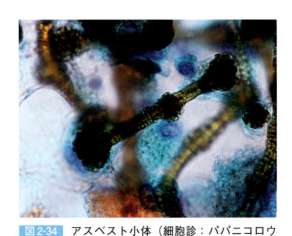
図 2-34 アスベスト小体（細胞診：パパニコロウ染色）
黄金色で鉄アレイ状の形態を呈するアスベスト小体を認める.

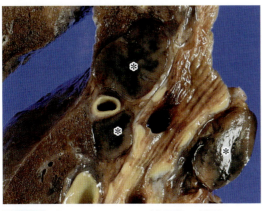
図 2-35 サルコイドーシス（肉眼像，割面）
肺門部のリンパ節が腫大している（＊）.

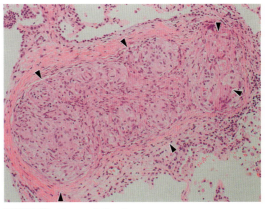
図 2-36 サルコイドーシス
肺内に壊死を伴わない類上皮肉芽腫が形成されている（▶）.

7 肺の循環障害

a 肺うっ血 pulmonary congestion

● 肺静脈から左房への環流障害により肺に血液が過剰に貯留した状態で，肺は重量を増す．多くはうっ血性左心不全によるが，他の心疾患でも生じる．

● **急性肺うっ血**（図2-37）：肺胞毛細血管に血液成分（赤血球）が充満する．毛細血管内の静水圧上昇により，しばしば肺胞腔内への血漿成分の漏出（**肺水腫** pulmonary edema）を伴い，肺うっ血水腫の状態となる．肺胞腔内への赤血球の漏出（肺胞出血），肺胞隔壁や小葉間隔壁の浮腫を伴うことも多い．

● **慢性肺うっ血**（図2-38）：肺胞隔壁は線維化を伴って軽度肥厚し，肺胞腔内ではヘモジデリン貪食マクロファージ（"**心不全細胞** heart failure cell"と呼ばれる）が集簇する．

b 肺塞栓症 pulmonary embolism（PE）

● 肺動脈系への塞栓．血流分布の多い下肺野に多い．大型肺動脈の塞栓ではときに**肺梗塞** pulmonary infarction を生じうるが，小血管への塞栓は通常無症状である．

● **肺血栓塞栓症** pulmonary thromboembolism（PTE）（図2-39）：PEの大部分を占め，その多くは下肢の**深部静脈血栓症** deep venous thrombosis（DVT）に由来する．下肢静脈の①血流うっ滞（長期臥床，エコノミークラス症候群），②凝固能亢進（妊娠，悪性腫瘍，各種凝固異常），③血管内皮障害（DVTの既往，静脈炎）などが危険因子となる．肺動脈主幹が大型塞栓により急速に閉塞すると急性の胸痛やショック，突然死をきたしうる．

● 非血栓性の肺塞栓症：空気塞栓，脂肪塞栓，骨髄塞栓，羊水塞栓，腫瘍塞栓などがある．

c 肺高血圧症 pulmonary hypertension（PH）（図2-40〜2-42）

● 平均肺動脈圧が上昇する病態（≧ 25 mmHg）．原発性（一次性）と続発性（二次性）がある．症状は労作時主体の呼吸困難，胸痛，咳嗽，めまい・失神などで，進行すると肺動脈の拡張，右心肥大，右心不全（肺性心 ➡ 各論1-2 ）を生じる．

● **原発性肺高血圧症** primary pulmonary hypertension：**肺動脈性肺高血圧症** pulmonary arterial hypertension（PAH）とも呼ばれる．まれであり，若年成人に多く，やや女性に多い．筋性動脈の中膜肥厚，細動脈の筋性動脈化に加えて，重症例では血管拡張，複雑な形態の血管病変である叢状病変 plexiform lesion や血管腫様病変 angiomatoid lesion が認められる．

● **続発性肺高血圧症** secondary pulmonary hypertension：①慢性血栓塞栓性肺高血圧症（慢性・反復性の微小 PTE による），②慢性心疾患に伴うもの（僧帽弁狭窄症，左右シャントを伴う先天性心疾患など），③肺実質の破壊による肺血管床減少によるもの（COPD や間質性肺炎など）に分類される．

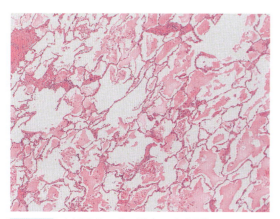

図 2-37 急性肺うっ血（肺うっ血水腫）
肺胞腔内にはピンク色に染色される血漿成分の漏出を認める．

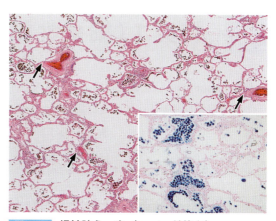

図 2-38 慢性肺うっ血（inset：鉄染色）
肺静脈にはうっ血し（➡），肺胞隔壁の線維性肥厚，肺胞腔内の心不全細胞みられる．心不全細胞は鉄染色で青染する（inset）．

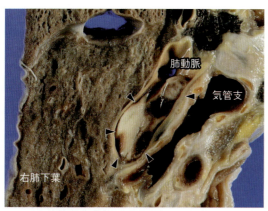

図 2-39 肺血栓塞栓症（肉眼像，割面）
肺門部の太い肺動脈内に白色調の血栓塞栓が認められる（▶）．

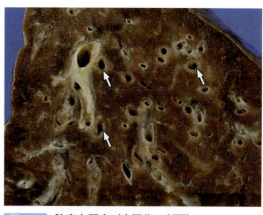

図 2-40 肺高血圧症（肉眼像，割面）
正常肺と比較して，肺動脈では内腔の拡張および壁の肥厚がみられる（白➡）．

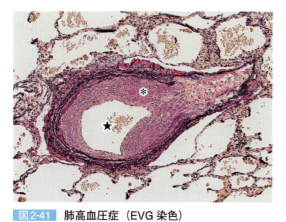

図 2-41 肺高血圧症（EVG 染色）
肺静脈の内膜（＊）が線維性に肥厚し，内腔（★）が狭小化している．

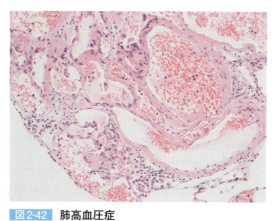

図 2-42 肺高血圧症
肺静脈圧が高い状態が持続すると，血管が増生・集簇して複雑な構造を示すようになる（叢状病変 plexiform lesion）．

8 肺炎1（細菌性肺炎）

●**肺炎 pneumonia** は広義には肺の炎症性疾患全般を含むが，狭義には肺の感染症を指す．臨床現場では原因病原体や臨床的背景に基づいて分類される．肺内に暗赤色調（出血様）〜灰白色調（充実様）などの病変を形成し，胸部 X 線写真や CT では肺の透過性低下として認められる．（図 2-43，2-44）．

a 市中定型肺炎 community-acquired typical pneumonia

●いわゆる一般的な**市中急性肺炎 acute pneumonia** で，定型的な一般細菌性肺炎である．肺胞を主座とした化膿性炎症を生じる（肺胞性肺炎 alveolitis）．通常，ウイルス性上気道炎（"かぜ"）が先行し，上気道の常在菌が下気道に侵入して病原性を発揮する．

●発熱，呼吸困難，喀痰を伴う湿性咳嗽などがみられ，白血球は増多する．代表的病原体には肺炎球菌 *Streptococcus pneumoniae*，インフルエンザ桿菌 *Haemophilus influenzae*，モラクセラ・カタラーリス *Moraxella catarrhalis*，黄色ブドウ球菌 *Staphylococcus aureus* がある．

●気道散布性に拡がり，小葉中心性・斑状の**気管支肺炎 bronchopneumonia** を呈し，小葉内ではコーン小孔を通じて隣接する肺胞間で波及する（図 2-45）．進行すると小葉を越えて拡がる**大葉性肺炎 lobar pneumonia** となる（図 2-46）．ときに肺構築の破壊による空洞内に化膿性滲出物（膿 pus）が貯留する（**肺膿瘍 pulmonary abscess**）（図 2-47，2-48）．胸膜炎 pleuritis や膿胸 pyothorax を合併することがある．

●脾臓摘出後の患者では脾臓で莢膜がオプソニン化（➡ 総論8）されないため，莢膜保有菌（肺炎球菌や肺炎桿菌 *Klebsiella pneumoniae*）による重症肺炎，全身性重症感染症を生じることがある．

b 市中非定型肺炎（異型肺炎）community-acquired typical pneumonia

●定型肺炎に当てはまらない特徴を有する．有効な抗菌薬，治療薬が異なることが多い．

c 院内肺炎 hospital-acquired pneumonia

●日和見感染，免疫抑制患者が多い．メチシリン耐性黄色ブドウ球菌 methicillin-resistant *Staphylococcus aureus*（MRSA）など抗菌薬に対する耐性菌が多い．

d 誤嚥性肺炎 aspiration pneumonia

●高齢者，特にフレイルや要介護の状態における肺炎の大きな原因である．加齢，脳卒中後，強皮症，筋萎縮性側索硬化症などさまざまな状態での嚥下・咳嗽機能の低下が危険因子となる．

●通常の細菌性肺炎と同様の症状を示すこともあれば，より組織破壊・壊死性変化が強く膿瘍形成傾向や致死率が高い場合もある．胃内容物による化学性炎症も関与する．組織学的には口腔内成分である扁平上皮の断片やカンジダの菌体，また，それらに対する異物反応などをみる．

8. 肺炎 1（細菌性肺炎）　225

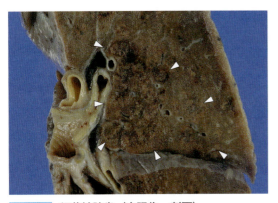

図 2-43　細菌性肺炎（肉眼像，割面）
左肺上葉．境界不明瞭に暗赤色調の病変が拡がる（▷）．肺炎の所見である．

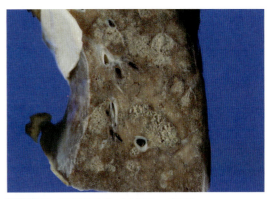

図 2-44　細菌性肺炎（肉眼像，割面）
左肺下葉．灰白色調の病変が斑状に広がる．気道散布性の病変であることがうかがわれる．誤嚥性肺炎でよくみられるパターンである．

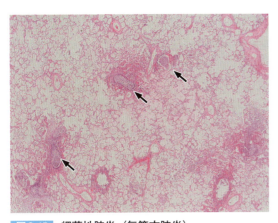

図 2-45　細菌性肺炎（気管支肺炎）
炎症は気管支に沿った分布を示す（➡）．主な炎症細胞は好中球である．

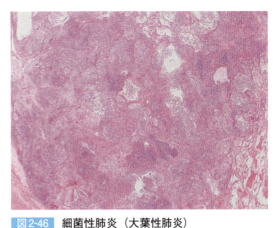

図 2-46　細菌性肺炎（大葉性肺炎）
気管支の分布によらず，肺胞間を越えて炎症がびまん性に拡がっている．主な炎症細胞は好中球である．

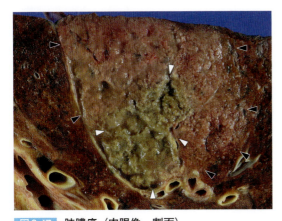

図 2-47　肺膿瘍（肉眼像，割面）
化膿性肺炎（▶）を背景として，既存の肺の構造が破壊され空洞内に壊死炎症物質が貯留した膿瘍（▷）を認める．

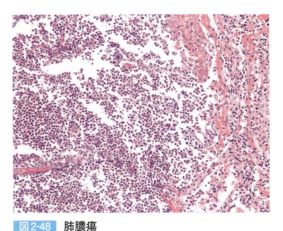

図 2-48　肺膿瘍
既存の肺胞の構造が破壊され，消失し，同部位には好中球の集簇（膿）が認められる．

226　第2章　呼吸器・縦隔

9 肺炎2（肺抗酸菌症）

- 抗酸菌 acid-fast bacteria による慢性肉芽腫性肺炎（図2-49〜2-52）．抗酸菌は**抗酸菌染色** acid-fast stain（チール・ニールセン Ziehl-Neelsen 染色）で赤染する桿菌である（図2-53）．

a 肺結核症 pulmonary tuberculosis

- **結核菌** *Mycobacterium tuberculosis* による．ヒトからヒトへと空気感染する．①初感染で生じる一次結核と，②その数十年後に結核菌が再感染や再活性化を示す二次結核がある．ときに③粟粒結核を生じる．ツベルクリン反応（➡ 総論8 ）は結核感染検査の1つである．

①**一次結核**：結核菌の初感染による．上葉の下方〜下葉の上方の胸膜近傍に好発する．組織学的には，構造が完全に破壊され無構造化した**乾酪壊死** caseous necrosis がみられ，その周囲を上皮様の形態を示すマクロファージの集簇からなる**類上皮細胞肉芽腫** epithelioid cell granuloma が取り囲む．マクロファージが合胞化した多核巨細胞を認め，核が馬蹄形に並ぶ**ラングハンス Langhans 型多核巨細胞**が特徴的である．辺縁にリンパ球浸潤を伴う．しばしば**空洞形成**がみられる．

- **一次結核の形成過程**：経気道的に侵入した結核菌は，肺胞マクロファージに貪食されるが，リソソーム反応を阻害して，マクロファージの細胞質内や肺胞腔内で増殖する．増殖に伴って菌血症を生じるが，症状は乏しい．所属リンパ節での抗原提示により IFN-γ 活性を有する Th1 型 CD4 陽性 T リンパ球が誘導され，さらにマクロファージが活性化する．この"結核菌増殖とマクロファージ活性化"の悪循環により，組織破壊，乾酪壊死，空洞形成を示す．結核菌は最終的には制御されるが，石灰化を伴う線維化瘢痕巣の中に潜伏し続ける．

②**二次結核**：肺尖部に空洞性病変を形成した後，経気道的散布，喀痰中へ排菌する．

③**粟粒結核**（図2-54）：肺内でリンパ行性に播種し，2mm 未満の微小結節がびまん性，多発性に拡がる．ときに血行性に他臓器に播種する．免疫抑制状態，免疫抑制薬や免疫調整薬の使用などは結核の再活性化，重症化の危険因子である．

b 非結核性抗酸菌症 nontuberculous mycobacteriosis（NTM）

- *M. avium* complex（MAC）（約7割）や *M. kansasii*（約2割）などによる．これらは環境中に存在し，病原性が弱く，ヒトからヒトへの感染は通常生じない．喫煙者など慢性肺疾患を背景に生じることが多い．組織像は肺結核と類似し，鑑別には PCR 法や培養を要する．ときに気管支拡張を伴う肺気腫様の変化や過敏性肺炎様の変化を示す．粟粒結核に類似した播種性 MAC 症がみられることもある．

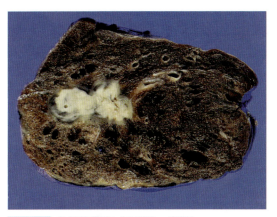

図 2-49 肺抗酸菌症（肉眼像，割面）
境界明瞭な乳白色調でチーズ状の割面を呈している．

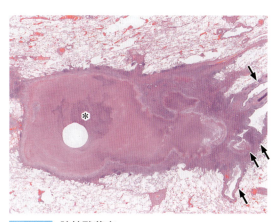

図 2-50 肺抗酸菌症
図 2-49 のルーペ像．中心部に乾酪壊死（＊）を伴う肉芽腫である．肉芽腫周囲には気管支壁の炎症細胞浸潤と破壊・壊死（➡）がみられる．

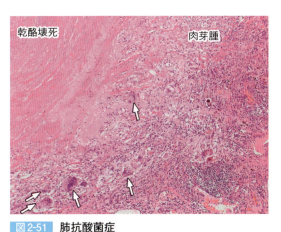

図 2-51 肺抗酸菌症
乾酪壊死の周囲に多核巨細胞（白➡）を伴う類上皮細胞肉芽腫の層があり，さらにその周囲をリンパ球を主体とした炎症細胞浸潤が囲む．

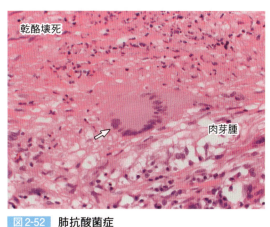

図 2-52 肺抗酸菌症
乾酪壊死の周囲に，類上皮組織球が集簇して肉芽腫を形成しており，ここでは抗酸菌感染に特徴的なラングハンス型巨細胞がみられる（白➡）．ラングハンス型巨細胞は多数の核が馬蹄形に配列する．

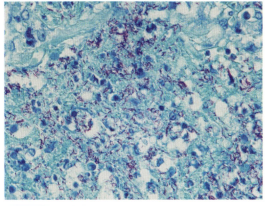

図 2-53 肺抗酸菌症（チール・ニールセン染色）
赤色に染まった桿菌が多数みられる．

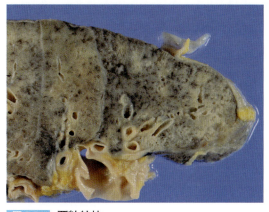

図 2-54 粟粒結核
病変は肺全体にびまん性に拡がる．

228　第 2 章　呼吸器・縦隔

10 肺炎 3（肺真菌症）

●肺真菌症の代表はアスペルギルス，ムコール，クリプトコッカス，ニューモシスチスで，多くは免疫不全者の日和見感染である．カンジダはまれに免疫不全者の全身感染の一環として肺病変を形成することがあるが，通常は肺炎を起こさず，肺内にカンジダがみられた場合は口腔内成分の誤嚥を考える．病理学的検索では PAS 反応，グロコット Grocott 染色が有用である．

a 肺アスペルギルス症 pulmonary aspergillosis（図 2-55〜2-59）

●アスペルギルス *Aspergillus* は大気中から経気道的に吸入され，免疫不全や背景肺疾患を背景に感染が成立する．直径 5 μm 程度の糸状真菌で，竹の節状の隔壁を有し，Y 字状の分岐を示す．以下の 4 つの病型に大別される．

① **侵襲性肺アスペルギルス症**：白血病や造血幹細胞移植後など高度の免疫抑制状態で生じる劇症型で致死率が高い．しばしば全身にも播種性に拡がる．菌体は血管侵襲を示し，出血性梗塞や組織破壊を認める．

② **慢性進行性肺アスペルギルス症**：慢性肺疾患で生じた空洞内でアスペルギルスが増殖し，免疫不全を背景に種々の程度の炎症，発熱や呼吸器症状を示す．①と③の中間的な病型である．

③ **単純性肺アスペルギローマ**：慢性肺疾患を背景に，菌球 fungal ball が充満した孤立性の空洞を形成する．無症状の場合も多い．

④ **アレルギー性気管支肺アスペルギルス症（ABPA）**：繰り返す吸入によるアスペルギルスに対するアレルギー（Ⅰ，Ⅲ，Ⅳ型）である➡ 総論 8 ．喘息様症状，発熱，気管支内の粘液栓などを生じる．粘液栓の中には多数の好酸球やシャルコー・ライデン Charcot-Leyden 結晶がみられる．

b 肺ムコール症 pulmonary mucormycosis（図 2-60）

●ムコール（ムーコル）*Mucor* は 10〜15 μm の糸状真菌で，アスペルギルスに一見類似するが，菌糸はより太く不均一で，隔壁は非常に少ない．分岐も不規則で，しばしば直角に分岐する．血管侵襲性が強く，高度の免疫不全を背景に IPA に類似した病態を示す．

PAS 反応：periodic acid schiff reaction

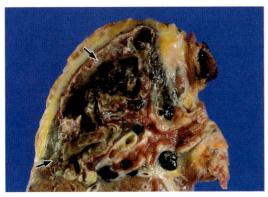

図 2-55　肺アスペルギルス症（肉眼像，割面）
右肺上葉の既存の組織は破壊され，巨大な空洞を形成している．空洞の内部には壊死様の物質（菌球 fungal ball）が充満している（➡）．

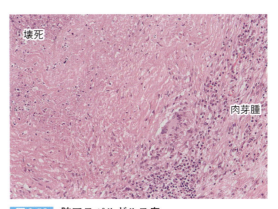

図 2-56　肺アスペルギルス症
空洞壁では類上皮細胞肉芽腫の形成がみられ，肺抗酸菌症に類似した組織像を示している．

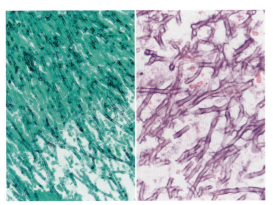

図 2-57　肺アスペルギルス症（左：グロコット染色，右：PAS 染色）
Y 字に分岐し一定方向に並ぶ菌糸を認める．菌糸には隔壁形成がみられる．

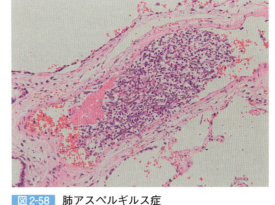

図 2-58　肺アスペルギルス症
侵襲性肺アスペルギルス症では，血管内に多数のアスペルギルスの菌体を認める．

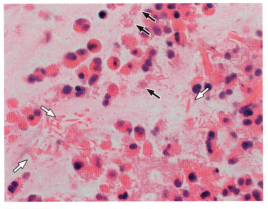

図 2-59　肺アスペルギルス症
ABPA で気管支内に詰まっていた粘液栓．多数の好酸球が浮遊し，顆粒の放出（➡），シャルコー・ライデン結晶（白➡）も多数認められる．菌体そのものはみられない．

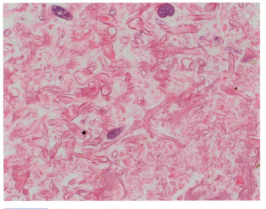

図 2-60　肺ムコール症
内部が中空状の太い菌糸を認める．分岐の角度は不規則で，隔壁はみられない．

11 肺炎 4（肺真菌症とウイルス性肺炎）

a 肺クリプトコッカス症 pulmonary cryptococcosis（図 2-61，2-62）

● *Cryptococcus neoformans* による．土壌や鳩の糞の中で棲息する酵母状真菌で，大きさは数 μm で不揃いである．吸引により免疫不全者の肺に日和見感染する．ときに肺外に播種し，特に髄膜炎の原因となる．

● 組織学的には，菌体を貪食した組織球が集簇して肉芽腫を形成し，リンパ球浸潤や線維化を伴い，腫瘤状病変となる．菌体は莢膜を有し，組織切片上では PAS 反応やグロコット染色で明瞭に染色される．髄液など液体中の菌体を確認するには墨汁染色（India ink）が有用である．ヒト免疫不全ウイルス human immunodeficiency virus（HIV）による後天性免疫不全症候群 acquired immunodeficiency syndrome（AIDS）など，高度の免疫不全状態では炎症細胞浸潤や肉芽腫形成を欠いて菌体が増殖する．

b ニューモシスチス肺炎 pneumocystis pneumonia（PCP）（図 2-63，2-64）

● *Pneumocystis jirovecii* による肺炎で，高度の免疫不全状態で生じる．*P. jirovecii* は幼児期には曝露され，免疫能が保持された状態では潜伏感染している．感染が顕性化すると，肺胞腔内で菌体を含む好酸性泡沫状滲出物がみられる．菌体は $5\,\mu$m 程度で，球状，三日月状である．非 AIDS 関連では少ない菌量でも細胞性免疫が活性化し，びまん性肺胞傷害（DAD）が生じる．AIDS 関連では細胞性免疫の著しい低下により，炎症反応が乏しく，多数の菌体が増殖し肺胞腔を充満して，広範な含気の低下をきたす．

c ウイルス性肺炎 viral pneumonia

● 経気道的感染：A 型インフルエンザウイルスや乳児における RS ウイルス respiratory syncytial virus のほか，コロナウイルスによる重症急性呼吸器症候群 severe acute respiratory syndrome（SARS）（2002～2003 年に流行），中東呼吸器症候群 Middle East respiratory syndrome（MERS）（2012 年～中東を中心に流行），2019 年末からパンデミックを引き起こした SARS-CoV-2 に相当する新型コロナウイルス感染症 coronavirus disease-2019（COVID-19）などがある．

● 血行性感染：免疫不全に伴って生じ，サイトメガロウイルス cytomegalovirus（CMV）によるものが多い（図 2-65，2-66）．CMV 感染細胞はウイルスタンパクを貯留した核内・細胞質内封入体を有し，特に "フクロウの眼 owl's eye" と呼ばれる核内封入体が特徴的で，DAD を生じる．

11. 肺炎 4（肺真菌症とウイルス性肺炎） 231

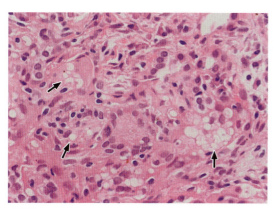

図 2-61　肺クリプトコッカス症
多核巨細胞に酵母型真菌が貪食されている（➡）．クリプトコッカス肉芽腫の像である．

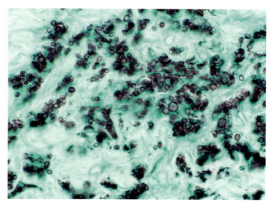

図 2-62　肺クリプトコッカス症（グロコット染色）
大小不同のある酵母型真菌が多数みられる．莢膜が特に強く染色されている．

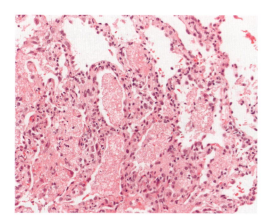

図 2-63　ニューモシスチス肺炎
肺胞腔内に泡沫状の滲出物が充満している．

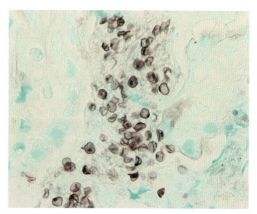

図 2-64　ニューモシスチス肺炎（グロコット染色）
肺胞腔内の滲出物の中にはグロコット染色陽性を示す *P. jirovecii* の菌体が認められる．球状ないし三日月状の形態を示す．

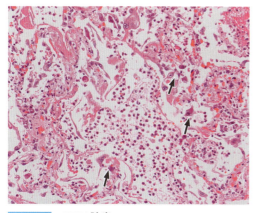

図 2-65　CMV 肺炎
肺胞腔内には好中球が浸潤し，フィブリン様の滲出物や硝子膜がみられる．核および細胞質が腫大した奇怪な細胞が散見され（➡），CMV 感染細胞が疑われる．

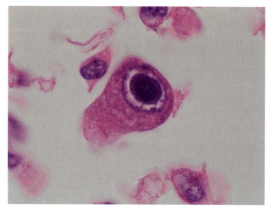

図 2-66　CMV 肺炎
フクロウの眼や目玉焼きに類似する大型の核内封入体を有するウイルス感染細胞を認める．

12 肺腫瘍 1

a 原発性肺癌の概要

● 腺癌（50%），扁平上皮癌（30%），小細胞癌（15%），大細胞癌（5%）の順に多い．喫煙が危険因子で，特に扁平上皮癌と小細胞癌は喫煙との関連が強い．治療の観点から**非小細胞肺癌 non-small cell lung cancer（NSCLC）**と**小細胞肺癌 small cell lung cancer（SCLC）**に大別される（**表2-B**）．

● 癌の組織形態：肺に限らず全臓器で，一般に形態学的には，腺への分化は**腺腔形成**または**粘液産生**で，扁平上皮への分化は**角化**または**細胞間橋**で特徴付けられる（**図2-A**）．腺腔形成は管状 tubular・腺房状 acinar の構築のほか，広義には乳頭状 papillary・絨毛状 villous などの構築も含まれる．また，神経内分泌分化を示唆する形態所見としてロゼット状配列があるが，頻度は高くない．胞巣辺縁での核の柵状配列 palisading は神経内分泌分化や扁平上皮胞巣で出現しやすい．

● **免疫染色（免疫組織化学 immunohistochemistry）**：抗原抗体反応を用いて，組織切片上のタンパク質を標識し，可視化する染色方法である．細胞が発現しているタンパク質の種類によって分化方向を見い出すことができる．**TTF1**（thyroid transcription factor-1）は甲状腺濾胞上皮や肺胞上皮への分化を誘導する転写因子で，核に発現する．ナプシンA はサーファクタントタンパクの合成過程で働く酵素である．p40 や p63 は諸臓器の基底細胞や扁平上皮細胞の核に発現する．**サイトケラチン cytokeratin（ケラチン keratin）（CK）**は，上皮細胞に広く発現する中間径フィラメントで，上皮の種類により異なる型の発現がみられる．CK5/6 は扁平上皮細胞に発現し，CK7 は肺胞上皮のほかさまざまな腺上皮に発現し，CK20 は特に腸管上皮に発現する．なお，他の中間径フィラメントとして，筋肉細胞では**デスミン desmin**，間葉系細胞では**ビメンチン vimentin**，グリア細胞では GFAP（グリア線維性酸性タンパク質 glial fibrillary acidic protein）が有名である．神経内分泌マーカーには**クロモグラニンA chromogranin A**，**シナプトフィジン synaptophysin** などがある．

表2-B 原発性肺癌の分類

	非小細胞癌				小細胞癌
	腺癌	扁平上皮癌	大細胞癌（広義）		
			大細胞癌	LCNEC	
頻度	50%	30%	5%		15%
好発部位と画像的・肉眼的特徴	末梢肺 胸膜嵌入 気管支血管束の収束	肺門＞末梢肺 空洞形成 無気肺 閉塞性肺炎	末梢肺		肺門＞末梢肺 肺門リンパ節腫大
血中腫瘍マーカー	CEA，SLX	SCC，CYFRA		NSE，Pro-GRP	NSE，Pro-GRP
免疫染色マーカー	TTF1，ナプシンA	p40，サイトケラチン5/6	すべての分化マーカーが陰性	クロモグラニンA，シナプトフィジン	クロモグラニンA，シナプトフィジン

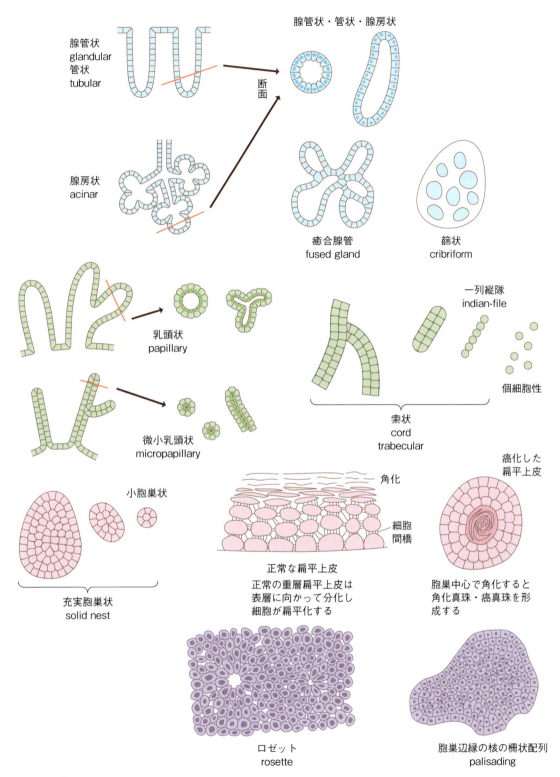

図 2-A　癌の組織形態
癌の組織型は細胞や組織の形態で決められる．臓器によって多少考え方が異なるところもあるが，肺癌には基本的な組織型の多くが含まれるので，ここで基本的な癌の形態を紹介する．総論10 も参照．

13 肺腫瘍2

a 肺腺癌 pulmonary adenocarcinoma

- 肺癌の約半数を占める．腺癌は，腺腔形成や粘液産生により腺への分化が確認される癌である．肺腺癌の多くは末梢肺野に発生し，Ⅱ型肺胞上皮やクララ Clara 細胞が存在する終末呼吸単位（TRU）に由来すると考えられており，粘液は乏しいことが多い．TRU の上皮が発現する TTF1 に陽性を示し，TTF1 は肺腺癌のマーカーとして用いられる．TRU 型の肺腺癌はしばしば EGFR 変異を有し，治療標的となっている．

- **上皮内腺癌** adenocarcinoma *in situ*（**AIS**，図 2-67）：全体が非浸潤性の置換型 lepidic の発育からなる腺癌である．Ⅱ型肺胞上皮やクララ細胞に類似した立方状の腫瘍細胞が肺胞上皮を置換するように進展する．肺胞隔壁は軽度肥厚するものの，基本的な肺胞構築は保持される．粘液産生はない．肺胞腔内の含気は保たれ，CT ですりガラス状結節 grand glass nodule（GGN）を呈する．転移・再発しない．

- **微少浸潤性腺癌** minimally invasive adenocarcinoma（**MIA**）：置換型発育を主体として，5 mm 以下の浸潤を伴う腺癌である．一般に浸潤成分では含気が低下するため CT で充実結節状を呈し，すりガラス状の置換型成分とあわせて全体としては mixed（part-solid）GGN を示す．MIA も基本的に転移・再発しないとされる．

- **浸潤性非粘液性腺癌** invasive non-mucinous adenocarcinoma（図 2-68〜2-71）：浸潤径が 5 mm を越える腺癌で，しばしば中心部に線維化に伴う瘢痕が形成され，気管支血管束や胸膜を引き込む（胸膜嵌入 pleural indentation）．浸潤成分は腺房型 acinar，乳頭型 papillary，微小乳頭型 micropapillary，充実型 solid のいずれかの組織構築を示し，複数の構築が混在することが多く，もっとも優勢な型により置換型腺癌，腺房型腺癌，乳頭型腺癌，微小乳頭型腺癌，充実型腺癌に分類される．乳頭型は間質軸を伴って乳頭状構造を示し，微小乳頭型は間質軸を欠く乳頭状構造を示す➡ 各論2-12．充実型は腺管状・乳頭状の構築を欠き，診断には PAS 染色やアルシアンブルー染色で粘液を証明するか，免疫染色での TTF1 陽性像などにより腺分化を証明する必要がある．微小乳頭型腺癌や充実型腺癌は転移を生じやすく，予後不良である．

- **浸潤性粘液性腺癌** invasive mucinous adenocarcinoma（**IMA**）（図 2-72）：杯細胞ないし豊富な細胞内粘液を有する円柱状細胞の増殖からなる特殊型である．進行例は大葉性肺炎に類似した画像所見を示す．TTF1 陰性で，非 TRU 型とされ，消化管の上皮に類似した分化を示す．*EGFR* 変異はまれで，しばしば *KRAS* 変異を有する．

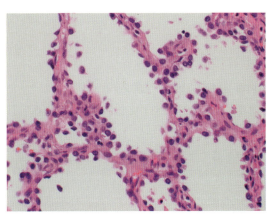

図 2-67　上皮内腺癌
肺胞隔壁は軽度に肥厚し，肺胞上皮を置換するように核が腫大した腫瘍細胞が増殖する（置換型発育）．核異型は軽度である．

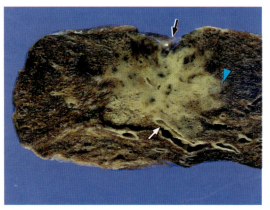

図 2-68　浸潤性非粘液性腺癌（肉眼像，割面）
線維化により周囲の構造が引き込まれ，胸膜陥入（➡）や気管支血管束の収束（白➡）を認める．辺縁の含気が比較的保たれた部分では置換性発育をみる（▶）．

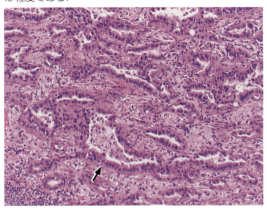

図 2-69　浸潤性非粘液性腺癌（腺房型）
腫瘍細胞が腺房状・腺管状構造（➡）をとって増殖し，線維化により既存の肺胞の構造は消失している．置換発育型と比較して核異型が強い．

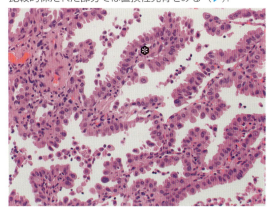

図 2-70　浸潤性非粘液性腺癌（乳頭型）
腫瘍細胞が血管線維性間質（＊）を軸として乳頭状に増殖する．置換型発育と比較して，細胞は内腔への突出・重積を示し，核異型も強い．

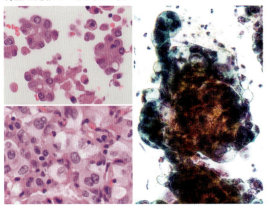

図 2-71　浸潤性非粘液性腺癌
左上：微小乳頭型．左下：充実型．右：細胞診（パパニコロウ染色）．細胞診ではモコモコとした乳頭状集塊がみられ，腫瘍細胞は核偏在傾向を示し，細胞質は泡沫状を呈する．

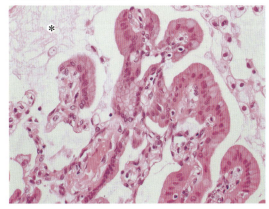

図 2-72　浸潤性粘液性腺癌
腫瘍細胞は高円柱状で，細胞質内に豊富な粘液を有する．核異型は比較的弱いが，よく観察すると，軽度の核腫大や核形不整がみられる．内腔に細胞外粘液を伴っている（＊）．

14 肺腫瘍 3

a 肺扁平上皮癌 pulmonary squamous cell carcinoma（SCC, SqCC）（図2-73〜2-76）

- 喫煙などの刺激による気管支・細気管支上皮の扁平上皮化生から，扁平上皮異形成，上皮内扁平上皮癌，浸潤性扁平上皮癌へと進展する．2/3は中枢型（肺門近傍に発生），1/3は末梢型（末梢肺野に発生）である．間質性肺炎に伴う扁平上皮癌は，蜂巣肺の化生扁平上皮から発生するとされ，末梢型となる．
- 組織学的には，**細胞間橋 intercellular bridge** と**角化 keratinization** で特徴付けられ，好酸性の豊富な細胞質を有する腫瘍細胞が，充実性シート状に配列し，胞巣を形成して浸潤する．重層扁平上皮を模して分化成熟傾向を示し，胞巣辺縁から胞巣中心に向かって層状に分化し，胞巣中心部では角化を示す（**角化真珠 keratin pearl・癌真珠 cancer pearl**）．そのほか，不全角化（錯角化）や異角化（個細胞角化）などの異常角化を示す．細胞診ではこれらの角化型の細胞はオレンジG好性を呈する．
- 気管支を閉塞すると，周囲の末梢肺に**閉塞性肺炎 obstructive pneumonia** や**無気肺 atelectasis** を生じる．角化物の貯留や気管支の破壊により，しばしば**空洞**を形成する．

b 肺小細胞癌 pulmonary small cell carcinoma / small cell lung carcinoma（SCLC）（図2-77, 2-78）

- 未熟な癌細胞の増殖からなる腫瘍で，高率に肺門リンパ節転移を生じ，原発巣が小さいうちから肺門リンパ節の転移・腫大により発見されることもある．喫煙との関連が強い．
- 組織学的には，N/C比が高く，しばしば裸核状と表現される未熟な腫瘍細胞の増殖からなる．腫瘍細胞は通常，リンパ球の2〜3倍の大きさで，核クロマチンは繊細，個々の核は密接して敷石状に配列する（**鋳型状 nuclear molding**）．しばしばロゼット状配列，胞巣辺縁での核の柵状配列など神経内分泌形態を示す．免疫染色で神経内分泌マーカー陽性を示すことが多い．細胞診では裸核状細胞が "**一列縦隊 Indian-file**" 状に配列する．
- まれに異所性ホルモン産生を示し，異所性ACTH産生によるクッシング Cushing 症候群や異所性ADH（AVP）産生による抗利尿ホルモン不適合分泌症候群 syndrome of inappropriate secretion of antidiuretic hormon（SIADH）を生じる ➡ 総論9 .
- 腺癌や扁平上皮癌などの非小細胞肺癌が脱分化して発生することもある．

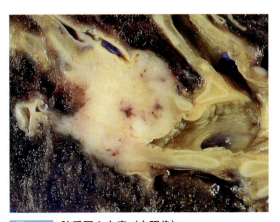

図 2-73　肺扁平上皮癌（肉眼像）
中枢気管支を中心に黄白色調充実性の腫瘤を形成する．

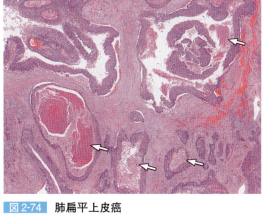

図 2-74　肺扁平上皮癌
大小の腫瘍胞巣が増殖している．胞巣中心部には好酸性の角化物・角化壊死物を伴い（白➡），囊胞化している．

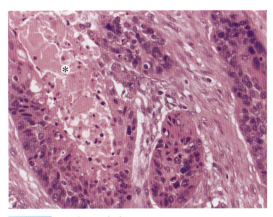

図 2-75　肺扁平上皮癌
腫瘍細胞は胞巣辺縁から内部に向かって分化傾向（層状分化）を示し，胞巣中心部で角化壊死を示す（＊）．

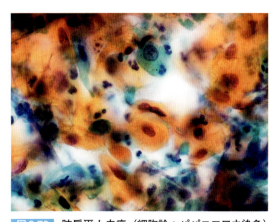

図 2-76　肺扁平上皮癌（細胞診：パパニコロウ染色）
核が中心に位置する多彩な形状の異型細胞を認める．細胞質はオレンジGに染まり，類円形・紡錘形・オタマジャクシ状など多形性を示す．

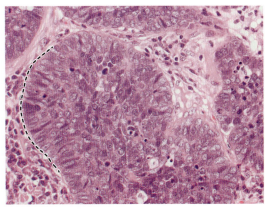

図 2-77　小細胞癌
N/C 比が高く裸核状でクロマチンが増量した核を有する腫瘍細胞が，密な敷石状に増殖し，胞巣辺縁で核は柵状に配列している（破線部）．

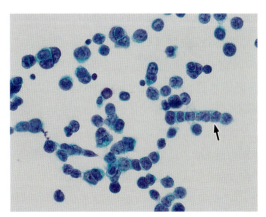

図 2-78　小細胞癌（細胞診：パパニコロウ染色）
細胞診では，細胞質が僅少で N/C 比の高い裸核状の異型細胞が，緩い結合性を示して認められる．一列縦隊（Indian-file；➡）の配列が特徴的である．

15 肺腫瘍 4

a 肺大細胞神経内分泌癌 pulmonary large cell neuroendocrine carcinoma（LCNEC）（図 2-79）

● 以前は広義の大細胞癌の中に位置付けられていたが，現在は独立した組織型となっている．多くは末梢肺に発生し，ときに中枢側にも生じる．予後は小細胞癌と同様，不良である．

● 核の柵状配列やロゼット状配列など神経内分泌形態を示し，かつ，免疫染色で神経内分泌マーカーが陽性となることで診断される．多数の核分裂像や壊死を認める．小細胞癌と比較して核は大型（リンパ球の3倍以上）で，核クロマチンは粗造である．

b 肺大細胞癌 pulmonary large cell carcinoma

● 非小細胞癌の中で，形態所見・免疫染色のいずれでも，腺癌，扁平上皮癌，神経内分泌癌への分化が見出されない未分化な癌である．除外的に診断される．

c 転移性肺腫瘍 metastatic lung tumor（図 2-80〜2-82）

● 肺はすべての臓器の中で，もっとも転移性腫瘍の頻度が高い．多くは無症候性の多発結節を生じるが，転移病変の拡がりによっては症状を呈する．特殊な転移様式として癌性リンパ管症やPTTMがある．胸膜播種，胸水転移，癌性胸膜炎を生じることもある．原発巣の推定には既往歴，臨床所見，各種検査所見，画像所見，組織形態に加えて免疫染色が有用である．

● 癌性リンパ管症 lymphangiosis carcinomatosa：肺のリンパ管内にびまん性に腫瘍が進展する．リンパ管が分布する胸膜間質〜小葉間隔壁および気管支血管束を中心に拡がり，組織液の還流障害に伴って小葉間隔壁の浮腫性肥厚，肺胞隔壁の線維性肥厚を示す．急速な呼吸不全を示し，予後不良である．胃癌によるものが多い．

● 肺腫瘍血栓性微小血管障害 pulmonary tumor thrombotic microangiopathy（PTTM）：多数の末梢の小型肺動脈に腫瘍塞栓を形成し，血栓形成，内膜の線維性肥厚を伴う．急速な肺高血圧症および呼吸不全を生じ，予後不良である．胃癌によるものが多い．

d 肺過誤腫 pulmonary hamartoma（図 2-83，2-84）

● 肺原発の良性腫瘍の中でもっとも多い．過誤腫 hamartoma とは，その組織に本来存在する組織が量的に増加し，構築の異常を伴う腫瘤を形成する病変で，細胞異型を欠く．

● 肺の過誤腫では主として軟骨組織が分葉状結節を形成して増生し，脂肪組織，平滑筋組織，線維組織が混在する．既存の気管支上皮がスリット状を呈して巻き込まれる．

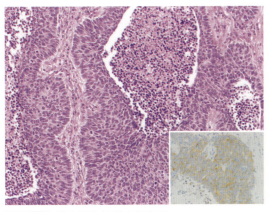

図 2-79 肺大細胞神経内分泌癌
　　　　　　（inset：シナプトフィジン染色）
大型の腫瘍細胞が胞巣構造をとり増殖している．胞巣辺縁部には核の柵状配列がみられる．免疫染色ではシナプトフィジン陽性である．

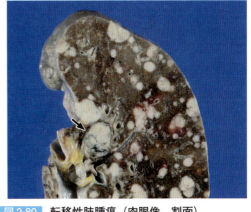

図 2-80 転移性肺腫瘍（肉眼像，割面）
肺内には黄白色充実性腫瘍が多発している．肺門リンパ節にも転移がみられる（➡）．子宮体癌（類内膜癌）の肺転移．

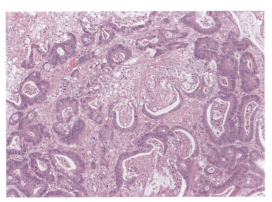

図 2-81 転移性肺腫瘍（大腸癌の肺転移）
円柱状の腫瘍細胞が不整な腺管構造を通って増殖する．肺腺癌が CK7 陽性，CK20 陰性である一方，大腸癌は CK7 陰性，CK20 陽性を示す．

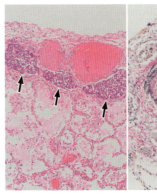

図 2-82 転移性肺腫瘍（左：癌性リンパ管症，右：PTTM，EVG 染色）
左：胸膜直下のリンパ管内に腫瘍細胞がみられる（➡）．
右：動脈内に腫瘍塞栓があり，内膜の線維性肥厚を伴う．

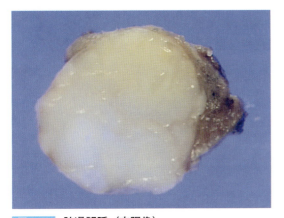

図 2-83 肺過誤腫（肉眼像）
境界明瞭な瑞々しい白色調腫瘤．

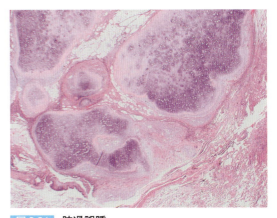

図 2-84 肺過誤腫
主として軟骨組織の分葉状増殖からなる．脂肪組織や線維組織が介在する．

240 第2章 呼吸器・縦隔

16 胸膜疾患

a 胸膜の正常構造
● **胸膜 pleura** は胸腔 pleural cavity を覆う漿膜 serosa であり，腹膜や心膜と同様に1層の**中皮細胞 mesothelial cell** で被覆される（**図2-85**）．肺の最外層を覆う臓側胸膜と胸壁側の壁側胸膜がある．胸腔には**胸水 pleural effusion** が存在し，胸膜の炎症や心不全などにより増加する．

b 胸膜プラーク pleural plaque（図2-86）
● アスベスト asbestos（➡ 各論2-6 ）によって壁側胸膜に生じる線維性肥厚．肉眼的には境界明瞭な白色調の肥厚を呈する．組織学的には硝子化した厚い膠原線維の増生からなり，膠原線維はおおむね平行に走行し，構築の不整に乏しい．細胞成分はほとんどみられない．ときに石灰化を伴う．

c 中皮腫 mesothelioma（図2-87～2-90）
● 中皮細胞由来の悪性腫瘍で，その多くが胸膜に発生し，アスベスト曝露に関連する例が多い（➡ 総論14 ）．アスベストによる細胞傷害で，*p16/CDKN2A* や *NF2* の遺伝子変異が生じる．アスベスト曝露から20～50年後に発生するとされる．腹膜や心膜にもまれに発生するが，アスベストとの関連はより低い．
● 肉眼的には，胸腔内を主座に増殖する白色調充実性腫瘤を形成し，拡がりによって**限局性 localized** と**びまん性 diffuse** に分けられる．多くの例がびまん性で，肺の全周を取り囲むように腫瘤が進展する．**ヒアルロン酸**を産生し，粘液様を呈する．初期には胸水貯留を生じ，胸水中のヒアルロン酸が著増する．組織学的には①上皮型（6割），②肉腫型（1割），③二相性（3割）に分類される．
● **上皮型 epithelioid**：豊富な好酸性細胞質を有する立方状の腫瘍細胞が腺管状，乳頭状，充実性などの構築を示して増殖し，癌（特に腺癌）に類似する．
● **肉腫型 sarcomatoid**：肉腫に類似した紡錘形細胞の増殖からなる．
● **二相型 biphasic**：上皮型と肉腫型の両方の成分が混在する．
● **免疫染色**：癌や肉腫との鑑別が問題となり，免疫染色での分化方向の確認を要する．中皮細胞のマーカーである**カルレチニン calretinin** の有用性が高いが，複数のマーカーを組み合わせて診断する．

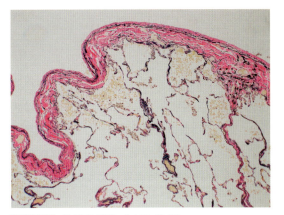

図2-85 **胸膜の構造（EVG染色）**
胸膜は膠原線維と弾性線維からなる．表層を覆う中皮細胞は通常視認困難である．

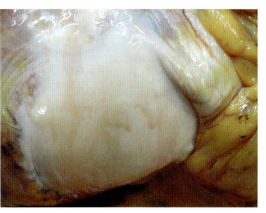

図2-86 **胸膜プラーク（肉眼像）**
横隔膜胸腔面に白色調で肥厚した病変を認める．

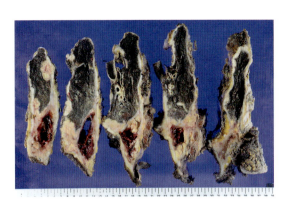

図2-87 **胸膜中皮腫（肉眼像，割面）**
胸膜は全周性・びまん性に肥厚し，横隔膜との間には大型の囊胞状の腫瘤の形成を伴う．

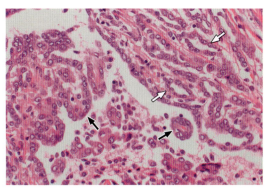

図2-88 **胸膜中皮腫**
上皮型．乳頭状構造（➡）や腺管状構造（白➡）を示す．腫瘍細胞は比較的均一な類円形核を有する．

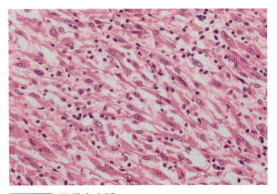

図2-89 **胸膜中皮腫**
肉腫型．腫瘍細胞は紡錘形で，好酸性の線維状細胞質を有する．

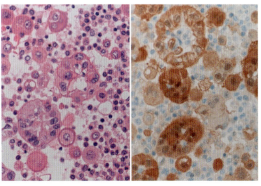

図2-90 **胸膜中皮腫（左：HE染色，右：カルレチニン染色）**
胸水から作製した標本．免疫染色で腫瘍細胞はカルレチニン陽性を示す．

17 縦隔疾患

- **縦隔 mediastinum**：上・前・中・後に区分され，部位により好発病変が異なる（図2-B）．
- **胸腺 thymus**（図2-91）：Tリンパ球の分化・成熟を担う．成人期以降は退縮していく．薄い線維性被膜を有し，内部は線維性組織で小葉に区画される．個々の小葉は**皮質**と**髄質**からなり，**胸腺上皮細胞とリンパ球（胸腺細胞 thymocyte）**が分布する．角化を示す上皮胞巣（ハッサル Hassall 小体）がみられる．胸腺上皮細胞は小葉内に網目状に分布する．骨髄から遊走してきたTリンパ球の前駆細胞は，胸腺上皮細胞の作用により分化・成熟する．

a 前縦隔腫瘍

①**胸腺腫 thymoma**（図2-92, 2-93）：胸腺上皮細胞への分化を示す悪性腫瘍で，未熟Tリンパ球（TdTを発現する．各論11-6）を種々の程度に伴う．縦隔腫瘍で最多．成人例が多く，小児ではまれ．重症筋無力症，赤芽球癆，低ガンマグロブリン血症など種々の免疫異常を生じることがある．進行期や組織亜型により予後が異なる．組織亜型にはA型（異型の乏しい上皮成分が主体で，予後良好）とB型（未熟Tリンパ球が目立つ型で，未熟Tリンパ球が少なく胸腺上皮細胞の異型が増すほど予後不良）がある．

②**胸腺癌**：まれ．未熟Tリンパ球の随伴がなく，胸腺上皮細胞の性格を欠く．扁平上皮癌が多い．胸腺腫より予後不良．

③**リンパ腫**：Tリンパ芽球性リンパ腫，古典的ホジキン Hodgkin リンパ腫（結節硬化型），びまん性大細胞型B細胞リンパ腫，MALTリンパ腫などが発生する（各論11-6 各論11-9 各論11-10）．

④**胚細胞腫瘍**：精巣・卵巣の胚細胞腫瘍と同様である（各論6-13 各論7-9）．男性ではセミノーマ seminoma（精巣セミノーマ，卵巣ディスジャーミノーマと相同）が多い．女性では奇形腫 teratoma（図2-94〜2-96）が多く，膵組織を含む頻度が高い．

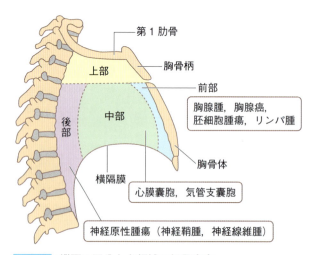

図2-B 縦隔の区分と各領域の好発病変

17. 縦隔疾患   243

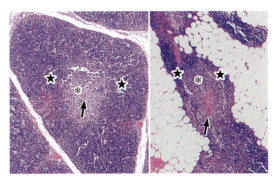

図 2-91　正常胸腺（左：0歳，右：60歳）
暗調な皮質（★）と明調な髄質（＊）に分かれている．髄質中心部にはハッサル小体がみられる（➡）．

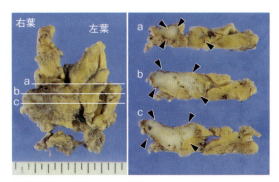

図 2-92　胸腺腫（肉眼像）
胸腺は薄い線維性被膜で覆われた臓器で，成人では大部分が脂肪に置換されており，肉眼的には脂肪組織と区別困難である．右葉に白色調充実性腫瘤（▶）を形成する胸腺腫が認められる．

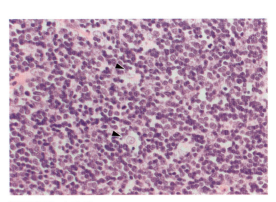

図 2-93　胸腺腫
B 型胸腺腫．TdT 陽性を示す未熟 T リンパ球が大半を占め，腫瘍性の胸腺上皮細胞，上皮細胞（▶）が少数散在性に増殖する．

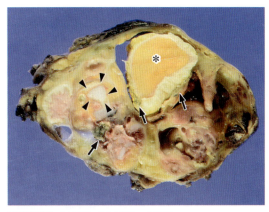

図 2-94　奇形腫（肉眼像，割面）
充実部や嚢胞部を含む多彩な成分からなる．肉眼的には軟骨（▶），毛髪（➡），脂質（＊）などが確認できる．

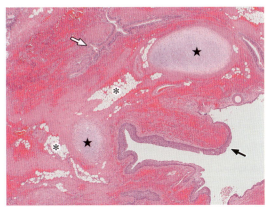

図 2-95　奇形腫
三胚葉の成分が認められる．外胚葉由来の重層扁平上皮（➡），内胚葉由来の呼吸上皮（白➡）のほか，中胚葉由来の脂肪組織（＊）や軟骨組織（★）が認められる．

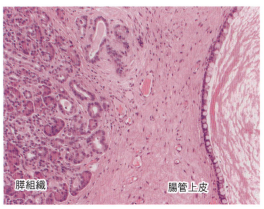

図 2-96　奇形腫
内胚葉由来の腸管上皮と膵組織．縦隔の奇形腫では膵組織がしばしばみられる．

第3章 口腔・頭頸部

1 口腔・唾液腺・咽頭・喉頭の正常構造

a 口腔 oral cavity

- 口腔粘膜は重層扁平上皮粘膜で，主に非角化型であるが，舌背や歯肉など一部では軽度の角化傾向を示す．舌背では重層扁平上皮は乳頭状を呈し，舌乳頭を形成する（図3-1，3-2）．上皮下間質は主に膠原線維からなり，血管が介在する．舌ではさらに深部に舌筋（骨格筋）がある．
- 口腔には大唾液腺の導管が開口する他，小唾液腺が点在する．
- 舌の前方2/3（可動部）は口腔に含まれるが，後方1/3（舌根部）は中咽頭に含まれる．

b 唾液腺 salivary gland

- 大唾液腺 major salivary gland（耳下腺 parotid gland，顎下腺 submandibular gland，舌下腺 sublingual gland）が左右一対ずつあり，口腔粘膜上皮下には1〜5mm大の小唾液腺 minor salivary gland が点在する（図3-3，3-4）．
- 唾液は腺房で産生され，導管を介して口腔内に排出される．導管周囲に腺房が配列し小葉を形成する．腺房はアミラーゼを産生する漿液腺と粘液を産生する粘液腺，両者からなる混合腺があり，耳下腺は主に漿液腺からなり，顎下腺・舌下腺は混合腺である．漿液腺の細胞は好塩基性顆粒状の細胞質を有する．

c 咽頭・喉頭 pharynx and larynx

- 咽頭は上咽頭 nasopharynx，中咽頭 oropharynx，下咽頭 hypopharynx に分けられ，中咽頭は軟口蓋〜喉頭蓋上部に相当し，下咽頭は輪状軟骨下縁で食道に移行する．
- **扁桃 tonsil**（図3-5，3-6）は咽頭に存在する粘膜関連リンパ組織 mucosa-associated lymphoid tissue（MALT）で，上咽頭の咽頭扁桃（アデノイド adenoid）・耳管扁桃，中咽頭の口蓋扁桃・舌扁桃などにより**ワルダイエル Waldeyer 咽頭輪**を形成する．
- 喉頭は声門上部，声門，声門下部に分けられ，多列線毛円柱上皮あるいは重層扁平上皮で被覆される．声帯は左右一対の襞状の発声器官で，前2/3の声帯膜様部の上皮直下の間質（ラインケ腔 Reinke space）はリンパ管・血管が乏しいゼリー状組織からなる．

1. 口腔・唾液腺・咽頭・喉頭の正常構造　　245

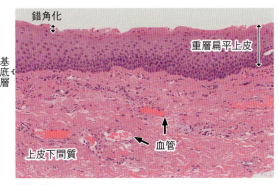

図 3-1　口腔扁平上皮（歯肉）
口腔の重層扁平上皮は基本的に非角化型であるが，歯肉では表層にわずかに錯角化（核を残したまま角化すること）がみられる．基底層には1層の基底細胞が並ぶ．

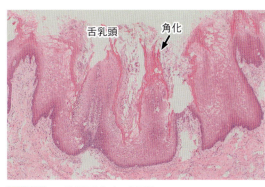

図 3-2　口腔扁平上皮（舌背）
舌背では重層扁平上皮は特に厚みがあり，表層に角化を伴う．上方に突出する舌乳頭の形成がみられる．

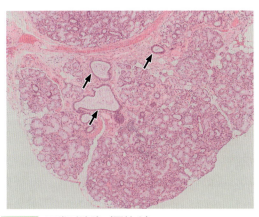

図 3-3　正常唾液腺（弱拡大）
導管（➡）周囲に腺房が集合し小葉を形成している．小葉間にはやや大型の導管がみられる．

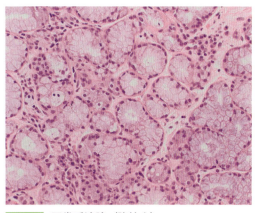

図 3-4　正常唾液腺（強拡大）
細胞質には淡明な粘液が豊富で，核が基底側に圧排された粘液腺からなる唾液腺である．

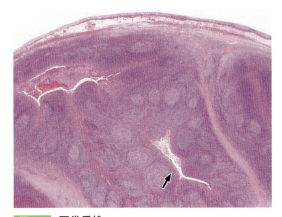

図 3-5　正常扁桃
表層を重層扁平上皮に覆われており，上皮下にはリンパ濾胞形成のあるリンパ組織がみられる．上皮は陥入し深い陰窩を形成している（➡）．

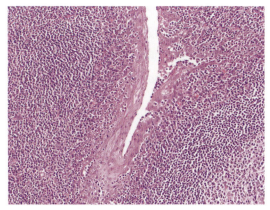

図 3-6　扁桃陰窩（強拡大）
陰窩の強拡大像．上皮に異型は乏しく上皮内にはリンパ球浸潤がみられる．

2　口腔疾患

● 口腔には腫瘍に加えて，感染症，皮膚粘膜疾患（尋常性天疱瘡，類天疱瘡，扁平苔癬など），齲歯や顎骨炎，顎骨壊死など多彩な炎症性疾患が生じる．腫瘍では扁平上皮癌が多いが，その他に歯原性腫瘍，間葉系腫瘍，次項で取り扱う唾液腺腫瘍なども発生する．

a 口腔の炎症性疾患

● 口腔カンジダ症 oral candidiasis（図 3-7）：常在真菌 *Candida albicans* により生じ，重層扁平上皮の肥厚，過角化・錯角化を伴い，表面に菌糸が突き刺さるように侵入し，好中球の浸潤を伴う．菌糸は PAS 染色やグロコット Grocott 染色で染色される．

● 口腔扁平苔癬 oral lichen planus（図 3-8）：口腔に生じる慢性炎症で，不衛生や義歯，金属アレルギーの関与が示唆されている．典型的には両側頬粘膜のレース状白斑を呈し，上皮直下の帯状のリンパ球・形質細胞浸潤が特徴で，上皮細胞の壊死・アポトーシス，基底部の空胞変性を伴う前癌病変に相当する．なお，皮膚扁平苔癬は形質細胞浸潤は乏しく，癌化しない（ 各論10-2 ）．

b 口腔の腫瘍性病変

● 口腔扁平上皮癌の発生は喫煙（無煙タバコを含む）と強い関連がある．

● 口腔潜在的悪性疾患 oral potentially malignant disorders：WHO が提唱する口腔扁平上皮癌へのリスクを有する臨床的病変群である．**白板症 leukoplakia**（白色調の局面）（図 3-9），**紅板症 erythroplakia**（赤色調の局面），紅板白板症 erythroleukoplakia（両者の混在），無煙タバコ角化症といった喫煙関連の病変のほか，**口腔扁平苔癬**，全身性エリテマトーデス（SLE）などが含まれる．これらは臨床病態で，病理学的には下記の口腔上皮異形成で評価する．

● 口腔上皮異形成 oral epithelial dysplasia（OED）（図 3-10，3-11）：口腔扁平上皮の前癌病変・上皮内腫瘍で，低グレード，高グレード異形成の 2 段階に分類されるが，慣習的に以前から使用されている軽度・中等度・高度異形成および上皮内癌の分類もいまだ広く用いられている．他臓器と異なり，細胞異型が低くても浸潤癌に進展するリスクがあり，構造異型の評価も重要視される．

● 扁平上皮癌 squamous cell carcinoma（SCC）（図 3-12）：喫煙との関連が強く高齢男性に多いが，一部はヒトパピローマウイルス human papilloma virus（HPV）関連癌である．舌縁・舌下面，歯肉，頬粘膜に多く，舌背には発生しない．高分化，中分化，低分化に分けられ，高分化で角化および細胞間橋が明瞭で，癌真珠・角化真珠を形成する．低分化扁平上皮癌では角化や細胞間橋が不明瞭となる．

PAS 染色：periodic acid schiff stain

2. 口腔疾患

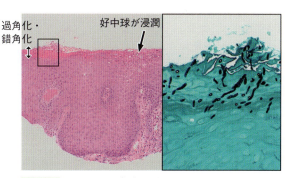

図 3-7　口腔カンジダ症（左：HE染色, 右：グロコット染色）
粘膜上皮表層には錯角化があり，角質層内には好中球が浸潤している．右は左図枠内の拡大をグロコット染色でみたもので，表層に菌糸を多数認める．

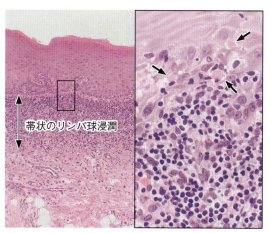

図 3-8　口腔扁平苔癬（右：強拡大）
上皮直下にリンパ球が帯状に浸潤している．右図は枠内の拡大図で，上皮細胞が壊死に陥った好酸性物質（➡）が散見される．

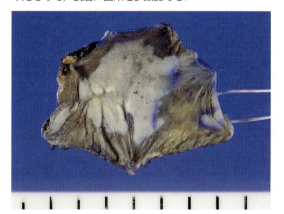

図 3-9　白板症（肉眼像）
舌の部分切除検体．粘膜には白色斑が広がっている．白色調の変化は角化を反映している．

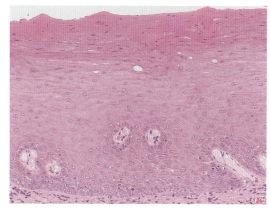

図 3-10　口腔上皮軽度異形成
上皮は肥厚し，基底側優位に軽度に核腫大した細胞がみられる．

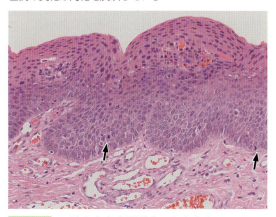

図 3-11　口腔上皮高度異形成／上皮内癌
全層性に異型細胞の増殖がみられる．核分裂像も増加している（➡）．

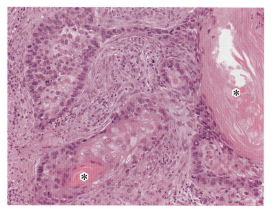

図 3-12　扁平上皮癌
腫瘍細胞胞巣中心部には明瞭な角化（癌真珠：*）があり，胞巣辺縁部には核の柵状配列がみられる．

3 唾液腺疾患

a 粘液嚢胞 mucous cyst（粘液瘤 mucocele）（図 3-13）

● 小唾液腺の導管の閉塞により唾液が貯留し，数 mm 大の小嚢胞の形成する．下口唇に多い．口腔底のものは"がま腫 ranula"と呼ばれる．導管の外傷性破綻で生じる溢流型が多く，間質に粘液が流出して異物反応や肉芽組織の増生を伴い，若年者に多い．一部は導管閉塞による貯留型であり，高齢者に多い．

b 唾液腺炎 sialadenitis

● シェーグレン症候群 Sjögren syndrome（SS）（図 3-14）：涙腺・唾液腺に生じる自己免疫疾患で，中年女性に多く，腺房の萎縮に伴って分泌物が減少し，眼や口腔の乾燥症候群（sicca syndrome）を生じる．自己抗体（抗 SS-A 抗体，抗 SS-B 抗体）を認める．組織学的には，導管周囲のリンパ球・形質細胞浸潤が特徴的で，腺房の萎縮を生じる．

● IgG4 関連唾液腺炎 IgG4-related sialadenitis：他臓器の IgG4 関連疾患（ 各論 5-9 各論 5-11 各論 6-9 ）と同様の病変で，約 1/3 で他臓器の IgG4 関連疾患が併存する．IgG4 陽性の形質細胞が多数浸潤し，花むしろ状（storiform）の線維化を伴い，閉塞性静脈炎がみられる．

c 唾液腺腫瘍

● 発生部位で好発腫瘍が異なる．全唾液腺腫瘍の約 6 割を多形腺腫，約 1 割をワルチン腫瘍が占め，悪性腫瘍は約 2 割である．耳下腺＞顎下腺＞舌下腺＞小唾液腺の順に良性が多い．

● 多形腺腫 pleomorphic adenoma（図 3-15，3-16）：約 8 割が耳下腺，残り 2 割が顎下腺・舌下腺に生じる．中年女性に多い．導管，扁平上皮，筋上皮，間葉系分化（軟骨・骨や脂肪など）といった多彩な像が混在する．まれに悪性化する（多形腺腫由来癌 carcinoma ex pleomorphic adenoma）．

● ワルチン腫瘍 Warthin tumor（図 3-17）：耳下腺のみに発生する．喫煙と関連し高齢男性に多い．線維性被膜内で好酸性変化を示す導管上皮細胞と筋上皮細胞が乳頭状に増生し，間質には胚中心の形成を伴う高度のリンパ球浸潤がみられる．

● 唾液腺癌 salivary gland carcinoma（図 3-18）：多彩な組織型があるが，個々の頻度は低い．粘表皮癌 mucoepidermoid carcinoma，腺様嚢胞癌 adenoid cystic carcinoma，唾液腺導管癌 salivary duct carcinoma，腺房細胞癌 acinic cell carcinoma，筋上皮癌 myoepithelial carcinoma などがある．

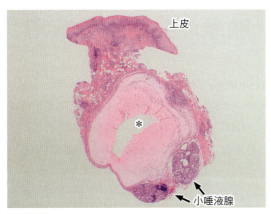
図 3-13 粘液嚢胞
粘膜下には粘液の貯留した嚢胞状病変（＊）を認める．粘液内には粘液を貪食した組織球が浮遊している．

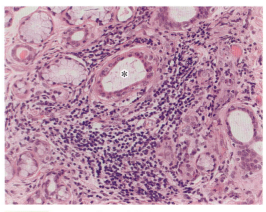
図 3-14 シェーグレン症候群
導管（＊）周囲を取り巻くように密なリンパ球浸潤を認める．周囲の腺房には萎縮がみられる．

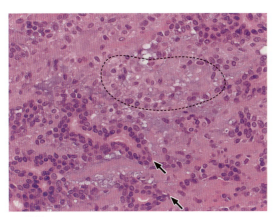
図 3-15 多形腺腫
導管構造（➡）がみられるとともに，筋上皮細胞（破線部）は孤立性の増殖も示す．

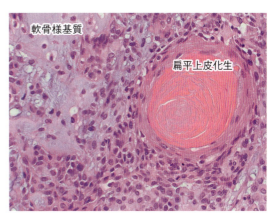
図 3-16 多形腺腫
扁平上皮化生がみられる．青色の軟骨様基質もみられる．

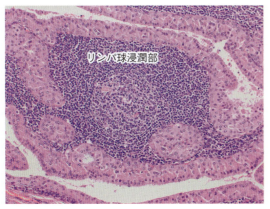
図 3-17 ワルチン腫瘍
好酸性変化を示す上皮が増生し，間質には胚中心の形成を伴う高度のリンパ球浸潤がみられる．

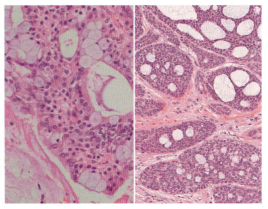
図 3-18 唾液腺癌
左：粘表皮癌．粘液細胞や小型の上皮細胞など複数の細胞からなる腫瘍．
右：腺様嚢胞癌．篩状構造をとり増殖する腫瘍．

4 ▶ 鼻腔・副鼻腔・咽頭・喉頭の非腫瘍性疾患

a 鼻炎 rhinitis・副鼻腔炎 sinusitis・鼻副鼻腔炎 rhinosinusitis（図3-19，3-22）

● **アレルギー性慢性鼻副鼻腔炎 allergic chronic rhinosinusitis**：粘膜は浮腫状に肥厚し，組織学的には，基底膜の肥厚，間質の浮腫，線維化，リンパ球・形質細胞および好酸球の浸潤がみられる．上皮にはしばしば扁平上皮化生が生じる．アレルギー性炎症が持続すると**鼻ポリープ（鼻茸）nasal polyp** が発生する．特に好酸球浸潤が著明（≧70個／強拡大1視野）である場合は再発率が高く，**好酸球性慢性鼻副鼻腔炎 eosinophilic chronic rhinosinusitis** として難病指定されている．アスピリン喘息も同様の病態を示す．

b 咽頭炎 pharyngitis・扁桃炎 tonsillitis

● **急性咽頭炎 acute pharyngitis・急性扁桃炎 acute tonsillitis**：多くはウイルス感染（ときに細菌感染）で，"かぜ"症状の1種である．細菌感染が悪化すると咽後膿瘍 retropharyngeal abscess や扁桃周囲膿瘍を形成することがある．

● **慢性扁桃炎 chronic tonsillitis**（図3-23）：繰り返す急性扁桃炎に続発してリンパ組織の過形成が生じ，扁桃が腫大する．陰窩内に放線菌がみられることがあるが，通常は起炎菌ではない．

c 喉頭結節 laryngeal nodule（図3-24）

● 声帯に発生する炎症性結節．声帯の酷使や喫煙に関連し，声帯膜様部（前2/3）に生じる．声帯膜様部の上皮直下にはリンパ管が乏しく，炎症に伴う浮腫が生じると，組織液の流出が遅れ，循環障害が起きる．血管の拡張，出血，フィブリンの析出が生じ，時間の経過とともに肉芽組織の増生や線維化を生じる．形状や背景により亜分類される．

● 臨床的には3つの病型に分類される：①**声帯結節 vocal cord nodule**（小児に多く，喫煙との関連がない．声帯の酷使，左右声帯の物理的衝突に伴って生じる小型結節で，しばしば左右対称性），②**声帯ポリープ vocal cord polyp**（成人に多く，喫煙と声帯が関連する．やや大型，ときに有茎性で，単発，ときに非対称性に多発する），③**ポリープ様声帯 polypoid vocal cord**（喫煙との関連が強く，炎症が声帯膜様部全体に広がった状態）．

● 接触性潰瘍 contact ulcer：喉頭結節の類縁病変で，機械的刺激により声帯の後1/3に生じる炎症性結節である．気管挿管後に生じることから挿管肉芽腫 intubation granuloma とも呼ばれる．胃酸（胃食道逆流症）なども原因となる．

4. 鼻腔・副鼻腔・咽頭・喉頭の非腫瘍性疾患　251

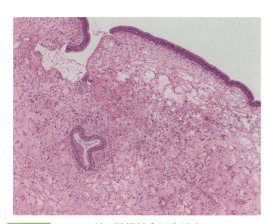
図 3-19　アレルギー性慢性鼻副鼻腔炎
表層は多列線毛上皮に覆われており，浮腫状の間質内には炎症細胞が浸潤している．

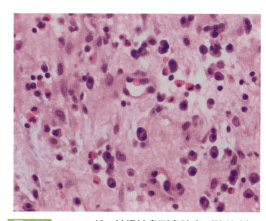
図 3-20　アレルギー性慢性鼻副鼻腔炎（強拡大）
浮腫状の間質内にリンパ球，形質細胞，好酸球浸潤がみられる．

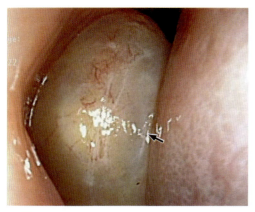
図 3-21　鼻ポリープ（鼻腔ファイバースコピー像）
鼻腔内に隆起する表面平滑なポリープ状の病変で，鼻腔を閉塞している（➡）．

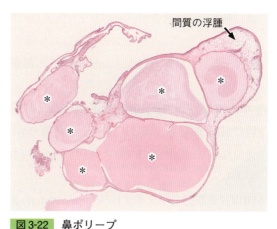
図 3-22　鼻ポリープ
このポリープの間質は浮腫状で拡張した腺管（＊）がみられる．症例によって，腺管が少ないもの，好酸球浸潤が著明なもの，線維化が目立つものなどさまざまである．

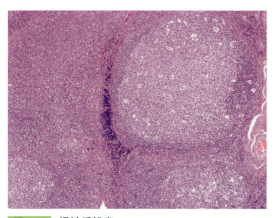
図 3-23　慢性扁桃炎
リンパ濾胞の過形成を認める．

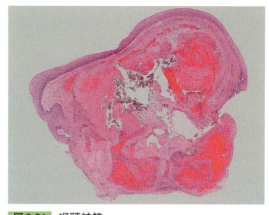
図 3-24　喉頭結節
表層は重層扁平上皮に覆われており，間質にはフィブリン析出や出血，粘液腫状変化がみられる．

5 咽頭癌・喉頭癌

- 多くが**扁平上皮癌** squamous cell carcinoma（SCC）だが，部位により異なる特徴を示す．
- 喫煙やアルコールに関連した発癌が多いが，ウイルス性発癌もあり，中咽頭癌を中心としてヒトパピローマウイルス human papilloma virus（HPV）関連癌が増加している．ウイルス関連癌は概して化学放射線療法に対する感受性が高い．

a 上咽頭癌 nasopharyngeal carcinoma（図 3-25，3-26）

- 比較的まれで，北アフリカや東南アジアで発生率が高い．
- エプスタイン・バーウイルス Epstein-Barr virus（EBV）感染に伴うウイルス性発癌で生じる．
- ヘマトキシリン・エオシン（HE）染色では扁平上皮分化は不明瞭で，核 / 細胞質比（N/C 比）が高い腫瘍細胞が細胞境界不明瞭な合胞体状の増殖を示し，高度のリンパ球浸潤を伴う．免疫染色で p40，p63，サイトケラチンの発現により扁平上皮分化が確認される．*in situ* hybridization（ISH）法で EBER（EBV-encoded small RNA）の腫瘍細胞の核への蓄積を認める．

b 中咽頭癌 oropharyngeal carcinoma（図 3-27，3-28）

- 特に HPV 関連癌が多く，HPV 感染状態で亜分類される．HPV の証明には ISH 法やポリメラーゼ連鎖反応（PCR）法のほか，免疫染色での p16 のびまん性（70％以上）陽性像で HPV 陽性と判定できる．
- **HPV 非依存性扁平上皮癌** HPV-independent SCC：喫煙やアルコールに関連し，口蓋発生が多い．角化や細胞間橋といった扁平上皮への分化の程度により高・中・低分化に分類され，高分化扁平上皮癌では癌真珠 cancer pearl（角化真珠）の形成がみられる．
- **HPV 関連扁平上皮癌** HPV-associated SCC：口蓋扁桃や舌扁桃の陰窩内に好発する．低分化な非角化型扁平上皮癌が多いが，分化度分類はしない．リンパ節転移の頻度が高く，頸部リンパ節転移が発見契機になることも多い．治療感受性が高く，予後は比較的良好である．

c 下咽頭癌 hypopharyngeal carcinoma

- 多くが喫煙やアルコールに関連し，梨状陥凹に好発する．食道扁平上皮癌に類似する．

d 喉頭癌 laryngeal carcinoma（図 3-29，3-30）

- 喫煙やアルコールの関与が強く，HPV 関連は約 1 割とされる．
- 部位により声門上癌（約 3 割），声門癌（約 7 割），声門下癌（まれ）に分類される．
- 声門癌は嗄声を生じるため早期に発見されやすく，また，声門にはリンパ管が少なくリンパ節転移の頻度が低いため，予後良好である．

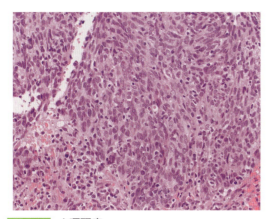

図 3-25　上咽頭癌
腫瘍細胞がシート状に増殖している．リンパ球浸潤が目立っており，周囲組織との境界はやや不明瞭である．

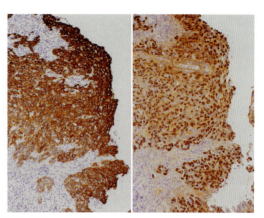

図 3-26　上咽頭癌（左：サイトケラチン免疫染色，右：EBER-ISH 染色）
癌細胞は上皮に発現する中間系フィラメントであるサイトケラチンに陽性を示す．EBV の RNA である EBER が癌細胞の核に陽性で，EBV に感染していることがわかる．

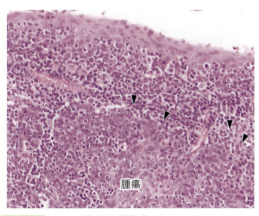

図 3-27　HPV 関連中咽頭癌
角化の乏しい低分化な扁平上皮癌．腫瘍内には高度のリンパ球浸潤があり腫瘍と周囲組織の境界は不明瞭である（▶）．

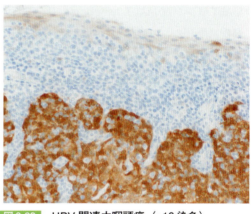

図 3-28　HPV 関連中咽頭癌（p16 染色）
腫瘍細胞にはびまん性に p16 が陽性になる．p16 のびまん性強陽性像は HPV 感染の代替マーカーである．

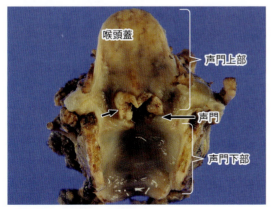

図 3-29　喉頭癌（肉眼像）
背側から開いて喉頭を展開している．声門上から声帯にかけて周堤を持つ潰瘍性病変を認める（➡）．

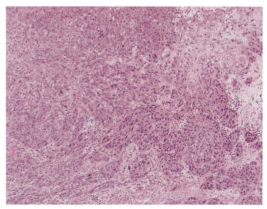

図 3-30　喉頭癌
中分化な扁平上皮癌．浸潤先進部では腫瘍細胞胞巣が小型になっている．

6 眼・耳疾患

a 眼瞼の病変

- 眼瞼 eyelid は眼球保護と瞬目の作用を有する特殊な皮膚粘膜移行部であり，眼瞼皮膚（前葉）と眼瞼結膜（後葉）からなる．前葉は皮膚組織で，睫毛の根部に脂腺（ツァイス Zeis 腺）とアポクリン腺（モル Moll 腺）が付属する．後葉は粘膜組織で，杯細胞を含む非角化型重層扁平上皮で被覆され，上皮直下の密な結合組織（瞼板）にはアポクリン腺（マイボーム Meibom 腺）が分布する．

- 麦粒腫 hordeolum（"ものもらい"）（図 3-31）：ツァイス腺，モル腺，マイボーム腺の細菌感染（主に黄色ブドウ球菌）で，好中球浸潤からなる化膿性炎症を呈する．発赤，腫脹，疼痛を生じる．

- 霰粒腫 chalazion（図 3-32）：マイボーム腺の脂質に対する異物反応で，脂質を貪食した泡沫状組織球の集簇，類上皮細胞や多核巨細胞の出現，リンパ球浸潤からなる慢性肉芽腫性炎症を呈する．脂質を含むため肉眼的に黄色味を帯びた腫瘤を呈する．無痛性である．

- MALT リンパ腫 MALT lymphoma（図 3-33）：眼領域の悪性リンパ腫の多くを占め，眼瞼，結膜，涙腺に生じる．小型〜中型の胚中心細胞様，単球様，形質細胞様の B リンパ球が密に増殖する．

b 眼球の病変

- 網膜芽腫（網膜芽細胞腫）retinoblastoma（図 3-34，3-35）：小児の網膜に発生する悪性腫瘍で，白色調の腫瘤を形成し，白色瞳孔を呈する．組織学的には N/C 比の高い腫瘍細胞が敷石状に密に増殖し，しばしばロゼット形成を示す．壊死が目立ち，石灰化を伴うことが多い．両眼性は基本的に遺伝性で，遺伝性の場合には常染色体顕性遺伝の形式を示し，がん抑制遺伝子である *RB* 遺伝子の異常による．

c 中耳炎 otitis media

- 急性中耳炎 acute otitis media：小児に好発する細菌感染による化膿性炎症で，進行すると炎症が周囲に波及し，乳様突起炎や髄膜炎に進展し重篤化することがある．

- 慢性中耳炎 chronic otitis media：急性中耳炎の不完全な治癒，遷延化により生じ，鼓膜穿孔，耳漏，耳小骨の破壊などを合併し，慢性的な伝音性難聴をきたす．炎症細胞浸潤，肉芽組織の増生が見られ，炎症性ポリープ（耳茸）の形成や真珠腫の発生を伴うことがある．

- 真珠腫 cholesteatoma（図 3-36）：角化型重層扁平上皮が迷入することで生じ，内腔に角化物を貯留した囊胞を形成する．上皮の増殖自体は非腫瘍性で，正常・生理的な増殖であるが，異所性に増殖するために，骨を含む周囲組織を破壊し，囊胞が破綻すると炎症反応が生じる（真珠腫性中耳炎）．角化物が異物反応を惹起するとともに，コレステリン析出を伴う．

6. 眼・耳疾患　255

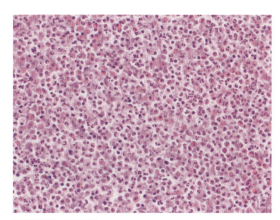

図 3-31　麦粒腫
眼瞼切開内容物の標本. 多数の好中球に混じり好酸球も散見される.

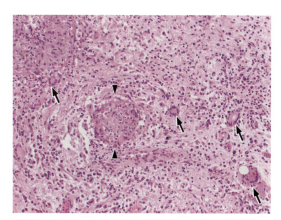

図 3-32　霰粒腫
類上皮細胞（▶）, 多核巨細胞（➡）がみられる. リンパ球, 形質細胞, 好中球の高度浸潤もみられる.

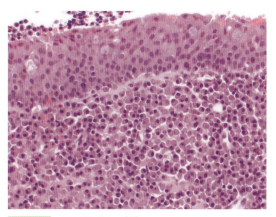

図 3-33　MALT リンパ腫
杯細胞を伴う眼瞼結膜上皮下に, 高度のリンパ球・形質細胞浸潤がみられる. 付属腺導管への浸潤も散見され, 免疫染色（非提示）で免疫グロブリンの発現は IgM-λ に優位に偏っていた.

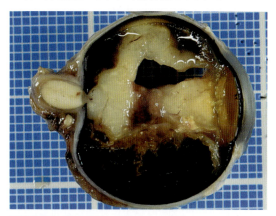

図 3-34　網膜芽腫（肉眼像, 割面）
摘出された眼球の割面. 白色調の腫瘍と血腫が眼球内に充満している.

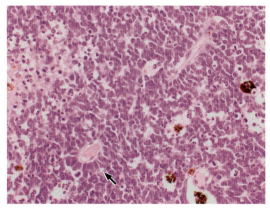

図 3-35　網膜芽腫
N/C 比の高い腫瘍細胞がロゼット形成（➡）を伴い増殖している. ロゼットとは腫瘍細胞が花冠状に配列する構築である.

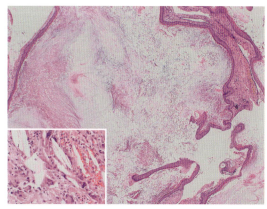

図 3-36　真珠腫
角化重層扁平上皮に覆われた囊胞性病変で内腔には角化物が貯留している. 破壊するとコレステリン析出や多核巨細胞の出現などを生じる（inset）.

第4章 消化管

1 消化管の正常構造

● **基本構造**（図 4-1）：消化管は**粘膜層 mucosa（M）**，**粘膜下層 submucosa（SM）**，**固有筋層 muscularis propria（MP）**の構造を有し，その外側に**漿膜下層 subserosa（SS）**，**漿膜 serosa（SE）**あるいは**外膜 adventitia（A）**がある．固有筋層は基本的に内輪筋と外縦筋からなる．

a 食道 esophagus（図 4-2）

● 粘膜層は粘膜上皮層（非角化型重層扁平上皮），粘膜固有層，粘膜筋板からなる．粘膜下層に粘液腺（食道固有腺）があり，導管を通して粘膜表面に開口する．漿膜を欠く．

● 粘膜上皮層はグリコーゲンが豊富な非角化型重層扁平上皮で，ヨード（ルゴール Lugol 液）散布で褐色調となる（ヨードデンプン反応）．炎症や腫瘍ではグリコーゲンが減少しヨード不染を示す．

b 胃 stomach（図 4-3，4-4）

● 粘膜層では，表面に粘液が豊富な腺窩上皮が，深部に固有胃腺（噴門腺，胃底腺，幽門腺）が分布する．固有筋層は特有の分布を示す内輪筋，中斜筋，外縦筋からなる．

● **胃底腺 fundic gland** は主に体部に分布し，①**主細胞 chief cell**（ペプシノーゲン I を産生），②**壁細胞 parietal cell**［H^+，K^+-ATPase（プロトンポンプ）で胃酸（塩酸）を産生］，③**副細胞 accessory cell**（粘液を産生）からなる．**幽門腺 pyloric gland** は主に前庭部に分布し，粘液細胞と**ガストリン分泌細胞**を含む内分泌細胞からなる．

c 小腸 small intestine（十二指腸 duodenum，空腸 jejunum，回腸 ileum）（図 4-5）

● 粘膜は絨毛構造を示し，主に刷子縁を有する吸収上皮で被覆され，杯細胞が介在する．十二指腸ではブルンネル Brunner 腺が粘膜固有層〜粘膜下層に分布する．特に回腸でリンパ組織が発達し，集合リンパ小節（パイエル板 Peyer's patch）を形成する．

d 大腸 large intestine（盲腸 cecum，結腸 colon，直腸 rectum，肛門管 anal canal）（図 4-6）

● 大きく右側大腸（盲腸〜横行結腸）と左側大腸（下行結腸〜直腸）に分けられる．盲腸には虫垂が付着している．直腸は直腸 S 状部，上部直腸，下部直腸からなり，下部直腸は腹膜反転部の下方に位置する．粘膜に絨毛はなく，豊富な杯細胞を伴う．肛門管では被覆上皮が非角化型重層扁平上皮に移行し，肛門腺が表面に開口する．

1. 消化管の正常構造　257

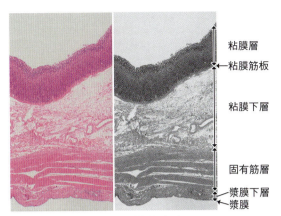

図 4-1　消化管壁の基本構造（胃）
内腔側から粘膜層，粘膜筋板，粘膜下層，固有筋層，漿膜下層，漿膜の順で層構造を形成している．漿膜（腹膜）は1層の中皮細胞からなる．

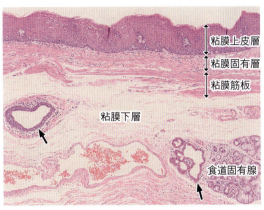

図 4-2　正常食道（粘膜〜粘膜下層）
表層から粘膜上皮層，粘膜固有層，粘膜筋板，粘膜下層があり，粘膜下層内には食道固有腺と導管（➡）がみられる．

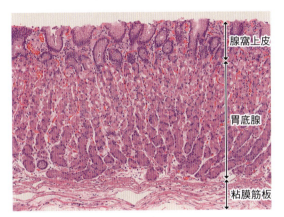

図 4-3　正常胃（胃底腺粘膜）
表層は粘液豊富な腺窩上皮に覆われ，深部には好酸性，好塩基性，淡明な細胞から構成される胃底腺がみられる．

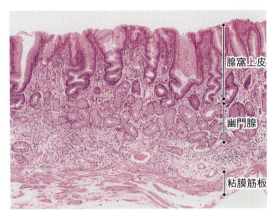

図 4-4　正常胃（幽門腺粘膜）
表層は腺窩上皮に覆われており，深部には透明な粘液様物質の貯留した細胞からなる幽門腺がみられる．

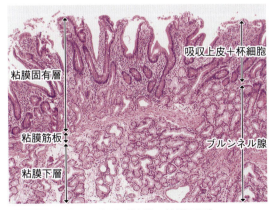

図 4-5　正常十二指腸（粘膜〜粘膜下層）
絨毛は吸収上皮細胞で被覆され杯細胞が散在する．粘膜固有層，粘膜下層には細胞質の明るいブルンネル腺がみられる．

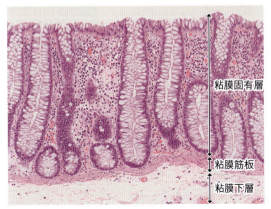

図 4-6　正常大腸（粘膜〜粘膜下層）
豊富な杯細胞を有する粘膜上皮に覆われている．

2 ▶ 食道の炎症性疾患

a 食道カンジダ症 esophageal candidiasis（図 4-7）

- *Candida albicans* による．免疫不全状態で生じやすい．内視鏡的に白苔を認める．
- 形態的に円形の酵母状～糸状の偽菌糸を呈し，PAS 反応やグロコット Grocott 染色で陽性を示す．重層扁平上皮の表面に付着し，剝離・変性した重層扁平上皮によって白苔を形成する．

b ウイルス性食道炎

- 単純ヘルペスウイルスやサイトメガロウイルスが原因となり，免疫不全状態で生じる．
- ヘルペス食道炎 herpes esophagitis（図 4-8）：多くは単純ヘルペスウイルス 1 型 herpes simplex virus-1（HSV-1）による．内視鏡的には白色調の変化を伴う浅いびらんを形成し，しばしば多発する．重層扁平上皮細胞に感染し，核内を充満するウイルスタンパクによる full 型封入体を形成し，核はすりガラス状を呈する．核の形状の不整や多核化もみられる．
- サイトメガロウイルス食道炎 cytomegalovirus esophagitis：典型的には打ち抜き状の潰瘍を形成し，潰瘍底の肉芽組織の血管内皮細胞や線維芽細胞に感染することが多い．

c 逆流性食道炎 reflux esophagitis とバレット食道 Barrett esophagus

- 逆流性食道炎：胃内容物の逆流で下部食道に炎症が生じ，胸やけなどを生じる．組織学的には多彩な炎症細胞浸潤を認め，ときにびらんを呈するが，特異的な所見はない．
- バレット食道（図 4-9，4-10）：食道粘膜の円柱上皮化である．正常では**胃食道接合部 esophago-gastric junction（EGJ）**と**扁平上皮-円柱上皮境界 squamocolumnar junction（SCJ）**は一致するが，逆流性食道炎の持続により，食道の重層扁平上皮が円柱上皮（腺上皮）に置換される．この円柱上皮をバレット上皮，バレット上皮で覆われた食道をバレット食道と呼び，バレット食道腺癌の発生母地となる．バレット食道では EGJ よりも上方（口側）に SCJ が移動し，逆流に伴う炎症，びらん・潰瘍の形成，線維化などを生じる．しばしば島状に取り残された扁平上皮（扁平上皮島）がみられ，繰り返す炎症により粘膜筋板は二重化・多層化を示す．

d 好酸球性食道炎 eosinophilic esophagitis（図 4-11，4-12）

- 好酸球が食道扁平上皮内に侵入し，嚥下障害，つかえ感，進行すると線維化を伴って食道狭窄を生じる．アレルギー性機序が原因とされ，喘息やアレルギー性鼻炎の併存が多い．内視鏡的には白斑のほか縦走溝，輪状溝，輪状多発収縮輪などがみられる（気管様食道）．
- 組織学的には扁平上皮内に 15 個/HPF 以上の好酸球が浸潤することが診断基準であるが，通常はより多数の好酸球が浸潤する．好酸球はしばしば脱顆粒を示す．逆流性食道炎でも好酸球浸潤がみられるので，複数ヵ所から組織生検を行って評価することが望ましい．

PAS 反応：periodic acid schiff reaction

2. 食道の炎症性疾患　259

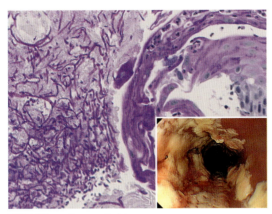

図 4-7　食道カンジダ症
食道粘膜上皮は剝離・変性し、表層には PAS 反応陽性となる糸状真菌が多数付着している．(inset) 内視鏡的には食道全長にわたって厚い白膜付着がみられる．

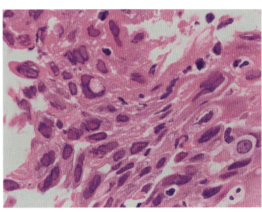

図 4-8　ヘルペス食道炎
HSV は重層扁平上皮に感染し、核はすりガラス状を呈し、しばしば多核化する．

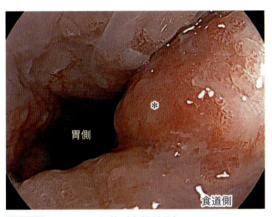

図 4-9　バレット食道（内視鏡像）
食道胃接合部近傍の写真．赤色調の粘膜（*）が食道側に伸展している．重層扁平上皮は白色調を帯びている．

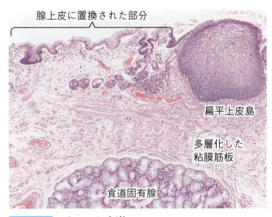

図 4-10　バレット食道
食道固有腺が存在し、本来食道であることがわかる．表面の多くは円柱上皮に置換されているが、扁平上皮島や粘膜筋板の多層化がみられる．

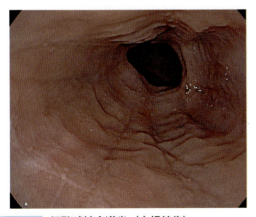

図 4-11　好酸球性食道炎（内視鏡像）
食道に縦走溝がみられる．

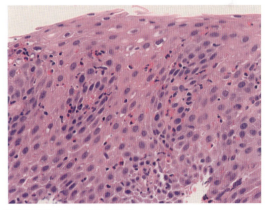

図 4-12　好酸球性食道炎
食道粘膜上皮には多数の好酸球が浸潤している．

3 食道癌

- 日本では食道癌の多くは扁平上皮癌であるが，欧米では腺癌が多い．生活習慣の欧米化に伴って日本でも扁平上皮癌が減少傾向，腺癌が増加傾向にある．

a 扁平上皮癌 squamous cell carcinoma （図 4-13～4-16）

- 喫煙，飲酒が主たる危険因子で，男性に多い．実際にはアルコール代謝物質のアセトアルデヒドの毒性が重要で，アルデヒド脱水素酵素（ALDH）の遺伝的状態が発癌リスクに関与し，飲酒で容易に皮膚が紅潮する flusher は non-flusher よりも発癌リスクが高い．
- 壁深達度により，①**早期食道癌**（粘膜内に限局），②**表在型食道癌**（粘膜下層までに限局），③**進行食道癌**（固有筋層以深に浸潤）に分類される．肉眼分類は胃癌や大腸癌とおおむね同様で，表在癌は 0 型，進行癌はボルマン Borrman 分類に基づいて 1～4 型に分けられる（➡ 各論 4-5 ）．
- 組織学的には，早期食道癌では既存の重層扁平上皮に類似した異型細胞が増殖する．はじめ上皮内に限局して増殖し，徐々に深部に浸潤する．深部に向かうにつれて形態的なバリエーションが生じ，**角化 keratinization** と **細胞間橋 intercellular bridge** などの程度に応じて高・中・低分化に分類される．高分化では大型胞巣を形成し，胞巣中心に向かって層状の分化傾向を示し，**角化真珠 keratin pearl・癌真珠 cancer pearl** など明瞭な角化をみる．低分化では角化は乏しく，しばしば細胞の結合性の低下，小型胞巣の浸潤を認める．
- リンパ行性転移の頻度が高く，深達度に応じてそのリスクが変わる．上皮層～粘膜固有層に限局する癌では転移はほとんどなく，内視鏡治療の適応である．粘膜筋板～粘膜下層浅層（粘膜筋板から 200 μm まで）ではややリスクが高くなる（約 10%）．それより深く浸潤した癌では約半数でリンパ節転移を伴う．
- 化学療法・放射線療法に対して比較的感受性が高い．

b バレット食道腺癌 adenocarcinoma in Barrett esophagus （図 4-17，4-18）

- バレット食道から発生する腺癌で，腺管を形成する管状腺癌が多い．バレット食道でも，EGJ から 3 cm 以上に進展する LSBE（long segment Barrett esophagus）では，それより短い SSBE（short segment Barrett esophagus）よりも発癌リスクが高い．
- 粘膜下層浅層（粘膜筋板から 500 μm まで）に留まる癌ではリンパ節転移のリスクは低い．

3. 食道癌

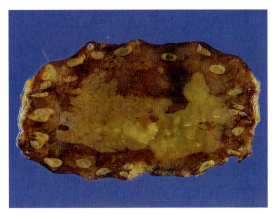

図 4-13 表在型扁平上皮癌（肉眼像）
食道の内視鏡的粘膜下層剥離術（ESD）検体．ルゴール液を撒布するとグリコーゲンに乏しい癌の部分が不染帯となる．

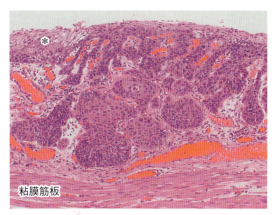

図 4-14 表在型扁平上皮癌
上皮には全層性に腫瘍細胞の増殖がみられる（＊）．さらに，上皮脚は不規則に延長，肥厚して，粘膜固有層への浸潤を示している．粘膜筋板までは達していない．

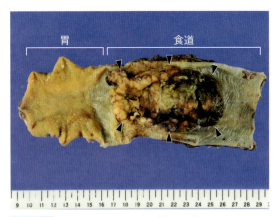

図 4-15 進行型扁平上皮癌（肉眼像）
食道切除検体．中部〜下部食道にかけて出血を伴う潰瘍状病変（▶）を認める．辺縁は境界明瞭で 2 型に相当する．

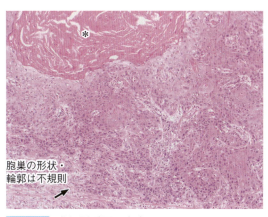

図 4-16 進行型扁平上皮癌
扁平上皮に類似した腫瘍細胞が，不規則な充実性胞巣を形成して増殖している．胞巣内部では角化物が同心円状の構築を示して癌真珠を形成している（＊）．

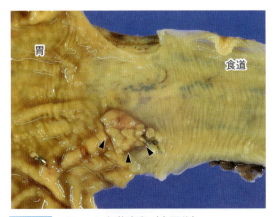

図 4-17 バレット食道腺癌（肉眼像）
食道切除検体．胃食道接合部に扁平隆起を認める（▶）．

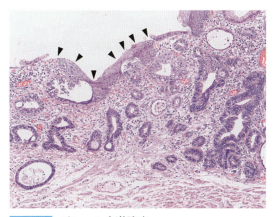

図 4-18 バレット食道腺癌
腫瘍細胞が管状構造をとって増殖する腺癌の像であり，部分的に取り残された食道扁平上皮（▶）がみられる．

4 胃炎・胃潰瘍

- 胃炎は症状や活動性により急性胃炎と慢性胃炎に大別される．急性胃炎の原因は薬剤（特に非ステロイド性抗炎症薬），飲酒，ストレス，**ヘリコバクター・ピロリ** *Helicobacter pylori*（HP）の急性感染などである．慢性胃炎の原因として HP 持続感染が特に重要であるが，加齢の関与も大きい．

a 急性胃炎 acute gastritis
- 胃粘膜に急性（活動性）の炎症が生じた状態で，好中球浸潤により特徴付けられる．
- **急性胃粘膜病変 acute gastric mucosal lesion（AGML）**：びらん・潰瘍を伴う出血性病変を形成し臨床的に急性の腹痛を生じた病態．

b 慢性胃炎 chronic gastritis
- **自己免疫性胃炎 autoimmune gastritis**（A型胃炎；A = autoimmune）：胃体部を中心に拡がり，胃酸分泌低下，代償性の高ガストリン血症，抗壁細胞抗体や抗内因子抗体が特徴．ビタミン B₁₂ 欠乏性悪性貧血やゾリンジャー・エリソン Zollinger-Ellison 症候群を合併する．神経内分泌腫瘍や胃癌の発生リスクである．
- ***H. pylori* 関連慢性胃炎**（B型胃炎；B = bacterial）（図 4-19～4-21）：幽門前庭部から小弯側優位に拡がり，胃癌発生の最大の危険因子である．HP はらせん状の微好気性グラム Gram 陰性桿菌で，ウレアーゼを産生し酸性環境で生存する．初感染では急性胃炎を生じうる．はじめリンパ球・形質細胞が表層優位に浸潤し，徐々に粘膜固有層全層に及び，ときにリンパ濾胞の形成を伴う．経過中に炎症の活動性が亢進して好中球が浸潤することもある（**慢性活動性胃炎**）．固有胃腺は徐々に萎縮し，**腸上皮化生**に置換され，**慢性萎縮性胃炎**の状態となる．萎縮粘膜では酸分泌低下により生存できない．
- **化学性胃炎**（C型胃炎；C = chemical）：薬剤や胆汁逆流などによる．

c 胃潰瘍 gastric ulcer（図 4-A，4-22～4-24）
- 通常 AGML の 1 症状としてみられ，胃の組織欠損を生じる．穿孔すると胃内容物が腹腔内に漏れ汎発性腹膜炎を生じる．日本では潰瘍の深さを Ul 分類で表す．組織欠損が粘膜層に限局したものが**びらん erosion** で，粘膜下層以深に及ぶものが狭義の**潰瘍 ulcer** である．潰瘍は肉芽組織により置換され**潰瘍瘢痕 ulcer scar** となる．

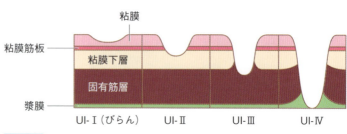

図 4-A Ul 分類

4. 胃炎・胃潰瘍

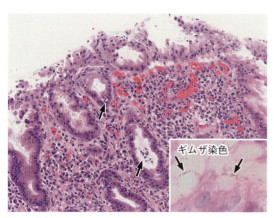

図 4-19　ピロリ関連慢性活動性胃炎
上皮内・管腔内（→）に好中球を認め，上皮細胞の核は反応性に腫大する．粘膜固有層には充血，リンパ球・形質細胞と好中球の浸潤を伴う．上皮表層のHPはギムザ染色ではより明瞭に観察される．

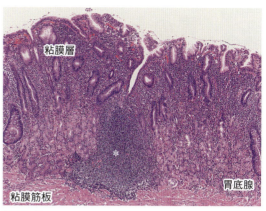

図 4-20　ピロリ関連慢性活動性胃炎
粘膜層では表層優位にリンパ球・形質細胞を主体とする高度の炎症細胞浸潤を認める．胃底腺はやや萎縮している．深部ではリンパ濾胞（＊）の形成を伴う．

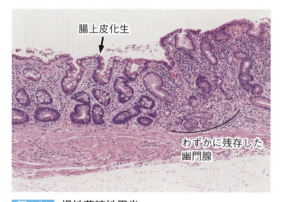

図 4-21　慢性萎縮性胃炎
固有胃腺の著明な萎縮と腸上皮化生を認める．粘膜固有層にはリンパ球，形質細胞浸潤がみられる．

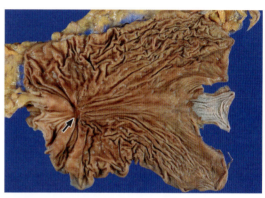

図 4-22　胃潰瘍瘢痕（肉眼像，割面）
前庭部小弯に陥凹がみられ，周囲の皺壁の集中を伴う．表面の色調は周囲の粘膜と同じであり，再生上皮で覆われた瘢痕化した潰瘍であることがわかる（→）．

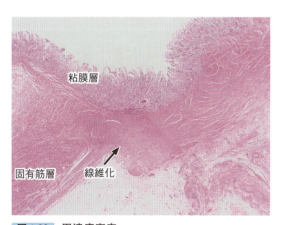

図 4-23　胃潰瘍瘢痕
表面の粘膜は再生している．中央部で粘膜下層〜固有筋層が線維化によって不明瞭化し，周囲の組織の引きつれを伴っている．

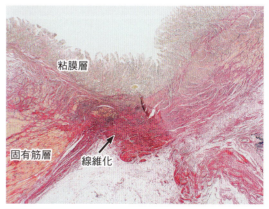

図 4-24　胃潰瘍瘢痕（図 4-23 の EVG 染色）
EVG 染色では平滑筋は黄褐色調，膠原線維は赤色調を呈する．固有筋層は中央部で断裂・消失し，その部分では粘膜下層〜漿膜下層に瘢痕線維化が認められる．

5 胃の上皮性腫瘍1

a 概　要

- **良悪性の分類**：良性の腺腫と悪性の腺癌がある．日本では，粘膜内病変でも浸潤ポテンシャルを有すると判断される十分な細胞異型あるいは構造異型があれば癌として扱われるが，欧米では浸潤をもって癌と判定される．そのため，日本では腺腫と診断される病変の頻度は低い．
- **深達度分類**：壁深達度により**早期胃癌**（粘膜層〜粘膜下層）と**進行胃癌**（固有筋層以深）に分類される．肉眼分類は，早期胃癌の多い表在型（0型），進行胃癌に多い進行型（1〜4型）に分けられる．胃癌では食道癌や大腸癌と比較して肉眼分類と深達度が一致しない例もしばしば経験される（特に0-IIc型を示す進行胃癌など）．組織学的には，既存の胃腺管の構造への類似性すなわち腺管形成の程度により高・中・低分化に分類される．印環細胞癌は低分化に含まれる．
- **消化管病変の肉眼分類**（図4-B，4-25〜4-30）：食道・胃・大腸で共通して**表在型**（**0型**），**進行型**（**1〜4型：ボルマン分類に基づく**）に分類される．0型は食道・胃・大腸でやや異なる亜分類法が用いられるが，これは各臓器でみられやすい病変の形状に差があるためである．1〜4型の分類は各臓器で共通するが，頻度が異なる．食道では2型や3型が多く，胃ではさまざまな肉眼型がみられ，大腸ではほとんどが2型である．

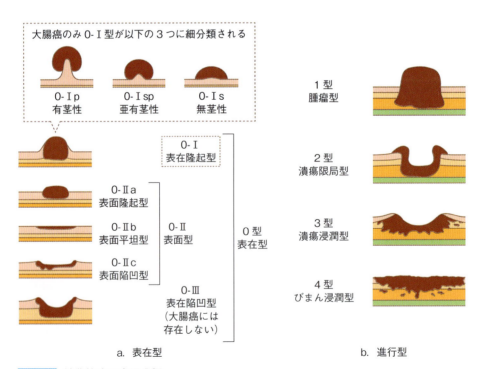

図4-B　消化管癌の肉眼分類

5. 胃の上皮性腫瘍1　265

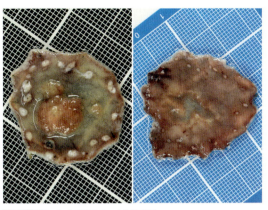

図4-25　表在型胃癌（肉眼像）
内視鏡的粘膜下層剝離術（ESD）で切除された胃検体．
左：O-Ⅱa型．境界明瞭な低い隆起を示す．
右：O-Ⅱc型．境界明瞭な浅い陥凹を示す．

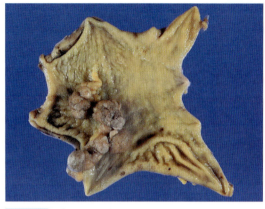

図4-26　進行胃癌（1型，肉眼像）
幽門側胃切除検体．前庭部に大型の不規則な隆起性病変がみられる．

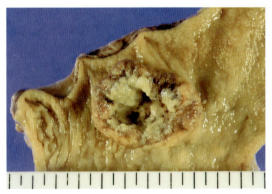

図4-27　進行胃癌（2型，肉眼像）
幽門側胃切除検体．内部が潰瘍化した病変で，辺縁には境界明瞭な周堤の形成がみられる．

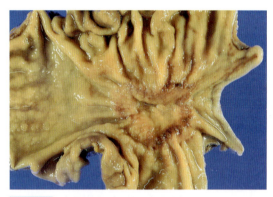

図4-28　進行胃癌（3型，肉眼像）
胃全摘検体．内部は潰瘍化しており，辺縁では周堤の形成がみられるが，周堤と周囲の胃粘膜の境界は不明瞭である．

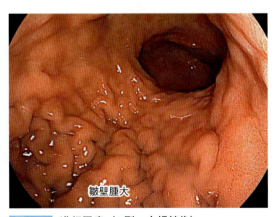

図4-29　進行胃癌（4型，内視鏡像）
広範囲に皺壁腫大がみられる．

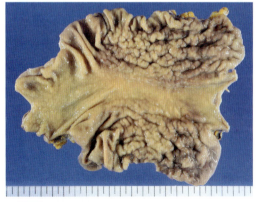

図4-30　進行胃癌（4型，肉眼像）
胃全摘検体．大弯側を主体として皺壁の肥厚が目立っている．肉眼的には病変の正確な範囲は不明瞭であるが，組織学的に検索すると，大弯の皺壁肥厚部だけでなく，平坦な部分を含めて胃の全域に腫瘍が広がっている．

6 胃の上皮性腫瘍2

a 胃腺腫 gastric adenoma（図4-31）

●多くは慢性萎縮性胃炎を背景とした腸型腺腫である．通常10mm以下の褪色調の0-Ⅱa型病変で，形状の不整は乏しく，発赤や陥凹はない．組織学的には小腸上皮に類似した腺管が密に増殖し，腺管は直線的で不整に乏しい．腫瘍細胞は刷子縁を有する吸収上皮に類似し，核は均一で紡錘形に腫大し，杯細胞が混在する．パネート Paneth 細胞を伴うこともある．

b 分化型胃癌（表4-A，図4-32〜4-34）

●明瞭な腺管構造を示す腺癌で，**乳頭腺癌，高〜中分化管状腺癌**が含まれる．腸上皮化生を示す萎縮粘膜（慢性萎縮性胃炎）に生じ，腸型形質を有する．早期胃癌では0-Ⅱa型や0-Ⅱc型を呈し，進行胃癌では2型や3型が多い．1型のほとんどは分化型である．粘膜下層軽度浸潤（SM浸潤距離 < 500μm）ではリンパ節転移のリスクはきわめて低い．高齢者，男性に多く，血行性転移（特に肝臓）が多い．ときに未分化型へと転化する．

c 未分化型胃癌（表4-A，図4-35，4-36）

●腺管構造が不明瞭な腺癌で，**低分化腺癌，印環細胞癌 signet-ring cell carcinoma** が含まれる．主に慢性活動性胃炎を背景とした非萎縮粘膜（胃底腺領域の胃固有粘膜）に生じ，胃型形質を有する．

●超早期には0-Ⅱb型の印環細胞癌がみられるが，早期胃癌の多くは0-Ⅱc型である．進行胃癌では3型や4型が多く，4型のほとんどは未分化型進行胃癌である．

●若年者，女性に比較的多い．リンパ行性転移や腹膜播種が多く，肺の**癌性リンパ管症，癌性腹膜炎**，ダグラス Douglas 窩転移（シュニッツラー Schnizler 転移），両側卵巣転移（クルッケンベルグ Krukenberg 腫瘍；➡ 各論7-7），臍転移（Sister Mary Joseph nodule），**骨髄癌腫症**（➡ 各論11-4 各論11-5）など特徴的な転移を示すことがある．

表4-A 未分化型癌と分化型癌の基本的な臨床病理学的特徴

	分化型癌（腸型）	未分化型癌（胃型）
背景粘膜	腸上皮化生粘膜	胃固有粘膜
組織の基本型	管状腺癌	印環細胞癌
進展様式	限局性	びまん性
肉眼型	隆起型と陥凹型	陥凹型
転移様式	血行性	リンパ行性
腹膜播種	ほとんどなし	（＋）
年齢	高齢者に多い	若年者に多い
性差	男性に多い	女性に多い

6. 胃の上皮性腫瘍2　267

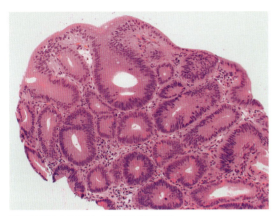

図4-31　胃腺腫（腸型管状腺腫）
小腸上皮に類似した異型腺管が密度を増して増殖する．核は紡錘形に軽度腫大するが，クロマチンは均質である．核極性の乱れ，核の重層化は目立たない．

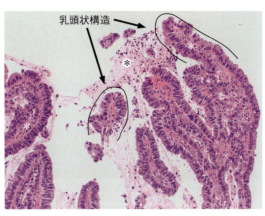

図4-32　乳頭腺癌
血管線維性間質を軸として乳頭状構造を示す．腺上皮の核は大小不同に腫大し，極性の乱れ，重層化を示す．表面には壊死物質（＊）が付着する．

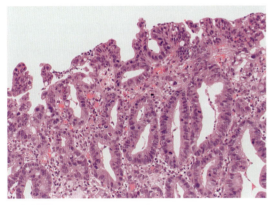

図4-33　管状腺癌（高分化）
明瞭な腺管構造がみられるが，腺上皮の核は大小不同に腫大し，極性の乱れを示し，核分裂像が散見される．管状腺癌では，一筆書きで追えるような明瞭な単一腺管を形成する場合が高分化に相当する．

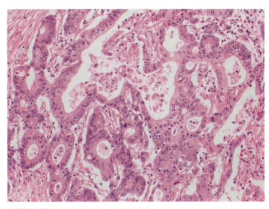

図4-34　管状腺癌（中分化）
核異型の強い腫瘍細胞が不整な腺管構造をとり増殖している．腺管が癒合したり篩状構造を示し，一筆書きでは追えない場合，中分化に相当する．管腔内には壊死物が貯留している．

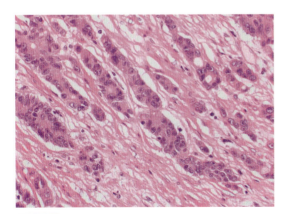

図4-35　低分化腺癌
腺腔がほとんど不明瞭化したものが低分化に相当する．充実胞巣状，索状，個細胞性などの場合があるが，本例は主に索状構造を示す．

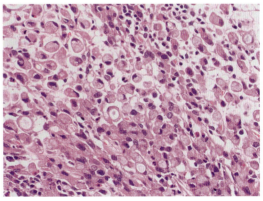

図4-36　印環細胞癌
細胞質に泡沫状の粘液を充満し，核偏在を示す印環細胞が個細胞性に増殖している．

7 消化管のリンパ腫

●消化管は，リンパ節以外（節外）でもっとも悪性リンパ腫の頻度が高い臓器である．

a MALT リンパ腫 MALT lymphoma（MALToma）（図 4-37, 4-38）
●濾胞辺縁帯への分化を示すリンパ腫で，**粘膜関連リンパ組織** mucosa-associated lymphoid tissue（MALT）に由来するもの（正式名称：節外性粘膜関連リンパ組織型辺縁帯リンパ腫 extranodal marginal zone lymphoma of mucosa-associated lymphoid tissue）．
●持続的慢性炎症を背景に発生し，胃では *H. pylori* 関連慢性胃炎に続発することが多いが，近年は *H. heilmannii* など non-*pylori Helicobacter* の関与も示唆されている．遺伝子転座を有する例もある．胃のほかに，大腸など他の消化管，甲状腺（橋本病に関連），肺，眼など諸臓器に生じる．
●組織学的には，中型異型リンパ球が粘膜固有層を中心に増殖し，上皮細胞の中に侵入するリンパ上皮性病変 lymphoepithelial lesion（LEL）が特徴的である．異型リンパ球は胚中心細胞様，単球様あるいは形質細胞への分化を示し，免疫染色でB細胞マーカー（CD19, CD20など）が陽性である．
●胃 MALT リンパ腫の多くは *H. pylori* 除菌で消退するが，転座陽性例では除菌が無効な例が多い．

b 十二指腸型濾胞性リンパ腫 duodenal-type follicular lymphoma（図 4-39, 4-40）
●胚中心 B 細胞（centrocyte/centroblast）への分化を示すリンパ腫．
●内視鏡では白色調顆粒状の粘膜病変を呈する．通常の節性（リンパ節発生）の濾胞性リンパ腫（ 各論 11-9 ）と異なり，十二指腸型は進行が緩徐で，予後はきわめて良好である．節性と同様に t(14;18)（*IGH::BCL2*）により **BCL2 の過剰発現**が生じアポトーシスが抑制されている．BCL2 はアポトーシス抑制タンパクであり，アポトーシスが盛んな正常の胚中心では発現していない．
●組織学的には，核に強い"ねじれ"や"くびれ"を伴う腫瘍性の centrocyte が濾胞状・結節状の構築を示して増殖し，濾胞外にも進展し，絨毛間質に浸潤する（villous colonization）．
●免疫染色：CD19 陽性，CD20 陽性，胚中心マーカー（CD10，BCL6）陽性，BCL2 陽性．

c びまん性大細胞型 B 細胞リンパ腫 diffuse large B-cell lymphoma（DLBCL）（図 4-41, 4-42）
●高悪性度であるが，節性（ 各論 11-9 ）よりは予後良好．
●MALT リンパ腫など低悪性度リンパ腫から転化する場合もある．
●組織学的には，CD20 陽性の大型の異型 B 細胞が，特定の構築を示さずにびまん性に増殖する．線維化を伴わずに消化管壁構造を破壊するため，しばしば穿孔により発見される．治療が奏効した際にも腫瘍消失に伴って穿孔することがある．

7. 消化管のリンパ腫　269

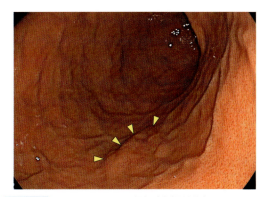

図 4-37　胃 MALT リンパ腫（内視鏡像）
中心に陥凹を伴う扁平な隆起性病変（▷）を認める．

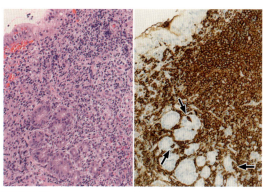

図 4-38　胃 MALT リンパ腫（左：HE 染色，右：CD20 染色）
固有胃腺は不明瞭化ないし消失し小型〜中型のリンパ球が増殖している．リンパ球は CD20 陽性で，上皮内に侵入している（LEL：➡）．

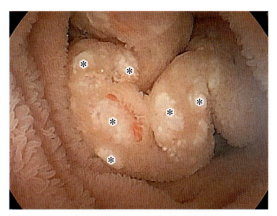

図 4-39　小腸濾胞性リンパ腫（内視鏡像）
白色顆粒状隆起変化（＊）が多発している．

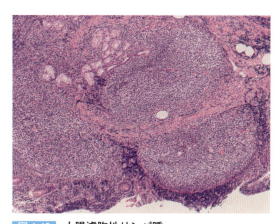

図 4-40　小腸濾胞性リンパ腫
小型〜中型の異型リンパ球様細胞が結節状構造をとり増殖している．

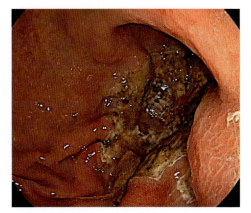

図 4-41　小腸びまん性大細胞型 B 細胞リンパ腫（内視鏡像）
脱送気で軟らかく変形する潰瘍性病変．潰瘍辺縁は比較的整である．

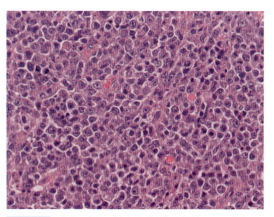

図 4-42　小腸びまん性大細胞型 B 細胞リンパ腫
N/C 比の高い大型の異型リンパ球様細胞がびまん性に増殖している．

270 第4章 消化管

8 消化管の間葉系腫瘍

●間葉系腫瘍は基本的に粘膜下層以深に発生するため，粘膜面からみると立ち上がりがなだらかなドーム状の隆起を呈する**粘膜下腫瘍 submucosal tumor（SMT）**の形態を示す．SMT では，粘膜表面の性状は周囲と同様で，粘膜襞は腫瘍を避けずに走行する（bridging fold）．

a 消化管間質腫瘍 gastrointestinal stromal tumor（GIST）（図 4-43〜4-45）

●**カハール Cajal 介在細胞**への分化を示す腫瘍である．カハール介在細胞は固有筋層に存在する消化管蠕動運動に関与するペースメーカー細胞で，**KIT（c-kit；CD117）**陽性を示す．

●胃，次いで小腸に多いが，他の消化管にも生じる．固有筋層から発生する．やや軟らかい灰白色調の充実性腫瘍を形成し，しばしば頂部に凹み（臍 delle）を認める．ときに嚢胞変性を示す．

●組織学的には，葉巻状の核を有する紡錘形細胞が束状〜錯綜性に増殖する．しばしば平滑筋腫や神経鞘腫に類似し，確定診断には免疫染色を要する．**腫瘍径，核分裂数，原発臓器，腫瘍破裂の有無**によりリスク分類され，再発率や予後が異なる．多くの例で***c-KIT*遺伝子変異**により，KIT の**チロシンキナーゼ活性**が亢進し，腫瘍化に関与する．一部の例では血小板由来増殖因子受容体 α（PDGFRA）の変異を認める．免疫染色で **KIT，DOG1**（discovered on GIST），**CD34** 陽性を示す．α SMA もしばしば弱陽性を示す．

b 平滑筋腫 leiomyoma（図 4-46）

●平滑筋分化を示す腫瘍で，小型で硬い境界明瞭な白色調腫瘍を形成する．

●食道，次いで大腸に多い．粘膜筋板由来と固有筋層由来のものがある．

●組織学的には，好酸性の厚みのある細胞質を有する紡錘形細胞が束状〜錯綜性に増殖する．平滑筋線維の筋収縮タンパクである **α SMA（smooth muscle actin）**や筋細胞の中間径フィラメントであるデスミン desmin が陽性となる．

c 神経鞘腫 schwannoma（図 4-47，4-48）

●消化管では非常にまれで，ほとんどが胃の固有筋層に発生する．瑞々しい淡黄色調腫瘍を形成する．

●境界明瞭な腫瘍であるが，軟部組織原発（各論12-6）と異なり，被膜を欠き，辺縁にリンパ球の集簇を伴う．波打つような細線維状細胞質を有する紡錘形細胞が，束状〜錯綜性に増殖し，しばしば核が柵状に配列する（nuclear palisading）．神経系マーカーである **S100 タンパク**が陽性となる．

8. 消化管の間葉系腫瘍　271

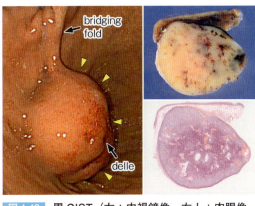

図 4-43　胃 GIST（左：内視鏡像，右上：肉眼像，割面）
立ち上がりの急峻な隆起性病変（▷）．表面は正常胃粘膜に覆われている．割面では乳白色調充実性を示し，固有筋層を中心に腫瘍を形成している．

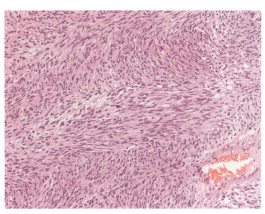

図 4-44　胃 GIST
紡錘形細胞の束状，錯綜性増殖から構成される．

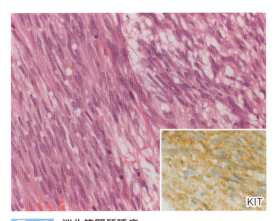

図 4-45　消化管間質腫瘍
細長い葉巻状の核を有する紡錘形細胞が束状に密に配列している．核クロマチンは水泡状で，細胞質にはしばしば空胞がみられる．

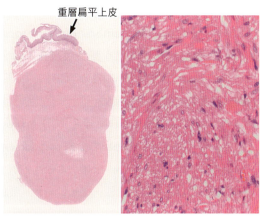

図 4-46　平滑筋腫（右：強拡大）
食道壁内に境界明瞭な腫瘤を認める．増殖する紡錘形細胞の細胞質は，強い好酸性を示して厚みがあり，核は紡錘形～葉巻状を呈する．細胞密度は比較的低い．

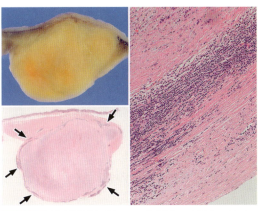

図 4-47　神経鞘腫（左上：肉眼像，割面，左下：ルーペ像，右：辺縁部の拡大像）
胃の固有筋層内に瑞々しい黄白色調充実性腫瘤を形成する．辺縁部ではリンパ球の集簇を伴う（➡）．

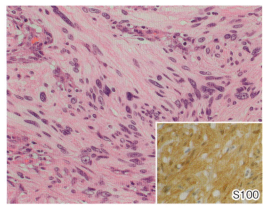

図 4-48　神経鞘腫（inset：免疫染色）
細線維状の細胞質を有する紡錘形細胞が，流れるような配列を示して増生している．核には，軽度の大小不同，ねじれ，くびれがみられる．

9 腸管感染症

a アメーバ赤痢 amebic dysentery（amebiasis／amebic colitis）（図4-49, 4-50）

- 原虫である**赤痢アメーバ** *Entamoeba histolytica* の感染により生じる．日本では衛生環境の改善により減少しており，海外渡航による輸入感染症としての側面が大きい．
- 栄養型 trophozoite が大腸に寄生し，毒素によって大腸粘膜上皮を傷害し，融解壊死を引き起こす．イチゴゼリー状の粘血便，腹痛といった赤痢様症状を起こす（腸管アメーバ症）．
- ときに門脈を介して肝臓をはじめとした他臓器に膿瘍を形成する（腸管外アメーバ症）．
- 内視鏡的には，発赤，出血，多彩な形状のびらん・潰瘍を形成する．
- 組織学的には，赤痢アメーバの虫体は壊死物質中に存在し，大きさは20～30 μm で，1個の核を有し，細胞質内にはしばしば赤血球を貪食している．PAS 染色で強陽性に染色される．

b 偽膜性腸炎 pseudomembranous enterocolitis（図4-51, 4-52）

- 多くは抗菌薬投与に伴う**菌交代現象**によって *Clostridioides difficile* が過剰増殖して生じる（*Clostridioides difficille* infection：CDI）．抗菌薬のほか，高齢者，入院患者，免疫不全患者の下痢の原因としても重要である．
- *C. difficile* により産生された毒素（**CD toxin**）によって腸管粘膜が表面から壊死に陥り，壊死物質が堆積することで黄白色調の偽膜 pseudomembrane を形成する．この偽膜による肉眼像・内視鏡像が特徴的である．発熱，腹痛，水様性下痢，脱水などを生じる．
- 組織学的には，陰窩が変性・壊死に陥り，陰窩内部から表層へと好中球が噴出し，表面に壊死物質が付着する．
- 治療薬としてバンコマイシンが有効だが，近年，薬剤耐性株による難治化が問題となっている．
- 実際には黄色ブドウ球菌，サルモネラ，アメーバ赤痢などでも同様の形態を示す広義の偽膜性腸炎が生じることがあり，治療のうえではこれらの鑑別が重要となる．

c 腸結核 intestinal tuberculosis（図4-53, 4-54）

- 結核菌 *Mycobacterium tuberculosis* による腸管感染症で，小腸・大腸のリンパ組織・パイエル板に感染し，回腸末端～上行結腸（特に回盲部）に好発する．肺結核症（各論2-9）に由来する二次性結核としての腸結核，汚染された飲食物に伴って直接腸管に感染する原発性腸結核もある．近年は，免疫不全や免疫抑制治療に伴うものが増加している．
- 腸管全周性の輪状潰瘍が特徴的で，経過とともに輪状狭窄を示すようになる．
- 組織学的には類上皮細胞肉芽腫がみられ，周囲にリンパ球浸潤を伴う．乾酪壊死があれば結核を強く疑うことができるが，壊死が不明瞭であることも多い．

9. 腸管感染症 273

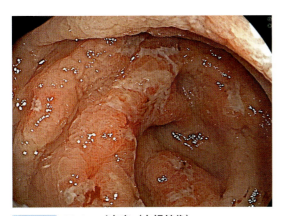

図 4-49 アメーバ赤痢（内視鏡像）
白苔の付着した潰瘍が多数みられる．介在粘膜は正常である．

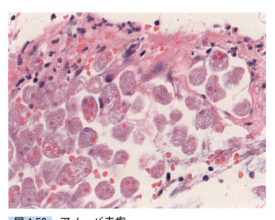

図 4-50 アメーバ赤痢
栄養型アメーバの HE 染色像は組織球に類似しており，細胞質内には貪食した赤血球が多数みられる．

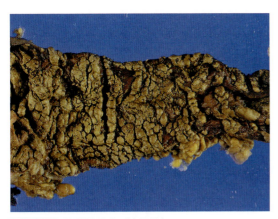

図 4-51 偽膜性腸炎（肉眼像）
腸管粘膜表面にはびまん性に黄白色〜緑色調の偽膜が付着している．

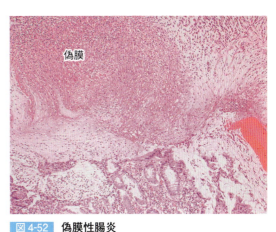

図 4-52 偽膜性腸炎
粘膜表面にはフィブリン，好中球などからなる偽膜形成がみられる．深部には変性を示す粘膜が残存している．

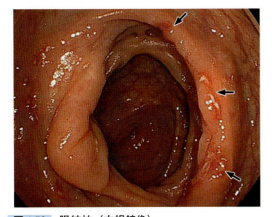

図 4-53 腸結核（内視鏡像）
粘膜は発赤調で輪状傾向のある浅い潰瘍（➡）を認める．

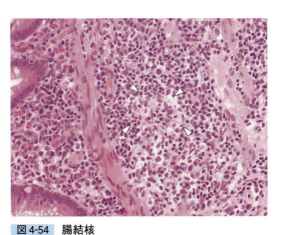

図 4-54 腸結核
筋板直下に小さい類上皮細胞肉芽腫の形成がみられる（▷）．

274　第4章　消化管

10 ▶ 腸管の循環障害

a 腸梗塞 intestinal infarction

- 太い栄養動脈の急激な閉塞では，絶対的虚血の状態となり虚血性壊死（梗塞）に陥る．腸管血流は二重支配であるため，通常，**出血性梗塞 hemorrhagic necrosis** となる．腸管の壊死は，もっとも虚血に脆弱な粘膜層から生じ，壁外層へと進展し，最終的に全層が壊死に至る．

- **絞扼性イレウス strangulation ileus**（図 4-55，4-56）：腸間膜が絞扼されることで，絞扼部の支配領域の腸管が出血壊死に陥る．腸管の**捻転 volvulus/torsion**，結節（腸管同士の結び目）の形成，ヘルニア嵌頓，腸重積，索状物による絞扼などが原因となる．索状物は過去の手術などに伴って腸間膜に形成された瘢痕組織で，膠原線維の増生から構成された硬い紐状の組織である．

- **上腸間膜動脈閉塞症 superior mesenteric artery occlusion/obstruction（SMAO）**（図 4-57，4-58）：上腸間膜動脈の閉塞により腸管の急激な虚血を生じ，しばしば広範な腸管壊死を生じる．心房細動などによる心原性の**血栓塞栓症 thromboembolism**（ 各論9-5 も参照）が多いが，大動脈解離・腸間膜動脈解離なども原因となる．

b 虚血性大腸炎 ischemic colitis（図 4-59，4-60）

- 末梢の動脈硬化による虚血性病変．腸梗塞と異なり相対的虚血で生じ，腸管内圧上昇も関与する．

- 50 歳以上の高齢者に多い．高血圧症，糖尿病，透析，喫煙などが危険因子となる．

- 脾彎曲部付近の横行結腸～下行結腸（上腸間膜動脈と下腸間膜動脈の支配領域移行部），S 状結腸・直腸移行部付近（下腸間膜動脈と上直腸動脈の支配領域移行部）に生じやすい．

- 多くは一過性型である．他に狭窄型，壊疽型があり，壊疽型は重篤である．

- 症状として，突然の腹痛（左側），しぶり腹（テネスムス），下痢，下血を生じる．

- 内視鏡では粘膜の浮腫，発赤，出血，びらん・潰瘍がみられ，潰瘍はしばしば縦走する．注腸造影での母指圧痕像 thumb printing が特徴的である．

- 組織学的には，急性期には虚血に対してもっとも脆弱な陰窩上皮が傷害され，表層優位に変性・脱落を示し（"**立ち枯れ［壊死］像 ghost-like appearance**" と呼ばれる），杯細胞は減少する（図 4-60）．上皮の変化に比して，間質に炎症細胞浸潤は目立たず，浮腫，出血，フィブリン析出をみる．虚血が高度であると，粘膜全層が壊死に陥り，変性壊死物質が目立ち，偽膜・白苔を形成する．慢性期にはびらん・潰瘍のほか，修復に伴う肉芽組織の増生やヘモジデリン貪食マクロファージがみられ，壁の線維化により狭窄をきたしうる．

10. 腸管の循環障害　275

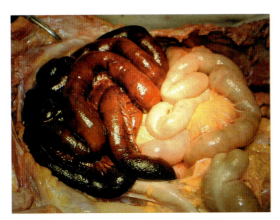

図 4-55　絞扼性イレウス（病理解剖所見）
領域性をもって暗赤色調を呈する壊死に陥った腸管がみられる．

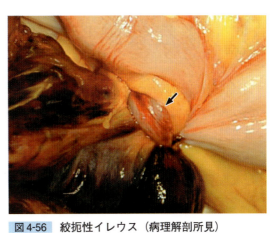

図 4-56　絞扼性イレウス（病理解剖所見）
図 4-55 の症例の絞扼部．索状物（➡）により腸管が締め付けられており，締め付けられた部分から先の腸管が暗赤色調を呈している．

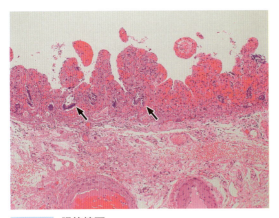

図 4-57　腸管壊死
粘膜層の中でも粘膜上皮が表層優位に壊死に陥って剝離・消失している（立ち枯れ壊死）．粘膜固有層にはびまん性に出血がみられ，粘膜下層にも出血を伴う．

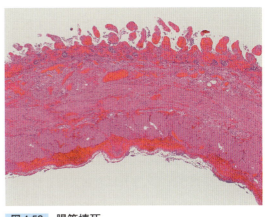

図 4-58　腸管壊死
腸管が完全な壊死に陥ると，粘膜上皮は完全に消失し，壁全層性に出血壊死が及ぶ．

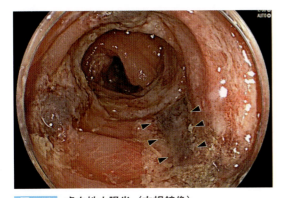

図 4-59　虚血性大腸炎（内視鏡像）
粘膜には全体に発赤・浮腫が認められる．縦走傾向を示すびらん・潰瘍（▶）がみられ，白苔の付着を伴っている．

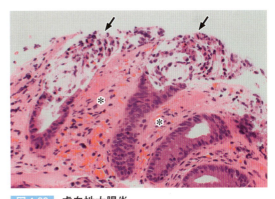

図 4-60　虚血性大腸炎
陰窩上皮は表層優位に剝離し，壊死に陥っている（➡：立ち枯れ像）．間質には出血，フィブリン析出がみられる（＊）．

11 炎症性腸疾患1

- **炎症性腸疾患** inflammatory bowel disease（IBD）には，原因が明確な特異的IBD（感染性，薬剤性，血管炎など）と原因不明の非特異的IBDがある．
- 非特異的IBDには，狭義のIBD（特発性IBD）である潰瘍性大腸炎（UC）とクローン病（CD）のほか，ベーチェットBehçet病（各論9-15）などが含まれる．
- 特発性IBD（UCとCD）は特徴的な病態を呈する確立された疾患で，遺伝，環境（食事・生活），腸内細菌叢，腸管粘膜免疫，上皮バリア機能などが関与し，いずれも寛解・再燃を繰り返しながら進行する．
- 基本的にはまったく異なる病態であるが，ときに区別がむずかしい例もある．

a 潰瘍性大腸炎 ulcerative colitis（UC）（図4-61〜4-66）

- 粘膜層〜粘膜下層（特に粘膜深部）を主体とした炎症で，直腸から連続的に大腸を侵し，しばしば寛解と再燃を繰り返す．20歳代に好発するが，小児や高齢者にも生じることがある．
- 血性下痢（しばしば粘血便）や腹痛のほか，発熱，体重減少，貧血など全身症状を呈する．原発性硬化性胆管炎（PSC，各論5-9），壊疽性膿皮症，結節性紅斑などを合併することがある．重症度により軽症，中等症，重症，劇症に分類される．劇症は重篤で，中毒性巨大結腸症 toxic megacolon や穿孔を生じることがある．
- 肉眼的には，直腸から連続性に進展する病変で，病変分布により直腸炎型，左側大腸炎型，全大腸炎型に分類される（まれに右側大腸炎型/区域性大腸炎型もある）．発赤，びらん・潰瘍，膿性物質の点状の噴出，粘血性分泌物の付着がみられ，広範な粘膜脱落によって残存粘膜がポリープ状を呈する**偽ポリポーシス** pseudopolyposis を示したり，粘膜脱落に伴う襞の消失によって鉛管状外観 lead pipe appearance を示したりする．
- **活動期**：粘膜固有層全層にリンパ球・形質細胞が浸潤し，特に陰窩深部周囲〜粘膜筋板付近に強いこと（basal plasmacytosis）が病態的に重要とされる．好中球も浸潤し，陰窩上皮内への侵入（**陰窩炎** cryptitis），陰窩内腔への貯留（**陰窩膿瘍** crypt abscess）を示す．この膿瘍が表面に噴き出す．陰窩上皮が高度に傷害されると杯細胞が減少する．炎症が高度な場合，地図状のびらん・潰瘍・粘膜壊死により，偽ポリポーシスを呈する．サイトメガロウイルス腸炎の合併は症状悪化に関与する．
- **治癒期・寛解期**：陰窩の繰り返す破壊・再生で，陰窩の配列異常（蛇行・分岐），萎縮，パネートPaneth細胞化生（左側）を生じる．長期経過で癌化することがある（左側，特に直腸に多い）．

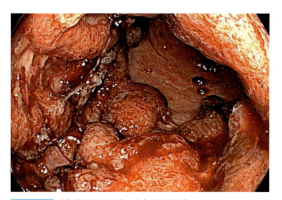

図 4-61 潰瘍性大腸炎（内視鏡像）
粘膜の浮腫，びらん，出血を認める．

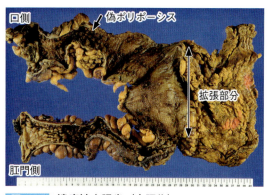

図 4-62 潰瘍性大腸炎（肉眼像）
摘出された大腸の中央部は拡張しており，中毒性巨大結腸症の状態である．

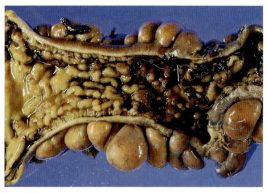

図 4-63 潰瘍性大腸炎（肉眼像）
図 4-62 の肛門側腸管の拡大像．多結節状の粘膜（偽ポリポーシス）が広がっている．

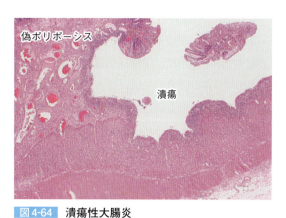

図 4-64 潰瘍性大腸炎
潰瘍や偽ポリポーシスを認める．炎症は粘膜〜粘膜下層が主体で，腸管壁を貫通するような炎症波及は認めない．

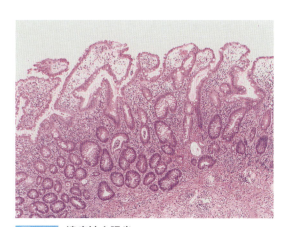

図 4-65 潰瘍性大腸炎
非潰瘍部の粘膜には腺管構築の乱れが目立ち，粘膜全層性の炎症がみられる．

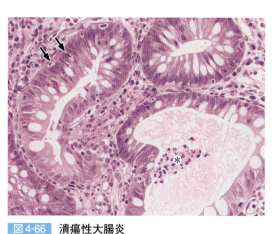

図 4-66 潰瘍性大腸炎
腺管の配列は乱れており陰窩炎（➡），陰窩膿瘍（＊）の所見がみられる．

12 炎症性腸疾患 2

a クローン病 Crohn disease（CD）（図 4-67〜4-72）

● 消化管全長（口腔〜肛門）にわたって**非連続性の肉芽腫性病変**を生じる．小腸・大腸が主体で，特に回盲部は侵されやすく，再発・再燃を繰り返して進行する．病変分布により小腸型，大腸型，小腸・大腸型，胃・十二指腸型に分類される．10 歳代後半〜20 歳代に好発する．

● 下痢（水様性〜血性），腹痛（回盲部痛）を示す．粘血便はない．ときに腹部に腫瘤を触知する．体重減少，貧血，関節炎（強直性脊椎炎），結節性紅斑などを合併することがある．

● リンパ管の流れに沿って類上皮細胞肉芽腫を伴う炎症を生じ，非連続的（skip lesion）・貫壁性の分布を示し，リンパ節病変もみられる．特に回盲部病変の頻度が高い．病変は口腔や肛門を含む全消化管に生じ，口腔アフタや肛門病変（**痔瘻** anal fistula や肛門周囲膿瘍）は UC ではみられないため，UC との鑑別点となる．

● 肉眼的には，**アフタ性潰瘍**，**縦走潰瘍**（腸間膜付着側），**敷石状外観** cobblestone appearance，輪状狭窄が特徴的で，潰瘍はしばしば深く切り込むような線状の形態を示し**裂溝** fissuring ulcer と呼ばれる．深い潰瘍の形成に伴って**瘻孔** fistula や**膿瘍**を生じることもある．

● 粘膜層の炎症はしばしば UC に類似し，粘膜生検での鑑別はときにむずかしいが，**類上皮細胞肉芽腫** epithelioid cell granuloma の存在は CD を強く示唆する（**表 4-B**）．また，陰窩を直接破壊する UC とは異なり，CD の粘膜炎症は直接的に陰窩を傷害するわけではないので陰窩膿瘍の頻度は低く，陰窩の配列異常の程度も軽い傾向がある．パネート細胞化生はあまりみられない．

● 粘膜下層以深では，リンパ管を巻き込みながらリンパ濾胞形成・リンパ球集簇が散見され，その中に類上皮細胞肉芽腫を伴う（閉塞性肉芽腫性リンパ管炎）．しばしば顕著な線維化を伴う．

表4-B UC と CD の比較

	UC	CD
部位	大腸	全消化管
分布	直腸から連続	非連続的
病変の深さ	粘膜（〜粘膜下層）	壁全層
特徴的粘膜病変	陰窩膿瘍	類上皮細胞肉芽腫
瘻孔・膿瘍	なし	あり
肛門病変	なし	あり

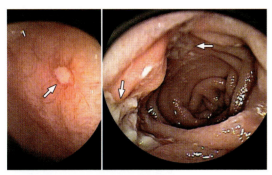

図 4-67 クローン病（内視鏡像）
左：回腸末端のアフタ（白➡）．
右：下部回腸．縦走潰瘍が 3 条みられる（白➡）．

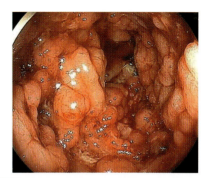

図 4-68 クローン病（内視鏡像）
裂溝状の急峻な潰瘍が網目状に広がることによって，特徴的な敷石状外観を呈する．

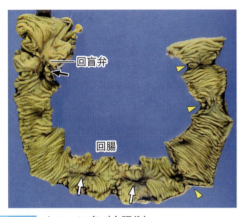

図 4-69 クローン病（肉眼像）
病変は非連続的に分布する（skip lesion）．回腸に縦走潰瘍（白➡）が散見されるほか，回腸末端に潰瘍がみられる（➡）．随所で回腸は狭窄を示す（▷）．

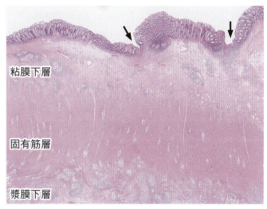

図 4-70 クローン病
全層性に肉芽腫を伴ったリンパ濾胞形成が散在する．固有筋層は肥厚し，粘膜下層および漿膜下層は線維化を示す．表面には急峻なびらん・潰瘍（裂溝：➡）の形成を認める．

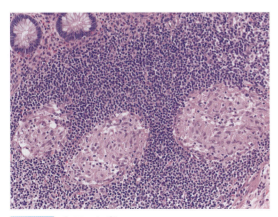

図 4-71 クローン病
粘膜固有層内には非乾酪性類上皮細胞肉芽腫がみられる．

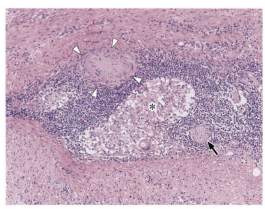

図 4-72 クローン病
固有筋層内に病変．血管（▷）や神経（➡）の周囲にリンパ球が集簇し，類上皮細胞肉芽腫（＊）の形成を伴う．

13 大腸ポリープ

- 肉眼分類：胃と同様に表在型（0型）と進行型（1～4型）がある（➡ 各論5-1）．また，平坦で側方への進展が主体の10 mm以上の病変（0-Ⅱaが主体）を側方発育型腫瘍 laterally spreading tumor（LST）と呼ぶ．非腫瘍性ポリープもこの表在型の分類を用いる．

a 通常型腺腫 conventional adenoma（図4-73～4-75）

- Ⅱa，Ⅰs，Ⅰsp，Ⅰpといった隆起性病変を形成することが多い．**APC/WNT経路・βカテニン系**の異常を伴うことが多く，*KRAS*変異により高異型度化，さらに*TP53*変異が加わり癌化する（多段階発癌）．大腸に多数（100個以上）の腺腫が生じ大腸癌が必発する**家族性大腸腺腫症**（家族性腺腫性ポリポーシス）**familial adenomatous polyposis（FAP）**は*APC*遺伝子が原因の常染色体顕性遺伝性疾患で，他の消化管癌やデスモイド線維腫症などを合併する．
- 組織学的には，粘液の少ない好酸性細胞質と紡錘形・長楕円形の核を有する円柱状腫瘍細胞が，密な腺管構造を形成する．核は基底側に対して垂直に配列し，極性が保持されている．管状tubular，管状絨毛状tubulovillousあるいは絨毛状villousの構築を示し，主に細胞異型によって低異型度low-gradeと高異型度high-gradeに分類される．低異型度の管状腺腫tubular adenomaの頻度がもっとも高い．

b 鋸歯状病変 serrated lesion（図4-76）

- **過形成性ポリープ hyperplastic polyp（HP）**：多くは5 mm以下のⅠs病変で，左側（特にS状結腸～直腸）に好発する．SSLへの進展リスクは左側より右側発生で高い．陰窩の細胞増殖が亢進し，細胞密度上昇により内腔に向かう鋸歯状構造を生じる．*BRAF*変異を有する．
- **広基性鋸歯状病変 sessile serrated lesion（SSL）**：10 mm以上のⅡa病変が多く，右側大腸（盲腸，上行～横行結腸）に好発する．主に右側HPから進展し，陰窩の細胞増殖の亢進に加えて，増殖の不均衡が生じ，陰窩の拡張，分岐・蛇行・変形，粘液の過剰産生を生じる（図4-77）．

c 過誤腫性ポリープ hamartomatous polyp

- **過誤腫 hamartoma**：その臓器固有の組織が奇形的な構築異常を伴い増加し腫瘤を形成する．消化管ではポイツ・イェガースポリープや若年性ポリープの頻度が高い．
- **ポイツ・イェガース Peutz-Jeghers ポリープ**（図4-78）：分葉状のⅠp病変で，しばしば大型化する．異型のない陰窩が増殖し，樹枝状の平滑筋束で区切られた分葉状構造を呈する．散発性，遺伝性の両方がある．**ポイツ・イェガース症候群**は*LBK1/STK11*変異による常染色体顕性遺伝性疾患で，大腸に加えて胃・小腸にも同様のポリープを多数生じ，癌化リスクがある．膵臓，乳腺，肺，卵巣，子宮頸部でも癌のリスクが高くなる．皮膚・粘膜（特に口唇）に色素沈着を生じる．

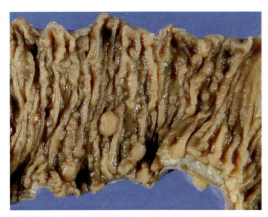

図 4-73　家族性腺腫性ポリポーシス（肉眼像）
腸管に小ポリープが多発している．基本的に管状腺腫・管状絨毛腺腫である．10 mm 以上では癌化のリスクが高くなる．

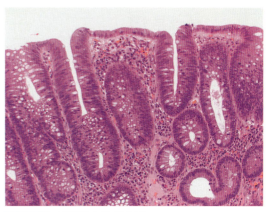

図 4-74　低異型度管状腺腫
軽度の核偽重層化のある腺管の増生を認める．構造異型，核異型とも軽度である．

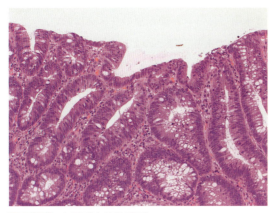

図 4-75　高異型度管状腺腫
中等度までの核偽重層化があり，腺管の配列不整や核の腫大がやや目立つようになる．

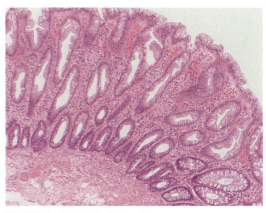

図 4-76　過形成性ポリープ
鋸歯状腺管からなる病変．陰窩の拡張・分岐・変形は認めない．

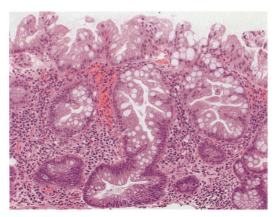

図 4-77　広基性鋸歯状病変
鋸歯状腺管からなる病変で，陰窩に逆 T 字型の変形がみられる．

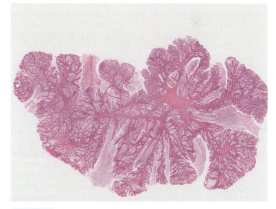

図 4-78　ポイツ・イェガースポリープ
樹枝状の分岐を示す過形成性の腺管の増生がみられる．腺管は平滑筋束により区画されている．

14 大腸癌

● 右側大腸（3割）より左側大腸（7割）に多く発生する．円柱状腫瘍細胞が腺管を形成して増殖する**管状腺癌 tubular adenocarcinoma** が多く，高分化 well differentiated（単一腺管状），中分化 moderately differentiated（癒合腺管・篩状構造などの複雑な腺管状）がある（各論2-12 も参照）．核は類円形や不整形で，極性の乱れを示す．腺腔内にしばしば壊死物質をみる．間質浸潤を示すと，線維形成反応が生じる．腺腔形成を欠く低分化腺癌 poorly differentiated adenocarcinoma は少なく，管状腺癌の深部でみられることが多い．印環細胞癌はまれである．

a 深達度による分類

① **早期大腸癌**（図 4-79, 4-80）：粘膜層〜粘膜下層に留まる．周囲に腺腫成分がある場合，腺腫内癌 carcinoma in adenoma（腺腫＞癌），腺腫成分を伴う癌 carcinoma with adenoma component（癌＞腺腫）に分けられる．粘膜下層浸潤距離が 1,000 μm 未満ではリンパ節転移のリスクは低い．

② **進行大腸癌**（図 4-81, 4-82）：固有筋層以深に浸潤した癌であり，ほとんどは 2 型を呈する．狭窄に伴う口側腸管の拡張・イレウス・排便異常・腹痛，血便などを生じる．

b 発癌経路による分類

① adenoma-carcinoma sequence：腺腫から癌に進展する多段階発癌経路で，もっとも主要な経路と考えられている．左側発生，管状腺癌，MSS（microsatellite stable）癌が多い．

② **鋸歯状経路**：過形成ポリープ（HP），広基性鋸歯状病変（SSL）由来で，右側に多い．*BRAF* 変異に続き，DNA のメチル化が亢進し，*MLH1* がプロモーター領域のメチル化により不活化し，MSI（microsatellite instable）癌が生じる．高度のリンパ球浸潤，粘液癌（図 4-83），印環細胞癌，高度のリンパ球浸潤を伴う髄様癌（図 4-84）などの特徴を示す．

● **マイクロサテライト microsatellite**：DNA の単純反復配列を指す．**ミスマッチ修復 mismatch repair（MMR）**（MLH1, PMS2, MSH2, MSH6）の異常は，マイクロサテライトの長さの細胞間のばらつきを生じる［**マイクロサテライト不安定性 microsatellite instability（MSI）**］．MSI 癌では遺伝子変異量が多く，異常の抗原発現により CD8 陽性 T リンパ球の浸潤を伴う．**リンチ Lynch 症候群**は MMR 遺伝子を原因とした常染色体顕性遺伝性疾患で，大腸癌のほか，小腸癌，腎盂・尿管癌（尿路上皮癌），子宮体癌（類内膜癌）などを生じる（総論 12）．

● その他の経路：③ *de novo* 発癌（腺腫などの前駆病変を経ずにはじめから癌が発生）．④炎症性発癌（UC や CD を背景に癌が発生）．⑤過誤腫由来の癌がある．

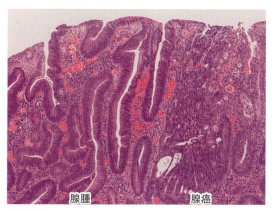

図 4-79 腺腫内癌
写真の左側が腺腫成分，右側が腺癌成分であり，両者には明瞭な境界がある．

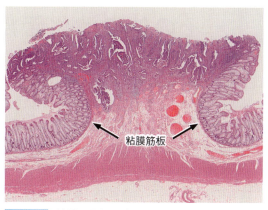

図 4-80 粘膜下層浸潤癌
腫瘍細胞が不整な腺管構造をとり，増殖している．腫瘍部分の粘膜筋板は消失し粘膜下層への浸潤がみられる．

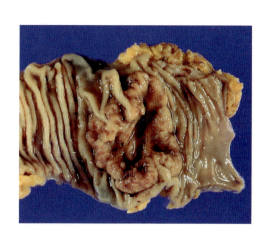

図 4-81 進行大腸癌（肉眼像）
中心部に潰瘍を伴い，おおむね境界明瞭な 2 型病変を認める．

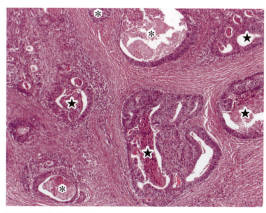

図 4-82 進行大腸癌
明瞭な管状構造を示す高分化管状腺癌（＊），篩状構造を示す中分化管状腺癌（★）が混在する．

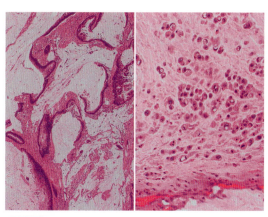

図 4-83 粘液癌（左：高分化型，右：低分化型）
左：腺管形成を伴いつつ，細胞外に多量の粘液を産生し，粘液結節（粘液湖）を形成する．
右：粘液結節内に印環細胞を含む腫瘍細胞が浮遊する．

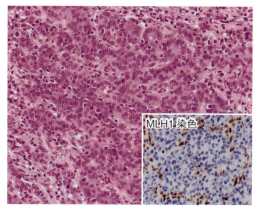

図 4-84 髄様癌
充実性増殖を示す低分化腺癌で，周囲には高度のリンパ球浸潤を伴う．腫瘍細胞の核には MLH1 の発現消失がみられる．

15 その他の消化管疾患 1

a 腸管ベーチェット病
● 原因不明の自己免疫疾患で，膠原病に類似し，虹彩炎，口腔アフタ，皮膚症状，外陰部潰瘍，中枢神経障害（神経ベーチェット病）など諸臓器に症状を生じ，消化管では回盲部に潰瘍を形成することが多い（**腸管ベーチェット病**）．回盲部潰瘍は大型で，打ち抜き様 "punched-out" と表現される境界明瞭な深い潰瘍を呈する．浅いアフタ性潰瘍や小円形潰瘍をしばしば伴う．病理学的には特徴的所見を欠く非特異的潰瘍で，**単純性潰瘍** simple ulcer と呼ばれる．

b 消化管アミロイドーシス（図 4-85）
● 消化管はアミロイドが沈着しやすい臓器の 1 つである．AL 型，老人性（ATTR 型：野生型トランスサイレチン），続発性（AA 型）の頻度が高い．直腸，十二指腸，胃などに沈着しやすく，組織学的には血管壁や間質に沈着する．

c 憩室症 diverticulosis
● 憩室 diverticulum は腸管壁の一部が腸管壁外に囊状に突出した状態で，真性と仮性がある．
● **真性憩室**：腸管壁全層が丸ごと突出した憩室で，回盲弁から約 50 cm の回腸の腸間膜付着部対側に生じる**メッケル Meckel 憩室**が代表である．メッケル憩室は先天性で，有病率は 1～2％とされる．粘膜層にはしばしば胃粘膜組織がみられ，壁内に異所性膵組織が存在することもあり，外側は固有筋層で被覆される．通常は無症状であるが，消化性潰瘍や膵炎によって出血，炎症，穿孔などをきたすことがある．
● **仮性憩室**（図 4-86～4-88）：腸管内圧の上昇によって後天的に粘膜層が固有筋層の外側へと圧出された状態で，しばしば多発する．欧米では S 状結腸に多いが，日本では上行結腸に多い．憩室内で炎症が生じると**憩室炎** diverticulitis と呼ばれ，穿孔すると腹膜炎を生じる．ときに腸管壁内に膿瘍形成や慢性炎症を生じ，炎症が持続すると腸管壁の線維化や固有筋層の肥厚により腸管狭窄をきたす．

d ヒルシュスプルング病 Hirschsprung disease（図 4-89, 4-90）
● 直腸から連続して腸管の神経節細胞が先天的に欠損（**無神経節症** aganglinosis）することにより，無神経節領域の狭窄，腸管蠕動不全，また，口側腸管の拡張（**先天性巨大結腸症** congenital megacolon）を生じる．神経節細胞が少ない場合（hypoganglinosis）にも類似した症状を呈し，ヒルシュスプルング病類縁疾患と呼ばれる．

15. その他の消化管疾患1

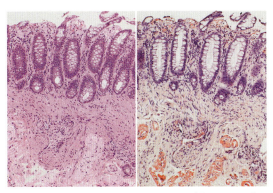

図 4-85 消化管アミロイドーシス（右：コンゴーレッド染色）
大腸の粘膜下層の血管壁を主体に好酸性無構造の沈着物がみられ，コンゴーレッド染色で赤染する．

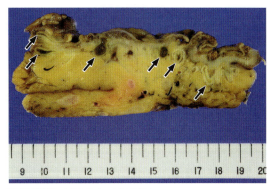

図 4-86 大腸憩室（肉眼像）
大腸の割面．壁外に進展する多発性の憩室（➡）がみられ，憩室に内腔にはしばしば緑色調の糞便が貯留している．

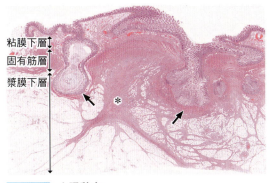

図 4-87 大腸憩室
粘膜構造が固有筋層を越えて漿膜下層に突出する（➡）．周囲には線維化（＊）がみられ，炎症が生じた後である可能性が示唆される．

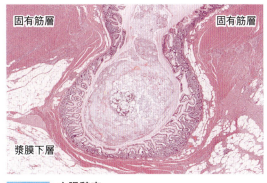

図 4-88 大腸憩室
漿膜下層に突出した憩室壁は粘膜層のみからなり，仮性憩室であることがわかる．

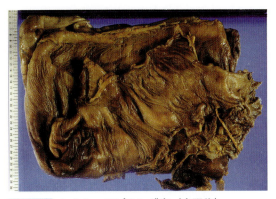

図 4-89 ヒルシュスプルング病（肉眼像）
腸管壁は著明に拡張している．

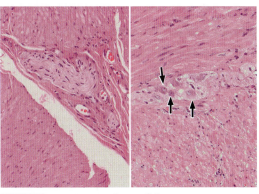

図 4-90 ヒルシュスプルング病
左：狭窄部ではアウエルバッハ神経叢に神経節細胞がみられない．
右：拡張部のアウエルバッハ神経叢には神経節細胞（➡）がみられる．

286　第4章　消化管

16 その他の消化管疾患 2

a 神経内分泌腫瘍 neuroendocrine tumor（NET）（カルチノイド腫瘍 carcinoid tumor）

- 神経内分泌腫瘍 neuroendocrine tumor（NET；図4-91〜4-93）とは，広義の神経内分泌腫瘍 neuroendocrine neoplasm（NEN）のうち，高分化型のものを指す．以前はカルチノイド carcinoid すなわち"類癌"と呼ばれ，良性と考えられていたが，実際には低悪性度の悪性腫瘍であり，転移能を有する．消化管や膵（各論5-14）に多く，日本では直腸が最多である．低分化型のものは神経内分泌癌 neuroendocrine carcinoma（NEC）と呼ばれ，肺小細胞癌が代表であり，消化管をはじめ他臓器では，各臓器の通常型の癌腫が脱分化して生じることが多い．

- 組織学的には索状，リボン状，腺管状，ロゼット状などの特徴的構築を示し，細かな線維血管性間質を伴う．これらの構築は類器官構造と呼ばれ，形態的に神経内分泌分化を示すことから高分化型とされる．腫瘍細胞は均一で，類円形核と顆粒状細胞質を有する．核クロマチンは"ごま塩 salt-and-pepper"状と呼ばれる細顆粒状〜粗顆粒状が混在したパターンを示す．免疫染色で神経内分泌マーカー（クロモグラニンA，シナプトフィジン）が陽性となる．

- 直腸をはじめとして，消化管 NET は粘膜層深部〜粘膜下層を主座に増殖し，粘膜下腫瘍（SMT）様の肉眼形態を示す．転移様式は血行性が多く，特に肝転移を示すことが多い．

- グレード（Grade：G），腫瘍径，脈管侵襲が予後予測因子となる．グレードは増殖能（核分裂数および Ki-67 指数）によって，G1〜G3 に分類される．Ki-67 は細胞周期に入っている細胞（G0 期以外）の核に陽性となるタンパクである．

b 急性虫垂炎 acute appendicitis（図4-94〜4-96）

- 小児の急性腹症でもっとも多い．成人にも生じる．上腹部痛からはじまり，右下腹部に痛みが移動する．好中球浸潤による急性炎症で，炎症の波及度（病期）により3つに分類される．

① **カタル性 catarrhal**：粘膜層に限局して好中球が浸潤する．粘液の分泌が亢進する．

② **蜂窩織炎性 phlegmonous**：好中球浸潤が虫垂壁の深部に及ぶ．炎症が漿膜面にまで広がると，漿膜炎・腹膜炎の状態となり，反跳痛など腹膜刺激症状を示す．

③ **壊疽性 gangrenous**：好中球浸潤が壁全層に広がり，虫垂壁の構造が破壊され壊死に陥る．壊死組織に二次的に細菌感染が加わった状態を壊疽 gangrene という．高熱，白血球の高度の増加，敗血症などを生じる．しばしば汎発性腹膜炎を生じ，壁が脆弱化して穿孔することがある．外科的切除を要する．

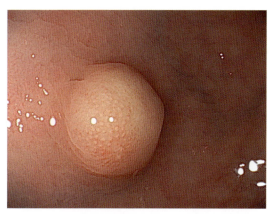

図 4-91　神経内分泌腫瘍（NET）（直腸内視鏡像）
表面を非腫瘍性粘膜が被覆するポリープ状病変で，粘膜下腫瘤様の外観を示す．やや黄色調を呈することも特徴である．

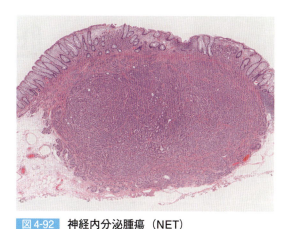

図 4-92　神経内分泌腫瘍（NET）
粘膜下層〜粘膜層の一部にかけて，腫瘍細胞が密に増殖し，腫瘤を形成している．

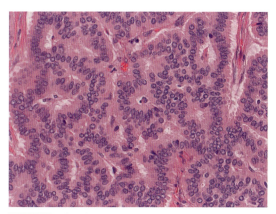

図 4-93　神経内分泌腫瘍（NET）
腫瘍細胞は索状，リボン状，ロゼット状に配列し，核は小型円形で，クロマチンはごま塩状である．腫瘍細胞間には毛細血管が介在している．

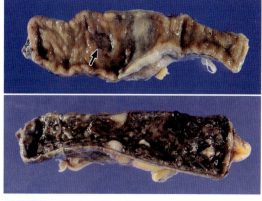

図 4-94　急性虫垂炎（肉眼像）
上：蜂窩織炎性．粘膜は浮腫状になり，部分的にびらん，潰瘍状変化（➡）を認める．
下：壊疽性・びまん性に壊死している．

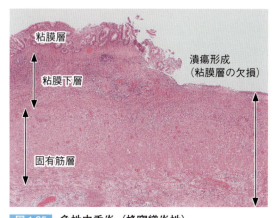

図 4-95　急性虫垂炎（蜂窩織炎性）
組織学的にも一部に潰瘍状変化があり壁全層性の炎症細胞浸潤をみるが，壁の層構造は保たれている．

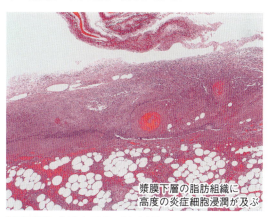

図 4-96　急性虫垂炎（壊疽性）
全層性に高度の炎症細胞浸潤を認める．壁の層構造は消失・不明瞭化し，全層性の壊死がみられる．漿膜下層の炎症が強く，腹膜に炎症が波及する．

第5章 肝臓・胆道・膵臓

1 肝臓の正常構造

a 肝臓 liver

- **肝臓の解剖**（図5-1，5-2，5-A）：1,000～1,400 kgで，**グリソン Glisson 鞘**（門脈＋肝動脈＋胆管）の分布で解剖学的に区分される．左葉と右葉は，解剖学的には肝鎌状間膜を境に分けられるが，外科的・臨床的にはカントリー Cantile 線を境に分けられる．
- **肝細胞 hepatocyte**：胆汁酸やビリルビンの合成，グリコーゲン，脂質，タンパク質，アンモニア・尿素，さまざまな物質・薬剤の代謝を行う．**胆汁 bile** は胆汁酸やビリルビンを含む黄緑色調のアルカリ性の液体で，消化管で脂肪を乳化し，吸収を促す．
- **肝臓の正常組織**（図5-3～5-6，5-B）：肝組織は**肝小葉**と呼ばれる単位で構成され，中心に**中心静脈 central vein（C）**，辺縁に**グリソン鞘［門脈域 portal area（P）］**が位置する．肝細胞は，酸素勾配の高い門脈域周囲で主に好気性代謝を行い，酸素勾配の低い中心静脈周囲ではグリコーゲン分解や脂質合成が盛んである．肝細胞は**類洞 sinus** に囲まれた索構造を示す．類洞は通常の毛細血管と異なり基底膜を欠き，血液が門脈から中心静脈へと流れる過程で，肝細胞と物質交換が行われる．胆汁は毛細胆管に分泌され，毛細胆管からグリソン鞘の胆管（小葉間胆管）に排出される．胆汁は最終的に太い肝内胆管から肝門部胆管・肝外胆管を経て，十二指腸に排泄される．

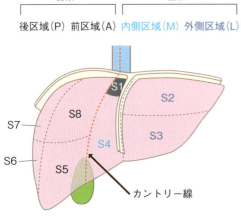

図 5-A　肝区域

肝臓は胆嚢底と下大静脈を結ぶ線（カントリー線）により左葉，右葉に分かれる．さらに左葉は内側区域（M）・外側区域（L），右葉は前区域（A），後区域（P）に分類できる（ヒーリー・シュロイ Healey-Schroy の分類）．臨床では，左葉，右葉に尾状葉（S1）を加え，S1～8の8つの区域で表すことが多い（クイノー Couinaud の分類）．

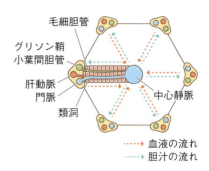

図 5-B　肝小葉の構造

1. 肝臓の正常構造　289

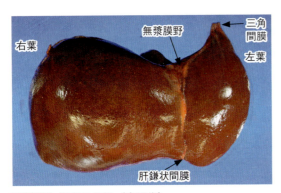

図 5-1　肝臓の外観（肉眼像）
表面は漿膜に覆われ，光沢がある．横隔膜に接する部分では漿膜を欠く．肝鎌状間膜を境として，解剖学的に左葉と右葉に分けられる．

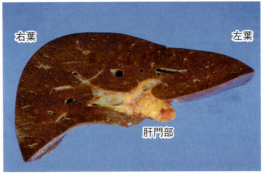

図 5-2　肝臓の外観（肉眼像，割面）
肝門部から，肝動脈・門脈・胆管からなるグリソン鞘が左右に分岐して肝臓の両葉，各区域・亜区域へと樹枝状に分布する．

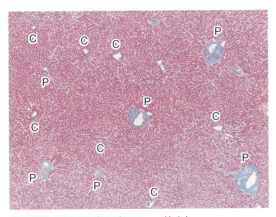

図 5-3　肝小葉（アザン Azan 染色）
肝臓の弱拡大像．中心静脈（C）がグリソン鞘（P）で囲まれている．

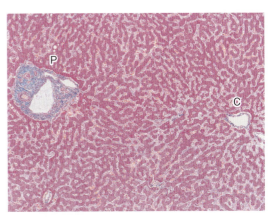

図 5-4　肝小葉（アザン染色）
中心静脈（C）とグリソン鞘（P）の間には肝細胞索がみられる．肝細胞は門脈に栄養され，門脈血は類洞を経て，中心静脈へと流れる．

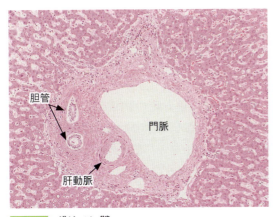

図 5-5　グリソン鞘
グリソン鞘は門脈，肝動脈，胆管の三つ組みから構成される．

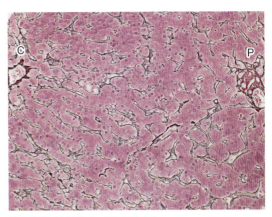

図 5-6　肝細胞索（鍍銀染色）
肝細胞は索構造を示し，鍍銀染色で索構造がより明瞭にみえる．肝細胞索の間には類洞が走行する．P：門脈域　C：中心静脈域．

2 ウイルス性肝炎

●主に A ～ E 型の肝炎ウイルス hepatitis virus（HAV，HBV，HCV，HDV，HEV）により生じる．HBV のみが DNA ウイルスであり，他は RNA ウイルスである．ウイルス性肝炎の組織パターンは，他の肝炎・肝障害の組織像の評価の基礎となり，病理学的に重要である．

a 急性ウイルス性肝炎 acute viral hepatitis（図 5-7～5-9）

●HAV，次いで HBV が多い．感冒様症状の後，黄疸や肝腫大を示し，6ヵ月以内に改善する．

●組織学的には，肝小葉全体（汎小葉性）にリンパ球浸潤を伴う肝細胞傷害を認める．**単細胞壊死 single cell necrosis** では肝細胞の壊死 / アポトーシスに相当する**好酸体（好酸小体）acidophilic/councilman body** が出現する．**巣状壊死 focal necrosis/ 点状壊死 spotty necrosis** では，肝細胞がまとまって脱落し，肝細胞索が断裂する．壊死に陥った肝細胞成分を貪食したマクロファージ（色素貪食細胞）をみる．高度の肝細胞傷害では壊死領域が連続性・融合性に広がる**帯状壊死 zonal necrosis，架橋壊死 bridging necrosis** が生じる．臨床的に劇症肝炎を示す病態では，肝小葉の大半～全体が脱落する（**亜広汎性・広汎性壊死 submassive/massive necrosis**）．

b 慢性ウイルス性肝炎 chronic viral hepatitis（図 5-10）

●6ヵ月以上の持続する肝障害で，HBV，HCV，まれに HDV の持続感染により生じる．**活動性炎症**および**線維化の進行度**により評価する．日本では新犬山分類が多用される．

●組織学的には，門脈域にリンパ球が浸潤し，門脈周囲の肝実質に炎症が波及する**インターフェイス肝炎 interface hepatitis** が主体である．種々の程度に小葉内炎症を伴う．炎症により門脈域を中心とした線維化が生じ，活動性炎症の持続に伴って線維化も進行する．門脈域同士（P-P 間）をつなぐ**架橋線維化 bridging fibrosis** を経て，肝小葉構造の歪み・改変が生じ，最終的には線維化によって区画された偽小葉・再生結節が形成され，肝硬変に至る．

●慢性肝炎の急性増悪：HBV（ときに HCV）で，急性肝炎の臨床像・組織像を合併する．

c 肝硬変 liver cirrhosis（図 5-11，5-12）

●あらゆる肝疾患の終末像である．線維性隔壁によって区画された偽小葉・再生結節が肝臓全体に広がり，肉眼的・組織学的に多結節状を呈し，表面は凹凸不整となる．架橋線維化は門脈域（P）と中心静脈（C）との関係により P-P 間，P-C 間，C-C 間に分類されるが，最終的には架橋部位は不明瞭となる．偽小葉では血流の改変も生じる．原疾患によりやや異なった像を示す．肝細胞癌の発生母地となる．

EVG 染色：エラスチカ・ワンギーソン染色．Elastica van Gieson stain

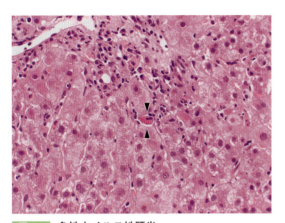
図 5-7　急性ウイルス性肝炎
リンパ球浸潤がみられ，肝細胞には腫大と淡明化があり，単細胞壊死（▶）がみられる．

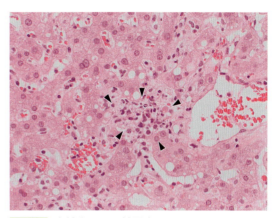
図 5-8　急性ウイルス性肝炎
リンパ球浸潤が散見され，肝細胞の小さな脱落巣（巣状壊死：▶）がみられる．

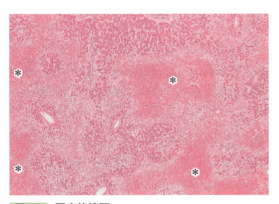
図 5-9　亜広範壊死
広範囲に肝細胞の脱落・壊死がみられ（＊），肝細胞索の構造が不明瞭化している．

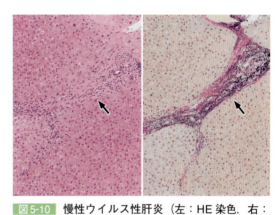
図 5-10　慢性ウイルス性肝炎（左：HE 染色，右：EVG 染色）
門脈域（➡）の線維性拡大，リンパ球浸潤があり線維性架橋形成がみられる．

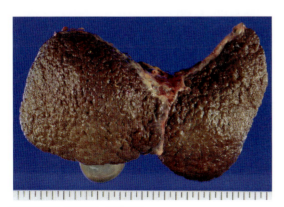
図 5-11　肝硬変（肉眼像）
肝臓の表面にはびまん性に凹凸不整がみられる．

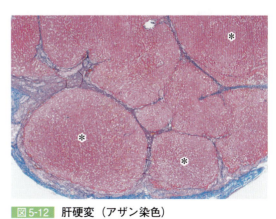
図 5-12　肝硬変（アザン染色）
厚い線維性隔壁を伴った，偽小葉・再生結節（＊）が形成されている．

3 代謝性肝疾患

a 脂肪性肝疾患 fatty liver disease/steatotic liver disease（図 5-13〜5-16）

● アルコール性と非アルコール性（代謝異常関連）がある．組織像は類似し，主に病歴で区別する．肝細胞の細胞質の**脂肪化**（**脂肪変性**，**脂肪沈着**）steatosis が特徴である（禁酒やダイエットにより可逆性）．主に核の圧排を伴う大滴性脂肪化を示し，肝実質の5%以上を占めると有意とされる．

● 組織像：肝細胞の**脂肪化**，**風船様腫大** ballooning，**マロリー・デンク体 Mallory-Denk body**（MDB）（あるいは単に**マロリー体**）を認める．MDB はユビキチン化された中間径フィラメントで，代謝異常に伴って出現し，細胞質内の不整形の好酸性物質としてみられる．門脈域や小葉内ではリンパ球や好中球の浸潤を伴う（好中球浸潤は比較的特徴的）．肝細胞の栄養障害に伴って**肝細胞周囲性線維化 pericellular fibrosis**，**中心静脈周囲性線維化 perivenular fibrosis** が出現する．線維化は C-C 間を主体として，P-C 間，P-P 間にも生じる．

① **アルコール肝疾患 alcoholic liver disease**：過剰飲酒歴，禁酒による肝機能改善，他の肝疾患の除外により診断する．炎症や線維化によって，ⓐアルコール性脂肪肝 alcoholic steatosis，ⓑアルコール性肝線維症 alcoholic fibrosis，ⓒ**アルコール性脂肪性肝炎 alcoholic steatohepatitis**（炎症 / 線維化＋風船様腫大 /MDB），ⓓアルコール性肝硬変 alcoholic cirrhosis（小型の偽小葉が主体で脂肪化など肝細胞の変性所見は残る）に亜分類される．

② **非アルコール性脂肪性肝疾患 nonalcoholic fatty liver disease**（NAFLD）：近年は代謝異常関連脂肪性肝疾患 metabolic dysfunction-associated fatty liver disease（MAFLD）の概念に移行しつつある．組織学的にⓐ**非アルコール脂肪肝 nonalcoholic steatosis**（**単純性脂肪肝 simple steatosis**）（脂肪化 ± 炎症）とⓑ**非アルコール性脂肪肝炎 nonalcoholic steatohepatitis**（NASH）（脂肪化＋炎症＋風船様腫大 ± MDB/ 線維化）に分類される．肝硬変に進展すると脂肪化や風船様腫大が消失した非特異的な像を示し（burn-out NASH），病歴などから判断する．

b 薬物性肝障害 drug-induced liver injury（DILI）（図 5-17, 5-18）

● 機序には用量依存性の**中毒性肝障害**と用量非依存性の**特異体質性肝障害**（アレルギー性と薬物代謝酵素異常）がある．組織像は多彩で，基本的に他疾患の除外と薬物歴により診断する．アレルギーの被疑薬の推定には薬物リンパ球刺激試験 drug lymphocyte stimulation test（DLST）も有用である．

● 組織学的には，**肝細胞傷害型**（急性肝炎型），**胆汁うっ滞型**が多いが，多彩なパターンを示す．肝細胞傷害型は急性ウイルス性肝炎や自己免疫性肝炎に類似する．しばしば好酸球浸潤を伴う．炎症が乏しく肝細胞壊死が強い例もある．胆汁うっ滞型ではさまざまなレベルの胆管傷害をみる．

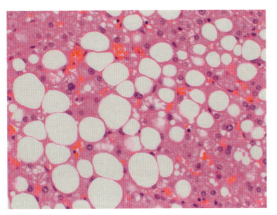

図 5-13　単純性脂肪肝
脂肪滴沈着はみられるが，炎症細胞浸潤や風船様腫大，MDB はみられない．

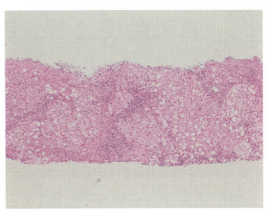

図 5-14　脂肪性肝炎
肝組織の小葉構造は乱れており，脂肪滴沈着と炎症細胞浸潤を認める．

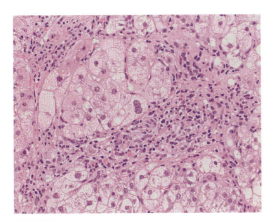

図 5-15　脂肪性肝炎
肝細胞は全体に腫大し，細胞質が淡明化している（風船様腫大）．周囲にはリンパ球を主体とした炎症細胞浸潤を伴う．

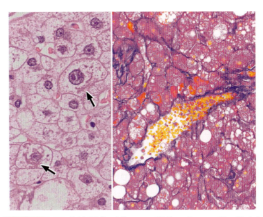

図 5-16　脂肪性肝炎（左：HE 染色，右：アザン染色）
肝細胞内には好酸性の MDB を認める（➡）．中心静脈周囲に，個々の肝細胞を取り囲むように青染する膠原線維の増生を認める（pericellular fibrosis）．

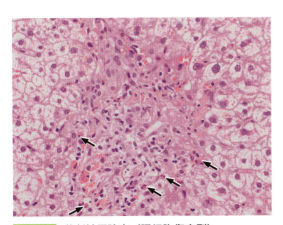

図 5-17　薬剤性肝障害（肝細胞傷害型）
炎症細胞浸潤と肝細胞の脱落がみられる．浸潤する炎症細胞には好酸球（➡）が混在する．

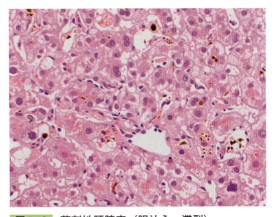

図 5-18　薬剤性肝障害（胆汁うっ滞型）
毛細胆管を主体にの胆汁うっ滞がみられる．

4 ▶ 自己免疫性肝・胆道疾患

● 自己免疫による肝疾患の代表は AIH，PBC，PSC であり，これらはしばしば他臓器の自己免疫疾患を合併するほか，肝臓でも複数の病態が重なることがある（オーバーラップ症候群）．

a 自己免疫性肝炎 autoimmune hepatitis（AIH）（図 5-19，5-20）

● 多くは潜行性に進行する慢性肝障害を示すが，ときに発熱，関節痛，黄疸，腹水など急性肝炎様の発症を呈する．また，増悪と寛解を繰り返して進行する．日本では中高年の女性に好発し，ステロイド反応性で，**抗核抗体 antinuclear antibody（ANA）**や**抗平滑筋抗体**の陽性例が多く，**高 IgG 血症**を示す．約半数で関節リウマチ，橋本病，シェーグレン Sjögren 症候群などを合併する．

● 組織学的には，**慢性活動性肝炎 chronic active hepatitis** と表現される像が基本で，門脈域の**リンパ球・形質細胞浸潤**，高度の**インターフェイス肝炎**を示す．インターフェイス肝炎とは門脈域の辺縁部（限界板とも呼ばれる）を越えて，炎症細胞が肝細胞を削り取るように肝実質に入り込む現象である．形質細胞浸潤は特徴的である．肝細胞傷害が目立ち，肝細胞の個細胞壊死，周囲の肝細胞の脱落による肝細胞の島状の残存（**肝細胞ロゼット**）をみる．肝細胞の細胞質内にリンパ球が侵入する**エンペリポレーシス emperipolesis** は AIH に特異性が高い．急性増悪では帯状壊死・架橋壊死を生じる．

b 原発性胆汁性胆管炎 primary biliary cholangitis（PBC）（図 5-21，5-22）

● 小型の小葉間胆管を傷害する疾患である．中高年の女性に好発し，**抗ミトコンドリア抗体 anti-mitochondrial antibody（AMA）**陽性，**高 IgM 血症**を示す．約 2 割でシェーグレン症候群，橋本病，関節リウマチなどを合併する．無症候性が多いが，症状出現後は胆汁性肝硬変に至る．

● 組織学的には，門脈域にリンパ球が浸潤し，胆管上皮の変性・変形，破綻，消失などがみられ，**慢性非化膿性破壊性胆管炎 chronic non-suppurative destructive cholangitis（CNSDC）** と呼ばれる．胆管の周囲にはしばしば組織球が集簇し類上皮細胞肉芽腫を形成する．

c 原発性硬化性胆管炎 primary sclerosing cholangitis（PSC）（図 5-23，5-24）

● 肝内・肝外胆管を傷害し，線維化による胆管狭窄をきたす疾患で，いまだ原因不明である．多くは肝内・肝外の胆管を広く侵すが，肝内型，肝外型もある．やや男性に多く，発症年齢は 20 歳代と 60 歳代の二峰性を示す．3 割に潰瘍性大腸炎を，1 割に胆管癌を合併する．胆管狭窄に伴って狭窄部の上流の胆管が拡張するため，画像所見では胆管の不規則な狭窄と拡張が混在する像がみられる．

● 組織学的には，胆管周囲の同心円状の**タマネギ状線維化 onion skin fibrosis** が特徴的で，浮腫やリンパ球・形質細胞浸潤を伴う．胆管は徐々に狭窄し，最終的に消失する．

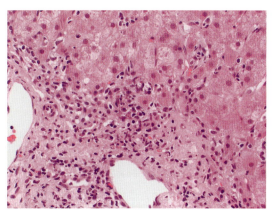

図 5-19 自己免疫性肝炎
門脈域にリンパ球・形質細胞浸潤があり，インターフェイス肝炎（門脈域を越えて肝実質に炎症細胞が侵入）を認める．

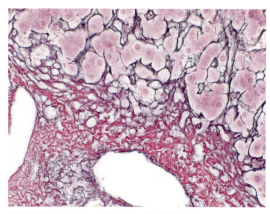

図 5-20 自己免疫性肝炎（鍍銀染色）
図 5-19 と同じ部位の写真．門脈域の辺縁から実質への境界部（限界板／インターフェイス）がギザギザと削られるように不整化している．

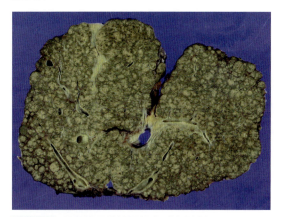

図 5-21 原発性胆汁性胆管炎（肉眼像）
割面はびまん性に胆汁色調で再生結節がみられており，胆汁性肝硬変の状態である．

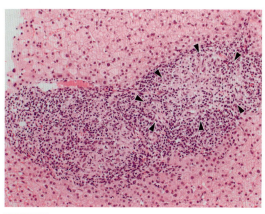

図 5-22 原発性胆汁性胆管炎
門脈域の炎症細胞浸潤，胆管上皮の変性・不明瞭化，胆管周囲の類上皮肉芽腫（▶）の形成がみられる．好中球浸潤はない（非化膿性）．

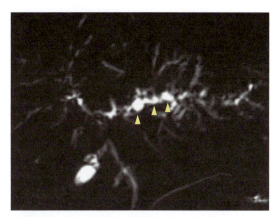

図 5-23 原発性硬化性胆管炎（MRCP 画像）
胆管には不規則な狭窄があり，随所で拡張を伴い，一部は数珠状変化（▷）を示している．

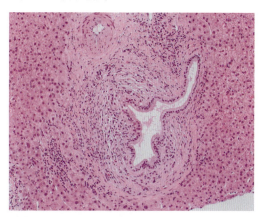

図 5-24 原発性硬化性胆管炎
門脈域の拡大写真．胆管周囲にはリンパ球を主体とする炎症細胞浸潤と同心円状の線維化（onion skin fibrosis）を認める．

5 肝臓の循環障害

- 心臓，下大静脈，太い肝静脈，細い肝静脈（中心静脈），類洞，門脈，肝動脈のどのレベルの障害かで病態が異なる．肝細胞の循環障害性変化は酸素勾配の低い中心静脈周囲に生じやすい．

a 肝うっ血 hepatic congestion

- 狭義には右心不全などで中心静脈圧が亢進し，中心静脈周囲の肝細胞が傷害される病態．
- 急性肝うっ血（図 5-25, 5-26）：小葉中心性に肝細胞の萎縮，壊死，脱落が生じ，類洞が拡張する．肉眼的に小葉中心部が高度のうっ血で暗赤色調を呈する．
- 慢性肝うっ血（図 5-27, 5-28）：中心静脈の周囲に線維化を認める．進行すると C-C 間の架橋線維化が生じる（心臓性硬化 cardiac sclerosis）．まれに偽小葉を形成して，**うっ血性肝硬変 congestive cirrhosis** に至り，偽小葉の中心に門脈域が位置する肝小葉の逆転像を呈する．

b 静脈系の閉塞による病態

- バッド・キアリ症候群 Budd-Chiari syndrome：下大静脈～太い肝静脈の閉塞・狭窄により肝うっ血，門脈圧亢進症をきたす症候群で，凝固系亢進などの関与が示唆されるが，多くは原因不明である．急性発症型（新鮮な血栓塞栓 thromboembolism を形成）から慢性・無症候性（静脈内膜の線維性肥厚・狭窄）まである．
- 肝静脈閉塞症 veno-occlusive disease（VOD）/ 類洞閉塞症候群 sinusoidal obstruction syndrome（SOS）：中心静脈の線維性肥厚および類洞内皮傷害により，中心静脈周囲～類洞周囲の肝細胞脱落や線維化を示す．造血幹細胞移植，肝移植，薬剤などが原因となる．

c 門脈系の閉塞による病態

- 特発性門脈圧亢進症 idiopathic portal hypertension（IPH）（図 5-29）：門脈の狭窄・閉塞，門脈域の線維化，異常な側副血管などをみる．原因は不明である．
- 肝外門脈閉塞症 extrahepatic portal obstruction（EHPO）：門脈内血栓や門脈腫瘍塞栓（特に肝細胞癌）などによる．血栓は悪性腫瘍，膠原病（特に全身性エリテマトーデス），敗血症などが原因となる．

d 虚血性肝炎 ischemic hepatitis/ ショック肝 shock liver（図 5-30）

- 肝臓は肝動脈と門脈の二重支配のため虚血に強いが，背景に肝うっ血があると，ショックなどで肝血流全体の低下による全肝虚血を生じ，中心静脈周囲優位に肝細胞が壊死・脱落する．真の"肝炎"ではないため，病理診断ではしばしば**小葉中心性肝細胞壊死**，**虚血性肝小葉壊死**と称される．限局性虚血による梗塞はまれ．

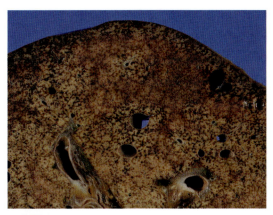

図 5-25　急性肝うっ血（肉眼像）
肝臓の割面はまだら状に暗赤色調を呈する．

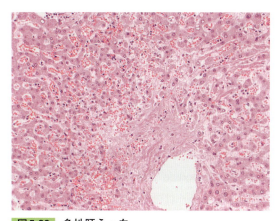

図 5-26　急性肝うっ血
拡張した類洞内には赤血球がうっ滞している．

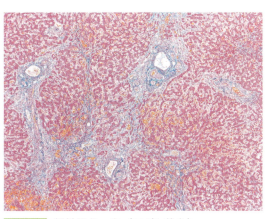

図 5-27　慢性肝うっ血（アザン染色）
中心静脈周囲に線維化があり，それらがつながって架橋形成をきたしている．

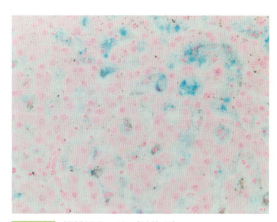

図 5-28　慢性肝うっ血（鉄染色）
肝細胞や類洞内に鉄沈着を認める．

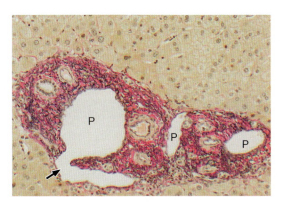

図 5-29　特発性門脈圧亢進症
門脈域（グリソン鞘）は線維性に拡大している．門脈（P）は拡張し，異常血管の増生（➡）を認める．

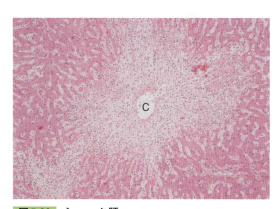

図 5-30　ショック肝
中心静脈（C）の周囲には肝細胞壊死と脱落，炎症細胞浸潤を認める．

6 肝細胞癌

- 肝細胞への分化を示す癌腫である．慢性肝疾患・肝硬変を背景に発症し，HBV/HCV 関連が減少傾向で，NAFLD 関連が増加傾向である．持続的細胞傷害による炎症性発癌が多いが，DNA ウイルスである HBV は宿主遺伝子に組み込まれ，ウイルス性発癌を示す．多段階発癌が想定されている．肝線維症・肝硬変の再生結節の一部に細胞異型・核異型を生じ，**異形成結節（異型結節）** dysplastic nodule を経て，**肝細胞癌 hepatocellular carcinoma（HCC）** に進展するとされる．
- 臨床的には多くは慢性肝疾患の経過中の画像検査で発見される．ときに腫瘍増大や門脈塞栓による肝機能悪化，腫瘍破裂によるショックなどを示す．血中 AFP や PIVKA-II が高値を示す．門脈支配が主体の正常肝と異なり，肝動脈支配であるため，造影 CT/MRI での早期濃染および門脈相・平衡相の wash out が特徴的である．転移は血行性（特に肺）が多い．死因は肝不全が多い．肝機能と腫瘍の個数，局在などによって治療が選択される．

a 病　理 （図 5-31〜5-36）

- 肉眼像はさまざま（**表 5-A**）であるが，単純結節型が多い．組織学的には肝細胞を模した索状を基本とし，偽腺管状（しばしば胆汁を貯留）や充実性の構造を示す．索状構造には細・中・大があり，その間の類洞様構造は肝動脈支配のため基底膜を伴い血管化する（血洞と呼ばれる）．ときに脂肪化やマロリー・デンク体（MDB）を伴う（特に NAFLD 関連の HCC）．
- **早期肝細胞癌**：2 cm 以下の小結節境界不明瞭型の病変で，組織学的に高分化型肝細胞癌を示す．腫瘍細胞は背景の肝細胞よりも小型であるが，N/C 比は増大し，細胞密度が高い．主として細索状構造を示し，しばしば偽腺管形成，胆汁産生，脂肪化を伴う．
- **進行（古典的）肝細胞癌**：単純結節型で，中索状・偽腺管状構造を示す中分化型が多い．しばしば異なる構築，分化度，細胞性状を示す成分が混在し，線維性の偽被膜や隔壁を形成する．低分化型は大索状や充実性の構造を示す．分化度が低いほど細胞異型が増す傾向がある．門脈，肝静脈，胆管への浸潤を示すと単純結節周囲増殖型や多結節融合型の外観を呈する．門脈浸潤の頻度が高く，ときに大型の門脈腫瘍塞栓を形成する．肝内転移や同時性・異時性多発も多い．

表5-A　肝細胞癌の肉眼分類模式図

境界が不明瞭	境界が明瞭			境界が不規則
小結節境界不明瞭型	単純結節型	単純結節周囲増殖型	多結節癒合型	浸潤型

[日本肝癌研究会（編）：臨床・病理 原発性肝癌取扱い規約，第 6 版補訂版，金原出版，p17，2019 より許諾を得て一部改変して転載]

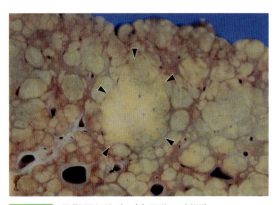

図 5-31　早期肝細胞癌（肉眼像，割面）
約 1.5 cm 径の小結節境界不明瞭型（▶）．被膜はみられず，周囲の再生結節との境界は不明瞭である．組織学的には，高分化型であった．

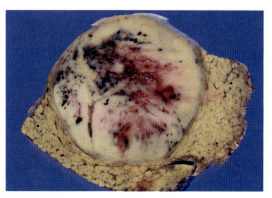

図 5-32　肝細胞癌（肉眼像，割面）
単純結節型．辺縁には被膜様構造があり，境界明瞭で，全体が均一である．細胞密度が高いため，軟らかい．組織学的には中分化型であった．背景肝は肝硬変．

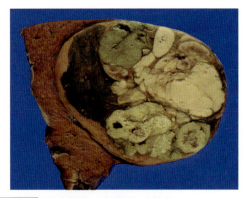

図 5-33　肝細胞癌（肉眼像，割面）
単純結節型．隔壁形成を伴って，内部に異なる性状（異なる分化度・細胞性状）の結節が多発する．緑色調の成分は胆汁産生能を有する高〜中分化型で，白色調成分の一部は低分化型であった．

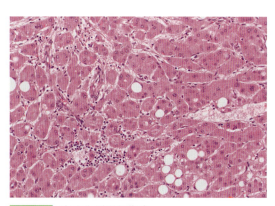

図 5-34　高分化型肝細胞癌
癌細胞は 2〜3 層に並ぶ細い索状構造をとり増殖している．軽度の脂肪化を伴う．

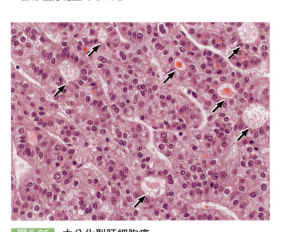

図 5-35　中分化型肝細胞癌
腫瘍細胞は索状構造をとりつつ部分的に腺管様構造を示し（偽腺管状構造：➡），一部の偽腺腔内に胆汁を認める．

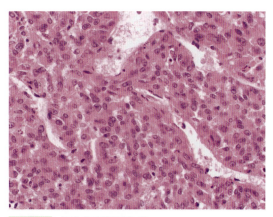

図 5-36　低分化型肝細胞癌
異型の強い腫瘍細胞が大型の索状構造〜充実性構造をとり増殖している．

7 その他の肝腫瘍

a 肝内胆管癌 intrahepatic chorangiocarcinoma（ICC，iCCA）

● 胆管上皮への分化を示す腺癌で，原発性肝癌の約1割を占める．線維化を伴うことが多く，肝細胞癌と比較して乏血性の腫瘤を形成する．既存の胆管を巻き込むと末梢胆管の拡張を示す．現在，小型胆管型と大型胆管型に分類される．大型胆管型のほうがリンパ管侵襲や神経浸潤，リンパ節転移の頻度が高く予後不良である．

① **小型胆管型 small duct type**（図5-37，5-38）：末梢肝に好発し，HCC と同様に背景に慢性肝疾患があることが多い．粘液産生の乏しい立方状腫瘍細胞が不規則な小型腺管を形成して浸潤する．

② **大型胆管型 large duct type**：肝門部付近に好発し，臨床的背景，組織像は肝外胆管癌に類似し，慢性肝疾患との関連は乏しい．しばしば粘液産生を伴って不整形大型腺管が浸潤する．

b 肝細胞の良性腫瘍・腫瘍様病変

● **限局性結節性過形成 focal nodular hyperplasia（FNH）**（図5-39）：肝内の血流異常によって肝組織の一部が過形成を生じた状態で，若年女性に好発する．ポリクローナルな過形成病変で，真の腫瘍ではない．被膜を欠く境界明瞭な結節で，中心部には星芒状の線維性瘢痕を伴うことが多い．肝細胞に異型はなく，組織像では周囲肝組織との境界がむしろ不明瞭となる．

● **肝細胞腺腫 hepatocellular adenoma（HCA）**：肝細胞への分化を示すモノクローナルな良性腫瘍である．ときに FNH と類似し，遺伝子異常でしか区別できない例もある．若年女性に多くみられ，しばしば経口避妊薬，肥満，アルコールなどと関連する．被膜を欠く境界明瞭な結節を形成し，ときに多発する．遺伝子異常により亜型分類され，やや異なる組織像を示す．

c 血管性腫瘍 vascular tumor

● 多くは**海綿状血管腫 cavernous hemangioma**（図5-40，5-41）で，薄壁性の拡張した血管の集簇からなり，内部に血液を貯留する．陳旧化すると線維化により血管腔が狭小化する（硬化性血管腫 sclerosing hemangioma）．まれに血管肉腫 angiosarcoma も生じる．

d 転移性肝腫瘍 metastatic liver tumor（図5-42）

● 肝臓は，肺や骨とならび転移が多く，門脈を介した消化器癌の転移をはじめとして，多彩な悪性腫瘍の転移がみられる．

● 特に腺癌の転移の場合，肝内胆管癌との鑑別がしばしば問題となる．多発性のときは転移を疑うが，肝内胆管癌でも肝内転移を生じることがある．免疫染色で大腸癌は CK7 陰性，CK20 陽性，肝内胆管癌は CK7 陽性，CK20 陰性（～弱陽性）を示す．膵・胆道癌や胃癌の転移は免疫染色でも鑑別がむずかしいことも多い．

7. その他の肝腫瘍　301

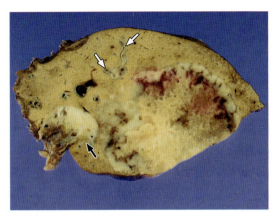

図 5-37　肝内胆管癌（割面）
境界明瞭だが，辺縁は偽被膜形成を欠き，凹凸不整である．線維成分が多く，硬い．肝内胆管（グリソン鞘）に沿った進展を示し（➡），末梢胆管には拡張を伴う（白➡）．

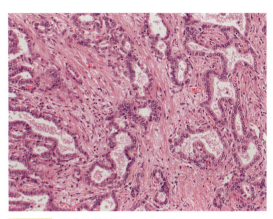

図 5-38　肝内胆管癌
円柱状ないし立方状の腫瘍細胞が不規則な分岐を示す腺管構造をとり増殖している．線維化が目立つ．粘液産生は乏しい．

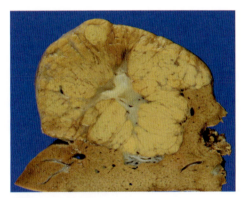

図 5-39　限局性結節性過形成（割面）
被膜を欠く境界明瞭な黄白色調結節であり，中心部には星芒状の線維性瘢痕を伴う．

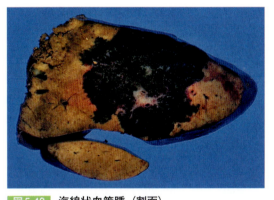

図 5-40　海綿状血管腫（割面）
出血状の病変で周囲肝組織との境界はおおむね明瞭．

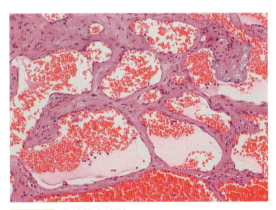

図 5-41　海綿状血管腫
図 5-40 のルーペ像．拡張した血管が集簇して海綿（スポンジ）のようになっている．血管内腔には血液が充満している．

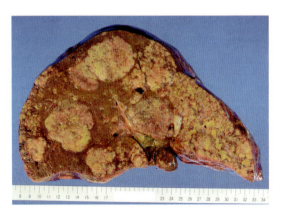

図 5-42　転移性肝腫瘍（肉眼像）
肝臓の割面には黄白色結節が多発しており，一部の結節は融合している．本例は大腸癌の転移であり，高度の壊死を示す．

8 胆道・膵臓の正常構造

a 胆道 biliary tract / 胆管 bile duct の正常構造（図 5-C，5-D，5-43〜5-45）

- **肝外胆管 extrahepatic bile duct**：胆汁が肝臓から消化管に排出されるまでの経路で，肝門部領域胆管と遠位胆管に区分される．**肝門部領域胆管は左肝管・右肝管**と**総肝管 common hepatic duct（CHD）**からなる．胆嚢につながる**胆嚢管 cystic duct** と総肝管が合流し**総胆管 common bile duct（CBD）**となる（三管合流部）．総胆管は通常は遠位胆管に相当し，ファーター乳頭部で膵管と合流して十二指腸に開口する．乳頭部はオッディ Oddi 筋に囲まれた領域である．組織学的には粘膜層，線維筋層からなり，膵外胆管は門脈・動脈と漿膜下層・漿膜を共有する．
- **胆嚢 gallbladder**：胆汁を貯留する袋状の臓器．粘膜層，固有筋層，漿膜下層，漿膜からなる．肝床部で肝臓に付着しており，それ以外の部分は漿膜が腹腔面に露出する．内圧により粘膜層が筋層〜漿膜下層に落ち込んだロキタンスキー・アショフ Rokitansky-Aschoff 洞がしばしばみられる．

b 膵臓の正常構造（図 5-C，5-46〜5-48）

- **膵臓 pancreas** は十二指腸に隣接した後腹膜臓器で，外分泌機能と内分泌機能を併せもつ．
- **外分泌膵 exocrine pancreas**：膵液を産生する外分泌腺が膵組織の大部分を占め，消化酵素を含むチモーゲン顆粒を豊富に有する**腺房細胞 acinar cell** が小葉を形成する．分泌された膵液は分枝膵管を介して**主膵管 main pancreatic duct（MPD）**に注ぎ，ファーター乳頭部から十二指腸に排泄される．一部は副膵管を介し小十二指腸乳頭に排出される．
- **内分泌膵 endocrine pancreas**：**内分泌細胞 endocrine cell** から構成される**ランゲルハンス島 Langerhans islet** が膵内に点在する．β細胞（インスリン）が多く，他にα細胞（グルカゴン），δ細胞（ソマトスタチン），PP 細胞［膵ポリペプチド（PP）］がある．

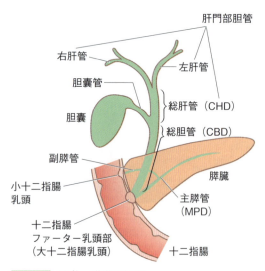

図 5-C　胆道・膵臓の解剖

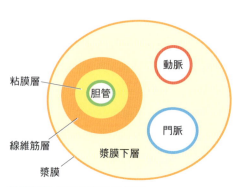

図 5-D　膵外胆管の壁構造

8. 胆道・膵臓の正常構造

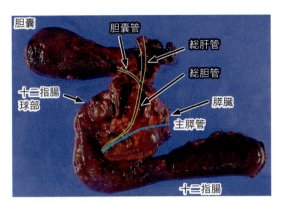

図 5-43 胆道・膵の肉眼像
膵頭十二指腸切除検体．十二指腸，膵頭部，胆嚢，肝外胆管が一塊として切除されている．膵頭部癌，肝外胆管癌，十二指腸乳頭部癌の標準的な手術である．

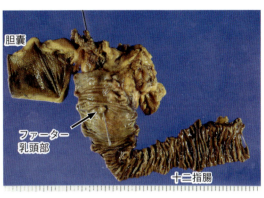

図 5-44 胆道・膵の肉眼像
膵頭十二指腸切除検体．図 5-43 とは別の症例のホルマリン固定後．胆管断端〜乳頭部にゾンデが通されている．胆嚢は開かれており，内腔は平坦である．

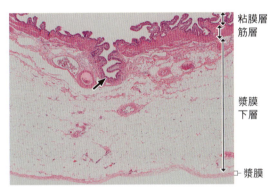

図 5-45 胆嚢の正常組織
粘膜はヒダ状（ビロード状）を呈し，1 層の上皮で被覆される．粘膜下層を欠き，筋層直下に漿膜下層がある．ロキタンスキー・アショフ洞（➡）がみられる．

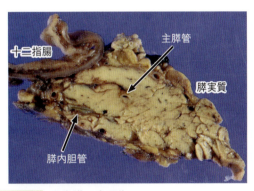

図 5-46 正常膵の肉眼像
膵実質は黄色調で，多数の小葉の集簇から構成される．主膵管および膵内胆管がみられる．

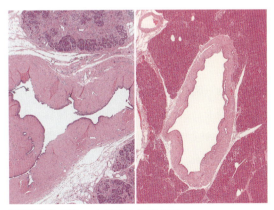

図 5-47 胆管・主膵管の正常組織
左：膵臓に入る直前の胆管．壁は線維筋層からなり内腔は 1 層の立方状〜扁平な上皮に覆われている．
右：主膵管．壁は線維性組織からなり内腔は 1 層の立方状〜扁平な上皮に覆われている．

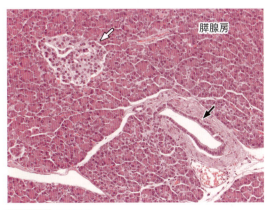

図 5-48 正常膵
膵組織は膵腺房組織，膵導管（末梢分枝膵管）（➡），ランゲルハンス島（白➡）から構成される．腺房細胞は細胞質に豊富な好酸性のチモーゲン顆粒を含む．

9 ▸ 胆道の炎症性疾患

a 胆石症と慢性胆嚢炎

● **胆石 gallstone・胆石症 cholelithiasis**：コレステロールやビリルビンなどの組成により異なる色調・模様を示す．胆嚢（8割），総胆管（2割），肝内胆管（まれ）に生じ，疝痛発作や胆道感染を起こす．

● **慢性胆嚢炎 chronic cholecystitis（図5-49, 5-50）**：多くが胆嚢胆石症に関連し，多彩な肉眼像・組織像を示す．基本的な変化は粘膜襞の平坦化，粘膜層を中心としたリンパ球浸潤，筋層肥大と線維化による壁肥厚で，しばしば胆嚢内圧の上昇により**ロキタンスキー・アショフ洞（RAS）**が延長・拡張する．ときに RAS 内に濃縮胆汁や壁内結石（胆石）を認める．粘膜びらん，軽微な好中球浸潤，リンパ濾胞形成，胆嚢上皮細胞の幽門腺化生，脂質を貪食した泡沫状組織球の集簇（コレステローシス cholesterosis）を伴うことがある．コレステローシスがポリープ状を呈したものをコレステロールポリープ cholesterol polyp（次項）という．

● **腺筋腫症 adenomyomatosis（図5-49, 5-50）**：RAS の延長に平滑筋の増生が加わり腫瘤状を呈した病変で，しばしば慢性胆嚢炎に合併する．限局型（底部型），分節型，びまん型に分類される．

b 急性胆道炎

● ファーター乳頭部からの逆行性細菌感染（主に大腸菌）で生じる．胆石に起因することが多い．

● **急性胆管炎 acute cholangitis**：高熱，右上腹部痛，黄疸（シャルコー Charcot の3徴）を示す．胆石の嵌頓によりショック，意識障害が加わった状態（レイノルズ Raynolds の5徴）を**急性閉塞性化膿性胆管炎** acute obstructive suppurative cholangitis（AOSC）と呼び，重篤である．

● **急性胆嚢炎 acute cholecystitis（図5-51, 5-52）**：通常は慢性胆嚢炎を背景に生じ，胆嚢頸部や胆嚢管への胆石の嵌頓を原因とする例もある．びらん・潰瘍，好中球浸潤，出血などを生じ，炎症の漿膜への波及や全層性の壊疽により腹膜炎，穿孔，敗血症をきたす．

c 慢性胆管炎 chronic cholangitis

● **IgG4 関連硬化性胆管炎 IgG4-related sclerosing cholangitis（図5-53, 5-54）**：全身性の IgG4 関連疾患の一環として生じる．9割で IgG4 関連自己免疫性膵炎を合併する．高齢男性に好発し，閉塞性黄疸，腹痛，血清 IgG4 高値を呈する．肝外〜肝門部胆管が全周性壁肥厚を示し，組織学的にリンパ球・形質細胞浸潤（IgG4 陽性細胞増加），花むしろ状線維化，閉塞性静脈炎をみる．

● 他に**原発性硬化性胆管炎（PSC）**，十二指腸乳頭部癌や胆管癌に伴う上流胆管の**二次性慢性胆管炎**などがある．

9. 胆道の炎症性疾患

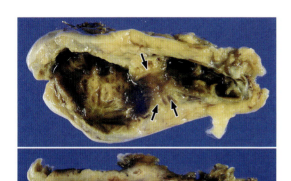

図 5-49　慢性胆嚢炎，胆嚢腺筋腫症（肉眼像，割面）
上：胆嚢は体部でくびれている．
下：割面では壁肥厚が明瞭であり，拡張した RAS（➡）が小囊胞として観察される．

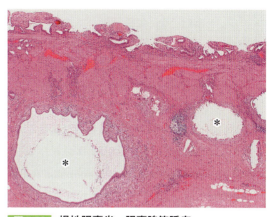

図 5-50　慢性胆嚢炎，胆嚢腺筋腫症
筋層の肥大と線維化により胆嚢壁は肥厚し，RAS（＊）が延長，拡張している．

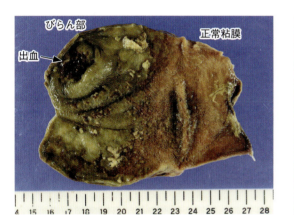

図 5-51　急性胆嚢炎（肉眼像）
胆嚢底部側の粘膜には広い範囲にびらん性変化があり，一部に出血もみられる．

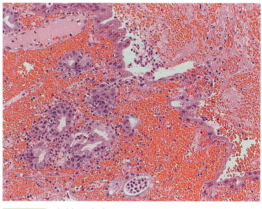

図 5-52　急性胆嚢炎
胆嚢粘膜にはびらん，出血，炎症細胞浸潤があり胆嚢上皮は変性している．

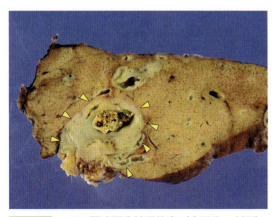

図 5-53　IgG4 関連硬化性胆管炎（肉眼像，割面）
肝門部胆管が全周性壁肥厚を示している（▷）．

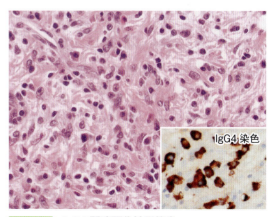

図 5-54　IgG4 関連硬化性胆管炎
高度のリンパ球，形質細胞浸潤と花むしろ状線維化がみられる．浸潤する形質細胞の多くが IgG4 陽性である．

10 胆道腫瘍・腫瘍様病変

● 胆道癌は高分化な乳頭腺癌〜管状腺癌が多く，しばしば深部で低分化となる．線維化が強い．血管，リンパ管，神経への侵襲性が強く，リンパ節転移，肝転移，腹膜播種を生じやすい．

● 胆道拡張症 / 膵胆管合流異常症では胆嚢癌・胆管癌，原発性硬化性胆管炎（PSC）では胆管癌，家族性大腸腺腫症（FAP）およびリンチ Lynch 症候群では乳頭部癌が発生しやすい．

● **胆管内上皮内腫瘍** biliary intraepithelial neoplasia（BilIN）：胆道系の前癌病変と考えられている．低異型度 low-grade と高異型度 high-grade があり，後者は上皮内癌に相当する．

a 胆嚢腫瘍・腫瘍様病変

● **胆嚢ポリープ**（図 5-55，5-56）：非腫瘍性ポリープの多くは，**コレステロールポリープ** cholesterol polyp（泡沫状組織球が集簇した黄色調柔実状ポリープ）である．腫瘍性ポリープ［**幽門腺腺腫** pyloric gland adenoma と胆嚢内乳頭状腫瘍 intracholecystic papillary neoplasm（ICPN）］では 15 mm を超えると多くで癌が併存する．10 mm 以上のポリープでは癌の可能性を考慮する．

● **胆嚢癌**（図 5-57）：高齢女性に多く，胆石の合併頻度が高い．多くは腺癌で，ポリープ由来の癌よりも，隆起を欠いてびまん性浸潤を示す例が多い．しばしば胆石症で切除された胆嚢で偶発的に発見されるが，そうでない場合は症状が乏しく進行して発見され予後不良である．

b 肝外胆管癌 extrahepatic bile duct cancer/extrahepatic cholangiocarcinoma（eCCA）（図 5-58）

● 高齢男性に好発し，閉塞性黄疸や急性胆管炎で発見される．三管合流部を境に**肝門部胆管癌**（左右肝管・総肝管）と**遠位肝外胆管癌**に分けられ，前者がより予後不良である．多くは腺癌であり，胆管壁を平坦に広く進展することが多い．ときに胆管内腔で乳頭状隆起を形成し，胆管内乳頭状腫瘍 intraductal papillary neoplasm of the bile duct（IPNB）と呼ばれる．

c 十二指腸乳頭部癌 ampullary carcinoma/carcinoma of the ampulla of Vater（図 5-59，5-60）

● 乳頭部はオッディ括約筋に囲まれた特殊な領域で，主膵管（乳頭部膵管）と総胆管（乳頭部胆管）が合流して共通管となり，乳頭部表面に開口する．このいずれの上皮も発生母地となる．肉眼型は主に①**腫瘤型**（**露出腫瘤型**，**非露出腫瘤型**），②**潰瘍型**に分類される．組織学的には，腺癌であり，大腸癌に類似した**腸型** intestinal type，胆管癌・膵癌に類似した**胆膵型** pancreatobiliary type に大別され，後者が予後不良である．

10. 胆道腫瘍・腫瘍様病変　307

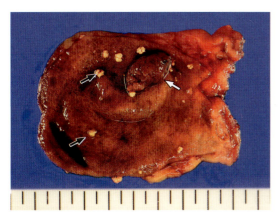

図5-55　胆嚢ポリープ（肉眼像）
粘膜面に黄色調桑実状のコレステロールポリープが多発している（➡：図5-56）．1ヵ所に15mm大の表面粗造なポリープがあり，組織学的に高分化腺癌であった（白➡：図5-57）．

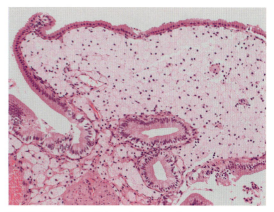

図5-56　コレステロールポリープ
図5-55の➡部．ポリープの本体は間質における泡沫組織球の集簇である．

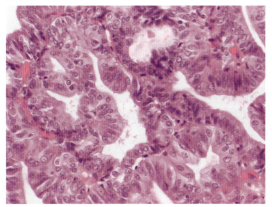

図5-57　胆嚢癌
図5-55の白➡部．密で不規則な腺管の増殖から構成される高分化腺癌（管状腺癌）であり，核腫大，核極性の乱れ，核小体の腫大などが認められる．

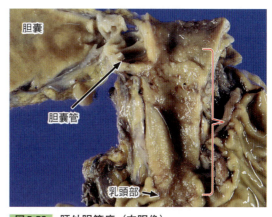

図5-58　肝外胆管癌（肉眼像）
膵頭十二指腸切除検体．胆管を背側から開いた状態である．胆管は拡張し，総肝管〜総胆管にかけて全周性に粘膜表面が粗造化している（赤線部）．

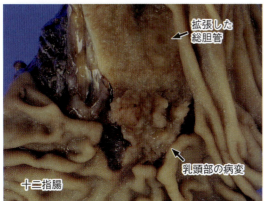

図5-59　乳頭部癌（肉眼像）
膵頭十二指腸切除検体．胆管を背側から開いた状態．十二指腸乳頭部に表面顆粒状の隆起性病変を認める（露出腫瘤型）．上流の胆管は拡張している．

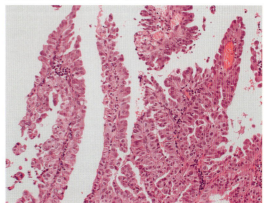

図5-60　乳頭部癌
細い血管線維性間質を軸とした乳頭状構造を示す高分化腺癌（乳頭腺癌）である．

11 ▶ 膵　炎

a 急性膵炎 acute pancreatitis（図 5-61，5-62）

● 膵酵素の活性化による急性炎症である．原因は胆石（微小胆石を含む）やアルコールが多い．
● 膵酵素は膵実質の自己消化に加え，キニン系，凝固系，補体系などを活性化し，血管透過性亢進・血管障害に伴う浮腫・出血が生じる．リパーゼは**脂肪壊死 fat necrosis** を起こし，遊離脂肪酸が Ca を吸着して鹸化し，白色調に析出する（血中 Ca 低下を伴う）．血管透過性亢進は全身性にも生じ，血管内脱水により，ショックや腎不全をきたしうる．
● 膵臓は浮腫，出血，脂肪壊死，好中球を含む炎症細胞浸潤を伴って腫大する．膵周囲組織に炎症と脂肪壊死が波及し，画像ではこの炎症波及度が重症度の指標となる．重症例では高度の膵壊死や出血を伴う．壊死部はしばしば二次性の細菌感染が生じ，膿瘍や敗血症を合併し，消炎後は肉芽組織で被覆された**仮性囊胞 pseudocyst** となる．膵酵素や炎症により破綻した血管周囲を肉芽組織で覆うと**仮性動脈瘤 pseudoaneurysm** が形成される．

b 慢性膵炎 chronic pancreatitis（図 5-63，5-64）

● 膵臓の病的線維化炎症症候群で，急性増悪や無症候性の微小急性膵炎を繰り返しながら進行し，腺房脱落や線維化を伴いながら膵実質が萎縮する．種々の程度に炎症細胞浸潤を伴う．ランゲルハンス島は比較的保たれるが，進行に伴い減少する．アルコール性が多い．非可逆的な点で閉塞性膵炎と異なる．
● 組織学的には，腺房脱落，線維化，炎症細胞浸潤のほか，膵管の不規則な拡張をみる．膵管内にはタンパク栓や膵石が散見され，膵管上皮はしばしば扁平上皮化生を示す．
● 腫瘍などにより膵管が閉塞すると閉塞性膵炎を生じ，慢性膵炎に類似した変化を示す．

c 自己免疫性膵炎 autoimmune pancreatitis（AIP）

● 1 型と 2 型がある．多くは 1 型 AIP で，IgG4 関連疾患に相当する．いずれもステロイド反応性は良好である．しばしば腫瘤状となり，臨床的に腫瘍との鑑別が問題となる（腫瘤形成性膵炎 mass-forming pancreatitis）．
① 1 型 AIP（図 5-65，5-66）：リンパ形質細胞性硬化性膵炎 lymphoplasmacytic sclerosing pancreatitis（LPSP）とも呼ばれ，IgG4 関連疾患の端緒となった疾患で，他臓器の IgG4 関連病変をしばしば併発する．高齢男性に好発し，血清 IgG4 高値を示す．ときに胆管を圧迫し閉塞性黄疸をきたす．組織学的には，花むしろ状線維化，リンパ球・形質細胞浸潤（多数の IgG4 陽性形質細胞），閉塞性静脈炎を認める．膵管上皮の破壊はみられない．
② 2 型 AIP：まれである．幅広い年齢に発生し，炎症性腸疾患（特に潰瘍性大腸炎）と関連する．好中球の膵管上皮浸潤を特徴とする．

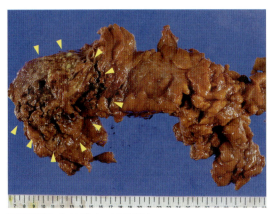

図 5-61 急性膵炎（肉眼像）
剖検症例の摘出された膵臓．膵臓は全体的に腫大し，膵頭部は膵実質と周囲脂肪組織が融解して崩れている（▷）．

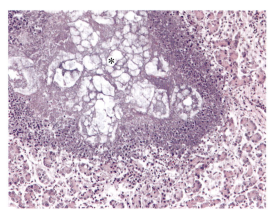

図 5-62 急性膵炎
壊死（＊）の周辺には好中球の浸潤がみられる．

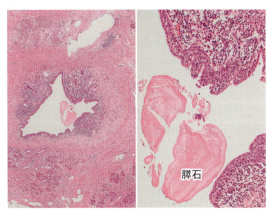

図 5-63 慢性膵炎
左：腺房の脱落，線維化があり主膵管周囲には炎症細胞浸潤がみられる．右：膵管内には膵石がみられ，上皮には扁平上皮化生を伴う．

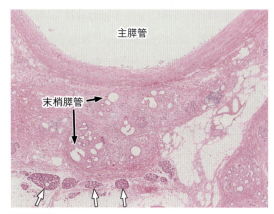

図 5-64 閉塞性膵炎
膵癌によって主膵管が閉塞した例（慢性閉塞性膵炎）．主膵管，末梢膵管ともに拡張し，膵腺房の萎縮・脱落し，線維化，脂肪化を認める．ランゲルハンス島（白➡）は比較的保たれる．

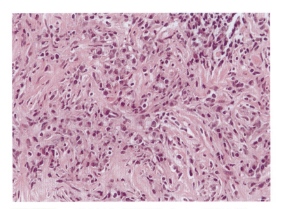

図 5-65 1 型自己免疫性膵炎（IgG4 関連疾患）
花むしろ状・渦巻き状の線維化を伴ってリンパ球・形質細胞が浸潤し，既存の膵組織は消失している．特に形質細胞が目立つ．

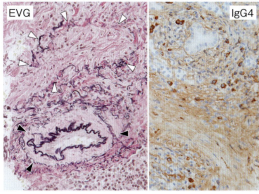

図 5-66 1 型自己免疫性膵炎（IgG4 関連疾患）
動脈（▶）の隣に，線維化によって内腔が閉塞した静脈を認める（閉塞性静脈炎：▷）．免疫染色では，IgG4 陽性細胞が多数みられる．

12 膵腫瘍 1

a 粘液性囊胞腫瘍 mucinous cystic neoplasm（MCN）（図 5-67, 5-68, 表 5-B）

- ほとんどの症例が女性である．中年女性の膵体尾部に好発し，膵管との関連はない．多房性〜単房性の囊胞性病変で，内腔には粘液を貯留し，しばしば囊胞内囊胞 cyst-in-cyst を形成する．内腔面は細胞質内粘液を有する細胞が被覆し，上皮直下の卵巣様間質が特徴で，囊胞壁は比較的厚い．腺腫が多いが，ときに非浸潤癌や，浸潤癌もある．

b 漿液性囊胞腫瘍 serous cystic neoplasm（SCN）（漿液性腫瘍 serous neoplasm）（図 5-69, 5-70, 表 5-B）

- 中年以降に好発し，やや女性に多い．フォンヒッペルリンドウ von Hippel-Lindau 病の合併が多い．基本的に良性の漿液性囊胞腺腫 serous cystadenoma であるが，ときに充実性のこともあり，漿液性腫瘍 serous neoplasm と総称されることもある．悪性はきわめてまれ．膵体尾部に好発し，膵管との関連はなく，小径で壁の薄い囊胞の集簇からなることが多い．囊胞内腔面は異型の乏しい淡明な細胞が被覆する．

c 膵上皮内腫瘍性病変 pancreatic intraepithelial neoplasia（PanIN）（図 5-71, 5-72）

- 浸潤性膵管癌の主たる前駆病変とされる．顕微鏡的サイズの病変で，膵管内で異型上皮細胞が増殖する．低異型度 low-grade から高異型度 high-grade まであり，後者は上皮内癌に相当する．

表 5-B 膵腫瘍の肉眼的・画像的特徴のまとめ

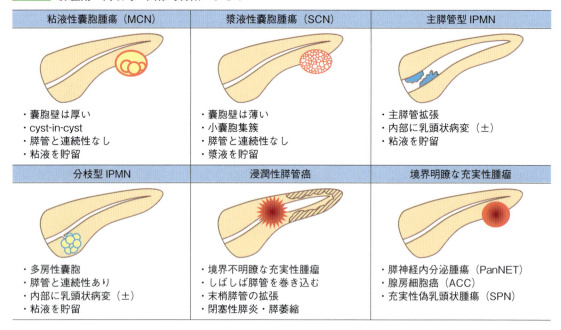

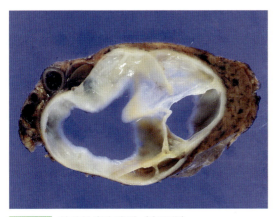

図 5-67　粘液性嚢胞腺腫（肉眼像）
大小の嚢胞からなる多房性嚢胞性病変．嚢胞壁は白色調で厚みがある．cyst-in-cyst の構造を示す．膵管との交通はない．

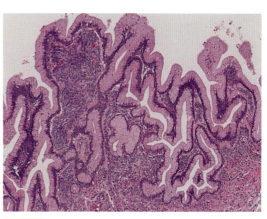

図 5-68　粘液性嚢胞腺腫
嚢胞内腔面は粘液豊富な円柱状の上皮に覆われている．上皮下には卵巣様間質が介在している．

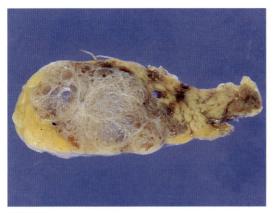

図 5-69　漿液性嚢胞腺腫（肉眼像）
周囲膵との境界明瞭な病変で，薄壁性の嚢胞の集簇から構成されており，膵管との交通はない．

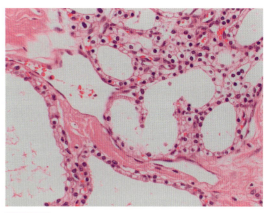

図 5-70　漿液性嚢胞腫瘍
嚢胞内腔面は小型単層立方状の腫瘍細胞に被覆される．腫瘍細胞の細胞質は明るく，核異型は乏しい．

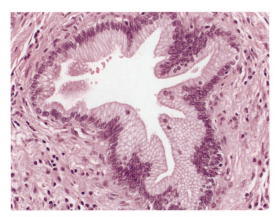

図 5-71　低異型度膵上皮内腫瘍性病変
被覆上皮は細胞質内粘液を有し，高円柱状になっているが，核異型は乏しく，核の極性は保たれている．

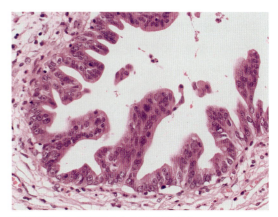

図 5-72　高異型度膵上皮内腫瘍性病変
被覆上皮は低乳頭状増殖を示し，核異型，核の極性の乱れがみられる．上皮内癌に相当する．

13 膵腫瘍 2

a 膵管内乳頭粘液性腫瘍 intraductal papillary mucinous neoplasm（IPMN）（図 5-73〜5-76）

● 粘液産生による膵管の嚢胞状拡張を特徴とする腫瘍で，膵管上皮に由来する．高齢男性に好発する．多くは無症状で，画像検査により偶発的に発見されることが多いが，ときに膵炎を契機に発見される．約 1 割で異時性，同時性に浸潤性膵管癌が合併する．ポイツ・イェガース Peutz-Jeghers 症候群や家族性大腸腺腫症に関連して発生する例もある．増大傾向，嚢胞壁の壁在結節，膵管の顕著な拡張，閉塞性黄疸などがあると悪性化の可能性が高まる．

● 病変部位により主膵管型，分枝膵管型，混合型に分類される．**主膵管型 main duct-type** では，主膵管径が 5 mm 以上に拡張し，ときにファーター乳頭部から粘液の排泄を認める．**分枝膵管型 branch duct-type** は多房性嚢胞状を呈する．拡張した膵管内腔には種々の程度に乳頭状病変がみられる．

● 組織学的には，種々の程度に細胞質内粘液を有する腫瘍細胞の増殖からなり，しばしば血管線維性間質を軸とした乳頭状構築を示す．腺腫〜非浸潤癌の異なる異型度の成分が混在し，ときに浸潤癌へと進展する（多段階発癌）．腫瘍細胞の形態・性質により胃型，腸型，膵胆道型，オンコサイト型に分類される．**胃型 gastric type** はもっとも頻度が高く，その多くは分枝膵管型の腺腫で，予後良好である．**腸型 intestinal type** は主膵管型がやや多く，非浸潤癌あるいは浸潤癌が多いが，予後は比較的良好である．**膵胆道型 pancreatobiliary type** と**オンコサイト型（好酸性細胞型）oncocytic type** は全例が非浸潤癌または浸潤癌で，予後不良である．現在，オンコサイト型は遺伝子異常の観点から膵管内オンコサイト型乳頭状腫瘍 intraductal oncocytic papillary neoplasm（IOPN）と別に分類されている．

b 浸潤性膵管癌 invasive ductal carcinoma（IDC）（図 5-77，5-78）

● 膵癌の約 9 割，膵腫瘍の約 6 割を占め，通常型膵癌とも呼ばれる．膵頭部にやや多い．5 年生存率 10％未満と予後不良．高齢者に多く，男性にやや多い疾患である．危険因子は糖尿病，肥満，アルコール，喫煙，慢性膵炎，IPMN などであり，糖尿病の発症や増悪を契機に発見されることも多い．造影画像検査では乏血性腫瘤を呈する．

● 多くは腺癌であり，腺管形成の程度によって高・中・低分化に分類される．著明な線維化を伴うことが特徴的であり，しばしば主膵管を巻き込み，末梢膵管の拡張を伴う．また，総胆管に浸潤すると閉塞性黄疸をきたす．静脈侵襲やリンパ管侵襲に加えて，神経浸潤を示すことが多い．上腸間膜動静脈や脾動静脈への浸潤，膵外神経叢への浸潤をしばしば認める．進行すると肝臓などへの遠隔転移や腹膜播種をきたす．

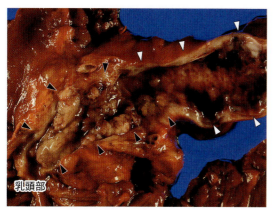

図5-73 膵管内乳頭粘液性腫瘍，主膵管型（肉眼像）
膵全摘検体．主膵管が開かれている．頭部の膵管内には乳頭状病変（▶）がみられ，末梢の膵管は著明に拡張している（白▶）．

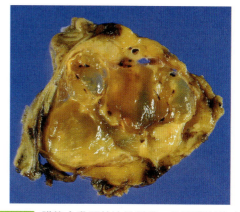

図5-74 膵管内乳頭粘液性腫瘍，分枝膵管型（肉眼像）
多房性嚢胞性病変で，嚢胞内腔には豊富な粘液が貯留している．

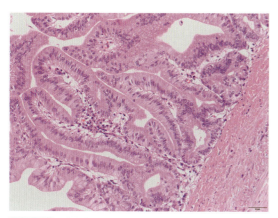

図5-75 膵管内乳頭粘液性腺腫
円柱状の腫瘍細胞が乳頭状構造をとり主膵管内に突出している．核異型は弱く，核の極性も保たれている．

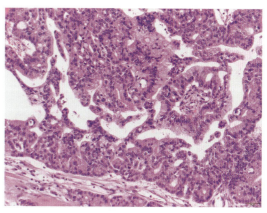

図5-76 膵管内乳頭粘液性腺癌，非浸潤性
乳頭状増殖を示す腫瘍細胞には核異型があり，核の極性も乱れている．

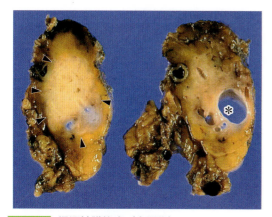

図5-77 浸潤性膵管癌（肉眼像）
膵体部癌．腫瘍は白色調の境界不明瞭な腫瘤を形成する（▶）．主膵管は腫瘍によって閉塞し，末梢の主膵管（＊）は拡張している．

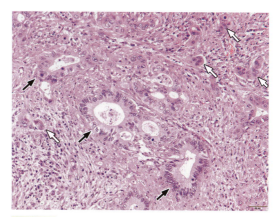

図5-78 浸潤性膵管癌
管状腺管を形成する高分化腺癌（➡），腺管形成を欠く小胞巣状の低分化腺癌（白➡）の成分が混在して浸潤している．周囲の間質には線維化が目立つ．

14 その他の膵腫瘍

a 膵神経内分泌腫瘍 pancreatic neuroendocrine tumor（PanNET）（図 5-79〜5-81）

● ランゲルハンス島の膵内分泌細胞に由来する低悪性度腫瘍である．ホルモン産生の有無により機能性 functioning と非機能性 non-functioning に分けられ，機能性 NET にはインスリノーマ，ガストリノーマ，グルカゴノーマ，ソマトスタチノーマ，VIPoma などがある．多発性内分泌腫瘍 1 型（MEN1）で発生することがある．

● 組織像は消化管 NET（各論 9-16）に類似する．索状，リボン状，腺管状，ロゼット状などの類器官構造を示し，繊細な線維血管性間質を伴い，"ごま塩 salt-and-pepper" 状のクロマチンパターンをみる．増殖能（核分裂数および Ki-67 指数）によって，グレード 1〜3（G1〜3）に分類される．肝転移をきたしやすく，グレードが高くなるほど転移しやすい．

● PanNET の多くはソマトスタチン受容体 somatostatin receptor（SSTR）を発現しており，長時間作用型のソマトスタチンアナログ（オクトレオチド）が治療で有効である（他臓器の高分化型の NET でも有効）．SSTR の発現状態は，SSTR シンチグラフィ（オクトレオスキャン）あるいは SSTR の免疫染色で確認される．

b 腺房細胞癌 acinar cell carcinoma（ACC）（図 5-82）

● 高齢男性に多いが，小児例もある．細胞質に好酸性のチモーゲン顆粒を有し腺房細胞への分化を示す腫瘍細胞から構成される．腺房状，腺管状，充実性の構築を示して腫瘍細胞が密に増殖し，線維成分は乏しい．しばしば静脈侵襲や壊死を認める．リンパ節転移や肝転移をきたし，比較的悪性度の高い腫瘍であるが，浸潤性膵管癌よりは予後良好である．

c 充実性偽乳頭状腫瘍 solid pseudopapillary neoplasm（SPN）（図 5-83，5-84）

● 分化方向不明の低悪性度腫瘍で，多くは若年成人女性に生じる．類円形核を有する均一な細胞が充実性に増殖し，小血管を取り囲む "偽乳頭状 pseudopapillary" の構造を示す．腫瘍が大型化すると出血や囊胞化を示し，腫瘍細胞が離解し，小血管の周囲を取り囲む部分だけが取り残される．完全切除されれば予後良好であるが，腹腔内などで再発を繰り返す場合もある．

14. その他の膵腫瘍　315

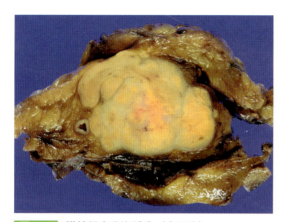

図 5-79　膵神経内分泌腫瘍（肉眼像）
境界明瞭な黄白色調充実性腫瘤が認められる．

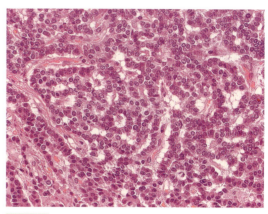

図 5-80　膵神経内分泌腫瘍
腫瘍細胞の大きさはおおむね均一で，核は類円形かつクロマチンはごま塩状である．腫瘍細胞間には小血管がみられる．

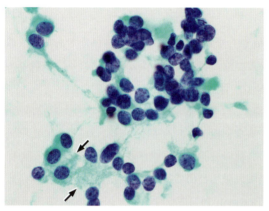

図 5-81　膵神経内分泌腫瘍（細胞診：パパニコロウ染色）
腫瘍細胞はごま塩状のクロマチンを有する均一な類円形核を有する．細胞質は不明瞭な部分が多いが，やや顆粒状に淡くみえるところもある（➡）．

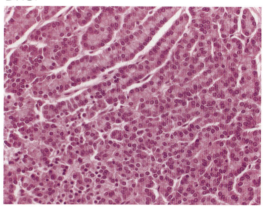

図 5-82　腺房細胞癌
細胞成分に富んだ腫瘍で，腺房様構造を示す．細胞質はやや好酸性顆粒状で，消化酵素を含むチモーゲン顆粒を反映する．間質には血管が介在する．

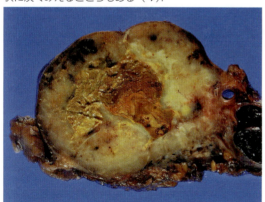

図 5-83　充実性偽乳頭状腫瘍（肉眼像）
周囲組織との境界が比較的明瞭な充実性腫瘍．割面は白〜黄褐色調で中心部には壊死がみられる．

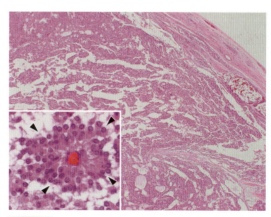

図 5-84　充実性偽乳頭状腫瘍
腫瘍細胞は細い線維血管性間質を取り囲んで充実性に増殖するが，腫瘍が増大すると，細胞間が離解して偽乳頭状構造（▶）を呈する．

第6章 腎臓・泌尿器

1 腎臓の正常構造

a 腎臓の解剖（図6-1, 6-2）

● 長径 10 cm, 120〜150 g 程度. 腎門部に腹側から**腎動脈** renal artery, **腎静脈** renal vein, **尿管** ureter が並ぶ. 外側から**被膜**, **皮質**, **髄質**で構成され, 内側に**腎盂** renal pelvis があり, 尿管へ続く. 腎動静脈は皮髄境界に位置する弓状動静脈に続き, そこから皮質側と髄質側に血流が分布する.

b ネフロンと糸球体の構造（図6-3〜6-6）

● **ネフロン nephron**：**糸球体**と付属する**尿細管** tubule からなる腎組織の最小機能単位である. 糸球体で血液から濾過された原尿は, 尿細管を流れながら血液と物質交換しながら尿となる. 多数のネフロンから集まった尿は**集合管 collecting duct** を経て, 腎盂へと注がれる.

● **糸球体 glomerulus**：腎皮質に分布する血液濾過装置で, 1個の腎臓に約100万個あり, 径 200 μm 程度である. 一端には輸入・輸出細動脈が出入りする血管極があり, もう一端には濾過された原尿が流出する尿細管へと注ぐ尿細管極がある. 以下の3種の細胞から構成される. 血流は輸入細動脈から入り, 糸球体毛細血管（係蹄）を通って, 輸出細動脈へと出て行く. その過程で係蹄壁（糸球体濾過膜）から, 血液成分が濾過され, ボウマン Bowman 囊（ボウマン腔, 尿腔）へと原尿が染み出していく.

① **メサンギウム細胞 mesangial cell**：**メサンギウム基質 mesangial matrix** を産生し, 毛細血管の集合からなる糸球体の構造を支持する**メサンギウム mesangium** を構成する.

② **血管内皮細胞 endothelial cell**：多数の微小な孔 fenestra を有する（有窓毛細血管内皮細胞）.

③ **上皮細胞 epithelial cell**：糸球体表面を覆う糸球体上皮細胞は**足細胞 podocyte** と呼ばれ, 蛸足のように多数の**足突起 foot process** を有し, 隣り合う足細胞同士は足突起を噛み合わせて結合する. 足細胞は**糸球体基底膜 glomerular basement membrane（GBM）**を介して血管内皮細胞と隣接する. ボウマン囊の壁側はボウマン囊上皮細胞が覆う.

● **係蹄壁（糸球体濾過膜）**：内皮細胞-基底膜-足細胞の3層構造. 糸球体毛細血管内の血液は係蹄壁で濾過され, 原尿としてボウマン囊に出る.

● **傍糸球体装置 juxtaglomerular（JG）apparatus**：**緻密斑 macula densa** と**傍糸球体細胞**からなる複合体. 緻密斑は血管極に接し密に配列する遠位尿細管上皮細胞で, 原尿中の Cl⁻ 濃度を感知し, 輸入細動脈収縮により糸球体血流を減少し, 傍糸球体細胞からのレニン分泌促進により血圧を上昇させ糸球体血流を増加する.

1. 腎臓の正常構造　317

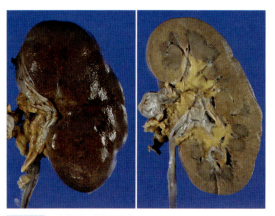

図6-1　正常腎（肉眼像）
左：腎被膜を剥離した皮質表面は平滑である．右：割面では外側に広く皮質があり，内側に髄質がみられる．

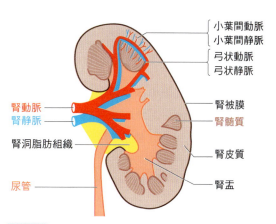

図6-2　正常腎（解剖図）
図6-1右図の模式図．腎実質は皮質と髄質からなり，髄質から腎盂へと尿が流れていく．皮髄境界部に弓状動静脈が走る．

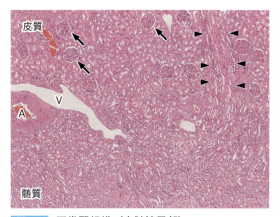

図6-3　正常腎組織（皮髄境界部）
皮髄境界部には弓状動脈（A）と弓状静脈（V）が走る．皮質には糸球体が分布する（➡）．随所で尿細管が束状走行する（髄放線；▶）．

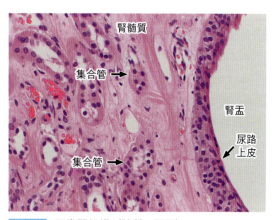

図6-4　正常腎組織（髄質～腎盂）
腎盂表面は尿路上皮に覆われている．

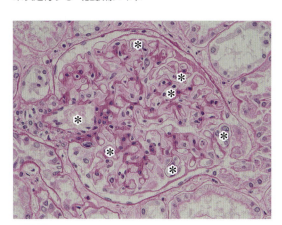

図6-5　正常糸球体（PAS染色）
基底膜およびメサンギウム基質はPAS染色で赤染する．血管内腔（＊）には赤血球や白血球がみられる．

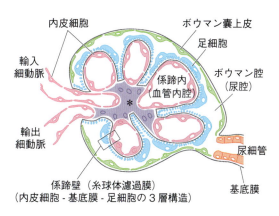

図6-6　正常糸球体（解剖図）
図6-5の糸球体の模式図．メサンギウム（＊）と基底膜が糸球体の構造全体を支える．

2 非腫瘍性腎疾患の診断プロセス

a 非腫瘍性腎疾患の3つの主要症状

①**腎機能障害 renal dysfunction**：**糸球体濾過量 glomerular filtration rate（GFR）**が低下した状態で，高度になると乏尿・無尿を呈する（**腎不全 renal failure**）．血清クレアチニン（Cr）や血中尿素窒素（BUN）が腎機能の代替マーカーとして頻用される．

②**血尿 hematuria**：尿中に赤血球が混ざること．尿潜血〜肉眼的血尿のさまざまな程度がある．

③**タンパク尿 proteinuria**：尿中にタンパク質が出ること．微量・軽度〜ネフローゼ症候群．

● **慢性腎臓病 chronic kidney disease（CKD）**：タンパク尿や GFR 低下の持続により定義される．簡易的には年齢・性別に応じて血清 Cr を用いて推定 GFR（eGFR）が算出される．慢性腎不全では，エリスロポエチン（腎皮質の間質細胞が産生）の分泌低下が生じ，貧血となる（腎性貧血）．

b 非腫瘍性腎疾患の臨床症候分類

①**ネフローゼ症候群 nephrotic syndrome**：**高度タンパク尿**（≧3.5 g/ 日）により**低アルブミン血症**（≦3.0 g/dL）をきたした状態であり，血漿膠質浸透圧低下により浮腫がみられる．

②**慢性腎炎症候群**：急性の症状に乏しいが，タンパク尿や血尿が持続する病態．

③**急性腎炎症候群**：急性に種々の程度の腎機能障害，タンパク尿，血尿を呈し，高血圧，浮腫，乏尿などの症状を引き起こす．

④**急速進行性腎炎症候群 rapidly progressive glomerulonephritis（RPGN）**：タンパク尿と血尿を伴い，数週間〜数ヵ月と短い期間で急速に腎機能が低下する病態．

c 非腫瘍性腎疾患の3つの病理学的検索方法（図6-7〜6-11）

①**光学顕微鏡 light microscope（光顕）**：他臓器と同様にホルマリンで固定する．**HE 染色**のほか，**PAS 染色**（糖を赤く染め出し，糖タンパクに富む基底膜およびメサンギウム基質が明瞭化する），**PAM 染色**（黒褐色の鍍銀により基底膜の状態や細胞同士の関係性がより明瞭化する），弾性線維染色（血管の観察に有用），膠原線維染色［アザン Azan 染色やマッソントリクローム Masson-trichrome（MT）染色］など．糸球体の観察には PAS 染色と PAM 染色が有用である．アザン染色や MT 染色では膠原線維は青ないし緑に染色され，沈着物やフィブリンが赤染する．

②**蛍光抗体法 immunofluorescence（IF）**：新鮮凍結組織を用いた直接法を行う．免疫グロブリン（IgG，IgA，IgM，κ，λ），補体（C1q，C3，C4），フィブリノーゲン fibrinogen の沈着の部位，様式（線状または顆粒状），程度を観察し，疾患の免疫学的機序を推定する．

③**電子顕微鏡 electron microscope（電顕，EM）**：グルタールアルデヒドで固定する．光顕ではみえない超微細な構造を観察する．**免疫複合体 immune complex** は高電子密度沈着物として認められる．

2. 非腫瘍性腎疾患の診断プロセス　319

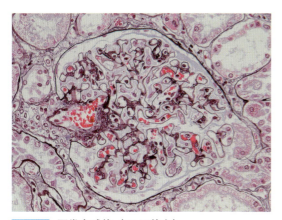

図 6-7　正常糸球体（PAM 染色）
図 6-5 と同じ糸球体．PAM 染色では基底膜が渡銀により黒色調に染め出される．

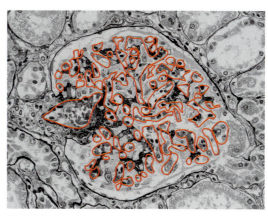

図 6-8　正常糸球体（PAM 染色）
図 6-7 の糸球体毛細血管（係蹄）（赤枠）をハイライトした図．血管は複雑に蛇行しながら走行している．

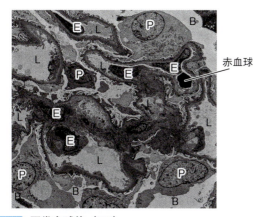

図 6-9　正常糸球体（EM）
P：足細胞，E：内皮細胞，L：血管内腔，B：ボウマン腔．

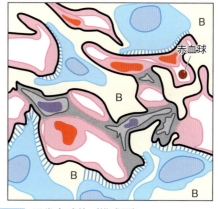

図 6-10　正常糸球体（模式図）
図 6-9 の模式図．糸球体の構造は基底膜とメサンギウムによって支えられており，基底膜の内側で内皮細胞が血管腔を形成し，基底膜の外側を足細胞（上皮細胞）が取り囲む．この内皮細胞-基底膜-足細胞の位置関係が重要である．
B：ボウマン腔．

　　　　　　　― 糸球体基底膜（GBM）
　　　　　　　 足細胞
　　　　　　　 内皮細胞
　　　　　　　 メサンギウム細胞
　　　　　　　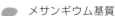 メサンギウム基質

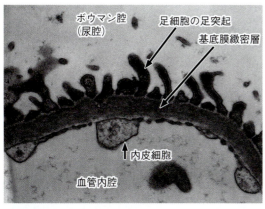

図 6-11　糸球体係蹄壁（EM）
毛細血管内皮細胞，糸球体基底膜，足細胞の 3 層構造からなる糸球体濾過膜である．

3 非腫瘍性腎疾患の組織像のみかた

a 腎臓の組織傷害の評価

- 大きく糸球体，尿細管・間質，血管に分けて評価する．
- ①**糸球体病変**：糸球体傷害のパターン（病型分類）とその分布・程度を評価する．
- **びまん性 diffuse**：観察される全糸球体のうち 50％以上に及ぶ．
- **巣状 focal**：観察される全糸球体のうち 50％未満にとどまる．
- **全節性 global**：1 個の糸球体の中で 50％以上の係蹄に及ぶ（または係蹄全体に及ぶ）．
- **分節性 segmental**：1 個の糸球体の中で 50％未満の係蹄にとどまる（または係蹄全体に及ばない）．
- ②**尿細管・間質病変**：炎症細胞浸潤，線維化，尿細管萎縮などを評価する．全節性硬化に陥った糸球体に付随する尿細管は萎縮し，その領域の間質の線維化を伴う．
- ③**血管病変**：動脈硬化（内膜肥厚），細動脈硬化（硝子化型，過形成型），血管炎などをみる．

b 非腫瘍性腎疾患の診断アプローチ 7 つの基本的な糸球体傷害パターン（病型分類）
（図 6-12〜6-17）

- 非腫瘍性腎疾患の診断では，各症例につき①**臨床症候分類**（前頁②-**b**），②**病型分類**（**表 6-A**，糸球体傷害パターン），③**病因分類**（IF や EM が必要）の 3 つの診断名を与えて，最終診断する．

表6-A 病型分類と代表疾患・鑑別疾患

病型 （組織傷害パターン）	代表疾患	代表疾患が示す主な臨床症候	鑑別疾患（臨床所見，IF，EM により鑑別する）
微小変化型（MGA 型）	微小変化群（MCD）	ネフローゼ症候群	各種疾患の初期病変
巣状分節性糸球体腎炎型（FSGS 型）	巣状分節性糸球体腎炎（FSGS）	ネフローゼ症候群	HIV 感染，ヘロイン乱用，肥満，高血圧など
膜性腎症型（膜型）	膜性腎症（MN）	ネフローゼ症候群	悪性腫瘍，HBV 感染，SLE，関節リウマチやその治療薬（金製剤，D-ペニシラミン）など
メサンギウム増殖性糸球体腎炎型（メサンギウム型）	IgA 腎症 IgA 血管炎	慢性腎炎症候群	SLE，感染関連腎炎，糖尿病性腎症，アミロイドーシス
膜性増殖性糸球体腎炎型（MPGN 型）	C3 腎症（DDDおよびC3 腎炎）	急性腎炎症候群	HBV 感染，HCV 感染，SLE，IgA 腎症など
管内増殖性糸球体腎炎型（管内型）	溶連菌感染後急性糸球体腎炎（PSAGN）	急性腎炎症候群	他の感染関連腎炎（特に細菌感染関連）
半月体形成性糸球体腎炎型（半月体型）	ANCA 関連腎炎抗 GBM 病	急速進行性腎炎症候群	各種疾患の高い活動性を反映して合併した半月体形成病変（免疫複合体型）

SLE（全身性エリテマトーデス）はほぼすべての病型を示しうる．

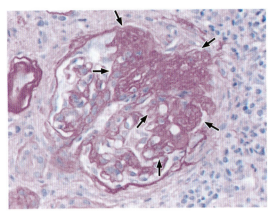

図 6-12　FSGS型糸球体傷害（PAS染色）
分節性（糸球体の一部）に硬化がみられる（➡）．硬化部分は係蹄内腔が狭小化・不明瞭化し，基質に置換される．

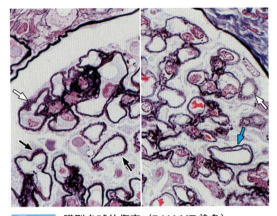

図 6-13　膜型糸球体傷害（PAM-MT染色）
基底膜から基底膜物質が沈着物の間に伸び出し，スパイクとなる（➡）．沈着物を基底膜物質が取り囲みbubblingを呈する（白➡）．最終的に基底膜は二重化する（青➡）．

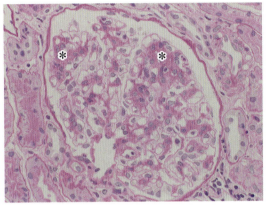

図 6-14　メサンギウム型糸球体傷害（PAS染色）
メサンギウム基質が増加して，メサンギウム領域が拡大する（＊）．メサンギウム細胞は1つのメサンギウム領域で4個以上に増多する．

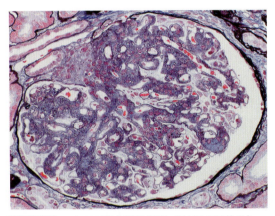

図 6-15　MPGN型糸球体傷害（PAM-MT染色）
糸球体が分葉状となって腫大する．さらに，メサンギウム基質増加，メサンギウム細胞増多がみられ，基底膜は全節性に二重化を示す．

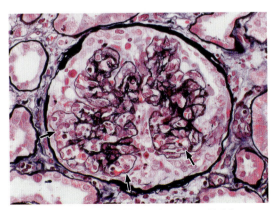

図 6-16　管内型糸球体傷害（PAM-MT染色）
糸球体係蹄（毛細血管）の内腔（管内）に炎症細胞浸潤や内皮細胞の反応性腫大がみられ（➡），係蹄内腔が閉塞し不明瞭化する．

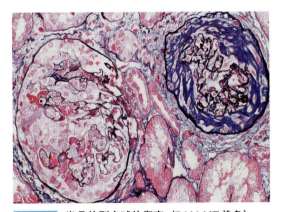

図 6-17　半月体型糸球体傷害（PAM-MT染色）
ボウマン囊（管外）で細胞成分や基質成分・線維成分が増生する．左の糸球体では細胞性半月体，右の糸球体では線維性半月体が認められる．

4 主にネフローゼ症候群を呈する糸球体疾患

●ネフローゼ症候群をきたす疾患は，原発性では MCD，FSGS，MN，MPGN，続発性では糖尿病，SLE，アミロイドーシスが多い．小児例は基本的に原発性（MCD または FSGS）である．

a 微小変化群 minimal change disease（MCD）（図 6-18，6-19）
●光顕で形態異常がなく（MGA 型），EM で広範な足突起消失を認める．糸球体基底膜（GBM）の透過性亢進により高度タンパク尿をきたす．IF は通常陰性．幼児に多く，小児ネフローゼの約 8割，成人ネフローゼの約 3 割を占める．一般にステロイド反応性で予後良好．タンパク選択性が良好で，尿中アルブミンに対して尿中 IgG は少ない．

b 巣状分節性糸球体硬化症 focal segmental glomerulosclerosis（FSGS）（図 6-20）
●一部の糸球体（巣状）に分節性の硬化を生じる病態である．小児・成人ネフローゼの約 2 割を占める．足細胞傷害が原因とされる．初期病変は皮質深部（傍髄質）に生じ，病変部が採取されにくく MCD との鑑別がむずかしい．EM で足突起の消失は部分的である．IF は通常陰性．タンパク選択性が不良で，尿中に IgG も多量に排泄される．進行性で，高率に腎不全に至る．
●【発展】 MCD と FSGS の病態の中心は足細胞障害と考えられており，近年，MCD の約半数と FSGS の一部で，足細胞に対する抗ネフリン抗体がみられることが証明された．抗ネフリン抗体高値は疾患活動性と相関するとされる．IF では足細胞の細胞質に非常に微細な埃状の IgG 陽性像として認められる．このように，糸球体疾患は自己抗体の発見によって病態の解明が進んでおり，今後も疾患の概念や分類が変遷していく可能性がある．

c 膜性腎症 membranous nephropathy（MN）（図 6-21〜6-23）
●GBM の上皮細胞（足細胞）側に免疫複合体が沈着し，係蹄壁のタンパク透過性が亢進し，タンパク尿・ネフローゼ症候群を呈する．中高年に好発し，男性にやや多い．
●足細胞の細胞表面タンパクに対する自己免疫疾患と考えられている．標的タンパクには **PLA2R**（約 7 割）や **TSHD7A**（約 1 割）があり，免疫複合体を形成して補体を活性化し足細胞を傷害する．IF で IgG，C3 が GBM に顆粒状陽性となる．光顕および EM 所見はステージにより異なる．
●初期には EM で**上皮下沈着物**を認めるが，光顕では GBM の変化は不明瞭である（ステージ Ⅰ）．徐々に沈着物の間に新生基底膜物質が形成され，光顕で**スパイク spike** として認識される（ステージ Ⅱ）．さらに，基底膜物質が増加して沈着物を完全に取り囲み，GBM が**二重化や肥厚**を示し，点刻形成 bubbling や網目状構造を示す（ステージ Ⅲ）．最終的に沈着物が陳旧化し，電子密度が低下する（ステージ Ⅳ）．

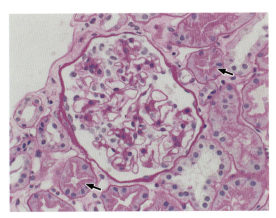

図6-18 微小変化群（PAS染色）
光顕で糸球体に形態異常を認めない．尿細管では内腔側にタンパク再吸収顆粒（淡い赤色調の顆粒状変化：➡）が認められ，ネフローゼ症候群を反映している．

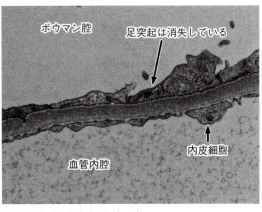

図6-19 微小変化群（EM）
電子顕微鏡では広範な足突起の消失がみられる（図6-11と比較）．

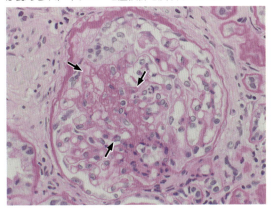

図6-20 巣状分節性糸球体硬化症（PAS染色）
硬化部分にはメサンギウムの増加と毛細血管腔の狭小化がみられる（➡）．硬化部以外では，毛細血管腔は開存している．

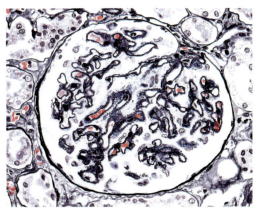

図6-21 膜性腎症（PAM-MT染色）
糸球体基底膜には全節性にスパイク形成がみられる．

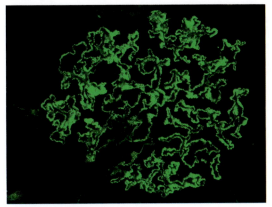

図6-22 膜性腎症（IF：IgG）
糸球体基底膜に沿って微細顆粒状の陽性像がみられる．

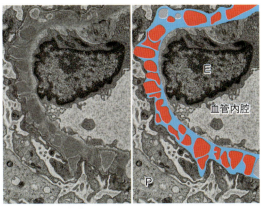

図6-23 膜性腎症（EM）
塊状の高電子密度沈着物（赤）が上皮下にみられ，沈着物を取り囲むように基底膜物質（青）が伸び出している．一部の沈着物は陳旧化している（灰色）．P：上皮細胞（足細胞），E：内皮細胞．

5 主に慢性腎炎症候群を呈する糸球体疾患

● 慢性腎炎症候群をきたす腎疾患は多彩であるが，日本では IgA 腎症の頻度が高い．膜性腎症や膜性増殖性糸球体腎炎も一部の慢性腎炎症候群の経過を示すことがある．また，微小変化型の糸球体傷害では，遺伝性の GBM の異常（菲薄基底膜病やアルポート Alport 症候群）の場合もある．非糸球体性の腎病変を含め，さまざまな疾患が含まれる．

a IgA 腎症 IgA nephropathy（IgAN）（図 6-24～6-27）

● 扁桃や腸管に由来する IgA が免疫複合体を形成してメサンギウムに沈着する病態．

● 小児～若年成人に好発し，尿潜血，タンパク尿，血清 IgA 高値を示す．学校検診で無症候性尿潜血にてみつかる慢性腎炎症候群の例が多いが，ときに上気道感染や腸炎の数日後に肉眼的血尿を伴って発症する急性腎炎症候群を呈する例もある．2 割程度が慢性腎不全に進行し，高血圧，腎機能，タンパク尿が腎予後と相関する．

● 光顕上，多くは**メサンギウム増殖性糸球体腎炎**を示し，メサンギウム基質の増加とともに**メサンギウム細胞増多**（1 個のメサンギウム領域の細胞数 ≧ 4 個）を認める．管内増殖，半月体形成，MPGN パターン，MGA パターンを呈することもある．傍メサンギウムの半球状沈着物は特徴的である．日本で使用されている組織学的重症度分類では，予後と関連する急性病変（係蹄壊死，細胞性半月体，線維細胞性半月体）と慢性病変（全節性硬化，分節性硬化，線維性半月体）を有する糸球体の割合によって，H-グレード Ⅰ（0～24.9%），Ⅱ（25～49.9%），Ⅲ（50～74.9%），Ⅳ（75～100%）に分類する．

● IF で IgA の沈着を認めることが診断条件である．C3 も沈着し，IgG や IgM も沈着しうるが，IgA の陽性強度が強い．EM ではメサンギウムに高電子密度沈着物をみる．

b IgA 血管炎 IgA vasculitis（IgAV）／ 紫斑病性腎炎 purpura nephritis（図 6-28, 6-29）

● ヘノッホ・シェーンライン紫斑病 Henoch-Schönlein purpura（HSP）とも呼ばれる．IgA 血管炎は全身の小型血管に IgA 沈着を伴った血管炎を生じることが特徴であり，①紫斑（皮膚血管炎に伴う出血），②腹痛，③糸球体腎炎を 3 徴とする（ 各論 1-10 参照）．糸球体病変は IgA 腎症と同じ所見を呈し，腎病理所見のみで IgA 腎症と鑑別することは困難であり，臨床所見を参考にして鑑別する．IgA 腎症と比べて半月体形成の頻度がやや高い．

5. 主に慢性腎炎症候群を呈する糸球体疾患

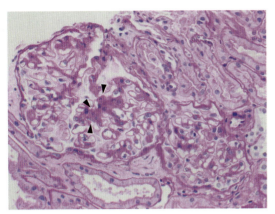

図 6-24　IgA 腎症（PAS 染色）
メサンギウム基質および細胞の増加を認める（▶）．

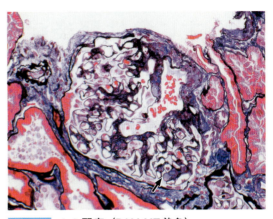

図 6-25　IgA 腎症（PAM-MT 染色）
傍メサンギウムに半球状沈着物を認める（➡）．

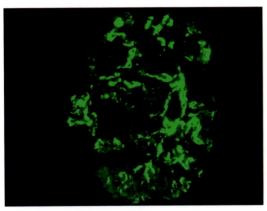

図 6-26　IgA 腎症（IF：IgA）
メサンギウム領域を主体に高度の IgA 沈着がみられる．

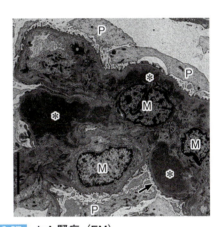

図 6-27　IgA 腎症（EM）
メサンギウム〜傍メサンギウム領域に高電子密度沈着物（＊）を認める．一部の沈着物は半球状である（➡）．P：足細胞，M：メサンギウム細胞

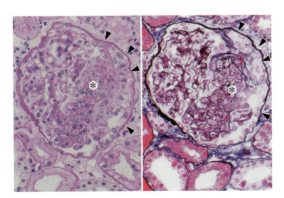

図 6-28　IgA 血管炎（左：PAS 染色，右：PAM-MT 染色）
糸球体には管内増殖（＊）と半月体形成（▶）がみられる．

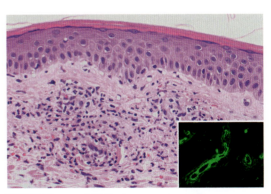

図 6-29　IgA 血管炎（inset：IF，IgA）
皮膚の組織像．真皮浅層には好中球浸潤，核破砕物がみられる．IF では血管壁に IgA の陽性像を認める．

326 第6章 腎臓・泌尿器

6 主に急性腎炎症候群を呈する糸球体疾患

- 急性腎炎症候群の代表疾患は感染関連腎炎であり，IgA腎症やSLEも急性腎炎症候群をきたすことがある．頻度は低いが，C3腎症，クリオグロブリン関連腎炎のほか，ANCA関連血管炎の一部も急性腎炎症候群として発症する．
- C3腎症，SLE，クリオグロブリン関連腎炎はいずれも光顕で膜性増殖性糸球体腎炎（MPGN）型の糸球体傷害を示すことが多く，IFやEMの所見が鑑別に重要である．

a 感染関連腎炎 infection-related glomerulonephritis（IRGN）

- 古典的な感染関連腎炎は**溶連菌感染後急性糸球体腎炎**であるが，近年，他の病態が増加している．他の細菌感染関連として皮膚感染，深部膿瘍，感染性心内膜炎，シャント感染（水頭症に対する脳室腹腔シャント）などを原因としたものがあり，いずれも基本的に管内型糸球体傷害を生じる．ウイルス感染関連ではパルボウイルスB19，HBV，HCV，HIVが多い．
- **溶連菌感染後急性糸球体腎炎** poststreptococcal acute glomerulonephritis（PSAGN）（図6-30〜6-32）：幼児〜学童に好発し，**A群β溶連菌**による咽頭炎，扁桃炎，皮膚感染（丹毒，伝染性膿痂疹）などの1〜3週間後に突然の眼瞼浮腫が出現する．この浮腫は糸球体濾過の急速な障害により，水とNaが体内に貯留することによる．乏尿，血尿，タンパク尿および低C3血症を伴う．溶連菌感染に伴う血中ASO（anti-streptolysin）/ASK（anti-streptokinase）の上昇をみる．
- PSAGNでは，溶連菌の菌体成分に対するIgG型の免疫複合体が係蹄壁内やメサンギウムなどさまざまな部位に沈着し，組織学的に好中球やマクロファージの浸潤を伴う管内増殖性変化をきたし，メサンギウム増殖や糸球体腫大を伴う．ときに半月体を形成する．IFではC3（およびIgG）のGBM主体の微細〜粗大顆粒状沈着が特徴的である．EMでは特に初期に生じる上皮下の瘤状の大型沈着物（**上皮下瘤** subepithelial hump あるいは単に hump）が特徴的である．

b C3腎症 C3 nephropathy（図6-33〜6-35）

- MPGN型糸球体傷害を示す原発性糸球体疾患は**DDD**と**C3腎炎**で，いずれも補体C3の選択的な持続的活性化を示すため**C3腎症**と総称され，血尿，タンパク尿（ときにネフローゼ），腎不全，低補体血症（血清C3低下）を示す．C3腎症はしばしば感染関連腎炎と組織像が類似し，鑑別がむずかしい．
- ①**デンス・デポジット病** dense deposit disease（DDD）：小児に多い．EMでGBM内に連続的に高電子密度沈着物を認め，IFではC3のみがGBMに線状陽性を示す．
- ②**C3腎炎** C3 nephritis：成人に多い．EMではGBMに非連続的に高電子密度沈着物が散在し，GBMの肥厚を伴う．IFではC3優位にGBMに顆粒状に陽性を示す．

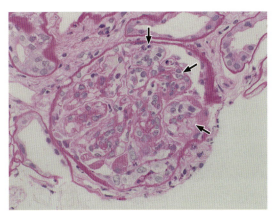

図 6-30 溶連菌感染後急性糸球体腎炎（PAS 染色）
糸球体係蹄（毛細血管）内に好中球や組織球が浸潤し（➡），内皮細胞を腫大を伴って係蹄内腔がほとんど閉塞している（管内増殖）．

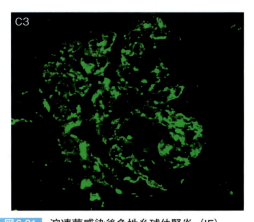

図 6-31 溶連菌感染後急性糸球体腎炎（IF）
係蹄壁や一部はメサンギウム領域に C3 の微細〜粗大顆粒状の沈着がみられる．

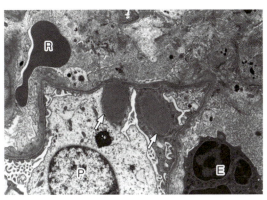

図 6-32 溶連菌感染後急性糸球体腎炎（EM）
糸球体係蹄の上皮下に瘤状の高電子密度沈着物（hump）を認める（白➡）．P：足細胞，E：内皮細胞，R：赤血球．

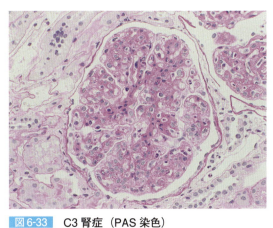

図 6-33 C3 腎症（PAS 染色）
メサンギウム増殖，血管内皮の増加，炎症細胞により糸球体内の細胞密度が高く，糸球体は分葉状に腫大する．

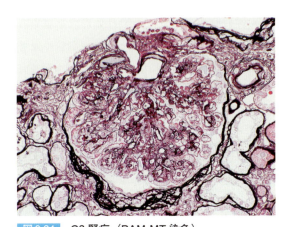

図 6-34 C3 腎症（PAM-MT 染色）
糸球体は腫大し，分葉状を呈している．メサンギウム基質増加およびメサンギウム細胞増多とともに基底膜の二重化がみられる．

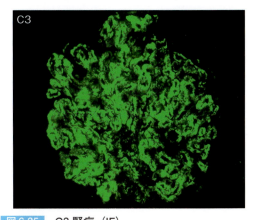

図 6-35 C3 腎症（IF）
DDD および C3 腎炎はいずれも C3 が選択的に陽性となる．これらは電顕所見により鑑別される．

7 主に急速進行性腎炎症候群を呈する糸球体疾患

- 急速進行性腎炎症候群（RPGN）では，血尿やタンパク尿を伴い，週単位～月単位で急速に腎不全が進行していく．組織学的に半月体形成を認めることが特徴であり，蛍光抗体法（IF）のパターンにより① pauci-immune 型，②抗 GBM 型，③免疫複合体型に分類される．急速進行性腎炎症候群の臨床像を示すにも関わらず半月体がみられない場合には，サンプリングの問題，あるいは尿細管・間質の病変（特に急性尿細管傷害［次項］）の可能性を考慮する必要がある．
- **半月体 crescent**（図 6-36～6-40）：糸球体基底膜（GBM）の破壊（**係蹄壊死 tuft necrosis**）から始まり，管外（ボウマン嚢内）で細胞が増殖し，徐々に線維成分が混在し，最終的には線維成分・基質成分がボウマン嚢に充満する．時相により構成成分が変化し，新しい病変ほど細胞成分に富み，陳旧化すると線維成分が主体になる．形態的に構成成分により**細胞性半月体**（細胞成分が 50％以上），**線維細胞性半月体**（線維成分が 50～90％），**線維性半月体**（線維成分が 90％以上）に分類される．一般に細胞性および線維細胞性の半月体は活動性病変とされる．

a ANCA 関連血管炎 ANCA-associated vasculitis（AAV）

- IF で免疫沈着物が乏しい（pauci-immune 型）．顕微鏡的多発血管炎（MPA），多発血管炎性肉芽腫症（GPA），好酸球性多発血管炎性肉芽腫症（EGPA）の 3 疾患があり（ 各論 1-10 参照），AAV による腎障害を ANCA 関連腎炎と呼ぶ．MPA には腎限局型の例もある．糸球体の毛細血管を傷害して時相の異なる半月体を形成するとともに，周囲の小血管・細血管にも血管炎を生じる．MPA では肉芽腫はみられない．肉芽腫がある場合には GPA や EGPA が示唆される．EGPA では好酸球浸潤が特徴的である．

b 抗糸球体基底膜病（抗 GBM 病）（図 6-41）

- 抗 GBM（IV 型コラーゲン α 鎖）抗体により，びまん性に時相の一致した半月体形成を認める（ 各論 1-10 参照）．IF で GBM に IgG，C3 の線状沈着を示す（抗 GBM 型）．ときに尿細管や血管の基底膜も傷害される．糸球体外の小血管・細血管には血管炎は認められない．肺胞毛細血管基底膜傷害，肺胞出血を合併したものはグッドパスチャー Goodpasture 症候群と呼ばれる．

c 免疫複合体型

- 主として IgA 腎症 /IgA 血管炎，SLE，感染関連腎炎などで半月体形成が著しいものが含まれる．基礎疾患の有無などの臨床所見，IF や EM の所見を総合して AAV や抗 GBM 病と鑑別する．

7. 主に急速進行性腎炎症候群を呈する糸球体疾患　329

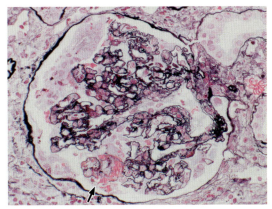

図6-36 半月体形成性糸球体腎炎（PAM-MT染色）
係蹄壁を構成する糸球体基底膜が断裂し，赤色調に染色されるフィブリン析出を伴っている（係蹄壊死：➡）．

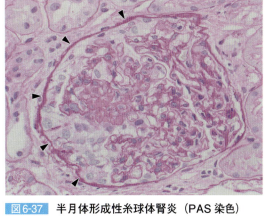

図6-37 半月体形成性糸球体腎炎（PAS染色）
ボウマン嚢で上皮細胞が3層以上に増生し（管外細胞増多），細胞性半月体を形成している（▶）．

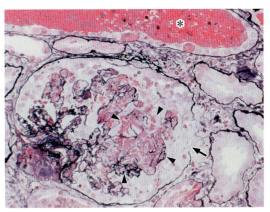

図6-38 半月体形成性糸球体腎炎（PAM-MT染色）
活動性の高い半月体の像．係蹄壊死（▶）および細胞性半月体がみられ，ボウマン嚢基底膜は断裂している（➡）．尿細管内腔には赤血球円柱（＊）が充満する．

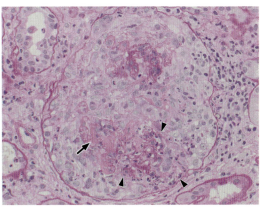

図6-39 半月体形成性糸球体腎炎（PAS染色）
活動性の高い半月体の像．糸球体係蹄が不明瞭となり，糸球体の内部全体が細胞性半月体で置換され炎症細胞浸潤（▶）やフィブリン析出（➡）を伴う．

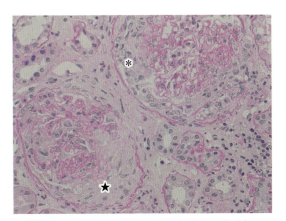

図6-40 半月体形成性糸球体腎炎（PAS染色）
2個の糸球体には細胞性半月体（＊）と線維細胞性半月体（★）の時相の異なる半月体を認め，ANCA関連腎炎に特徴的である．

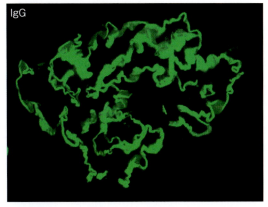

図6-41 半月体形成性糸球体腎炎（抗GBM病）（IF）
基底膜にIgGの線状の陽性像がみられる．

8 尿細管・間質性疾患

a 腎盂腎炎 pyelonephritis

- **急性腎盂腎炎** acute pyelonephritis（図 6-42, 6-43）：代表的な**尿路感染症** urinary tract infection（**UTI**）で，女性に好発し，大腸菌による上行性感染が多い．**膀胱尿管逆流症** vesicoureteral reflux（**VUR**）は小児の繰り返す UTI の原因となる．全身症状を欠く膀胱炎と異なり，高熱，悪寒，白血球増多などを生じる．背部叩打痛が特徴的．腎盂～集合管で好中球を含む炎症細胞浸潤が生じ，髄質から皮質へと進展し，尿細管内や間質での膿瘍形成を示す．

- **慢性腎盂腎炎** chronic pyelonephritis：尿路の閉塞や逆流，**水腎症** hydronephrosis（尿が貯留して腎盂が拡張した状態），繰り返す急性腎盂腎炎により生じる．肉眼的に不均一な瘢痕形成，腎萎縮，腎盂・腎杯の変形・拡張をみる．組織学的には，線維化や慢性炎症細胞浸潤を認め，尿細管は拡張して内腔に円柱を貯留し，尿細管上皮細胞は扁平化し，甲状腺濾胞様を呈する（**甲状腺化** thyroidization；図 6-44）．

b 急性尿細管傷害 acute tubular injury（ATI）/ 急性尿細管壊死 acute tubular necrosis（ATN）

- 尿細管上皮細胞の変性・壊死により急性腎不全をきたす．尿細管上皮細胞は虚血に脆弱である．多くは急速な腎血流低下が原因で，虚血性 ATI，ショック腎とも呼ばれる．横紋筋融解症（挫滅症候群 crush syndrome）によるミオグロビン尿症でも，同様の尿細管傷害をみる．一部は薬剤性である．適切な治療により可逆性である．組織学的に，尿細管上皮細胞の刷子縁消失，ブレブ（水疱）形成，細胞質の好酸性化・空胞化，剥離・脱落，尿細管内腔に壊死物質を伴う（図 6-45）．

c 薬剤性間質性腎炎 drug-induced interstitial nephritis（図 6-46）

- 急性間質性腎炎の原因として最多で．抗菌薬，非ステロイド性抗炎症薬 non-steroidal anti-inflammatory drugs（NSAIDs），プロトンポンプ阻害薬 proton pump inhibitor（PPI）などによる．間質にリンパ球が浸潤し，形質細胞や好酸球が混在し，尿細管の変性を伴う．

d ウイルス感染症 viral infection

- 免疫不全を背景とした日和見感染症である．ポリオーマウイルスの 1 種である **BK ウイルス**は尿細管上皮細胞に感染し，ウイルス感染細胞は尿中で核のすりガラス状変化を示す**デコイ細胞** decoy cell（図 6-47）として認められる．アデノウイルスは出血性膀胱炎を生じるほか，尿細管上皮細胞にも感染する．

8. 尿細管・間質性疾患　331

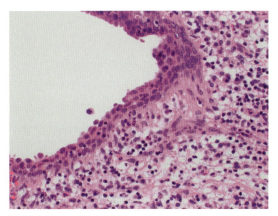

図6-42　急性腎盂腎炎
腎盂粘膜に好中球を含む多彩な炎症細胞浸潤を認める．

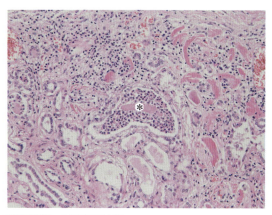

図6-43　急性腎盂腎炎
腎実質内の尿細管には好中球の集簇と円柱（＊）がみられる．

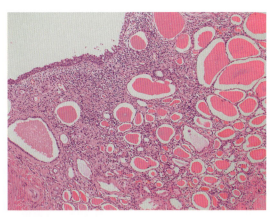

図6-44　慢性腎盂腎炎
尿細管上皮は萎縮・平坦化し，尿細管の拡張を伴って甲状腺に類似した外観を呈する．間質には慢性炎症細胞浸潤がみられる．

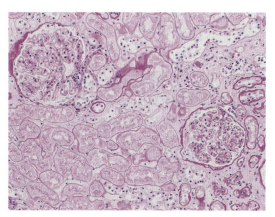

図6-45　急性尿細管壊死（PAS染色）
尿細管上皮は核が消失し細胞質が混濁している．一部の尿細管には上皮の脱落がみられる．

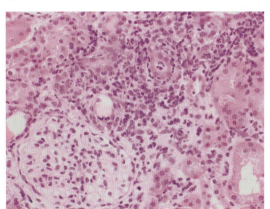

図6-46　薬剤性間質性腎炎
間質に炎症細胞浸潤がみられ，尿細管にも炎症細胞が侵入し，尿細管上皮は変性を示す．リンパ球を主体とし形質細胞，好中球，好酸球など多彩な細胞が浸潤する．

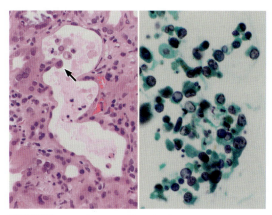

図6-47　BKウイルス性腎炎（左：HE染色，右：細胞診，パパニコロウ染色）
感染した尿細管上皮は核のすりガラス状変化，大型化がみられる（➡）．細胞診ではすりガラス状の大型核を有するデコイ細胞がみられる．

9 ▶ 自己免疫疾患に伴う腎病変

a ループス腎炎 lupus nephritis（LN）（図 6-48〜6-50）

● 全身性エリテマトーデス systemic lupus erythematosus（SLE）に生じる多彩な腎病変のうち免疫複合体の沈着による病変で，主として糸球体腎炎を呈し，しばしば尿細管・間質病変や血管病変を伴う．SLE の臓器症状の中で頻度が高く（6〜8割），重要な予後因子である．

● 光顕像は MGA，MPGN，MN パターン，メサンギウム増殖型，管内型，半月体形成など多彩である．ワイヤーループ wire loop（大量の免疫複合体の内皮下沈着）やヘマトキシリン体（免疫複合体を貪食したマクロファージ）が特徴的である．IF では IgG，C1q，C3 がメサンギウムや係蹄壁などさまざまな部位に沈着し，ときに IgA や IgM を含むすべての免疫グロブリンが陽性となる（フルハウスパターン）．EM でもさまざまな部位に高電子密度沈着物を認め，細管状構造，指紋finger print 様構造，tubuloreticular inclusion など特徴的構造物をみる．

b 強皮症腎 scleroderma renal disease（図 6-51）

● 全身性強皮症 systemic sclerosis（SSc）に伴う腎病変である．小型動脈の内膜の粘液様肥厚・タマネギ様肥厚，内腔狭窄を示す．急速進行例（強皮症腎クリーゼ）ではフィブリノイド壊死，フィブリン血栓による閉塞を示し，臨床的に悪性高血圧を呈する．

c シェーグレン症候群 Sjögren syndrome（SS）（図 6-52）

● リンパ球浸潤を主体とした尿細管間質性腎炎 tubulointerstitial nephritis を生じ，臨床的には遠位尿細管アシドーシスをきたす．まれに MN，MPGN，FSGS パターンなどを伴う．

d IgG4 関連腎臓病 IgG4-related kidney disease（IgG4-RKD）（図 6-53）

● 全身性の IgG4 関連疾患の一部に合併し，逆に IgG4-RKD の多くで他臓器の IgG4 関連疾患を伴う．他臓器の IgG4 関連疾患と同様に高齢男性に好発し，血清 IgG4 高値を示す（各論 5-11）．自覚症状は乏しいが，腎機能低下を認める．ときに膜性腎症を合併する．ステロイド治療が有効である．

● 病変部と非病変部は境界明瞭で，両腎は多発性病変を伴って腫大し，ときに腎盂・尿管を巻き込んで水腎症を呈する．組織学的には，花むしろ状と形容される錯綜性の線維化が特徴的で，リンパ球・形質細胞浸潤を伴い，特に IgG4 陽性形質細胞が多い．ときに閉塞性静脈炎を認める．IF では尿細管基底膜に IgG および C3 の沈着をみる．

9. 自己免疫疾患に伴う腎病変

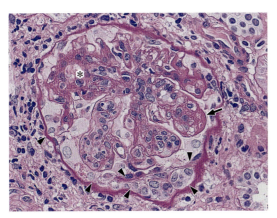

図 6-48　ループス腎炎（PAS 染色）
内皮下の高度の免疫複合体沈着により係蹄壁が厚くなっている（➡：ワイヤーループ）．毛細血管は細胞増多により内腔が不明瞭化（管内増殖）．メサンギウム細胞増多（＊）や小半月体もみられる（▶）．

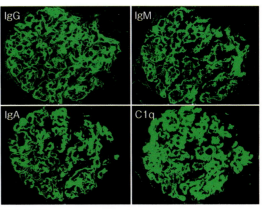

図 6-49　ループス腎炎（IF）
IgG，IgM，IgA のすべてが陽性を示し，C1q，C3，C4 のいずれも陽性である（フルハウスパターン）．特に C1q が陽性となるのはループス腎炎に特徴的．

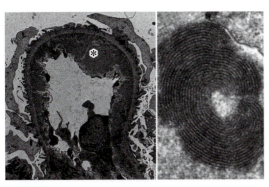

図 6-50　ループス腎炎（EM）
係蹄壁の内皮下に高電子密度沈着物が広く沈着し，ワイヤーループを形成している（＊）．沈着物の一部では指紋様構造がみられる（右）．

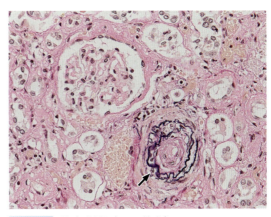

図 6-51　強皮症腎（EVG 染色）
糸球体の近傍にみられる小型動脈（➡）には内膜のタマネギ様肥厚，内腔狭窄がみられる．

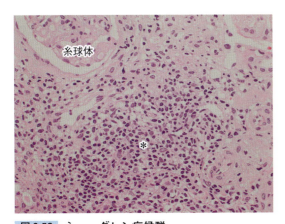

図 6-52　シェーグレン症候群
間質には高度のリンパ球浸潤（＊）があり，尿細管間質性腎炎の像を呈する．

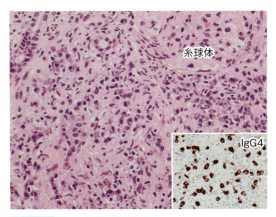

図 6-53　IgG4 関連腎臓病
尿細管間質には高度のリンパ球，形質細胞浸潤がみられる．免疫染色では多数の IgG4 陽性形質細胞がみられる．

10 全身疾患に伴う腎病変 1

a 腎硬化症 nephrosclerosis （図6-54〜6-57）

● **良性腎硬化症**：厳密には高血圧症に伴う硝子化型の**細動脈硬化 arteriolosclerosis**（各論1-7）によって，糸球体の慢性虚血，虚脱，全節性硬化をきたす病態．被膜直下の糸球体硬化と線維性瘢痕形成により腎表面に細顆粒状変化を示す．実際には比較的太い動脈の内膜弾性板の多層化によって特徴づけられる加齢性の動脈硬化 arteriosclerosis も併存することが多い．

● **悪性腎硬化症**：悪性高血圧症は持続する著明な高血圧（拡張期血圧≧120〜130 mmHg）により急速に進行する腎不全，心不全，高血圧性脳症・脳出血などを合併する予後不良の病態である．その腎病変が悪性腎硬化症であり，背景に通常の高血圧症や良性腎硬化症を伴うことが多いが，強皮症腎クリーゼ（前項）や妊娠高血圧症などでも発症する．組織学的には，硝子化型や過形成型の細動脈硬化を示し，浮腫状・粘液状・タマネギ状の肥厚を伴い，しばしば小〜細動脈のフィブリノイド壊死が認められる．

b 糖尿病性腎症 diabetic nephropathy （図6-58, 6-59）

● わが国で透析導入の原因として最多．臨床的には5つの病期に分類される．

● 糖尿病による組織障害の中心は血管障害であり，終末糖化産物や酸化ストレスにより惹起される．終末糖化産物は炎症細胞や血管内皮細胞からのサイトカイン・活性酸素の産生，血管平滑筋細胞の増殖，細胞外基質（基底膜物質など）の産生を亢進させる．

● 糸球体病変（びまん性，結節性，滲出性），尿細管・間質病変，血管病変がある．

● **びまん性病変 diffuse lesion**：早期から出現し，多くの糸球体（びまん性）において，糸球体全体（全節性）に拡がり，終末糖化産物そのものの沈着と細胞外基質の増加により，糸球体基底膜（GBM）の肥厚およびメサンギウム基質の増加を生じ，糸球体は腫大する．

● **結節性病変 nodular lesion**：進行に伴い増加する．細胞外基質が著明に増加することで，メサンギウムが円形に拡大して結節を形成する（**キンメルスチール・ウィルソン Kimmelstiel-Wilson 結節**）．特異性が高い．

● **滲出性病変 exudative lesion**：終末糖化産物が沈着した基底膜は肥厚しているにもかかわらず透過性が亢進しており，血漿成分が内皮下や上皮下に滲み出して貯留する．糸球体毛細血管内皮下沈着を**フィブリンキャップ fibrin cap**，ボウマン囊上皮下沈着を capsular drop という．

● **尿細管・間質病変**：尿細管基底膜の肥厚と滲出性病変のほか，間質の線維化や炎症細胞浸潤を見る．動脈硬化・血管狭窄に伴って，より強い線維化を生じる．

● **血管病変**：基底膜肥厚と滲出性病変により，**硝子化型細動脈硬化**を示す．輸出細動脈の硝子化は糖尿病性腎症に特異性が高い．

10. 全身疾患に伴う腎病変1

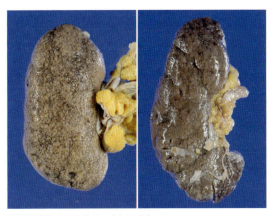

図 6-54　腎硬化症（肉眼像）
腎表面が凹凸不整となる．細動脈硬化を主体とした腎硬化症では表面は細顆粒状となる（左）．太い動脈の動脈硬化性変化を主体とする例では粗大な凹凸を示す（右）．

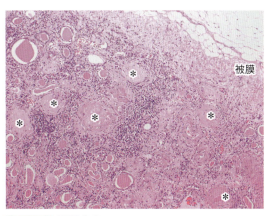

図 6-55　腎硬化症
被膜直下を主体に，糸球体（＊）は全節性硬化に陥り，尿細管萎縮とリンパ球浸潤を伴って，間質が線維化し，瘢痕を形成するためである．尿細管は拡張し，甲状腺濾胞様を示す．

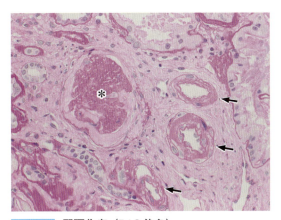

図 6-56　腎硬化症（PAS 染色）
硝子化型の細動脈硬化症（➡）がみられ，糸球体（＊）は全節性硬化に陥っている．

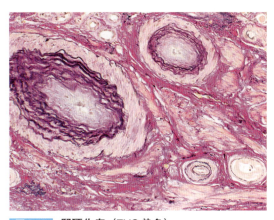

図 6-57　腎硬化症（EVG 染色）
筋性動脈では内弾性板が重層化し，内腔は狭窄ないし閉塞し，動脈硬化症の所見である．

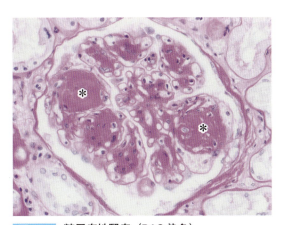

図 6-58　糖尿病性腎症（PAS 染色）
糸球体には全節性のメサンギウム増殖（びまん性病変）を伴うとともに，キンメルスチール・ウィルソン結節（結節状病変：＊）が形成されている．

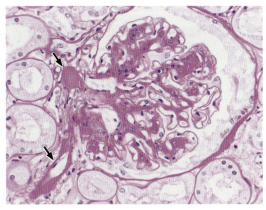

図 6-59　糖尿病性腎症（PAS 染色）
メサンギウム増殖，ボウマン囊基底膜の肥厚がみられ，輸出入細動脈に硝子化を認める（➡）．

11 全身疾患に伴う腎病変 2

a 尿酸腎症 urate nephropathy

● **高尿酸血症** hyperuricemia を背景として，尿酸結晶が腎髄質に沈着する．

①急性型：造血器腫瘍の抗癌薬治療による腫瘍崩壊症候群や横紋筋融解症に伴って，急激に高尿酸血症が生じ，遠位尿細管や集合管に尿酸結晶が沈着する．

②慢性型（**図 6-60**）：慢性の高尿酸血症により生じ，**痛風腎 gout nephropathy** とも呼ばれる．尿細管内で形成された尿酸結晶が間質に移行し，組織球の集簇，多核巨細胞を伴う肉芽腫反応を示す．

b 単クローン性免疫グロブリンに関連した腎病変

● パラプロテイン paraprotein（単クローン性の免疫グロブリンあるいはそれに由来する断片状タンパク）の沈着によって組織傷害を起こす．ときにアミロイド化して沈着する．尿中に排泄された単クローン性の異常軽鎖を特にベンス・ジョーンズタンパク Bence-Jones protein（BJP）という．多発性骨髄腫，MGUS をはじめとした B 細胞・形質細胞腫瘍で生じる．

①**骨髄腫腎 myeloma kidney/ 円柱腎症 cast nephropathy**（**図 6-61**）：BJP が尿細管内で尿中タンパクと結合して，粘度の高い円柱を形成し，急性腎不全を生じる．

②**単クローン性免疫グロブリン沈着症 monoclonal immunoglobulin deposition disease（MIDD）**：タンパク尿・ネフローゼ症候群を呈する．軽鎖沈着症，重鎖沈着症，軽鎖重鎖沈着症があり，いずれも糸球体にしばしば結節を形成し，糖尿病性腎症やアミロイドーシスに類似する．ときに MPGN パターンを示す．背景疾患や IF での単クローン性沈着の有無で鑑別する．

③**AL アミロイドーシス AL amyloidosis**（**図 6-62～6-65**）：免疫グロブリン軽鎖に由来する **AL アミロイド**の沈着による．アミロイドは β シート構造を示す変性タンパクで，糸球体，間質，血管のいずれにも好酸性無構造物として沈着する．κ 鎖よりも λ 鎖のほうが β シート構造を形成しやすいため，多くは λ 鎖由来のアミロイドである．糸球体ではメサンギウムへの沈着，メサンギウムでの結節形成，係蹄壁への膜状沈着など多彩な沈着パターンを示す．コンゴーレッド染色で赤橙色調，偏光顕微鏡で "apple green" の色調を示す．EM では $8\sim15\,\mu\mathrm{m}$ の細線維状構造物として認められる．なお，慢性炎症（特に関節リウマチ）で過剰産生された血清アミロイド A タンパク serum amyloid A protein（SAA）に由来する AA アミロイドーシスは類似した組織像を示し，鑑別には背景疾患，症状，IF などが有用だが，最終的には質量分析などでの構成タンパクの同定が決め手となる．

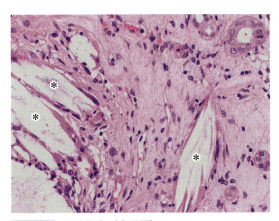

図6-60 尿酸腎症（痛風腎）
尿細管間質には針状の尿酸結晶（＊）がみられる．

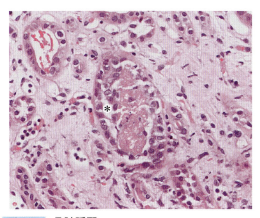

図6-61 骨髄腫腎
尿細管の内腔に好酸性の粘度の高い（べったりとした感じ）円柱が充満している（＊）．

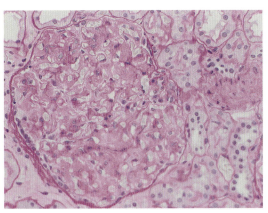

図6-62 ALアミロイドーシス（PAS染色）
糸球体にはびまん性に好酸性無構造物が沈着している．

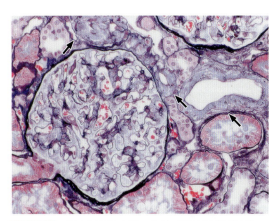

図6-63 ALアミロイドーシス（PAM-MT染色）
糸球体周囲の細動脈血管壁（➡）にも沈着物がみられる．

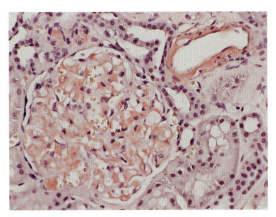

図6-64 ALアミロイドーシス（コンゴーレッド染色）
アミロイド沈着物は橙色に陽性を示す．

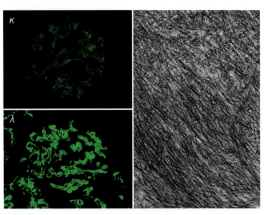

図6-65 ALアミロイドーシス（左：IF，右：EM）
左：κに対してλが高度に沈着している．右：アミロイドタンパクは細線維状構造物として認識される．

12 泌尿器疾患 1

a 淡明細胞型腎細胞癌 clear cell renal cell carcinoma（CCRCC）（図 6-66, 6-67）

- 腎腫瘍の多くを占め，近位尿細管への分化を示す．
- 50〜60 歳代に好発する．**無痛性血尿，腹部腫瘤，腹部鈍痛**が古典的 3 徴であるが，早期発見例の増加により，実際に 3 徴が確認できる症例は少ない．多くは散発例だが，長期透析患者の終末腎・後天性嚢胞性腎疾患，フォンヒッペルリンドウ **von Hippel Lindau（VHL）病**に関連して発生する例もある．VHL 病の原因遺伝子は *VHL* 遺伝子（がん抑制遺伝子）で，常染色体顕性遺伝を示し，腎嚢胞，小脳・網膜の血管芽腫，副腎褐色細胞腫，膵漿液性嚢胞腺腫なども生じる．VHL は低酸素誘導因子 hypoxia-induced factor（HIF）の分解酵素で，VHL の不活化に伴う HIF の増加によって血管内皮成長因子 vascular endothelial growth factor（VEGF）が活性化し腫瘍化を促進する．散発例でも VHL の異常が発癌に関連する．
- 肉眼的には，通常，境界明瞭な黄色調充実性腫瘍である．組織学的には，淡明な細胞質を有する腫瘍細胞の充実性胞巣からなり，豊富な血管網を伴う．しばしば浮腫，硝子化，出血などの変性所見をみる．細胞質にはグリコーゲンや脂質が豊富で，これらは標本作製過程で溶出するため，肉眼的に黄色調だが組織標本で淡明にみえる．
- 豊富な血管増生を反映し，画像上，強い造影効果を示す．静脈系への侵襲性が強く，しばしば腎静脈に腫瘍塞栓を形成し，ときにそのまま下大静脈系に進展する．肺，肝，骨などへの血行性転移が多い．

b 尿路上皮癌 urothelial carcinoma（図 6-68〜6-71）

- 主に腎盂，尿管，膀胱に発生し，無症候性血尿が主症状で，尿細胞診が診断に有用である．
- 腎盂・尿管癌：散発例のほか，**リンチ Lynch 症候群**でも好発する．標準治療は腎尿管全摘．
- 膀胱癌：筋層浸潤を欠く場合，経尿道的膀胱腫瘍切除 transurethral resection of bladder tumor（TUR-Bt），BCG や抗癌薬の膀胱内注入で治療される．深部浸潤癌では膀胱全摘を行う．
- 非浸潤癌：間質浸潤を欠くもの．
① 非浸潤性乳頭状尿路上皮癌 noninvasive papillary urothelial carcinoma（**図 6-68, 6-69**）：異型尿路上皮細胞が，血管線維性間質を軸とした乳頭状増殖を示して腫瘍を形成する．
② 尿路上皮内癌 urothelial carcinoma *in situ*（**図 6-70**）：肉眼的には発赤局面として認められる．組織学的には平坦な尿路上皮内で異型の目立つ腫瘍細胞が増殖する．
- 浸潤性尿路上皮癌 invasive urothelial carcinoma（**図 6-71**）：間質浸潤を示したもの．主に胞巣を形成しながら浸潤し，ときに扁平上皮分化や腺上皮分化を示す．

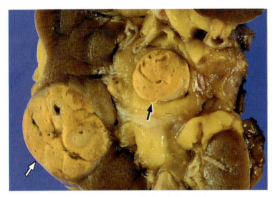

図 6-66 淡明細胞型腎細胞癌（肉眼像）
黄色調で境界明瞭な腫瘍を認める（白➡）．腎洞内に静脈塞栓を伴っている（➡）．

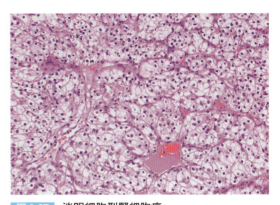

図 6-67 淡明細胞型腎細胞癌
細胞質が淡明な腫瘍細胞が充実性胞巣状構造をとり増殖している．

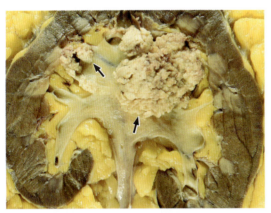

図 6-68 腎盂癌（非浸潤性乳頭状尿路上皮癌；肉眼像，割面）
腎盂の上極側に乳頭状病変（➡）が認められる．

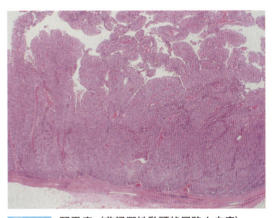

図 6-69 腎盂癌（非浸潤性乳頭状尿路上皮癌）
図 6-68 のルーペ像．組織学的には線維血管間質を軸に高度に重層化した異型尿路上皮を認める．

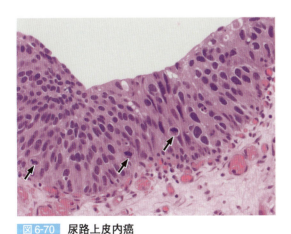

図 6-70 尿路上皮内癌
平坦な病変．尿路上皮内には異型の目立つ腫瘍細胞の増殖があり，核分裂像（➡）が散見される．

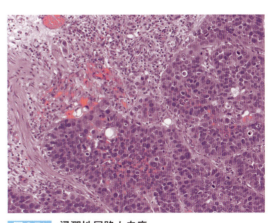

図 6-71 浸潤性尿路上皮癌
腫瘍細胞が胞巣構造をとり浸潤性に増殖している．

13 泌尿器疾患 2

a 前立腺病変 lesions of the prostate

- **前立腺の解剖**（図6-A）：前立腺は左右対称のクルミ様の臓器で，移行域，中心域，辺縁域に区分される．尿道は前立腺の内部を走行する．精管と精囊は前立腺に入る直前で合流して射精管となり，射精管は前立腺内で尿道に開口する．
- **良性前立腺過形成** benign prostatic hyperplasia（BPH；前立腺肥大症）（図6-72, 6-73）：高齢男性の尿道周囲に好発し，腺管や間質が混在しながら増生し，過形成性の結節を複数形成する（結節性過形成 nodular hyperplasia）．頻尿，排尿困難，残尿，尿閉などを呈する．
- **前立腺癌** prostatic carcinoma（図6-74, 6-75）：ほとんどが前立腺の腺房に類似した腺房腺癌 acinar adenocarcinoma で，高齢男性に発生する．アンドロゲン刺激が発生・進展に関連する．辺縁域の背側に好発し，しばしば直腸診で硬結として触知される．日本では腹側発生例も多い．血中 PSA（prostatic specific antigen）の測定がスクリーニング，病勢判定，再発判定に有用である．組織学的には正常腺管よりも小型の異型腺管が密集することが特徴で，核小体が目立ち，腺管内腔は平滑である．腺管の形態パターンを用いたグリソン Gleason スコアによって悪性度が分類される．

b 精巣腫瘍 testicular tumor（図6-76, 6-77）

- 若年者の腫瘍の多くは**胚細胞腫瘍** germ cell tumor で，下記のように思春期前型と思春期後型に大別される．高齢者ではリンパ腫（びまん性大細胞型B細胞リンパ腫）が多い．

① 思春期前型：小児に発生する．卵黄囊腫瘍 yolk sac tumor（YST）がもっとも多く，思春期後型と異なり適切な治療により予後良好である．奇形腫が次に多く，思春期前型の奇形腫は良性である．

② 思春期後型：青年～若年成人に発生し，奇形腫も含め基本的にすべて悪性である．停留精巣でリスクが高まる．比較的予後良好な**セミノーマ**（精上皮腫）seminoma が半数を占める．混合型胚細胞腫瘍 mixed germ cell tumor が次いで多く，セミノーマ成分に加えて，非セミノーマ成分（卵黄囊腫瘍，胎児性癌，奇形腫，絨毛癌など）を伴う．

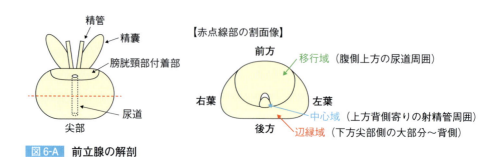

図6-A 前立腺の解剖

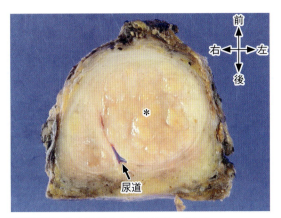

図 6-72 前立腺肥大症（肉眼像，割面）
前立腺は左右非対称に肥大している（*）．特に尿道周囲で結節状を呈し，尿道は右側に偏位している．

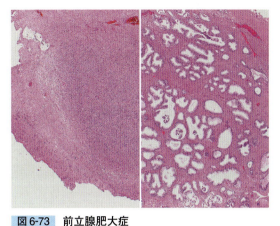

図 6-73 前立腺肥大症
組織学的には種々の程度に腺管および間質成分が増生している．左は間質成分，右は腺管成分が優勢な増生を示している．

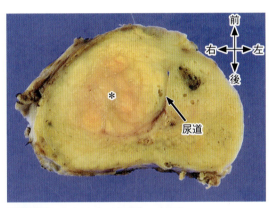

図 6-74 前立腺癌（肉眼像，割面）
前立腺内に黄白色調の結節形成がみられる（*）．

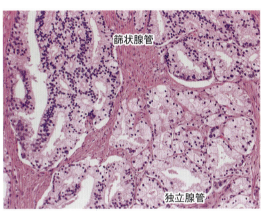

図 6-75 前立腺癌
小型腺管が集簇する．独立腺管状の成分と篩状の成分がみられる．

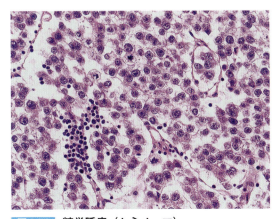

図 6-76 精巣腫瘍（セミノーマ）
形の均一な大型の腫瘍細胞がシート状に増殖している．間質にはリンパ球浸潤がみられる．

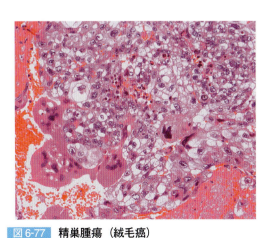

図 6-77 精巣腫瘍（絨毛癌）
細胞異型が高度な栄養膜細胞に類似した腫瘍細胞が増殖している．周囲には出血がみられる．

第7章 婦人科・乳腺

1 子宮および付属器の正常構造

- **子宮 uterus** は頸部と体部からなり，峡部で頸部から体部へ移行する（図7-1）．付属器は左右一対の卵巣と卵管からなる．

a 子宮頸部 uterine cervix

- 腟上部に突出した腟部と子宮内膜へと連続する細い管状の頸管からなり，その途中で非角化型重層扁平上皮粘膜から円柱上皮粘膜へ移行する（squamocolumnar junction：SCJ；図7-2）．

b 子宮体部 uterine corpus

- 厚い**筋層 myometrium** を有する筋性組織で，内腔は**子宮内膜 endometrium** で被覆される．
- 内膜は内膜腺と内膜間質から構成され，表層側に機能層，深部側に基底層が分布する．基底層は常に一定の厚さであるが，機能層は月経周期に応じて形態的・機能的に変化する．
- **増殖期**には月経後にエストロゲン刺激により内膜腺，内膜間質が増殖し，内膜全体が厚みを増す（図7-3）．排卵後に**分泌期**となり，内膜腺は蛇行・屈曲して分泌物を容れ，内膜間質は浮腫，らせん動脈出現，前脱落膜変化を示し着床に備える（図7-4）．妊娠が成立しなければ，黄体機能低下で内膜は破綻し剝離する．妊娠が成立すれば黄体のプロゲステロン産生が維持され，内膜は脱落膜化する．閉経後にはエストロゲン減少により，内膜は萎縮・菲薄化する．

c 付属器（卵巣 ovary・卵管 fallopian tube）

- 卵巣（図7-5）の表面は表層上皮で覆われ，その直下に皮質がある．皮質には卵胞が分布し，成熟卵胞では卵細胞を顆粒膜細胞，莢膜細胞が取り囲む．排卵後の卵胞は黄体になり，妊娠が成立しなければ白体となる．排卵時に卵巣表面は損傷し，表層上皮が卵巣実質に陥入・迷入する（**皮質封入囊胞／表層上皮封入囊胞**；図7-6）．
- 卵管は内腔が襞状を示す管腔臓器で，排卵された卵子を卵管采で捕捉し，子宮へと運ぶ．

1. 子宮および付属器の正常構造　343

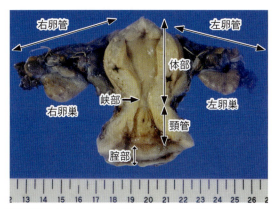

図 7-1　子宮および卵巣・卵管（肉眼像）
子宮の前壁で切開・展開している．子宮は頸部・体部，付属器は卵巣，卵管からなる．子宮頸部は頸管と腟部からなる．

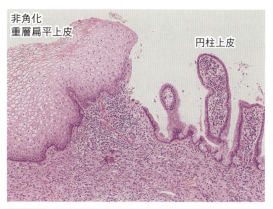

図 7-2　子宮頸部（SCJ）
非角化型重層扁平上皮粘膜から円柱上皮粘膜に移行している．

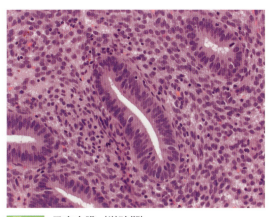

図 7-3　子宮内膜（増殖期）
内膜腺は円柱状で，核は長楕円形に腫大し，偽重層化や核分裂像を認める．間質細胞は密である．

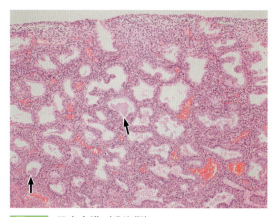

図 7-4　子宮内膜（分泌期）
分泌期の内膜腺は鋸歯状（ギザギザ）を示し，内腔に分泌物（➡）の貯留がみられる．

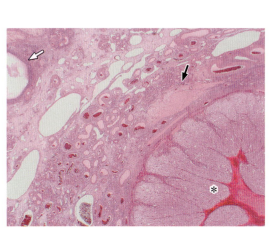

図 7-5　卵　巣
卵巣の弱拡大像．黄体（＊），白体（白➡），卵胞（➡）の構造物がみられる．

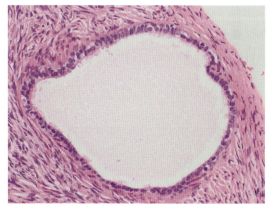

図 7-6　皮質封入囊胞
卵巣表面の近傍の囊胞で，卵管型の上皮からなる．上皮の性状は漿液性囊胞腺腫と同じであり，10 mm 未満であれば皮質封入囊胞に分類される．

7　婦人科・乳腺

2 子宮頸部1（扁平上皮病変）

- 子宮頸部の扁平上皮腫瘍のほとんどは HPV が原因である（**総論11**）．HPV は皮膚や粘膜に感染する DNA ウイルスで，高リスク（16，18 型など）と低リスク（6，11 型など）に分類される．子宮頸部 SCJ の細胞は HPV に感染しやすく，一過性感染状態を経て，高リスク HPV のウイルスゲノムが組み込まれることで腫瘍化する．病変の早期発見に細胞診および HPV 型判定検査が有用である．

a 子宮頸部扁平上皮内病変 squamous intraepithelial lesion（SIL）

- 子宮頸部上皮内腫瘍 cervical intraepithelial neoplasia（CIN）とも呼ばれる．
- **低異型度扁平上皮内病変 low-grade SIL（LSIL）（図7-7，7-8）**：HPV の一過性感染状態で，CIN1 に相当し，コイロサイトーシス koilocytosis が主たる所見である．**コイロサイトーシスは HPV の一過性感染を示す所見で，ウイルスタンパク E4 が細胞骨格（サイトケラチン）を傷害することで核周囲明庭が生じるほか，核腫大，二核化・多核化，核のすりガラス状変化を認める．コイロサイトーシス自体は LSIL，HSIL のいずれにも認められる．
- **高異型度扁平上皮内病変 high-grade SIL（HSIL）（図7-9，7-10）**：HPV のウイルスゲノムの宿主 DNA への組み込みによって腫瘍化した状態．ウイルスタンパク E6，E7 が腫瘍化に重要な役割を有し，p53 および RB が抑制される（次項図7-A）．その結果，p16 タンパクの発現が亢進するため，免疫染色での p16 びまん性強陽性像は HPV 感染に伴う腫瘍化の代替マーカーとなる（**各論 3-5**）．CIN2（腫瘍細胞が上皮層 2/3 までに留まる），CIN3（腫瘍細胞が上皮層 2/3 を超えて増殖）に分類される．進行すると浸潤性の扁平上皮癌となる．

b 子宮頸部扁平上皮癌 squamous cell carcinoma（SCC）（図7-11，7-12）

- 浸潤性の扁平上皮癌である．非角化型（癌真珠なし）が角化型（癌真珠あり）よりも多い．
- 浸潤の深さが 5 mm 以内のものを**微小浸潤癌**と呼ぶ．進行するとしばしば子宮傍組織への浸潤を示す．

2. 子宮頸部 1（扁平上皮病変）

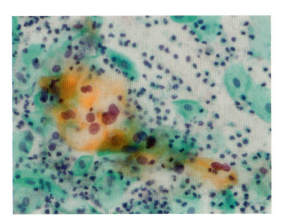

図 7-7　LSIL（細胞診：パパニコロウ染色）
コイロサイトーシス．軽度の核腫大，二核化，核周囲明庭，軽度のクロマチン増量を伴う細胞がみられる．

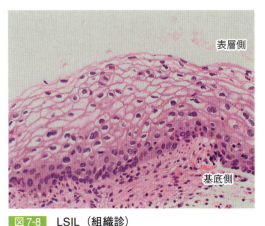

図 7-8　LSIL（組織診）
上皮表層側の細胞に核周囲の空胞状変化（コイロサイトーシス）を認める．異型細胞の増殖は基底側 1/3 未満にとどまっている．

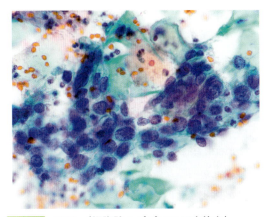

図 7-9　HSIL（細胞診：パパニコロウ染色）
N/C 比が高く，高度にクロマチン増量を示す深層型の異型細胞がみられる．

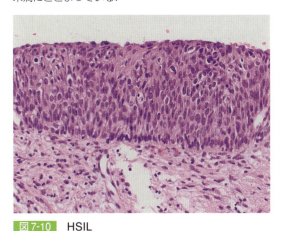

図 7-10　HSIL
上皮内には全層性に核腫大，クロマチン増量や N/C 比の増大の目立つ異型細胞が増殖している．

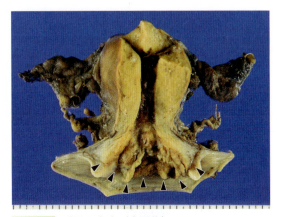

図 7-11　扁平上皮癌（肉眼像）
子宮頸部にびまん性に拡がる潰瘍状病変（▶）を認める．

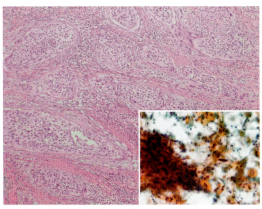

図 7-12　扁平上皮癌（非角化型）（右下：細胞診，パパニコロウ染色）
淡好酸性の広い細胞質をもつ腫瘍細胞が充実性胞巣状構造をとり，浸潤性に増殖する．角化は目立たない．細胞診ではオレンジ G 好性の異型角化細胞をみる．

3 子宮頸部 2（腺上皮病変）

- 子宮頸部腺癌は増加傾向で，子宮頸癌の約 2 割を占める．扁平上皮腫瘍と同様に，腺上皮腫瘍でも **HPV 関連 HPV-associated** が多く，高異型度扁平上皮内病変（HSIL）がしばしば併存する．ただし，特に日本人では **HPV 非依存性 HPV-independent** の腫瘍も少なくない．

a 子宮頸部上皮内腺癌 adenocarcinoma *in situ*（AIS）
- 頸管腺を腫瘍細胞が置換するように増殖し，正常の頸管腺との間に境界を形成する．HPV 関連 AIS（図 7-13，7-14）の多くでは，粘液が少ない暗調な細胞質を有する N/C 比の高い腫瘍細胞が増殖し，核分裂像やアポトーシス像を伴う．HPV 非依存性 AIS の多くは **胃型 gastric type** であり，細胞質は豊富な粘液を含み明調である．
- いずれの型も浸潤癌に進展するポテンシャルを有する．AIS はしばしば非連続的に進展し，HSIL と比較して局所切除（円錐切除）では不完全切除になるリスクが高い．

b 子宮頸部腺癌 adenocarcinoma
- **HPV 関連腺癌 adenocarcinoma, HPV-associated**（図 7-15，7-16）：子宮頸部腺癌の約 8 割を占める．粘液の乏しい円柱状腫瘍細胞が不整な腺管を形成して浸潤する．
- **HPV 非依存性胃型腺癌 adenocarcinoma, HPV-independent, gastric type**（図 7-17，7-18）：子宮頸部腺癌の約 2 割を占める．明調な細胞質を有する腫瘍細胞が明瞭な腺管形成を示し，深部への浸潤傾向が強い．子宮頸部壁の深くに浸潤し，肉眼的にビア樽状と呼ばれる形態を示す．表面に腫瘍を形成しないため，発見が遅れやすく，卵巣や腹膜に高頻度に転移し，化学療法抵抗性で，予後不良である．ポイツ・イェガース Peutz-Jeghers 症候群に関連して発生することがある．

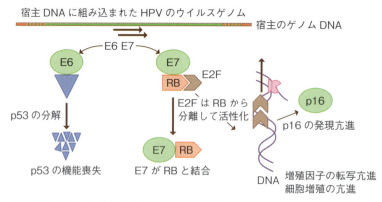

図 7-A　HPV ウイルスタンパクと発癌機序
ウイルスタンパク E6 が宿主の p53 タンパクを分解する．また，E7 が RB に結合することで，転写因子である E2F が活性化し，細胞増殖関連因子の転写が促進される．免疫染色での p16 びまん性強陽性像は HPV 関連腫瘍の指標となる．

3．子宮頸部2（腺上皮病変） 347

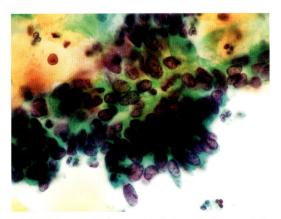

図7-13　HPV関連AIS（細胞診：パパニコロウ染色）
円柱状の異型腺上皮細胞の集塊を認める．核は長楕円形に腫大して柵状に配列し，集塊辺縁は毛羽立っている．クロマチンは比較的均質に増量する．

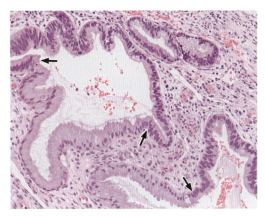

図7-14　HPV関連AIS
異型腺上皮が頸管腺を置換するように増殖している．正常な頸管腺上皮と明瞭な境界を形成する（➡）．

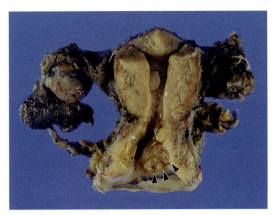

図7-15　HPV関連子宮頸部腺癌（肉眼像）
子宮頸部に表面に光沢のある隆起性病変（▶）がみられる．

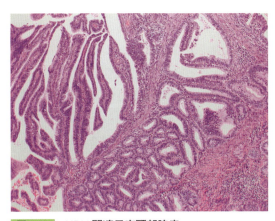

図7-16　HPV関連子宮頸部腺癌
核腫大，核重積，クロマチン増量を示す腫瘍腺管が浸潤性に増殖している．

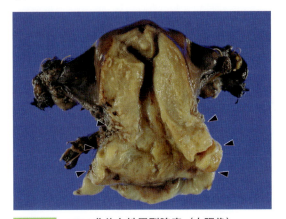

図7-17　HPV非依存性胃型腺癌（肉眼像）
子宮頸部は全周性に壁が肥厚し，ビア樽状を呈している（▶）．

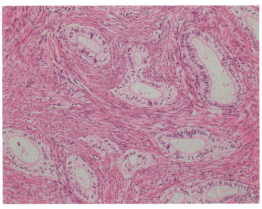

図7-18　HPV非依存性胃型腺癌
腫瘍腺管は不規則な分布・構築を示す．腫瘍細胞は豊富な淡好酸性〜淡明な細胞質を有し，核異型は比較的軽度である．

4 子宮体部 1

●子宮体部の病変の多くはエストロゲン刺激によって発生・増大する.

a 子宮内膜ポリープ endometrial polyp （図7-19, 7-20）
●子宮内膜組織が増殖し，子宮内腔にポリープ状に突出した病変．現在その本体は子宮内膜基底層の間質の腫瘍性増殖と考えられている．腺管の不規則な拡張，線維性間質，筋性血管の介在が特徴である．まれに子宮内膜増殖症や癌を合併する.

b 子宮内膜症 endometriosis
●子宮内膜組織（内膜腺＋内膜間質）が，子宮内膜外に存在する状態である.
●発生機序にはいくつかの説があるが，多くは子宮内膜組織が経卵管的に腹腔内に移行して，骨盤内・腹腔内臓器に定着すると想定されている．帝王切開などの手術に伴って腹壁や子宮下部に移植されたり，会陰切開に伴って会陰部に生じる場合もある．血行性転移説，中皮細胞が子宮内膜細胞に化生するという説なども考えられている.
●卵巣・卵管，腹膜，腸管，腟，膀胱など骨盤内・腹腔内に生じることが多く，月経周期に応じて出血を繰り返し，骨盤内臓器の癒着を生じる．骨盤内臓器が癒着により一塊となり，それぞれの臓器の運動に支障をきたした状態を**凍結骨盤 frozen pelvis** という．子宮内膜組織が直接筋層内に進展する腺筋症と異なり，既存の子宮内膜組織と連続を示さずに子宮漿膜や子宮傍組織に存在する場合は子宮内膜症に相当する.

c 腺筋症 adenomyosis （図7-21, 7-22）
●子宮内膜組織（内膜腺＋内膜間質）が筋層内に侵入・進展して増殖する病変である．子宮内膜症と異なり，既存の子宮内膜との連続性がある．平滑筋の増生を伴い，子宮壁の肥大・球形化を示す．月経に伴って出血し，ときに嚢胞化する.

d 平滑筋腫 leiomyoma （図7-23, 7-24）
●非常に頻度の高い良性腫瘍で，エストロゲン依存性の性質を有し，しばしば多発する.
●局在により内膜下型，筋層内型，漿膜下型に分類される．筋層内型が多い．内膜下型はときに有茎性ポリープ状を呈して，子宮口から突出する（筋腫分娩）.
●異型の乏しい紡錘状の平滑筋細胞が増殖し，境界明瞭な白色調充実性腫瘤を形成する.

e 平滑筋肉腫 leiomyosarcoma
●まれな悪性腫瘍で，核異型を示す平滑筋細胞の増殖からなり，核分裂像の増加や腫瘍性凝固壊死を伴う.

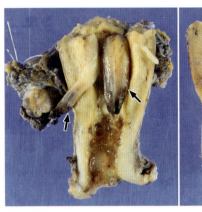

図7-19 子宮内膜ポリープ（肉眼像）
表面平滑な有茎性の隆起性病変（➡）で，軟らかい．

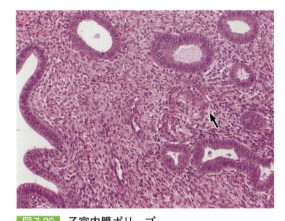

図7-20 子宮内膜ポリープ
間質細胞が増生し，内膜腺は拡張傾向を示し，軽度の蛇行・形状不整を伴う．間質には，通常の内膜間質にはみられない筋性血管（➡）が認められる．

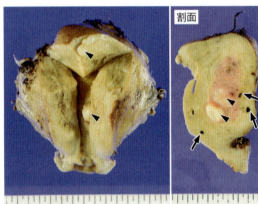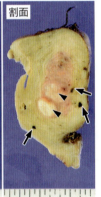

図7-21 腺筋症（肉眼像）
子宮体部はびまん性に腫大している．割面では壁の肥厚が著明で，一部に出血がみられる（➡）．平滑筋腫（▶）も併存している．

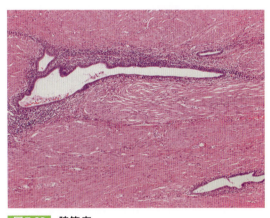

図7-22 腺筋症
筋層内に異型のない子宮内膜組織を認める．

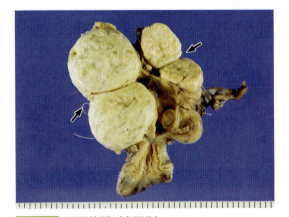

図7-23 平滑筋腫（肉眼像）
筋腫は境界明瞭な白色調腫瘤で半分に分割された状態（➡）．

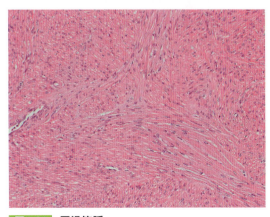

図7-24 平滑筋腫
紡錘形細胞が束状・錯綜状の増殖を示す．

5 子宮体部 2

a 子宮内膜増殖症 endometrial hyperplasia（図 7-25, 7-26）

●エストロゲン刺激により内膜腺の密度が異常に上昇する．増殖症・過形成 hyperplasia という名称であるが，実際には腫瘍性の前癌病変で，類内膜癌に進展することがある．

●細胞異型により①**異型のない子宮内膜増殖症** endometrial hyperplasia without atypia と②**子宮内膜異型増殖症** atypical endometrial hyperplasia に分類される．腺管密度の上昇がみられ，腺管：間質の比率が 1：1〜3：1 程度になる．しばしば扁平上皮化生や粘液化生などの化生性変化を伴う．

b 子宮体癌・子宮内膜癌 endometrial carcinoma

●子宮内膜癌の多くは類内膜癌であり，その他に漿液性癌，明細胞癌などがある．これらは大きく，エストロゲン刺激によって発生・増大すると考えられるエストロゲン依存性で予後良好な type Ⅰ（高分化類内膜癌［G1，G2］），エストロゲン非依存性で予後不良な type Ⅱ（低分化類内膜癌［G3］，漿液性癌，明細胞癌）に分類される．

①**類内膜癌** endometrioid carcinoma（図 7-27〜7-29）：子宮内膜癌の多くを占める．肥満，多嚢胞性卵巣症候群，エストロゲン産生腫瘍，ホルモン療法などが危険因子であり，エストロゲン刺激が蓄積した閉経期前後（50 歳代）に多く発生する．リンチ Lynch 症候群で発生頻度が高い．

●組織学的には，増殖期内膜に類似した円柱状腫瘍細胞が腺管を形成して増殖し，しばしば扁平上皮化生や粘液化生を示す．子宮内膜増殖症とは浸潤の有無で区別されるが，①間質がほとんど介在しない back-to-back の腺管構造，②腺管の癒合や篩状構造，③線維形成反応，④筋層浸潤のいずれかにより浸潤と判定される．腺管形成を欠く充実成分の割合により G1（グレード 1）（≦ 5%），G2（5〜50%），G3（50%＜）に分類され，予後と相関する．G3 は Type Ⅱ に相当する．子宮筋層 1/2 を越える浸潤や子宮頸部浸潤，卵巣転移などで進行期が分類される．以前は粘液化生細胞が 50% を超える場合は粘液性癌に分類されていたが，現在はそれも類内膜癌に包含されている．

●細胞異型が強いもの，低分化なものでは漿液性癌と同様にしばしば *TP53* 遺伝子異常がみられ，臨床像や予後などについても漿液性癌との類似性がみられる．

②**漿液性癌** serous carcinoma（図 7-30）：エストロゲン非依存性の子宮内膜癌で，閉経後（60 歳代以降）の萎縮内膜に好発する．*TP53* 遺伝子異常の頻度が高い．核異型の目立つ腫瘍細胞が不規則なスリット状の腺管構造や微小乳頭状構造を示す．高率に腹膜転移し，予後不良である．

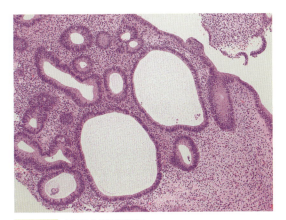
図7-25 子宮内膜増殖症
種々の程度に囊胞状に拡張した腺管がみられる．腺管：間質比は1：1程度である．

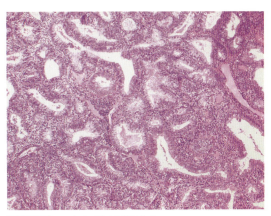
図7-26 子宮内膜異型増殖症
核腫大，核の極性の乱れのある異型腺管が密な増殖を示している．back-to-backや篩状構造なし．

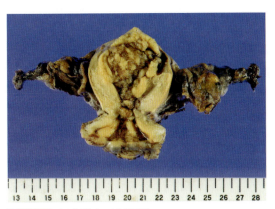
図7-27 類内膜癌（肉眼像）
子宮体部にびまん性，外向性に発育する黄白色調病変を認める．

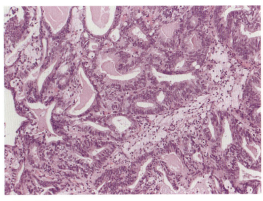
図7-28 類内膜癌（G1）
円柱状の腫瘍細胞が不整な腺管構造をとり増殖し，腺管同士の癒合がみられる．

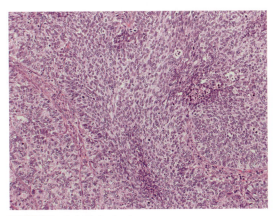
図7-29 類内膜癌（G3）
腫瘍細胞は充実性胞巣状構造をとり増殖し，腺管形成は目立たず，核異型が強い．

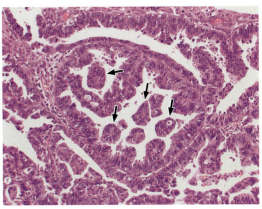
図7-30 漿液性癌
核異型の強い腫瘍細胞が腺腔内に突出するように乳頭状構造（➡）を示している．

6 卵巣腫瘍 1

a 卵巣腫瘍の概要

● 分化方向により**上皮性腫瘍**（約7割），**性索間質性腫瘍**（約1割），**胚細胞腫瘍**（約2割）に3分類されるとともに，悪性度により**良性**，**境界悪性**，**悪性**に3分類される．

● 主たる上皮性腫瘍は漿液性，粘液性，類内膜性，明細胞性，ブレンナー Brenner 腫瘍で，細胞異型・構造異型と浸潤の有無・程度で悪性度分類される．悪性は浸潤癌のことを指すが，**微小浸潤 microinvasion**（5 mm 未満の浸潤）は悪性とはせず，「微小浸潤癌を伴う境界悪性腫瘍」とする．卵巣悪性上皮性腫瘍（卵巣癌）は，**高異型度漿液性癌**（約4割），**明細胞癌**（約3割），**類内膜癌**（約2割），**粘液性癌**（約1割）の順に多い．

● 性索間質性腫瘍は，性索細胞（顆粒膜細胞 granulosa cell，セルトリ Sertoli 細胞）や間質細胞（線維芽細胞，莢膜細胞 theca cell，ライデッヒ Leydig 細胞）からなり，ホルモン産生能を有することがある．

● 胚細胞腫瘍は，胚細胞（卵細胞）由来の腫瘍で，若年者に多い．

● 被膜破綻，腹水中の悪性細胞，周囲臓器・リンパ節・腹膜への転移・播種などで病期分類される．TNM 分類のほか，FIGO 進行期分類が用いられる．

b 子宮内膜症関連腫瘍

● **内膜症性嚢胞**（内膜症性嚢胞）endometriotic cyst（図 7-31, 7-32）：子宮内膜症が卵巣に生じると，月経周期に伴って出血を繰り返し，チョコレート様の古い血液が貯留した嚢胞をしばしば形成する（いわゆる"チョコレート嚢胞"）．

● **類内膜腫瘍 endometrioid tumors**：子宮内膜腺に類似した腫瘍細胞の増殖からなる．良性と境界悪性はまれで，大半が悪性の**類内膜癌 endometrioid carcinoma**（図 7-33, 7-34）である．子宮体部の類内膜癌と同様の組織像を示し，種々の化生性変化を示す増殖期内膜様の腫瘍腺管が増殖する．子宮と同様に G1～3 に分類される．

● **明細胞腫瘍 clear cell tumors**：明るい細胞質を有する腫瘍細胞の増殖からなる．良性および境界悪性は非常にまれであり，ほとんどが**明細胞癌 clear cell carcinoma**（図 7-35, 7-36）である．明細胞癌は，核異型の目立つ腫瘍細胞の増殖からなり，乳頭状，腺管嚢胞状，充実性など多彩な構造がみられる．しばしば腫瘍細胞は核が細胞表面に突出するホブネイル状（鋲釘状）を呈する．間質に好酸性の基底膜様物質が沈着することも特徴である．

● 類内膜腫瘍および明細胞腫瘍の発生母地は子宮内膜症であることから，子宮内膜症関連卵巣腫瘍 endometriosis-related ovarian neoplasms（ERONs）と呼ばれることがある．ERONs にはほかに漿液粘液性境界悪性腫瘍などが含まれる．

6. 卵巣腫瘍1

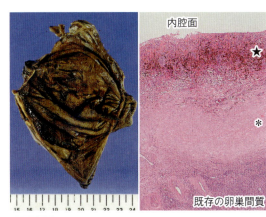

図 7-31 内膜症性嚢胞（左：肉眼像，右：弱拡大像）
嚢胞内腔はびまん性に茶褐色調を示す．内腔はヘモジデリンを貪食した組織球を含む炎症性肉芽組織（★）に覆われ，周囲に慢性炎症に伴う線維化（＊）を伴う．

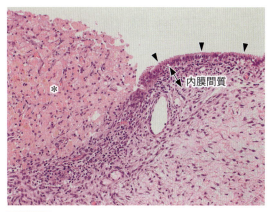

図 7-32 内膜症性嚢胞
嚢胞内腔は卵管上皮化生を示す内膜腺上皮（▶）が被覆し，その直下に内膜間質組織を伴う．ヘモジデリンを貪食した組織球の集簇（＊）もみられる．

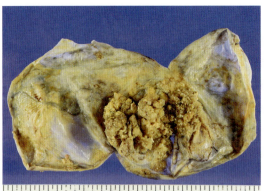

図 7-33 類内膜癌（肉眼像）
嚢胞の一部に，表面に凹凸不整のある充実性病変を認める．背景は内膜症性嚢胞であった．

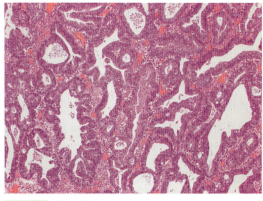

図 7-34 類内膜癌
子宮体部の類内膜癌と同様，円柱上皮の腫瘍細胞が不整な腺管構造をとり増殖している．

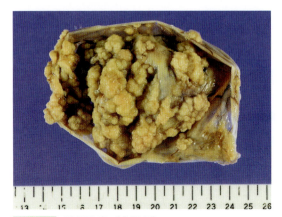

図 7-35 明細胞癌（肉眼像）
嚢胞内腔には黄白色調で表面に光沢のある充実性病変が不規則に分布している．背景は内膜症性嚢胞であった．

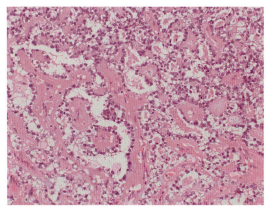

図 7-36 明細胞癌
細胞質が淡明な腫瘍細胞が腺管構造をとり増殖している．間質には好酸性の基底膜様物質が沈着している．

354 第7章 婦人科・乳腺

7 卵巣腫瘍 2

●漿液性腫瘍 serous tumors は，卵管上皮や卵巣表層上皮に類似した腫瘍細胞からなり，大きく 2 系統ある．

a 腺腫-境界悪性腫瘍-低異型度癌の系列

●卵管上皮様の非粘液性上皮の増殖からなり，嚢胞内に漿液性内容物を貯留する．皮質封入嚢胞（ 各論 7-1 ）に由来すると考えられ，腺腫，境界悪性腫瘍，低異型度癌と多段階発癌を示す．

① **漿液性嚢胞腺腫 serous cystadenoma**（図 7-37）：異型の乏しい立方状〜扁平な細胞で被覆された嚢胞性病変で，1 cm 以上の嚢胞を形成し，皮質封入嚢胞（＜ 1 cm）とはサイズで区別される．ときに内腔に軽度の乳頭状増殖を伴う例や線維性間質増生を伴う例があるが，旺盛な乳頭状増殖は欠く．

② **漿液性境界悪性腫瘍 serous borderline tumor**（図 7-38，7-39）：通常は嚢胞性病変であり，嚢胞内腔あるいは嚢胞表面に軟らかい乳頭状・顆粒状の結節を伴う．結節部では，軽度〜中等度の核異型を示す立方状〜低円柱状細胞が旺盛な乳頭状構築を示しながら増殖する．しばしば砂粒状石灰化を伴う．ときに浸潤癌成分を伴うが，浸潤径が 5 mm 未満の場合には「微小浸潤癌を伴う漿液性境界悪性腫瘍」に分類される．約 1/3 の例が両側性である．

③ **低異型度漿液性癌 low-grade serous carcinoma**（図 7-39，7-40）：低異型度漿液性癌は比較的まれで，漿液性癌の約 1 割を占めるに過ぎない．肉眼像は境界悪性腫瘍に似るが，両側性の頻度が高く，しばしば石灰化を伴う充実性結節部を認める．細胞形態のみでは境界悪性腫瘍と区別はできず，主として微小乳頭状構築を呈する 5 mm 以上の浸潤巣があることで診断される．核異型は中等度で，核分裂像は比較的少なく，壊死はまれである．しばしば砂粒状石灰化（砂粒体 psammoma body）をみる．卵巣に限局する例は予後良好だが，進行例は化学療法抵抗性で，緩徐に進行する．

b 高異型度漿液性癌 high-grade serous carcinoma（図 7-41）

●"卵巣癌"の約 4 割，漿液性癌の約 9 割を占める．*TP53* 遺伝子異常を背景とした *de novo* 発癌が想定され，**漿液性卵管上皮内癌 serous tubal intraepithelial carcinoma**（STIC；図 7-42）が主たる前駆病変とされ，現在は多くが卵管原発（卵管癌）とみなされている．遺伝性乳癌・卵巣癌症候群 hereditary breast and ovarian cancer（HBOC）に関連して発生する例がある．両側性の充実性〜乳頭状腫瘍を形成し，液体貯留を伴う嚢胞形成や壊死を伴う．腹膜播種・癌性腹水で発見される進行例が多い．核異型が顕著で，核分裂像が多く，微小乳頭状，腺管状，充実性などの構築を示し，腺管はスリット状を呈することが多い．ときに砂粒状石灰化を伴う．高悪性度で予後不良であるが，化学療法への感受性が高い．

7. 卵巣腫瘍2　355

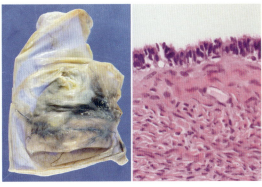

図7-37　漿液性囊胞腺腫（左：肉眼像，右：組織像）
肉眼的には内腔面が平滑な単房性囊胞である．組織学的には，卵管上皮に類似した異型のない1層の上皮が内腔を被覆する．

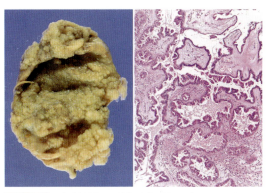

図7-38　漿液性境界悪性腫瘍（左：肉眼像，右：組織像）
肉眼的には囊胞内腔面にびまん性に乳頭状・顆粒状の病変がみられる．組織学的には乳頭状構造をとっており，囊胞内腔に腫瘍細胞が分離している．

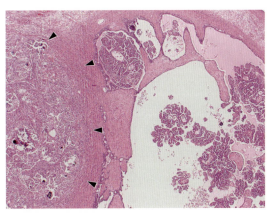

図7-39　低異型度漿液性癌
弱拡大像．左側には低異型度漿液性癌の成分（▶）が，右側には漿液性境界悪性腫瘍の成分がみられる．

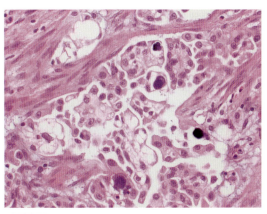

図7-40　低異型度漿液性癌
腫瘍細胞は微小乳頭状構造をとり増殖し，砂粒状石灰化（砂粒小体）を伴っている．腫瘍細胞の核はおおむね均一で高度の核異型はなく，核分裂像は目立たない．

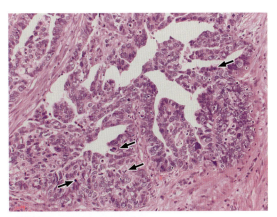

図7-41　高異型度漿液性癌
高度の核異型を有する腫瘍細胞が管状，乳頭状構造をとり増殖している．核分裂像（➡）が多数みられる．

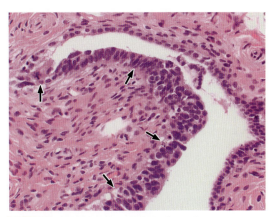

図7-42　漿液性卵管上皮内癌（STIC）
領域性に核腫大，クロマチン増量を示す異型細胞が，卵管上皮を置換するように密に増殖する（➡）．背景の卵管上皮との境界は明瞭である．

7　婦人科・乳腺

8 卵巣腫瘍 3

a 粘液性腫瘍 mucinous tumors

● 細胞質内に粘液を有する上皮細胞の増殖からなる腫瘍で，腫瘍細胞は胃腺窩上皮，杯細胞，腸上皮など消化管上皮に類似する．片側性が多く，粘液を貯留した多房性嚢胞状を呈する．腺腫，境界悪性腫瘍，癌と多段階発癌を示すため，癌に進展する前に巨大嚢胞として発見される例が多く，癌の頻度は低い．発生起源として，奇形腫の消化管上皮成分，ブレンナー腫瘍の粘液上皮成分などが有力視されており，*KRAS* 変異が多い．

① **粘液性嚢胞腺腫 mucinous cystadenoma**（図 7-43, 7-44）：数 cm からときに 30 cm 以上（平均 10 cm 程度）の多房性嚢胞状病変で，嚢胞内腔は異型のない 1 層の粘液細胞で被覆され，乳頭状構造はあっても軽微である．

② **粘液性境界悪性腫瘍 mucinous borderline tumor**（図 7-45）：平均 20 cm 程度の大型の多房性嚢胞状病変で，腺腫に比して粘液の粘稠度が高いことが多く，個々の嚢胞内に粘液の性状にしばしば差がみられる．核異型は軽度～中等度のことが多く，複雑な乳頭状構築を示す．ときに浸潤を欠いて高度の核異型を示す上皮内癌の成分を認める．高度の核異型を伴って浸潤を示す成分が 5 mm 未満の場合には「微小浸潤癌を伴う粘液性境界悪性腫瘍」に分類される．

③ **粘液性癌 mucinous carcinoma**（図 7-46, 7-47）：5 mm 以上の浸潤を伴うもので，境界悪性腫瘍の一部に出現することが多いが，ときに腫瘍のほとんどが癌で占められる例もある．

● 粘液性境界悪性腫瘍および粘液性癌は，しばしば大腸癌をはじめとした消化器癌の転移との鑑別を要する．卵巣原発の粘液性腫瘍は表面平滑で，内部が多房性嚢胞状を呈する一方，転移性腫瘍では表面の凹凸が目立ち（八つ頭状と表現される），壊死が目立つ傾向がある．

b ブレンナー腫瘍 Brenner tumors

● 尿路上皮への分化を示す腫瘍で，ほとんどが良性ブレンナー腫瘍である．境界悪性および悪性は非常にまれである．

● **良性ブレンナー腫瘍 benign Brenner tumor**（図 7-48）：片側性で数 cm 大の境界明瞭，辺縁平滑な白色調充実性腫瘤であり，豊富な線維性間質を背景として，尿路上皮への分化を示す細胞の胞巣状増殖を散在性に認める．核は均一な卵円形で，異型は乏しく，核溝が散見される．しばしば粘液化生を示し，粘液性腫瘍が併存する場合もある．

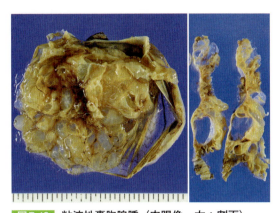

図7-43 粘液性嚢胞腺腫（肉眼像，右：割面）
大型の多房性嚢胞性病変．嚢胞内は粘液で満たされている．割面では，嚢胞壁は薄く明らかな充実成分なし．

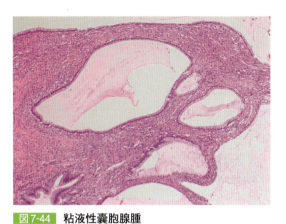

図7-44 粘液性嚢胞腺腫
豊富な粘液をもつ円柱状の腫瘍細胞に覆われた嚢胞が複数みられる．

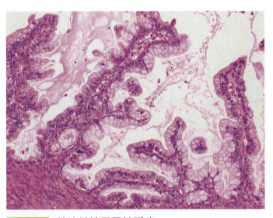

図7-45 粘液性境界悪性腫瘍
豊富な粘液をもつ円柱状の腫瘍細胞が嚢胞内腔に向けて乳頭状構造をとり増殖している．核異型は軽度〜中等度でやや核が重積している．

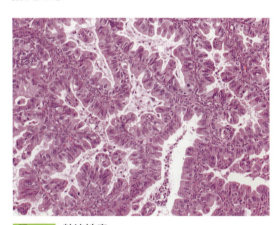

図7-46 粘液性癌
圧排性浸潤を示す粘液性癌．腫瘍細胞の核異型が強く，複雑な腺管構造をとり増殖している．腺管間の間質はわずかである．

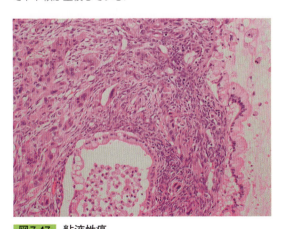

図7-47 粘液性癌
侵入性浸潤を示す粘液性癌．腫瘍細胞は小腺腔形成を伴う小胞巣を形成し，周囲には線維化を伴う．

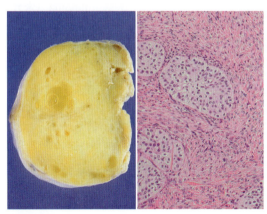

図7-48 ブレンナー腫瘍（左：肉眼像，割面，右：組織像）
肉眼的には黄白色充実性の腫瘤で，随所に小嚢胞を伴う．組織学的には線維性間質を背景として，尿路上皮様の腫瘍細胞の胞巣が島状に分布する．

9 ▶ 卵巣腫瘍 4

a 性索間質性腫瘍 sex-cord stromal tumor

- **線維腫 fibroma**（図 7-49）：性索間質性腫瘍の中でもっとも発生頻度が高い良性腫瘍で，中年期以降に好発し，通常は片側性でホルモン活性はない．まれに胸腹水貯留をきたす（**メイグス Meigs 症候群**）．硬い白色調充実性腫瘤で，紡錘形の線維芽細胞の増生からなる．**莢膜細胞腫 thecoma** は類縁腫瘍で，ホルモン産生能を有し，脂質を豊富に含む類円形細胞の増生からなり，肉眼的に黄色調を呈する．
- **顆粒膜細胞腫 granulosa cell tumor**（図 7-50）：顆粒膜細胞への分化を示し，閉経前後に好発する低悪性度腫瘍である（10 年生存率＞9 割）．エストロゲン産生により閉経後の性器出血，子宮内膜増殖症・類内膜癌の合併を伴う．黄色調充実性腫瘤で，多彩な組織構築を示し，卵胞を模した Call-Exner 小体が特徴的である．腫瘍細胞は核溝を伴い，"コーヒー豆"様である．

b 胚細胞腫瘍 germ cell tumor

- **奇形腫 teratoma**：**成熟奇形腫 mature teratoma**（図 7-51）は胚細胞腫瘍の中でもっとも頻度が高く，三胚葉の成熟体性組織からなる良性腫瘍である．皮膚成分に富み，皮脂・角化物の貯留で囊胞化し，成熟囊胞奇形腫 mature cystic teratoma や皮様囊腫 dermoid cyst と呼ばれる．各種上皮成分，脂肪，神経，骨・軟骨，歯牙などが混在する．**未熟奇形腫 immature teratoma** は胎芽期の未熟体性組織への分化を示す悪性胚細胞腫瘍で，未熟な神経上皮性組織（特に神経管）が特徴的である．
- **卵黄囊腫瘍 yolk sac tumor**（図 7-52）：卵黄囊，原腸，肝臓など胎芽期の組織への分化を示す悪性胚細胞腫瘍で，内胚葉洞を模倣したシラー・デュバル Schiller-Duval 小体，好酸性硝子球が特徴的である．血中 α-フェトプロテイン alpha-fetoprotein（AFP）高値を示し，化学療法への感受性が高い．
- **ディスジャーミノーマ dysgerminoma（未分化胚腫）**（図 5-53）：原始生殖細胞への分化を示す未分化な腫瘍で，精巣・縦隔のセミノーマ（精細胞腫）や松果体のジャーミノーマ（胚腫）と相同である．大型核小体を有する大型細胞がシート状増殖に，小リンパ球の介在を伴う（two cell pattern）．増殖能が高く，血中 LDH が増加し，化学療法への感受性が高い．

c クルッケンベルグ Krukenberg 腫瘍（図 7-54）

- 狭義には胃印環細胞癌の転移のことを指すが，広義には転移性卵巣腫瘍全般を指す．
- 原発巣は胃癌，大腸癌，虫垂癌が多く，しばしば両側性の巨大腫瘤を形成し，ときに両側卵巣が癒合する（kissing ovaries）．

PAS 染色：periodic acid Schiff stain

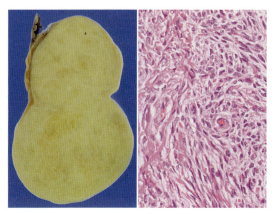

図7-49 線維腫（左：肉眼像，割面，右：組織像）
左：表面平滑な硬い腫瘤で，割面は白色〜部分的に黄色の充実性を示す．右：異型の乏しい紡錘形細胞が束状に増殖を示し，膠原線維の介在がみられる．

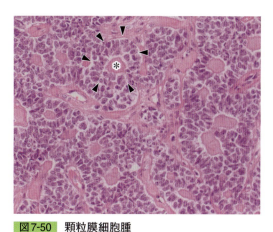

図7-50 顆粒膜細胞腫
腫瘍細胞が好酸性無構造物（＊）を取り囲む Call-Exner body（▶）が散見される．

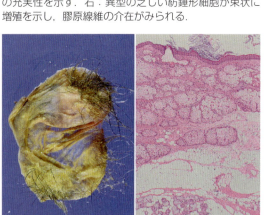

図7-51 成熟嚢胞奇形腫（左：肉眼像．右：組織像）
嚢胞内腔に毛髪や皮脂を認める．組織学的にも表皮，皮膚付属器，脂肪組織などが観察される．

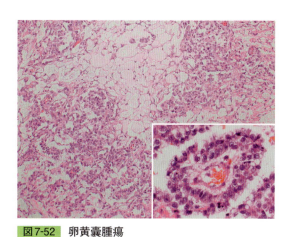

図7-52 卵黄嚢腫瘍
微小嚢胞状，網目状，乳頭状など多彩なパターンをとる．腫瘍細胞が血管周囲性に配列するシラー・デュバル小体を認める（inset）．

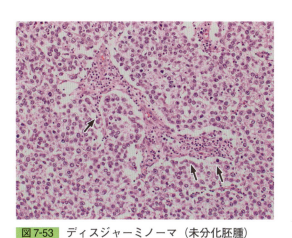

図7-53 ディスジャーミノーマ（未分化胚腫）
淡明な細胞質をもつ大型の細胞が充実性に増殖しており，小リンパ球（➡）の介在を伴う（two cell pattern）．

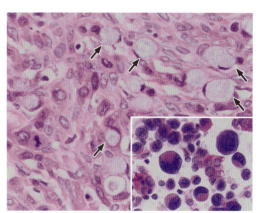

図7-54 クルッケンベルグ腫瘍（右下：腹水細胞診，PAS染色）
胃癌の転移例．豊富な細胞質内粘液を有する印環細胞（➡）が増殖している．

10 胎盤・絨毛性疾患

a 胎盤の正常構造と病態

- **正常構造**（図7-55）：成熟胎盤は径15〜20 cm程度の円盤状で，重量は約500 gである．母体側からは脱落膜のらせん動脈を介して母体血液が絨毛間腔に流入する．胎児側では，絨毛で母体血液とガスや栄養の交換を行い，臍帯を介して胎児血液が循環する．絨毛は合胞体性栄養膜細胞と細胞性栄養膜細胞で覆われ，間質には胎児由来の血管が張り巡らされる．

- **循環障害**（図7-56）：子宮内胎児発育遅延，胎児機能不全，子宮内胎児死亡の原因となる．**妊娠高血圧症候群**や**抗リン脂質抗体症候群**では脱落膜の血管障害が生じ，胎盤梗塞，胎児発育不全，常位胎盤早期剝離などの原因となる．**胎盤後血腫**では，母体面に血腫が生じることで胎盤と母体が物理的に引き離され，**常位胎盤早期剝離**を生じる．

- **急性絨毛膜羊膜炎 acute chorioamnionitis（CAM）**（図7-57）：腟内常在微生物の上行性感染により，絨毛膜および羊膜への好中球浸潤，羊膜・羊水の混濁を生じる．前期破水の主たる原因となる．新生児の呼吸器疾患や脳性麻痺と関連する．B群溶血性連鎖球菌 group B *Streptococcus*（GBS）によるCAMは新生児の髄膜炎の原因となりやすい．

b 子宮外妊娠・異所性妊娠 ectopic pregnancy

- 多くが**卵管妊娠 tubal pregnancy**で，着床部の卵管は腫大し，内腔に絨毛および脱落膜組織がみられる．妊娠反応陽性，腹痛，不正性器出血，破裂による急性腹症などを示す．

c 絨毛性疾患（胞状奇胎 hydatidiform mole［HM］と絨毛癌 choriocarcinoma）

- 胞状奇胎は染色体異常に伴う異常な絨毛組織の増殖性疾患であり，水腫状に腫大した絨毛を特徴とし，全胞状奇胎（大多数）と部分胞状奇胎（まれ）がある．尿中や血液中のhCGの増加がみられ，特に全胞状奇胎ではhCGは著明に増加する．

- **全胞状奇胎 complete HM**（図7-58，7-59）：卵子の核が消失し，精子由来の染色体のみからなり，2倍体（46, XXまたは46, XY）や4倍体となる．絨毛は2 mm以上に腫大し，八つ頭状の異常絨毛の増生，栄養膜細胞の異常増殖，槽（cistern）と呼ばれる絨毛内空洞の形成を示し，胎児成分（有核赤血球など）はみられない．2〜3%に妊娠性絨毛癌が続発する．

- **部分胞状奇胎 partial HM**（図7-60）：卵子の核が残存したまま2個の精子が受精し，3倍体（69, XXX／69, XXY／69, XYY）となる．正常絨毛と異常絨毛が混在し，胎児成分（有核赤血球）を認める．妊娠性絨毛癌の頻度は流産や正常妊娠と同等である（0.5%未満）．

- **絨毛癌 choriocarcinoma**：絨毛構造を欠き，異型栄養膜細胞が腫瘍性に増殖し，出血を伴う腫瘤を形成する（組織像➡ 各論6-13 ）．妊娠性絨毛癌は化学療法の感受性が高く，早期治療で治癒が見込める．

10. 胎盤・絨毛性疾患　361

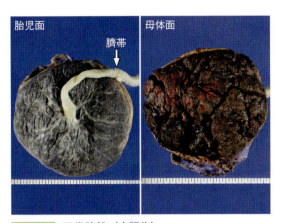

図 7-55　正常胎盤（肉眼像）
胎盤は円形で中央に臍帯が付着している（左）．母体面に血腫は認めない（右）．

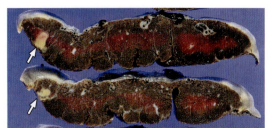
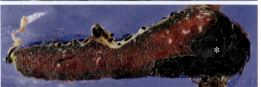

図 7-56　循環障害（肉眼像，割面）
上：白色調の梗塞（白➡）．下：胎盤後血腫（＊）．

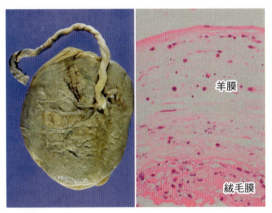

図 7-57　急性絨毛膜羊膜炎（左：肉眼像，右：組織像）
羊膜表面は混濁している．組織学的に羊膜に好中球が浸潤している．

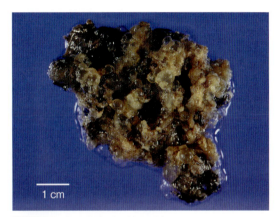

図 7-58　全胞状奇胎（肉眼像）
径 2 mm を優に超えるイクラ状に腫大した絨毛が多数観察される．

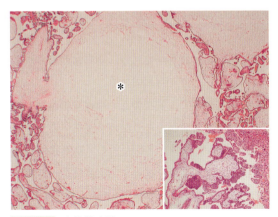

図 7-59　全胞状奇胎
槽（cistern；＊）の形成のある腫大した絨毛を認める．八つ頭状で栄養膜細胞の増殖を伴う絨毛もみられる（inset）．

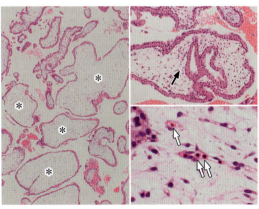

図 7-60　部分胞状奇胎
腫大した絨毛（＊）と正常大の絨毛が混在している．トロホブラストの封入像（右上，➡）や胎児の有核赤血球（右下，白➡）がみられる．

11 乳腺 1

a 乳房 breast の正常構造と病態 （図 7-61, 7-62）

- 乳腺 mammary gland はアポクリン汗腺が特殊な発達を示した組織で，乳頭に 15～20 本の主乳管が開口する．それぞれの主乳管は他の乳管系と交通せず，20～40 の終末乳管小葉単位 terminal duct-lobular unit （TDLU）を含み，ここで乳汁が産生される．乳管は内腔面を被覆する乳管上皮細胞と周囲を取り囲む筋上皮細胞からなる二相性構造を有する．
- 乳腺病変の中では乳癌がもっとも重要な疾患であるが，各種良性疾患でも乳房の"しこり"を呈する．乳管内病変は血性乳頭分泌物をしばしば生じる．

b 乳腺症 mastopathy （線維囊胞症 fibrocystic disease/ 線維囊胞性変化 fibrocystic change）

- エストロゲン刺激により 30～50 歳の女性に好発する非炎症性・非腫瘍性の変化の総称．通常は無症状であるが，乳房の"しこり"の中ではもっとも多い．ときに両側乳房の疼痛や腫脹を示し，内分泌療法の適応となる．
- 乳腺症自体は多くが乳癌の発生母地ではないが，乳癌発生リスクと関連し，リスクにより**非増殖性**（リスクなし：乳管拡張，囊胞，アポクリン化生，線維化など）と**増殖性**（リスク約 2 倍：乳管内乳頭腫，硬化性腺症，通常型乳管過形成など，リスク約 5 倍：異型乳管過形成，異型小葉過形成）に分類される．**乳管内乳頭腫 intraductal papilloma （IDP）**（図 7-63）は乳管内で乳管上皮と筋上皮が二相性を保持しながら乳頭状増殖を示す良性腫瘍で，通常は数 mm 大（まれに数 cm 大）で，ときに血性乳頭分泌物を認める．乳管過形成は顕微鏡的サイズの乳管内増殖性病変で，**通常型乳管過形成 usual ductal hyperplasia （UDH）**はポリクローナルな上皮増殖からなり，**異型乳管過形成 atypical ductal hyperplasia （ADH）**は部分的に非浸潤性乳管癌の特徴を有するものの，質的・量的に非浸潤性乳管癌に満たない病変である．

c 線維上皮性腫瘍 fibroepithelial tumors

- 線維性間質と上皮の両方が混在しながら増殖する腫瘍．実際には間質細胞に遺伝子異常がみられることから，腫瘍の本体は間質成分で，上皮は反応性に増殖すると考えられている．
- ①線維腺腫 fibroadenoma （FA）（図 7-64）：境界明瞭な白色調腫瘤で，異型のない線維芽細胞様の細胞が線維性間質を伴って増殖し，二相性を保持した乳管が多彩な構築をとりながら混在する．
- ②葉状腫瘍 phyllodes tumor （図 7-65, 7-66）：線維腺腫と類似するが，より大きく，粘液状外観や浸潤性発育を示す．組織学的には間質成分の過剰増殖がみられ，乳管を圧排する葉状構造が特徴的である．間質細胞の核異型，細胞密度，核分裂像の増加などで良性，境界病変，悪性に分類される．

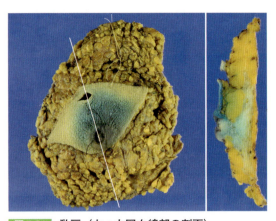

図 7-61　乳房（右：左図白線部の割面）
左乳房全摘検体．乳腺実質は白色調である．乳管は乳頭から放射状に伸びるため，乳管内腫瘍は乳管に沿って区域性に進展する．

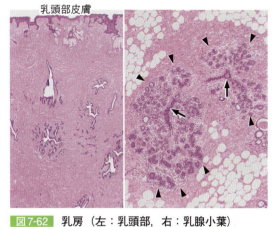

図 7-62　乳房（左：乳頭部，右：乳腺小葉）
左：乳頭部表面に向かって径の太い主乳管が走行する．
右：多数の腺房を含む小葉（▶）と終末乳管（➡）からなる終末乳管小葉単位（TDLU）．

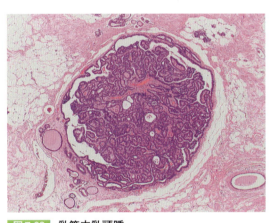

図 7-63　乳管内乳頭腫
拡張した乳管内に突出する病変．線維血管性の間質を伴って上皮が乳頭状に増殖している．

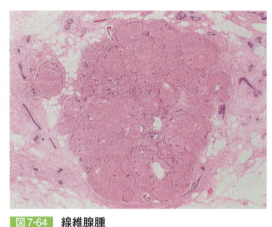

図 7-64　線維腺腫
境界明瞭な結節状病変．スリット状に狭小化した乳管と線維性間質からなる．

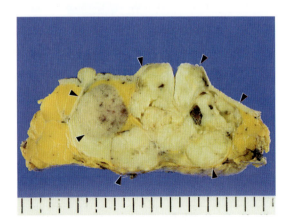

図 7-65　葉状腫瘍（肉眼像，割面）
巨大な分葉状・多結節状の腫瘤であり，白色調，灰白色調，黄白色調の成分が混在している（▶）．

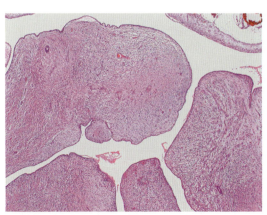

図 7-66　葉状腫瘍（組織像）
間質細胞が高密度に旺盛な増殖を示し，上皮を圧排することで葉っぱのような形状（葉状構造）を呈する．

12 乳腺 2

- 乳癌 breast cancer は，わが国の女性のがんの中で最多であり，約 1/10 人が罹患するとされる．乳癌の一般的な危険因子として**エストロゲン曝露**があり，未経産，経口避妊薬，ホルモン補充療法などがあげられるほか，乳癌の家族歴も重要である．全乳癌の 5～10％が遺伝性と見積もられており，その中でも *BRCA1/BRCA2* 遺伝子を原因とした**遺伝性乳癌・卵巣癌症候群 hereditary breast and ovarian cancer（HBOC）**が多い．

a 非浸潤性乳管癌 ductal carcinoma *in situ*（DCIS）/noninvasive ductal carcinoma（図 7-67, 7-68）

- 乳管上皮由来の癌で，筋上皮細胞が残存し，乳管内に限局して進展する．乳管内腔にしばしば分泌物が濃縮した円形の分泌型石灰化，壊死物質に石灰沈着が生じた不整形の壊死型石灰化を形成する．

b 浸潤性乳癌 invasive breast carcinoma（図 7-69～7-71）

- 乳管上皮由来の癌で，筋上皮細胞は消失し，腫瘍性の異型乳管上皮細胞が間質に浸潤する．約 9 割を占める通常型の**浸潤性乳管癌 invasive ductal carcinoma** のほかに，いくつかの特殊型がある．多彩な性質の癌が含まれ，グレードと内因性サブタイプ（**表 7-A**）が予後予測や治療選択に重要である．浸潤性乳管癌の組織亜型には腺管形成型，充実型，硬性型があるが，しばしば複数の亜型が混在する．充実型は圧排性の大型腫瘤を形成することが多く，硬性型は豊富な線維性間質増生を伴いながら腫瘍細胞が小胞巣状～索状構造を示して浸潤することが多い．

c パジェット Paget 病（図 7-72）

- 乳頭部皮膚に湿疹様のびらん性局面を形成する．本質的にはそのほとんどが HER2-enriched 型の乳癌の表皮内進展であり，外陰や腋窩の皮膚に発生する乳房外パジェット病（各論10-7）とは病態が異なる．

表7-A　内因性サブタイプ

	ER/PgR	HER2	増殖能 （Ki-67 標識率）	治　療
Luminal A	＋	－	低	内分泌療法
Luminal B	＋	＋ / －	高	内分泌治療，化学療法，抗 HER2 療法
HER2-enriched	－	＋	高	化学療法 抗 HER2 療法
Triple negative	－	－	高	化学療法

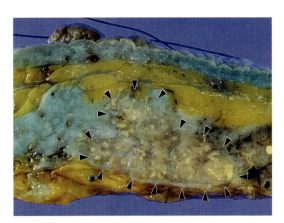

図7-67 非浸潤性乳管癌（肉眼像）
乳腺組織内に黄白色調の病変が多数点状に拡がっている（▶）．乳管内に充満する腫瘍や壊死物・石灰化物を反映している．

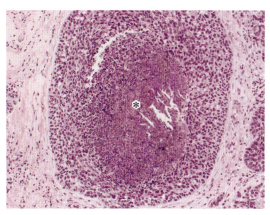

図7-68 非浸潤性乳管癌
拡張した乳管内を充満するように腫瘍細胞が増殖し，壊死に陥っている（＊）．

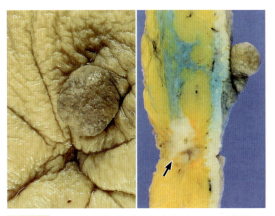

図7-69 浸潤性乳管癌（左：皮膚面，右：割面）
左：乳頭近傍の皮膚に引きつれを認める．
右：皮膚の引きつれの下方には，辺縁不整な白色充実性病変（➡）を認める．

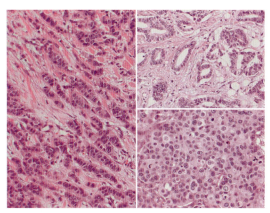

図7-70 浸潤性乳管癌
左：硬性型（索状，個胞性の増殖を示す），右上：腺管形成型，右下：充実型．

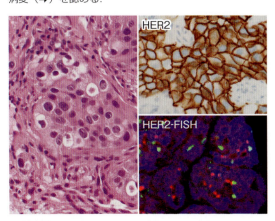

図7-71 浸潤性乳管癌（HER2-enriched）
ER・PgRは陰性，HER2免疫染色は細胞膜に強陽性を示した．FISH法で*HER2*遺伝子シグナルの顕著な増加を認める（● セントロメア17，● HER2）．

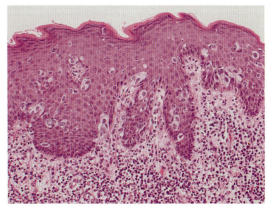

図7-72 パジェット病
表皮内には大型で明澄な細胞質を有する腫瘍細胞が個細胞性〜小胞巣状に進展している．真皮には炎症細胞浸潤を伴う．

第8章 内分泌

1 下垂体

a 下垂体の正常構造と機能 （図8-1，8-2）

- **下垂体** pituitary gland は，トルコ鞍に存在し，前葉（腺性下垂体）と後葉（神経下垂体）からなり，その間に胎児遺残物のラトケ Rathke 嚢がある．視床下部−下垂体系は全身の内分泌機能を調節する （ 総論9 ）．
- 前葉では好酸性，好塩基性，嫌色素性の多彩な内分泌細胞が胞巣を形成し，胞巣間の豊富な血管網から各種ホルモンを血中に放出する．

b 下垂体腺腫 pituitary adenoma （図8-3，8-4）

- 正常下垂体と異なり，1種類の均一な細胞の増殖からなる．
- **非機能性腺腫** non-functioning adenoma：ホルモン産生能を欠き，視神経圧迫による両耳側半盲や頭痛などで発見される．通常は1cm以上（macroadenoma）である．
- **機能性腺腫** functioning adenoma：ホルモンを産生し，内分泌症状を示す．多くは1cm未満（microadenoma）で発見される．以下の3種が多く，甲状腺刺激ホルモン（TSH），卵胞刺激ホルモン（FSH）および黄体ホルモン（LH）を産生する腫瘍はまれである．ソマトスタチン受容体（SSTR）の免疫染色は，ソマトスタチンアナログの効果予測に有用である．
- ①**成長ホルモン（GH）産生腺腫**：先端肥大症 acromegaly や巨人症 gigantism を呈する．
- ②**副腎皮質刺激ホルモン（ACTH）産生腺腫**：クッシング Cushing 病の原因となる．副腎皮質ホルモン（コルチゾール）の過剰産生によって種々の症状を示す疾患群を**クッシング症候群**といい，その中でも特に下垂体でのACTH産生に伴うものをクッシング病という．
- ③**プロラクチン（PRL）産生腺腫**：月経異常や異常乳汁分泌の症状で発見される．ドパミン作動薬が有効であるため摘出されることは少ない．

c 頭蓋咽頭腫 craniopharyngioma （図8-5，8-6）

- ラトケ嚢に由来する良性腫瘍で，成熟重層扁平上皮の乳頭状増殖からなる乳頭型，歯原性上皮への分化を示す細胞から構成されるエナメル上皮腫型の2種がある．いずれも嚢胞状となることが多く，角化物によりしばしば炎症の惹起，コレステリン析出，石灰化をきたす．

1. 下垂体 367

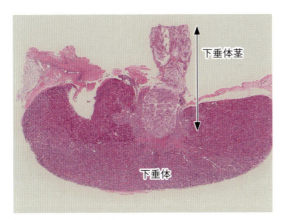

図 8-1 正常下垂体
約 1 cm 程度の小さい内分泌臓器．視床下部に連なる下垂体茎がみられる．

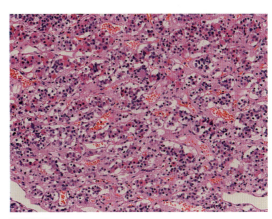

図 8-2 正常下垂体
好酸性細胞，好塩基性細胞，嫌色素細胞から構成されている．

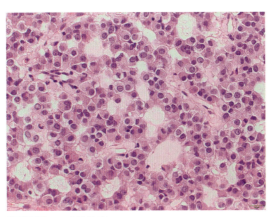

図 8-3 下垂体腺腫
嫌色素性細胞質をもつ腫瘍細胞がびまん性に増殖している．

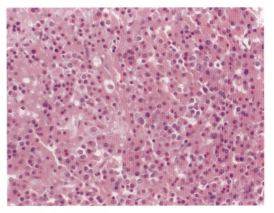

図 8-4 下垂体腺腫
好酸性細胞質をもつ腫瘍細胞がシート状に増殖している．

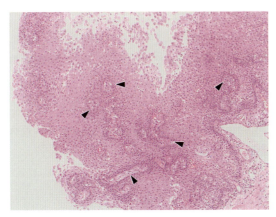

図 8-5 頭蓋咽頭腫（乳頭型）
分化のよい重層扁平上皮が乳頭状構造をとり増殖している．血管および線維性組織からなる間質軸（▶）が不規則に伸び出していることから，乳頭状構造とわかる．

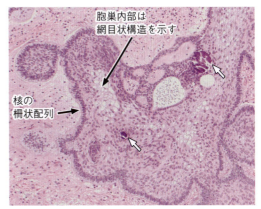

図 8-6 頭蓋咽頭腫（エナメル上皮腫型）
歯原性の扁平上皮が増生し，胞巣の辺縁部では核の柵状配列がみられる．内部では細胞が網目状構造を呈している．この症例では石灰化を伴う（白➡）．

2 甲状腺 1

a 甲状腺の正常構造・機能および病態（図8-7，8-8）

- 甲状腺 thyroid gland は主に甲状腺濾胞を形成する濾胞上皮細胞から構成され，濾胞内腔にはコロイド（好酸性分泌物）が貯留する．濾胞内のサイログロブリン（Tg）がヨード化することで，甲状腺ホルモンであるトリヨードサイロニン（T_3）とサイロキシン（T_4）が合成され，濾胞上皮細胞の基底側から放出される．濾胞上皮細胞の基底側にはカルシトニンを産生するC細胞（傍濾胞細胞）が少数散在性に介在する．

- **甲状腺中毒症 thyrotoxicosis**：甲状腺ホルモンの血中濃度の上昇による代謝亢進状態で，甲状腺の自発的活性化や炎症による甲状腺濾胞の破壊で生じる．狭義には前者が**甲状腺機能亢進症 hyperthyroidism**，後者が甲状腺中毒症に相当する．

- **甲状腺腫 goiter** は甲状腺の腫大全般を指す用語で，疾患によりびまん性（バセドウ病，橋本病）あるいは結節性（腺腫様甲状腺腫，甲状腺癌など）に腫大する．感染性疾患（急性化膿性甲状腺炎，亜急性甲状腺炎）では疼痛を伴う硬結を示す．甲状腺疾患は概して女性に多い．

b バセドウ Basedow 病（グレーブス Graves 病）（図8-9，8-10）

- 甲状腺刺激ホルモン受容体（TSH）に対する自己抗体によって，刺激型アレルギー（V型アレルギー）を示す疾患で，びまん性甲状腺腫および甲状腺機能亢進症を生じる．他の甲状腺機能亢進症と異なる特有の症状として①眼球突出（外眼筋肥大＋脂肪組織増生）および②脛骨前粘液水腫（ムコ多糖沈着による皮膚のオレンジの皮様変化）がある．

- 組織学的には，甲状腺濾胞上皮がびまん性に肥大および過形成を示し，高円柱状の形態を呈し，濾胞内腔に向かってホタテガイ様に突出する．

c 橋本病 Hashimoto disease（慢性甲状腺炎 chronic thyroiditis）（図8-11，8-12）

- 甲状腺の自己抗体（抗甲状腺ペルオキシダーゼ抗体，抗Tg抗体）による自己免疫性炎症で，びまん性甲状腺腫を生じ，約2〜3割で**甲状腺機能低下症 hypothyroidism** をきたす．ときに甲状腺濾胞の破壊により一過性の甲状腺中毒症を呈する．

- 組織学的には，リンパ濾胞形成を伴うリンパ球浸潤および線維化が特徴で，濾胞上皮細胞は変性により好酸性化する．リンパ球浸潤と線維化を反映して肉眼的には白色調を呈する．リンパ球の持続的活性化によりまれにリンパ腫が発生する（ 各論8-4 ）．

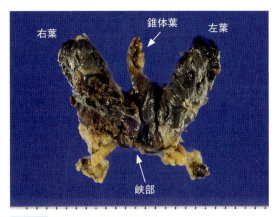

図8-7 正常甲状腺（肉眼像）
気管の前面，甲状軟骨のやや下方に位置し，左葉および右葉からなり，しばしば峡部から上方に伸びる錐体葉を伴う．

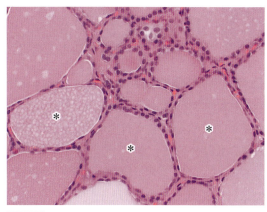

図8-8 正常甲状腺
濾胞内腔にはコロイド（好酸性分泌物：＊）が貯留する．C細胞はHE染色では視認困難．

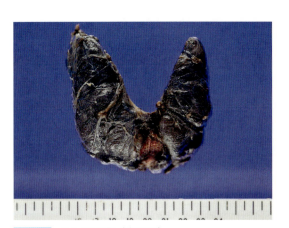

図8-9 バセドウ病（肉眼像）
甲状腺はびまん性に腫大し9 cm大になっている．

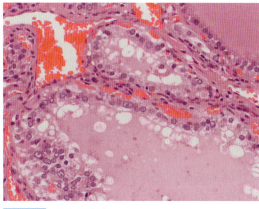

図8-10 バセドウ病
甲状腺濾胞上皮は高円柱状の形態を示し，濾胞内腔に向かって突出している．

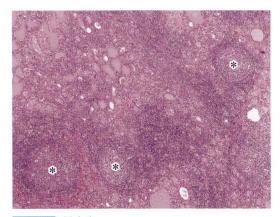

図8-11 橋本病
びまん性に高度のリンパ球浸潤があり，リンパ濾胞形成（＊）が散見される．

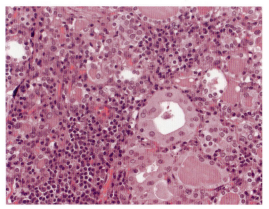

図8-12 橋本病
濾胞上皮細胞は好酸性変化を示している．

3 甲状腺 2

a 腺腫様甲状腺腫 adenomatous goiter/ 腺腫様結節 adenomatous nodule（図 8-13）

- 甲状腺濾胞が過形成性に増殖し，多彩な大きさ，形状，色調を示す多発結節を形成する．
- 多発結節～びまん性甲状腺腫を示すものを腺腫様甲状腺腫，単発結節を腺腫様結節として区別する場合もある．
- 組織学的には，多彩な濾胞上皮細胞の増生から構成され，大型濾胞内に小濾胞が集簇して突出する像（Sanderson polster）が特徴的である．出血，囊胞形成，線維化，石灰化を種々の程度に伴う．まれに甲状腺ホルモンを自律的に過剰産生する（プランマー Plummer 病）

b 甲状腺乳頭癌 papillary thyroid carcinoma（PTC）（図 8-14～8-16）

- 甲状腺癌の多くを占め，診断技術の進歩により小型病変の発見頻度が高くなっている．
- 組織学的には，異型濾胞上皮細胞が主として乳頭状構築を示して増殖する．**すりガラス状核，核溝，核内細胞質封入体**など特徴的な核所見を示すことが診断基準であり，構築は乳頭状でも濾胞状でもよい．石灰化を伴うことが多く，100 μm 以下の同心円状の層状構造を示す円形石灰化は**砂粒小体 psammoma body** と呼ばれ，乳頭癌に特徴的である．
- 甲状腺内多発病変，頸部リンパ節転移を生じやすい．予後はきわめて良好であるが，予後不良因子として転移・再発，高齢，多発，血管侵襲，甲状腺外進展などがある．

c 甲状腺濾胞性腫瘍 follicular thyroid neoplasms

- 全体が濾胞構造からなる濾胞上皮性腫瘍で，乳頭癌の核所見を欠き，核は均一な類円形で，不整は乏しく，クロマチンは微細顆粒状で均一に分布する．通常は単発腫瘤を形成する．
- **濾胞腺腫 follicular adenoma**：全周が線維性被膜で覆われ，被膜・血管浸潤や転移を欠く．
- **甲状腺濾胞癌 follicular thyroid carcinoma（FTC）**（図 8-17，8-18）：被膜浸潤，血管浸潤あるいは転移の存在によって濾胞癌と診断される．
- 肉眼的・組織学的に明らかな広範な浸潤を示す場合は，しばしば被膜自体が不明瞭化し，骨，肺，肝臓などへの血行性転移を生じやすい．

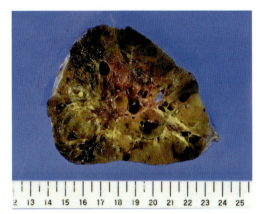

図 8-13　腺腫様甲状腺腫（肉眼像，割面）
甲状腺全体を占めるように緑黄色結節状病変が多発している．ゼリー状の割面で出血を伴う．

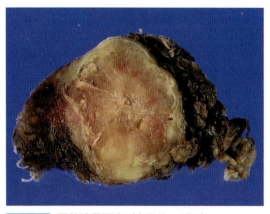

図 8-14　甲状腺乳頭癌（肉眼像，割面）
石灰化を伴う灰白色調充実性腫瘤である．

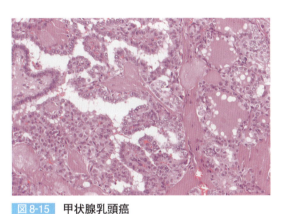

図 8-15　甲状腺乳頭癌
腫瘍細胞が線維血管間質を軸に乳頭状増殖を示している．濾胞状構造をとる部分もみられる．

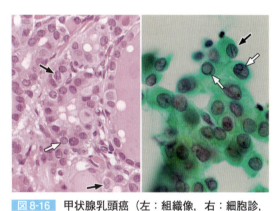

図 8-16　甲状腺乳頭癌（左：組織像，右：細胞診，パパニコロウ染色）
腫瘍細胞の核には，核溝（➡）や核内封入体（白➡）を認める．

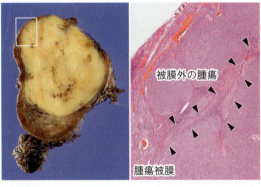

図 8-17　甲状腺濾胞癌（左：肉眼像，右：組織像）
黄白色調充実性病変で周囲に被膜形成（▶）がみられる．腫瘍は被膜外に浸潤している．

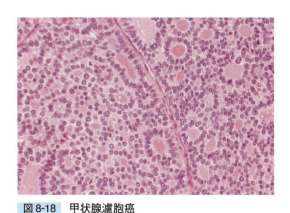

図 8-18　甲状腺濾胞癌
腫瘍細胞は小濾胞状に増殖している．核は類円形均一で乳頭癌の核所見（核溝，核内細胞質封入体など）はみられない．

4 甲状腺 3

a 甲状腺未分化癌 anaplastic（undifferentiated）thyroid carcinoma（図 8-19，8-20）

- 甲状腺乳頭癌あるいは濾胞癌を背景として，腫瘍細胞の脱分化 dedifferentiation により発生することが多い．肉腫様の紡錘形細胞，多形性の目立つ巨細胞などの分化方向が不明瞭な細胞から構成される．局所浸潤性が強く，頸部組織を破壊し多くは 1 年以内に死亡する．

b 甲状腺髄様癌 medullary thyroid carcinoma（図 8-21，8-22）

- C 細胞への分化を示す腫瘍で，**カルシトニン calcitonin** 分泌を特徴とする．血中 CEA も上昇する．
- 約 7 割が散発性，約 3 割が遺伝性で，*RET* 異常による**多発性内分泌腫瘍 2 型 multiple endocrine neoplasm, type 2（MEN2）**に関連して発生する．MEN2 は MEN2A，MEN2B のほか，もっぱら甲状腺髄様癌のみを発生する家族性甲状腺髄様癌 familial medullary thyroid carcinoma（FMTC）に分類される（ 総論 9 ）．
- カルシトニンは破骨細胞を抑制して骨吸収を阻害し血中 Ca を低下させる働きを有するが，その作用は弱く，甲状腺髄様癌で低 Ca 血症はきたさない．ときに他のペプチドホルモン分泌による症状を示す（VIP 分泌による下痢など）．
- 組織学的には，線維血管性の間質を伴って充実胞巣を形成し，核クロマチンは粗顆粒状（ごま塩状）を示す．他臓器の神経内分泌腫瘍に類似する．多くの症例で間質にアミロイド沈着を伴う．MEN2 では背景に C 細胞過形成を認める．

c 甲状腺リンパ腫

- **橋本病**を背景として，B 細胞の持続的活性化により生じる．以下の 2 型が多い．
- **MALT リンパ腫 MALT lymphoma**（図 8-23）：濾胞辺縁帯の性質を有する中型異型リンパ球あるいは形質細胞へ分化した細胞が増殖し，濾胞上皮細胞に破壊性に侵入するリンパ上皮性病変 lymphoepithelial lesion（LEL）を形成する．
- **びまん性大細胞型 B 細胞リンパ腫 diffuse large B-cell lymphoma（DLBCL）**（図 8-24）：大型異型リンパ球のびまん性増殖からなり，急速に進行する．

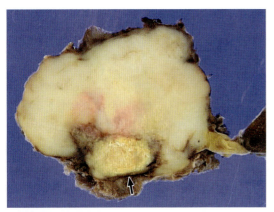

図 8-19　甲状腺未分化癌（肉眼像，割面）
均一な白色調充実性腫瘤がみられ，周囲への浸潤傾向が強く，辺縁は不整である．一部に石灰化を伴う甲状腺乳頭癌の成分（➡）が認められる．

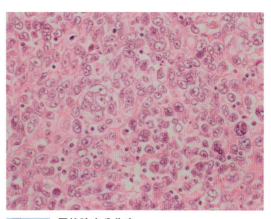

図 8-20　甲状腺未分化癌
核腫大，核形不整，核小体明瞭化など核異型の強い腫瘍細胞が充実性に増殖している．

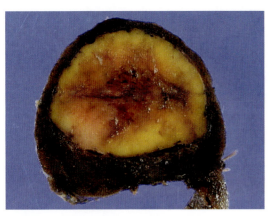

図 8-21　甲状腺髄様癌（肉眼像，割面）
境界明瞭な黄色調充実性腫瘤である．

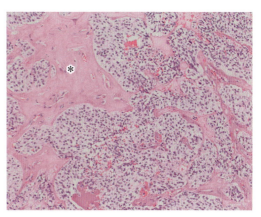

図 8-22　甲状腺髄様癌
腫瘍細胞は充実性胞巣状構造をとり増殖している．間質にアミロイド沈着（＊）を伴う．

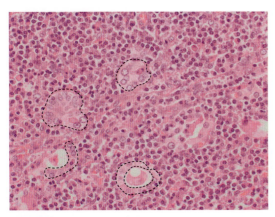

図 8-23　MALT リンパ腫
中型の異型リンパ球様～形質細胞様の腫瘍細胞がびまん性に増殖しており，破壊された甲状腺濾胞上皮（破線部）が散見される．

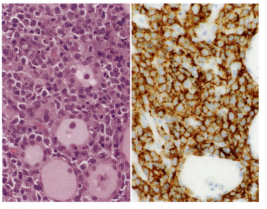

図 8-24　びまん性大細胞型 B 細胞リンパ腫（左：HE 染色，右：CD20 染色）
大型の異型リンパ球が増殖している．腫瘍細胞には CD20 陽性である．

5 副甲状腺

a 副甲状腺の正常構造・機能と病態

- **副甲状腺（上皮小体）parathyroid gland**（図 8-25）：甲状腺の背側に付着する 4 個の小さな組織（数 mm 大）で，淡好酸性の主細胞と好酸性細胞から構成され，主細胞は**副甲状腺ホルモン parathyroid hormone（PTH）**（パラソルモン）を分泌する．PTH は破骨細胞の増加による骨吸収の促進，腎尿細管での Ca 排泄抑制（＋ P 排泄促進）により，血中 Ca を上昇させる．また，腎臓でビタミン D を活性化し，活性型ビタミン D による腸管での Ca，P 吸収を促進する．
- **副甲状腺機能亢進症 hyperparathyroidism**：副甲状腺の増殖性病変で生じ，高 Ca 血症，低 P 血症を引き起こす．
- **副甲状腺機能低下症 hypoparathyroidism**：先天性形成不全（ディジョージ DiGeorge 症候群）や甲状腺摘出などで生じ，低 Ca 血症，高 P 血症により精神症状，テタニーなどを呈する．
- 副甲状腺の増殖性病変の分類：過形成，腺腫，癌がある．従来，複数の腺の腫大を示すものが過形成，単腺のみの腫大を示すものが腺腫と考えられてきたが，現在，多腺病変でも各病変は単クローン性すなわち腫瘍性病変であることが判明し，原発性副甲状腺機能亢進症を示す病変は単腺・多腺によらず原則的に腺腫であるとされる．

b 副甲状腺過形成 parathyroid hyperplasia

- 原発性，続発性（二次性），三次性に分類される．
- 原発性 primary：自発的に PTH を産生するまれな病態で，通常は多発性内分泌腫瘍（MEN）に伴って生じる．
- 続発性（二次性）secondary（図 8-26）：慢性腎不全・透析腎に伴う慢性的な血中 Ca 低下などにより反応性に生じ，主細胞のびまん性増殖，4 腺の腫大，続発性副甲状腺機能亢進症を示す．しかし，低 Ca 血症，高 P 血症は是正されず，高 P 血症の持続によりさまざまな組織に石灰化（転移性石灰化）が生じる．
- 三次性 tertiary：続発性の持続により，副甲状腺が自律性の PTH 過剰産生を示す．

c 副甲状腺腫瘍

- **副甲状腺腺腫 parathyroid adenoma**（図 8-27，8-28）：約 8 割が単腺病変（従来の腺腫），約 2 割が多腺病変（従来の過形成）である．主細胞が充実性，索状，濾胞状構築を示してびまん性に増殖して結節を形成し，好酸性細胞や脂肪細胞が混在する．
- **副甲状腺癌 parathyroid carcinoma**：きわめてまれで，脈管・神経侵襲，周囲組織への破壊性浸潤，転移により診断される．

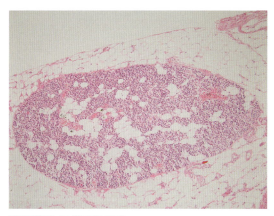

図 8-25　正常副甲状腺
淡好酸性の主細胞，好酸性細胞からなる小型の臓器．成熟脂肪細胞が含まれている．

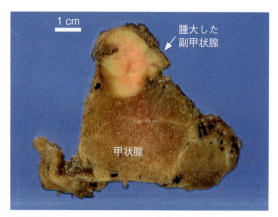

図 8-26　続発性副甲状腺過形成（肉眼像，割面）
透析患者の副甲状腺機能亢進症例．甲状腺に接して，黄白色調の充実性結節が認められ，組織学的には副甲状腺の細胞の過形成から構成されていた．

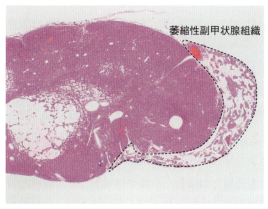

図 8-27　副甲状腺腺腫
境界明瞭な充実性病変で，辺縁部には圧排された萎縮性副甲状腺組織（黒線）がみられる．

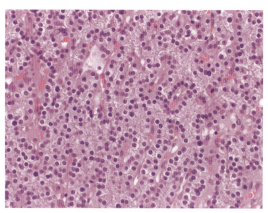

図 8-28　副甲状腺腺腫
主細胞の充実性ないし一部は濾胞状の増殖からなる．

6 ▶ 副　腎

a 正常の構造（図 8-29，8-30）

● 副腎 adrenal gland は中胚葉由来の皮質，外胚葉由来で傍神経節の 1 種である髄質からなる．皮質 cortex はステロイドホルモンを産生し，被膜直下から球状層（アルドステロンを産生），束状層（主にコルチゾールを産生），網状層（主にアンドロゲンを産生）の 3 層からなる．髄質 medulla は副腎の中心部に位置し，カテコラミンを産生する．

b 副腎皮質過形成・腺腫・腺癌 adrenocortical hyperplasia/adenoma/carcinoma

● 副腎皮質の増殖性病変で，**原発性アルドステロン症 primary hyperaldosteronism**（高血圧症，低 K 血症），**クッシング症候群**（コルチゾール過剰による多彩な症状），副腎性器症候群（男性化症候群）といったホルモン過剰の症状を示す．

● **副腎皮質過形成 adrenocortical hyperplasia**：両側性の副腎皮質細胞のびまん性過形成および副腎の腫大を示す．下垂体での ACTH 産生亢進（クッシング病）や異所性 ACTH 産生腫瘍による過形成ではクッシング症候群を生じる．まれに原発性アルドステロン症を合併する．

● **副腎皮質腺腫 adrenocortical adenoma**（図 8-31，8-32）：原発性アルドステロン症や Cushing 症候群の原因の 9 割を占める．片側性で，副腎皮質細胞が限局的に腫瘍性増殖を示し，黄色調，褐色調，ときに黒色調の腫瘤を形成する．臨床症状の乏しい subclinical（preclinical）Cushing 症候群を示す腺腫が偶然みつかることが増えている（副腎偶発腫 adrenal incidentaloma）．

● **副腎皮質癌 adrenocortical carcinoma**：しばしば大型腫瘤を形成し，出血や壊死を伴う．腺腫との鑑別には核異型度，核分裂像，組織構築，壊死，被膜浸潤，静脈侵襲などを用いた Weiss 基準が有用である．癌の 7 割は機能性で，しばしば複数のホルモン過剰症状が出現する．

c 褐色細胞腫 pheochromocytoma・傍神経節腫 paraganglioma（図 8-33，8-34）

● 自律神経節に付属する細胞集塊である傍神経節に由来する腫瘍で，副腎髄質由来の褐色細胞腫（9 割）と副腎外発生の傍神経節腫（1 割）がある．発生部位により名称が異なるが，同じ腫瘍である．多くは交感神経由来でカテコラミンを産生し，高血圧など多彩な交感神経刺激症状を呈する．副腎原発の褐色細胞腫の 1〜2 割が転移・再発し，副腎外発生の傍神経節腫の 5 割が悪性の経過を示す．

● 組織学的には，好塩基性の特徴的な細胞質を有するクロム親和性の腫瘍細胞の胞巣状増殖からなり，個々の胞巣は繊細な血管網および支持細胞で囲まれて**細胞球（Zellballen）**と呼ばれる構築を示す．細胞質はカテコラミン含有顆粒により，微細顆粒状を呈する．

6. 副腎　377

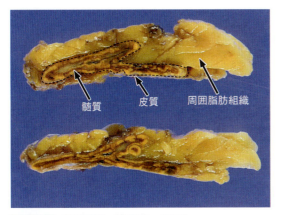

図 8-29　正常副腎（肉眼像，割面）
三角形状の組織．割面では外側から周囲脂肪組織，皮質，髄質が観察される．皮質は黄色，髄質は灰色である．

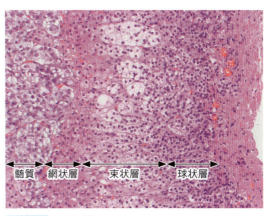

図 8-30　正常副腎
皮質（球状層，束状層，網状層）と髄質．

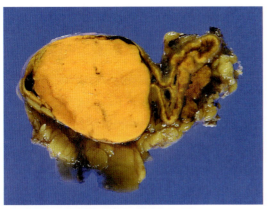

図 8-31　副腎皮質腺腫（肉眼像，割面）
割面が黄金色調の境界明瞭な病変．

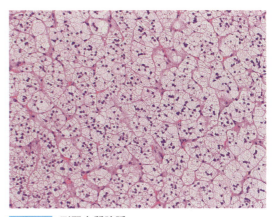

図 8-32　副腎皮質腺腫
大型の淡明細胞が充実性に増殖している．

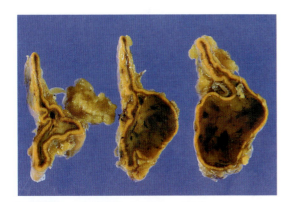

図 8-33　褐色細胞腫（肉眼像，割面）
割面が褐色調の充実性病変で出血を伴う．

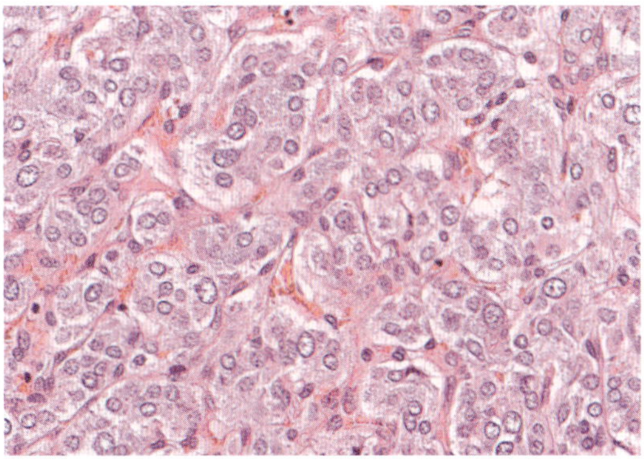

図 8-34　褐色細胞腫
好塩基性細胞質をもつ腫瘍細胞が毛細血管間質に囲まれ，小胞巣（細胞球）を形成して増殖している．

8　内分泌

第9章 中枢神経（脳・脊髄）

1 中枢神経の正常構造と機能

a 中枢神経の構造と機能（図9-1〜9-6）

- 肉眼的に中枢神経組織は**灰白質 grey matter** と**白質 white matter** から構成され，灰白質では神経細胞の細胞体が集簇しており，白質は有髄神経線維からなる．灰白質は脳表を覆う皮質 cortex を形成するほか，白質に囲まれた島状の領域である神経核 nucleus を形成する．

- **大脳 cerebrum**：**大脳皮質**（最外層の神経細胞体が豊富な灰白質）で覆われ，機能局在がある．中心前回ではベッツ Betz の巨細胞がみられる．**大脳基底核**は大脳皮質，視床，脳幹を結びつけ，運動機能調節など多彩な機能を有する．**大脳辺縁系**は海馬を含み，記憶や情動に深く関わる．視床下部は間脳に位置するが，大脳辺縁系に含まれる．視床下部は自律神経系および内分泌系（視床下部-下垂体系）を司る．

- **脳幹 brain stem**：中脳，橋，延髄からなり，脊髄への連絡路として働くほか，背側に広く網様体が分布する．組織学的に網様体は神経細胞体と網目状の神経線維が混在し，白質にも灰白質にも分類されない．網様体は生命維持に必要な呼吸，心拍数，血圧を調節する．中脳の黒質ではメラニンを豊富に含有する神経細胞体が分布している．パーキンソン病では，黒質の神経細胞が脱落し，メラニンが失われ，黒質は肉眼的にも不明瞭化する．

- **小脳 cerebellum**：小脳虫部および左右の小脳半球から構成される．小脳脚を介して脳幹と連絡し，平衡感覚や筋緊張・協調運動を調節・制御する．

- **脊髄 spinal cord**：灰白質は白質に囲まれ，前角，側角，後角があり，前角には運動神経ニューロンが分布する．脊髄神経が出入りする．

b 脳の血管支配

- 脳は内頸動脈系と椎骨動脈系からなるウィリス Willis 動脈輪により栄養される．

- 脳の虚血には全脳虚血と部分的虚血があり，部分的虚血では脳梗塞や一過性脳虚血を生じる．全脳虚血はショックなどによる脳血流の低下が主たる原因であるが，血液循環低下以外の低酸素や低血糖でも同様の変化が生じる．長期の人工呼吸器管理による，いわゆる"レスピレーター・ブレイン"も全脳虚血の一種であり，脳全体が軟化する．

KB 染色：クリューバー・バレラ染色．Klüver-Barrera stain

1. 中枢神経の正常構造と機能　379

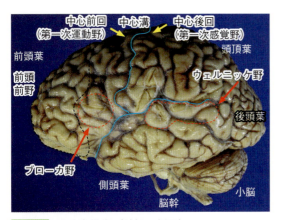

図 9-1　脳の肉眼像（外観，側面）
大脳皮質の機能局在．中心前回が第一次運動野，一次運動野の前方に高次運動野（運動連合野），前頭前野は認知・人格・社会性などを司る．下前頭回にブローカ Broca 野（運動性言語野），上側頭回にウェルニッケ Wernicke 野（感覚性言語野）がある．

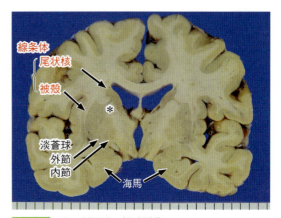

図 9-2　脳の割面像（前額断）
大脳基底核．線条体（尾状核，被殻），淡蒼球，視床下核からなる．黒質は中脳に位置するが機能的・発生学的には大脳基底核の一部とされる．線条体を分ける白質部分が内包（＊）で，大脳皮質とさまざまな部位を連絡する神経線維が通る．

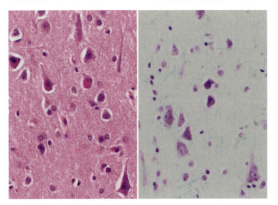

図 9-3　灰白質の組織像（右：KB 染色）
中心前回（第一次感覚野）の灰白質を示す．灰白質には神経細胞体が分布する．ベッツ巨細胞は細胞質にリポフスチンを多く含有する．KB 染色で青染する髄鞘は乏しい．

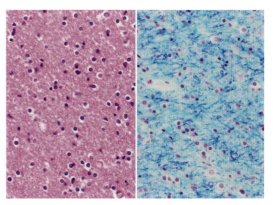

図 9-4　白質の組織像（右：KB 染色）
白質には神経膠細胞（グリア細胞）が豊富にみられる．グリア細胞の多くは髄鞘を形成する星細胞 astrocyte である．KB 染色で青染する髄鞘が豊富に認められる．

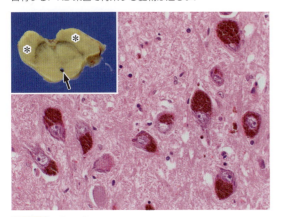

図 9-5　中　脳
中脳には腹側に左右の大脳脚（＊），背側の中脳水道（➡）がみられるほか，黒質がある．黒質の神経細胞は，細胞質に豊富なメラニンを有する．

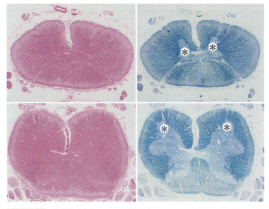

図 9-6　脊髄（右：KB 染色）
上：胸髄レベル，下：腰髄レベル．KB 染色では髄鞘が青く染色されるため，白質が青く観察され，白質と灰白質の差が明瞭になる．＊：前角．

2 中枢神経の病的変化

a 容積の異常

● **占拠性病変 space-occupying lesion（SOL）（図 9-7）**：腫瘍，出血，膿瘍，局所的な浮腫など，脳内の空間を占拠し周囲を圧排する病変である．

● **脳浮腫 brain edema（図 9-8）**：脳実質内に過剰な水分が貯留した状態で，脳全体が軟らかくなるとともに体積が増加し，脳溝や脳室の狭小化が生じる．2 つの機序がある．

①細胞内浮腫：神経細胞やグリア細胞の細胞膜が傷害され，透過性が亢進する．

②血管性浮腫：感染や腫瘍などにより血液脳関門 blood brain barrier（BBB）が破綻して生じる．

● **水頭症 hydrocephalus（図 9-9）**：脳室の脈絡叢で産生された脳脊髄液 cerebrospinal fluid（CSF）がクモ膜顆粒で吸収されるまでの過程が障害され，CSF が増加し，脳室が拡大する．

①非交通性水頭症：SOL の圧排により生じる（多くはモンロー Monro 孔や中脳水道の閉塞）．

②交通性水頭症：クモ膜顆粒での CSF の吸収障害により生じる（クモ膜下出血の後遺症に多い）．

● **頭蓋内圧亢進（脳圧亢進）**：頭蓋内圧 intracranial pressure（ICP）は脳浮腫，水頭症，SOL により亢進し，**クッシング Cushing 現象**（血圧上昇＋徐脈）や眼底のうっ**血乳頭**を呈する．進行すると脳の一部が圧排され，本来あるべきでないところに圧出される（**脳ヘルニア herniation**）．

● **高血圧性脳症 hypertensive encephalopathy**：急激な高度の血圧上昇により BBB が破綻し，脳浮腫を生じさらに血圧が上昇するという悪循環を呈し，脳全般が障害される．

b 髄鞘の異常

● **グリオーシス gliosis（図 9-10）**：脳組織の創傷治癒過程で生じる星細胞 astrocyte の肥大および過形成．脳では BBB が破壊されない限り，他臓器のように肉芽組織は形成されない．

● **脱髄 demyelination**：髄鞘が自己免疫的機序，炎症，代謝障害などにより後天的に消失する．**多発性硬化症** multiple sclerosis（MS）は視神経や脳実質，脊髄に脱髄が多発する疾患で，多彩な神経症状を呈し，寛解と増悪を繰り返す（図 9-11）．

c 機能障害

● 脳の障害では機能局在に対応した障害を引き起こす（**巣症状 focal sign**）．

● **筋萎縮性側索硬化症 amyotrophic lateral sclerosis（ALS）**：上位運動ニューロン（中心前回のベッツ巨細胞）と下位運動ニューロン（脊髄前角細胞）の両方の細胞死により生じる．中心前回の神経細胞は脱落し，その軸索に当たる錐体路，脊髄側索に脱髄が生じる．脊髄前角の神経細胞が変性・脱落に伴って，残存した前角細胞にはブニナ小体や TDP-43 陽性封入体がみられ（図 9-12），末梢側では脊髄前根の脱髄や骨格筋の神経原性萎縮（ 各論12-4 ）が認められる．通常 S2〜S4 前角の神経細胞（オヌフ Onuf 核）は保たれるため，膀胱直腸障害は生じにくい．

2. 中枢神経の病的変化 381

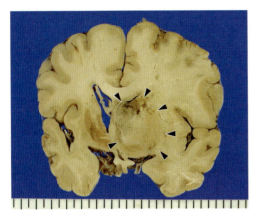

図 9-7　占拠性病変（肉眼像，割面）
左視床を中心として発生したリンパ腫の症例．境界不明瞭な病変（▶）が拡がり，左側脳室は著明に狭小化し，正中線は左方に偏位している（ミッドラインシフト midline shift）．

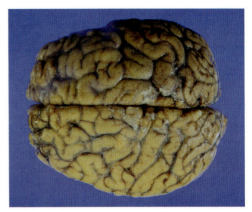

図 9-8　脳浮腫（肉眼像）
脳回は全体に腫大して，脳溝が狭小化している．脳室も狭小化する．

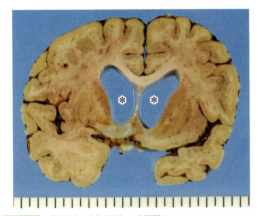

図 9-9　水頭症（肉眼像，割面）
脳室（＊）が拡大している．

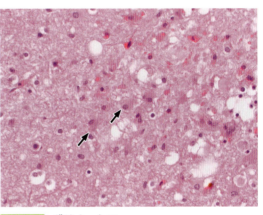

図 9-10　グリオーシス
星細胞の肥大と増加がみられ，細胞質は好酸性を増している（➡）．

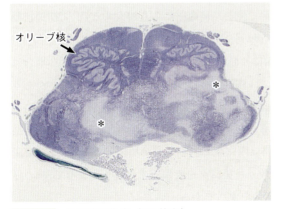

図 9-11　多発性硬化症（KB 染色）
延髄の断面．不規則に KB の染色性が低下した脱髄斑（＊）が散在する．

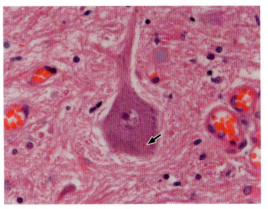

図 9-12　筋萎縮性側索硬化症
脊髄前角細胞の中に好酸性の細胞体内顆粒（ブニナ小体：➡）を認める．

3 循環障害 1（出血）

- 脳血管障害 cerebrovascular disease は脳血管の病変により生じる病変の総称で，脳出血と脳梗塞がある．中でも特に急性発症を示すものを脳卒中 brain stroke という．軽微な病変では急性の症状はみられないが，脳血管障害を繰り返すことによって脳血管性認知症の原因となる．広義の脳出血は脳内出血やクモ膜下出血を含む．

a 脳内出血 intracerebral hemorrhage/ 脳出血 cerebral hemorrhage（図 9-13，9-14）

- 脳実質内の出血で，頻度は被殻（4 割）＞視床（3 割）＞橋（1 割）＝小脳（1 割）＝皮質下（1割）である．約 8 割が**高血圧性脳出血**で，小血管・穿通枝の破綻をきたす．そのほか，アミロイド血管症，動静脈奇形，脳動脈瘤，もやもや病なども原因となる．
- **アミロイド血管症 amyloid angiopathy**（図 9-15）：加齢によるアミロイド β タンパクの血管壁への沈着により血管壁が脆弱化し，大脳皮質下に広範な出血をきたす（皮質下出血 / 脳葉型出血）．同じアミロイド β 沈着によるアルツハイマー Alzheimer 病の合併が多い．
- **動静脈奇形 arteriovenous malformation**（AVM）：動脈と静脈が毛細血管を介さずに吻合する先天異常．動静脈を吻合する短絡血管は脆く，破綻・出血をきたしやすい．
- **もやもや病 moyamoya disease**：内頸動脈終末部の進行性狭窄・閉塞をきたす疾患で，側副血行路の発達による"もやもや血管"の形成を特徴とする．小児期には脳虚血症状が多く，成人では虚血に加えて，脆弱な血管の破綻による出血を示すことがある．

b クモ膜下出血 subarachnoid hemorrhage（SAH）（図 9-16，9-17）

- クモ膜下腔への出血により血性髄液をきたした状態．原因は多彩で，脳内出血の脳室内穿破で二次性に生じることもある．もっとも多い原因は**脳動脈瘤 cerebral aneurysm**（図 9-18）の破裂で，脳動脈瘤には嚢状（約 3/4）と紡錘状（約 1/4）の 2 種類がある：①**嚢状動脈瘤**（多発性嚢胞腎などの先天疾患に併存して動脈中膜欠損などの形成異常で生じ，高血圧により増大する），②**紡錘状動脈瘤**（主に動脈硬化に起因した後天性で，高齢者に多い）．
- 突発性の激しい頭痛や髄膜刺激症状を生じ，約 5 割は初発の出血で死亡する．出血が高度な場合は頭痛を訴える間もなく昏睡に至る．CT で検出できない微小出血で同様の頭痛を生じることがあり（警告出血・警告頭痛），大出血に移行する前に動脈瘤を検索発見・治療する必要がある．
- 出血自体の修復は困難で，続発症の予防が重要である．主な続発症は①**再出血**（初回出血から 24時間以内が多い），②**脳血管攣縮 spasm**（1〜2 週間以内に生じ，脳梗塞の原因となる），③**正常圧水頭症 normal pressure hydrocephalus**（NPH）（数ヵ月後にクモ膜顆粒の瘢痕化により CSF の吸収障害が生じ，歩行障害，尿失禁，認知機能障害をきたす）である．

3. 循環障害1（出血）　383

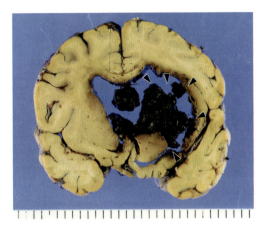

図 9-13　被殻出血
左被殻に相当する部分は脳組織が崩壊し，出血で置換されている（▶）．出血は脳室穿破し，二次性のクモ膜下出血をきたしている．正中線は左方に偏位している（ミッドラインシフト）．

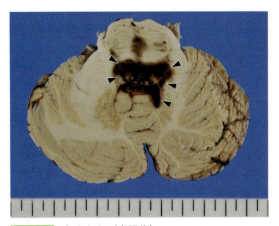

図 9-14　小脳出血（肉眼像）
小脳〜脳幹に出血および脳室内に出血が拡がっている（▶）．脳幹の圧迫は呼吸循環中枢の障害により，死因となる．

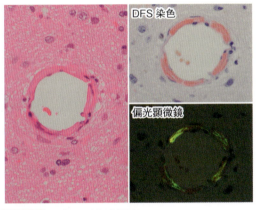

図 9-15　アミロイド血管症
血管壁には好酸性の沈着物がみられる．沈着物はコンゴーレッド染色やDFS染色で橙色になり，緑黄色調の偏光が確認できる．

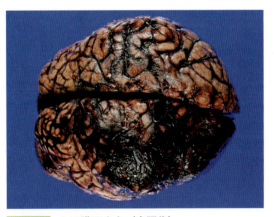

図 9-16　クモ膜下出血（肉眼像）
図 9-13 の被殻出血に伴う二次性のクモ膜下出血．脳表に出血が拡がっている．

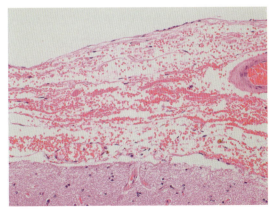

図 9-17　クモ膜下出血（組織像）
クモ膜と脳実質の間に血液が貯留している．

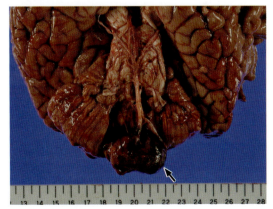

図 9-18　脳動脈瘤（肉眼像）
椎骨動脈から連続する3cm大の巨大な脳動脈瘤（➡）を認める．

4 循環障害2（虚血・梗塞）

a 脳梗塞 brain infarction（図9-19〜9-24）

● 局所的虚血により脳実質が虚血性壊死（梗塞）に陥った状態で，梗塞部位に応じた巣症状を示す．脳の動脈は終動脈で，1ヵ所の閉塞でその支配領域全体が虚血に陥る．脳の壊死は**融解壊死（液状壊死）**liquefaction necrosis であり，組織が脆弱化・液化・消失し，最終的に囊胞化・空洞化する．**一過性脳虚血** transient ischemic attack（TIA）は梗塞と同様の巣症状が一時的に生じる状態で，約3割が脳梗塞に移行する．

● 脳梗塞の原因には大きく**血栓症** thrombosis と**塞栓症** embolism の2種類がある．**血栓** thrombus とは血管内で血液が凝固したものである．**塞栓** embolus は血管内に生じた遊離物で，血流に乗って流され，別部位の血管内に詰まったものであり，塞栓の多くは血栓（**血栓塞栓症** thromboembolism）であるが，コレステロール塞栓，空気塞栓，脂肪塞栓などもある．脳梗塞は血管の閉塞部位や原因により以下の3つの型に大別される．

① **ラクナ梗塞** lacunar infarction：径300μm以下の小動脈（穿通枝）・細血管が，動脈硬化・細動脈硬化を背景とした血栓症で閉塞し，15mm以下の小型梗塞が生じる．意識障害は通常ない．基底核付近に好発し，内包が侵されると対側の感覚・運動障害が生じる．

② **アテローム血栓性脳梗塞** atherothrombotic cerebral infarction：主幹動脈（内頸動脈，中大脳動脈，椎骨動脈，脳底動脈など）の粥状硬化を背景に，粥腫 plaque が破綻し，血栓が形成される．粥腫の状態により多彩な血栓形成の経過をとる：①一気に大型血栓ができ血管を完全閉塞する，②徐々に血栓が拡大して段階的に進行する，③血栓が遠位に流れて末梢に多発微小塞栓を生じる（shower emboli）．TIAの合併も多く，内頸動脈の枝である眼動脈を侵して片眼の一過性視力障害（一過性黒内障）を生じることがある．

③ **心原性脳梗塞** cardiogenic cerebral infarction：塞栓性脳梗塞のほとんどを占める．心臓で形成された血栓が脳血管に塞栓し，突発的に発症し，しばしば大型梗塞となる．原因は①心房細動，②心筋梗塞後の壁運動低下や心室瘤，③心臓弁膜症（感染性心内膜炎の疣贅→多発梗塞）などである．

● **出血性梗塞** hemorrhagic infarction：脳梗塞後の血管の再疎通は，壊死組織での血管透過性亢進・血管性浮腫による組織傷害（再灌流傷害 reperfusion injury）を生じ，特に出血が生じた場合を出血性梗塞と呼ぶ．心原性脳梗塞は虚血強度・範囲が大きく，再疎通しやすいため，発症頻度が高い．

4. 循環障害2（虚血・梗塞）　385

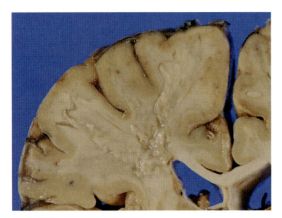

図 9-19　脳梗塞（肉眼像）
脳実質が軟化し，皮髄境界が一部不明瞭になっている．

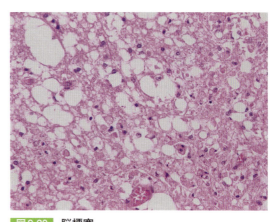

図 9-20　脳梗塞
脳実質には空胞状の変性（海綿状変化）が散見される．

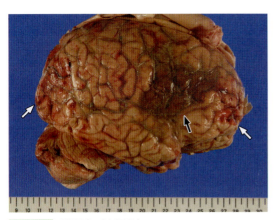

図 9-21　脳梗塞（肉眼像）
感染性心内膜炎に伴う多発性の脳梗塞（➡）および脳出血（白➡）．

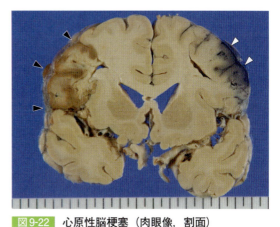

図 9-22　心原性脳梗塞（肉眼像，割面）
図 9-21 のホルマリン固定後割面像．脳実質には領域性に壊死（▶）がみられ，対側には出血（▷）がみられる．

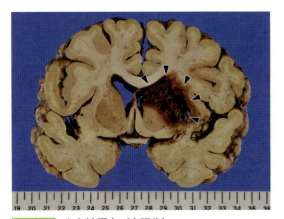

図 9-23　出血性梗塞（肉眼像）
脳組織には壊死があり，出血を伴い赤色調になっている（➡）．

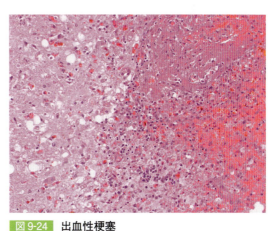

図 9-24　出血性梗塞
右側〜中央部にかけては脳組織の出血，壊死と炎症細胞浸潤がみられる．左側にはグリオーシスがみられる．

5 感染症

a 髄膜炎 meningitis

- 髄膜の炎症であり，原因の多くは感染症による．起因菌により種々の程度の髄膜刺激症状（項部硬直など）を生じ，異なる**脳脊髄液**（髄液／CSF）の性状を示す．
- **細菌性髄膜炎**（図9-25，9-26）：強い症状を呈し，髄液では好中球の増加，タンパク質の増加，糖の低下を示す．脳表に多数の好中球が浸潤して膿性滲出物が付着する（**急性化膿性髄膜炎**）．年齢により頻度の高い起炎菌が異なり，新生児では大腸菌やB群溶血性連鎖球菌が多く，乳幼児ではインフルエンザ桿菌や肺炎球菌，成人ではブドウ球菌の頻度が高くなる．
- **ウイルス性髄膜炎**：比較的急性に発症するが，細菌性ほど激烈な症状ではなく，髄液中ではリンパ球が増加し，タンパク質も軽度増加するが，糖の減少はない．
- **慢性髄膜炎**は結核，梅毒，クリプトコッカスなどにより生じる．

b 脳膿瘍 brain abscess（図9-27，9-28）

- 感染によって脳実質が融解壊死に陥り，膿汁や肉芽組織に置換された状態であり，辺縁部は線維性組織により被包化され，周囲には浮腫やグリオーシスが生じる．しばしば髄膜炎を伴う．原因としては細菌感染が多いが，真菌（アスペルギルス，ムコール）や原虫（トキソプラズマ）により生じることもある．感染経路は①隣接臓器からの直接的侵入（副鼻腔炎，中耳炎，乳様突起炎），あるいは②血行性播種（感染性心内膜炎，抜歯，肺・肝・骨など他臓器の膿瘍）である．

c ウイルス性脳炎 viral encephalitis

- ウイルス性脳炎は脳実質の炎症であるが，通常，髄膜炎も併存する（脳髄膜炎 menigoencephalitis）．原因ウイルスにより異なる臨床病理学的特徴を示す．
- **単純ヘルペス脳炎 herpes simplex encephalitis**（図9-29，9-30）：単純ヘルペスウイルス1型（HSV-1）（ときにHSV-2）により，小児や成人の側頭葉を中心に傷害する．発熱，髄膜刺激症状，意識障害・精神症状，痙攣のほか，側頭葉症状（失語など）や片麻痺を生じる．致死率が高く（約7割），回復しても約半数に後遺症を合併する．診断には血清や髄液中の抗HSV-1抗体の検出，PCR法によるウイルスDNAの検出を要する．病理学的には，傷害部には壊死および出血がみられ，**急性出血性壊死性脳炎**と表現される．血管周囲を主体とした炎症細胞浸潤，神経細胞やグリア細胞のウイルス封入体を伴う．
- そのほかのウイルス性脳炎：日本脳炎，ポリオ，HIV関連神経障害，進行性多巣性白質脳症 progressive multifocal leukoencephalopathy（PML）（ポリオーマウイルス），亜急性硬化性全脳炎 subacute sclerosing panencephalitis（SSPE）（麻疹ウイルス）など．

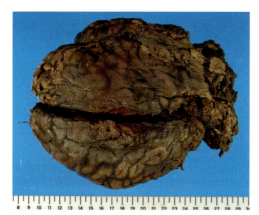
図 9-25 細菌性髄膜炎（肉眼像）
髄膜はびまん性に混濁している．

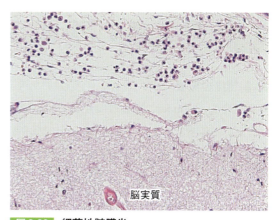
図 9-26 細菌性髄膜炎
髄膜には好中球を中心とする炎症細胞が高度に浸潤する．

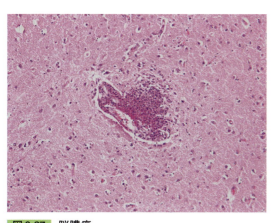
図 9-27 脳膿瘍
感染性心内膜炎に伴う血管周囲の微小膿瘍．

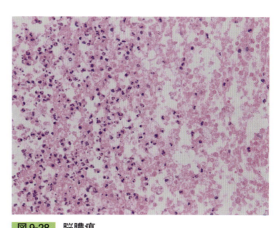
図 9-28 脳膿瘍
既存の脳組織は消失し，好中球や組織球の集簇と壊死物がみられる．

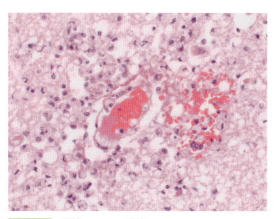
図 9-29 単純ヘルペス脳炎
脳実質内の小血管周囲を主体に変性，出血と炎症細胞浸潤を認める．

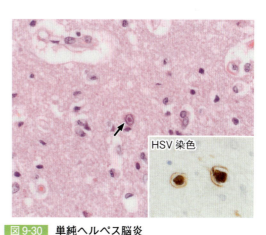
図 9-30 単純ヘルペス脳炎
一部の細胞には核内封入体（➡）を認める．HSVの免疫染色が陽性となる．

6 脳腫瘍 1（概要と成人型グリオーマ）

a 脳腫瘍の概要

● 脳腫瘍 brain tumor：頭蓋内に発生する腫瘍全般を指し，多彩な由来の腫瘍を含む．8割が原発性，2割が転移性である．ここ20年で新知見が次々と見出され，WHOによる原発性脳腫瘍の分類は大きく変遷している．腫瘍の種類によって好発部位や好発年齢に偏りがある．

● 悪性度：原発性脳腫瘍はWHO分類グレード1〜4に分類される．グレード1はおおむね良性の経過を示す．腫瘍によっては多段階的に進展する．グレード4はきわめて予後不良である．

b 成人型びまん性グリオーマ（膠腫）adult-type diffuse glioma（図9-31〜9-36）

● グリア細胞（星細胞 astrocyte や乏突起細胞 oligodendrocyte）への分化を示し，周囲脳組織に侵入するびまん性・浸潤性の腫瘍である．イソクエン酸脱水素酵素 isocitrate dehydrogenase（IDH），1番染色体短腕と19番染色体長腕の共欠失（1p/19q codeletion）などの遺伝子異常で分類されるが，一定の形態的特徴を有する．*IDH* 変異でもっとも多いR132H点変異は，変異タンパクに対する特異抗体により免疫染色で検出される．悪性度はグレード2〜4がある．

● **星細胞腫，IDH 変異型 astrocytoma, IDH-mutant**：星細胞様分化を示すグレード2〜4の腫瘍で，30〜50歳代に好発し，多段階的な進展を示す．*IDH* 変異陽性で1p/19q共欠失を欠く．

①グレード2（従来の"びまん性星細胞腫"）：核異型に乏しく，核分裂像はほとんどない．

②グレード3（従来の"退形成性星細胞腫"）：核異型，核分裂像の増加を示す．

③グレード4（従来の"二次性膠芽腫"）：微小血管増殖や壊死を認め，組織像は膠芽腫と区別できない．

● **乏突起膠腫，IDH 変異 および 1p/19q 共欠失型 oligodendroglioma, IDH-mutant and 1p/19q-codeleted**：乏突起細胞様分化を示すグレード2〜3の腫瘍で，30〜50歳代に好発し，多段階的に進展する．*IDH* 変異陽性で，1p/19q共欠失を示す．腫瘍細胞は核周囲明庭 halo を有し"目玉焼き"様で，金網状の特徴的な血管や石灰化を伴う．

①グレード2（従来の"乏突起膠腫"）：核分裂像は少ない．

②グレード3（従来の"退形成性乏突起膠腫"）：核分裂像の増加あるいは微小血管増殖の存在で診断される．細胞密度の増加，核異型，壊死もみられる．

● **膠芽腫，IDH 野生型 glioblastoma, IDH-wildtype**：原発性脳腫瘍の約1割を占める頻度の高い高悪性度腫瘍（グレード4）で，高齢者の大脳半球に生じる．*IDH* 変異陰性で *de novo* 発生と考えられ，従来"一次性膠芽腫"と呼ばれてきた．細胞異型が目立ち，壊死や微小血管増殖を示す．特に，壊死の周囲を取り囲むように腫瘍細胞の核が柵状に配列する柵状壊死 palisading necrosis は特徴的である．微小血管増殖とは，血管壁の細胞の増加により，血管壁の肥厚，蛇行，糸球体様の複雑を構築を示すことである．星細胞腫グレード4と膠芽腫は組織像のみでは区別できない．

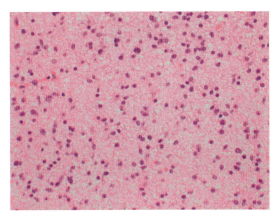

図 9-31 星細胞腫（グレード 2；びまん性星細胞腫）
星細胞は均一な形態を示し，細胞密度は軽度〜中等度に増加している．核異型は乏しく核分裂像は認めない．

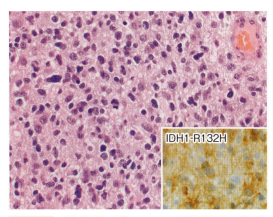

図 9-32 星細胞腫（グレード 3；退形成性星細胞腫）
高度の細胞密度増加あり．核形不整，核の大小不同など核異型を増している．免疫染色で腫瘍細胞は IDH1-R132H 変異タンパクに陽性となる．

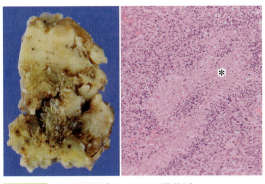

図 9-33 星細胞腫グレード 4/ 膠芽腫
（左：肉眼像．右：組織像）
肉眼的には脆く壊死・嚢胞化を伴う腫瘤．核異型の強い腫瘍細胞が高密度に増殖している．中心部には柵状壊死（＊）がみられる．

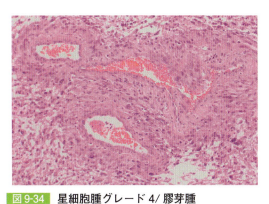

図 9-34 星細胞腫グレード 4/ 膠芽腫
血管壁が厚みを増し，細胞の増多を伴っている（微小血管増殖）．星細胞腫グレード 4 と膠芽腫のいずれでも認められる．

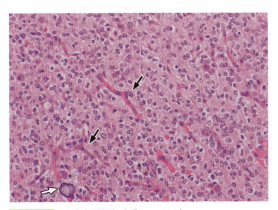

図 9-35 乏突起膠腫（グレード 2）
乏突起細胞に類似した核周囲明庭を有する腫瘍細胞が増殖している．腫瘍細胞間には金網状の血管（➡）がみられる．石灰化（白➡）も認められる．

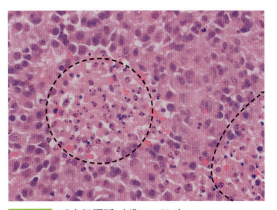

図 9-36 乏突起膠腫（グレード 3）
高度の細胞密度の増加があり，核異型が強い．壊死（破線部）がみられる．

7 脳腫瘍 2（成人のその他の脳腫瘍）

a リンパ腫 lymphoma（図 9-37）

●脳原発のリンパ腫の多くは，**びまん性大細胞型 B 細胞リンパ腫 diffuse large B-cell lymphoma（DLBCL）**である．リンパ腫細胞はウィルヒョウ・ロバン Virchow-Robin 腔と呼ばれる血管周囲腔を中心に拡がる傾向を示すが，細胞が密に増殖する部ではしばしば壊死を伴う．全体としては造影 MRI 検査で**リング状増強効果（ring enhancement）**を示すことが多い．リング状増強効果は膠芽腫（一次性，二次性），リンパ腫，転移性脳腫瘍，脳膿瘍でみられる．

b 転移性脳腫瘍 brain metastasis / metastatic brain tumor（図 9-38）

●原発巣の約 5 割が肺癌で，乳癌，胃癌，大腸癌などが続く．皮髄境界に発生しやすく，しばしば多発する．壊死や周囲の脳浮腫が強い傾向があり，リング状増強効果を示す．

c 髄膜腫 meningioma（図 9-39〜9-41）

●原発性脳腫瘍の中でもっとも発生頻度が高い（約 3 割）．クモ膜から生じる脳実質外腫瘍である．多彩な像を示し，15 の組織亜型がある．基本的な組織像は，卵円形〜紡錘形の腫瘍細胞が増殖し，渦巻き状構造が特徴的で，しばしば石灰化を伴う．脳実質浸潤，核分裂数，細胞異型および遺伝子異常でグレード 1〜3 に分類される．

d 血管芽腫 hemangioblastoma（図 9-42）

●ほとんどが小脳に生じ，高齢者に多い．フォンヒッペルリンドウ von Hippel Lindau（VHL）病では若年成人の網膜など他部位にも生じやすい．淡明な細胞質が有する腫瘍細胞が豊富な血管網を伴って充実性に増殖し，一見，淡明細胞型腎細胞癌（ 各論6-12 ）に似るが，血管芽腫の腫瘍細胞は間質細胞と呼ばれ，間葉系由来である．特に VHL 病では淡明細胞型腎細胞癌が血管芽腫の中に転移する tumor-to-tumor metastasis を認めることがある．

e 神経鞘腫 schwannoma

●軟部組織に発生する神経鞘腫（シュワン細胞腫）と同じ腫瘍である（ 各論12-6 ）．多くが聴神経由来で小脳橋角部〜内耳孔に好発する（聴神経鞘腫 auditory schwannoma）．他の知覚神経や脊髄神経後根にも発生し，神経線維腫症 2 型 neurofibromatosis type 2（NF2）では両側性・多発性に生じる．

●組織学的には，異型の乏しい紡錘形細胞が束状〜錯綜性に増生し，細胞密度が高い領域（アントニ A）と浮腫状で細胞密度が低い領域（アントニ B）が混在する．出血，ヘモジデリン沈着，変性に伴う細胞異型（変性異型）もしばしばみられる．

7. 脳腫瘍2（成人のその他の脳腫瘍） 391

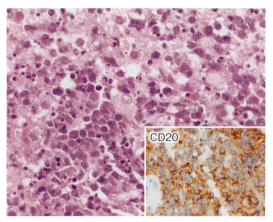

図9-37 リンパ腫
大型の異型リンパ球様細胞が増殖し，壊死を伴う．免疫染色（inset）ではCD20陽性を示す．DLBCLに相当する．

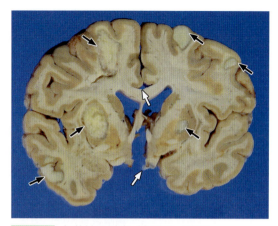

図9-38 転移性脳腫瘍（肉眼像，割面）
脳実質には淡黄色調クリーム状の壊死を伴う脆い腫瘤が多発している（➡）．大脳鎌下ヘルニアとテント切痕ヘルニアを伴う（白➡）．本例は肺腺癌の転移である．

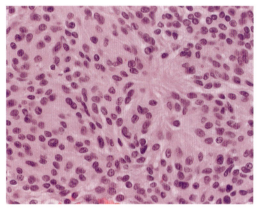

図9-39 髄膜腫
卵円形の核を有する均一な腫瘍細胞が，渦を巻くように配列しながら増殖している．

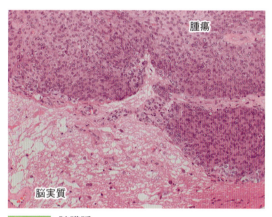

図9-40 髄膜腫
異型髄膜腫，グレード2である．脳実質浸潤を認める．

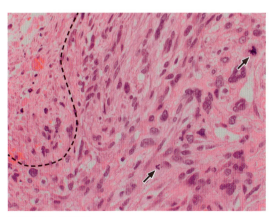

図9-41 髄膜腫
退形成性髄膜腫，グレード3である．核異型が強く，核分裂像（➡）の増加や壊死（破線）を認める．

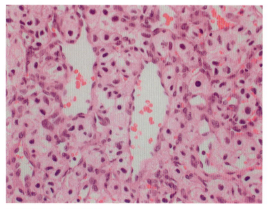

図9-42 血管芽腫
淡明な細胞質を有する腫瘍細胞が，豊富な血管網を伴って充実性に増殖している．

8 脳腫瘍3（小児脳腫瘍）

- 小児脳腫瘍は，小児腫瘍の中で白血病に次いで多い．

a 毛様細胞星細胞腫 pilocytic astrocytoma（図 9-43，9-44）

- 全脳腫瘍の約 5%，小児脳腫瘍の約 2 割（最多）を占める．小脳に好発し，しばしば嚢胞化する．
- 周囲の脳組織との境界は明瞭で，浸潤性増殖を示さない（限局性 circumscribed）．グレード 1．
- 毛髪様の細長い突起を有する腫瘍細胞 piloid cell が増生し，細胞密度が高い領域と浮腫状ないし微小嚢胞状の基質を伴って細胞密度が低い領域からなる二相性パターンを示す．ローゼンタール線維 Rosenthal fiber，好酸性顆粒小体 eosinophilic granular body などの変性所見がみられる．

b 上衣腫 ependymoma（図 9-45）

- 脳室壁や脊髄中心管を覆う上衣細胞の腫瘍で幼児・小児に多い．グレード 2～3 に相当する．
- 後頭蓋窩（第 4 脳室，第 3 脳室，小脳橋角部）に好発する．脊髄発生は成人が多い．
- 腫瘍細胞は類円形核を有し，好酸性の細長い突起を血管周囲に伸ばして血管周囲性偽ロゼットを形成する．ときに管腔構造を形成する上衣ロゼットもみられる．

c びまん性正中膠腫，H3 変異 diffuse midline glioma, H3-altered（図 9-46）

- 主に小児～若年成人に生じる高悪性度腫瘍（グレード 4）で，視床，脳幹，脊髄など正中付近に生じ，びまん性・浸潤性の発育を示し，ヒストン H3 の異常（主に K27M 点変異）を有する．
- 組織学的には星細胞腫グレード 2～グレード 4/膠芽腫に相当する幅広い像を示す．

d 髄芽腫 medulloblastoma（図 9-47，9-48）

- 小児悪性脳腫瘍でもっとも多く，高悪性度（グレード 4）で，小脳に好発する．
- 未熟な神経上皮細胞から構成され，主に核／細胞質比（N/C 比）の高い腫瘍細胞の密な増殖からなり，細線維状基質を伴うホーマー・ライト Homer-Wright 偽ロゼットが特徴的である．細胞密度が高い領域と細線維状基質が多い領域の二相性を示す．神経細胞分化を示す結節を形成する亜型もある．
- 遺伝子分類では WNT 活性化，SHH 活性化，非 WNT/ 非 SHH の 3 種に大別される．

e 胚細胞腫瘍 germ cell tumor

- 若年男性に多い．松果体，トルコ鞍に好発．卵巣，精巣，縦隔と同様の胚細胞腫瘍が生じる．もっとも多いのはジャーミノーマ（胚細胞腫 / 胚腫）germinoma で，卵巣のディスジャーミノーマ（各論7-9），および精巣・縦隔のセミノーマ（各論6-13）と相同の腫瘍であり，化学放射線療法が著効する．

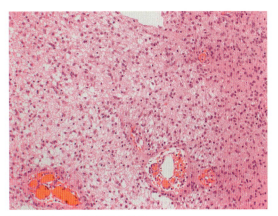

図 9-43　毛様細胞星細胞腫
毛髪様の細長い突起を有する腫瘍細胞の増殖がみられる．細胞密度の高い領域（右側）と低い領域（左側）が混在する．

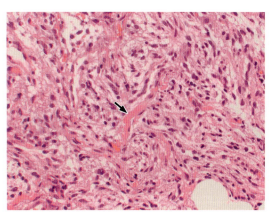

図 9-44　毛様細胞星細胞腫
ローゼンタール線維（➡）がみられる．

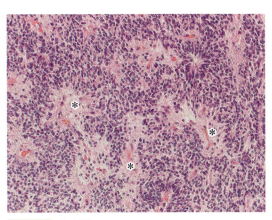

図 9-45　上衣腫
腫瘍細胞は類円形核を有し，好酸性の細長い突起を血管周囲に伸ばして血管周囲性偽ロゼット（＊）を形成する．

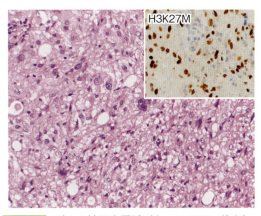

図 9-46　びまん性正中膠腫（右：H3K27M 染色）
中等度の細胞密度増加があり，核腫大，核の大小不同がみられる．免疫染色で H3K27M の変異タンパクが陽性となる．

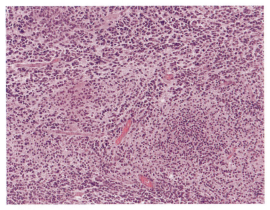

図 9-47　髄芽腫
N/C 比の高い小型円形の腫瘍細胞が密に増殖している．

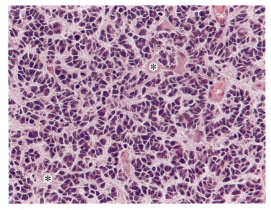

図 9-48　髄芽腫
ロゼット形成（＊）が散見される．

第10章 皮膚

1 皮膚の正常構造

●皮膚は人体最大の臓器で，表層から表皮，真皮，皮下組織の3層で構成される（図10-1）．

a 表皮 epidermis（図10-2〜10-4）

●表面を覆う角化型重層扁平上皮の**被覆表皮**と表皮から深部へ伸び出す**付属器表皮**（エクリン汗腺，毛包脂腺およびアポクリン汗腺）からなる．**表皮細胞**（**角化細胞 keratinocyte**）は中間径フィラメントの**ケラチン keratin**［**サイトケラチン cytokeratin（CK）**］を豊富に含有する．ケラチンは角層のバリア機能を担い，爪や毛髪の主成分でもある．ケラチンは全身の上皮細胞に存在し，上皮細胞の種類により異なる型が発現している．被覆表皮は深部から基底層，有棘層，顆粒層，角層（角質層）で構成される．アポクリン汗腺は腋窩や外陰部などに分布し，豊富な好酸性細胞質，細胞質が内腔側へちぎれるように突出する断頭分泌が特徴的である．なお，乳腺はアポクリン汗腺が特殊な分化を示した組織である．

●**基底層**：1層の基底細胞からなる．基底膜で真皮と境界される．真皮表皮境界は波状を呈し，表皮の下に凸となった部分を表皮突起という．基底膜と基底細胞はヘミデスモソーム hemidesmosome で結合する．色素細胞 melanocyte が散在する．紫外線B波（UVB）は基底細胞や色素細胞のDNAを傷害し，腫瘍化を促進する．

●**有棘層**：成熟傾向を示す角化細胞で構成され，角化細胞同士はデスモソーム desmosome で接着する．デスモソームは細胞間橋 intercellular bridge として認識される．

●**顆粒層**：ケラトヒアリン顆粒が存在する．

●**角層**：核が消失した死細胞が堆積した層．一定の厚さを保ち，外界からのバリアとして働く．

b 真皮 dermis

●膠原線維，弾性線維やその他の細胞外基質，脈管，神経などを含む．真皮表層の上方に凸を示す部分を乳頭層と呼び，その直下に乳頭下層，深部に網状層がある．紫外線A波（UVA）は弾性線維を傷害し，日光弾性線維症 solar elastosis（図10-5，10-6）を生じ，皮膚のたるみの原因となる．

c 皮下組織 subcutaneous tissue

●主に小葉構造を示す脂肪組織からなり，個々の小葉は線維性隔壁で区画される．

EVG 染色：Elastica van Gieson stain．エラスチカ・ワンギーソン染色

1. 皮膚の正常構造

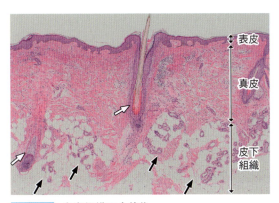

図10-1 皮膚組織の全体像
表皮〜皮下脂肪組織．毛包（白➡）がみられ，皮下組織にはエクリン汗腺（➡）が分布している．

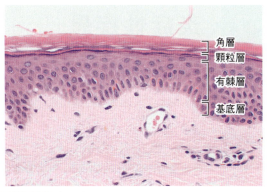

図10-2 表　皮
表層から角層，顆粒層，有棘層，基底層がみられる．

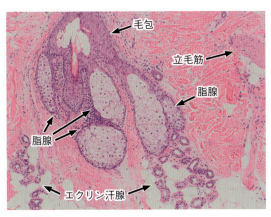

図10-3 付属器
毛包および周囲の脂腺，汗腺，立毛筋を認める．

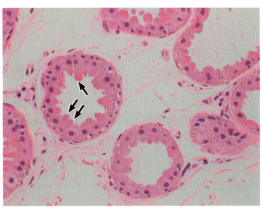

図10-4 アポクリン汗腺
腋窩，外陰部，眼瞼など特定の部位にみられる汗腺．豊富な好酸性細胞質を有する細胞から構成され，内腔に断頭分泌（➡）を示す．

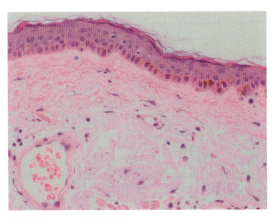

図10-5 日光弾性線維症
UVAの影響によって真皮網状層に分布する弾性線維が変性し，淡好酸性の塊状を呈している．

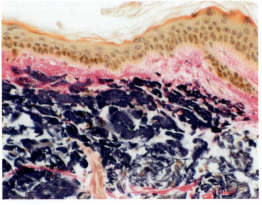

図10-6 日光弾性線維症（EVG染色）
EVG染色（弾性線維染色）では，弾性線維は黒色調に染色される．日光により変性した弾性線維は凝集し，塊状を呈している．

2 炎症性疾患

●皮膚の炎症性疾患は多彩で，病理所見は非特異的なことが多い．代表的な炎症パターンと疾患の組み合わせを理解して，臨床像と病理像を総合的に解釈する必要がある．

a 湿疹 eczema（図 10-7，10-8）

●アトピー性皮膚炎 atopic dermatitis，接触皮膚炎 contact dermatitis など多彩な疾患を含み，急性〜慢性のスペクトラムがある．**急性湿疹**：表皮内浮腫が生じ細胞間が離開する**海綿状変化 spongiosis** が基本的な所見で，表皮内の水疱形成や炎症細胞浸潤を伴う．**慢性湿疹**：表皮の過形成・肥厚を示し，細胞回転の亢進に伴い，乾癬に類似した表皮突起の延長，ケラトヒアリン顆粒の減少，錯角化などを示すが（乾癬様皮膚炎），表皮突起は不揃い・不規則である．

b 尋常性乾癬 psoriasis vulgaris（図 10-9，10-10）

●代表的な炎症性角化症（炎症を伴って潮紅と角化を示す疾患群）．特徴的な銀白色雲母状鱗屑を付着する紅斑を呈する．原因は不明．夏に軽快傾向を示し，慢性・再発性に経過する．
●病態の本質は角化細胞の**細胞回転 turnover の亢進**である．
●組織学的には，表皮突起の延長を伴って表皮が肥厚・過形成を示し，ケラトヒアリン顆粒の減少・消失，過角化・錯角化を示す．この角化物が鱗屑として認識される．表皮突起がおおむね同じ幅，同じ長さで延長することが特徴で，他の乾癬様皮膚炎との鑑別に有用である．好中球の表皮内浸潤，錯角化部での集簇（マンロー Munro 微小膿瘍）をみる．表皮突起の延長に伴い，真皮乳頭層が挙上するため，鱗屑を剝がすと点状に出血する（アウスピッツ Auspitz 現象）．

c 扁平苔癬 lichen planus（図 10-11）

●扁平苔癬は小発疹および瘙痒を伴う炎症性角化症で，しばしば慢性・再発性である．原因は不明だが，ウイルス感染，アレルギー，薬剤性などが考えられている．組織学的に，真皮表層の帯状のリンパ球浸潤を特徴とする．口腔にも生じる（ 各論3-2 ）．

d 薬疹 drug eruption/ 中毒疹 toxicoderma（図 10-12）

●薬剤によって生じる発疹．薬剤を含め種々の物質により生じるものを包括して中毒疹という．薬疹・中毒疹は臨床的にも病理組織学的にも多彩である．
●薬疹・中毒疹の古典的な型は**表皮真皮境界部皮膚炎 interface dermatitis** であり，角化細胞の個細胞壊死，リンパ球浸潤や表皮基底部の空胞変性・液状変性を伴う．角化細胞の壊死が顕著になると水疱形成・表皮剝離が生じ，**スティーブンス・ジョンソン Stevens-Johnson 症候群**や**中毒性表皮壊死症 toxic epidermal necrosis（TEN）**などの重症型に発展する．

2. 炎症性疾患

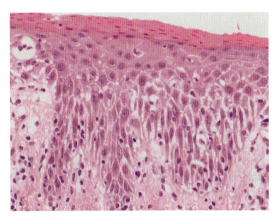

図 10-7　急性湿疹
アトピー性皮膚炎の症例．表皮は浮腫により細胞間が離開している（海綿状変化）．表皮内にはリンパ球浸潤が目立ち，表層には錯角化がみられる．

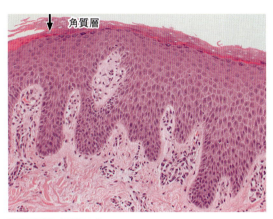

図 10-8　慢性湿疹
接触皮膚炎の症例．角質増生（➡）と表皮突起は不規則に延長し，表皮内には軽度の海綿状変化がみられる．

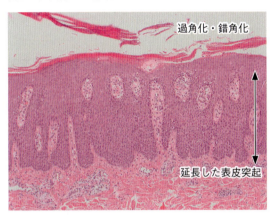

図 10-9　尋常性乾癬
表皮突起は規則的に延長している．挙上した真皮乳頭層には毛細血管の増生が目立つ．表層には過角化・錯角化があり顆粒層は消失している．

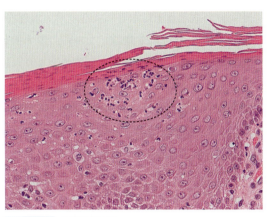

図 10-10　尋常性乾癬
角質層直下の表皮には好中球の集簇（破線部）がみられる．

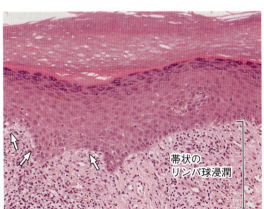

図 10-11　扁平苔癬
表皮直下にリンパ球が帯状に浸潤し，表皮基底部の空胞変性（白➡）を伴う．

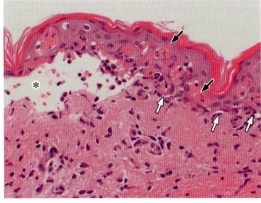

図 10-12　薬疹
表皮向性の炎症細胞浸潤があり，表皮細胞は好酸性化と核濃縮を伴う個細胞壊死（➡）を示す．表皮基底部に空胞変性（白➡）がみられ，表皮剝離（＊）を伴う．

3 水疱症

- 自己免疫性または先天的異常により**水疱 blister/bulla** の形成を生じる疾患群．膿疱症 pustulosis は水疱に類似するが，好中球を多数貯留した膿疱 pustule を形成する．

a 天疱瘡 pemphigus

- **抗デスモソーム自己抗体**により，角化細胞間の接着障害を生じ，**表皮内水疱**を形成する．標的分子はデスモグレイン（Dsg）で，Dsg1 は表皮（表層＞深部）に分布，Dsg3 は表皮（深部＞表層）および口腔などの粘膜の重層扁平上皮（全層）に分布する．

① **尋常性天疱瘡 pemphigus vulgaris**（図 10-13, 10-14）：**抗 Dsg3 抗体**が主体で，**抗 Dsg1 抗体**を伴うこともある．角化細胞間が離開し（棘融解），細胞間浮腫（海綿状変化 spongiosis）・裂隙形成を生じ，基底層直上に水疱形成を示す．水疱内には好酸球や変性により円形化した角化細胞（棘細胞；ツァンク Tzanck 細胞）をみる．蛍光抗体法：表皮細胞間に IgG 陽性，C3 陽性．水疱は**はじめ緊満性だが，大型化すると弛緩性**となり，破綻し，びらんを形成する．一見健常な皮膚でも摩擦により水疱化する（ニコルスキー Nikolsky 現象）．ときに粘膜病変を伴う．

② **落葉状天疱瘡 pemphigus foliaceus**（図 10-15）：抗 Dsg1 抗体により表皮浅層が標的となり，**容易に破れる弛緩性の角層下水疱**を形成し，びらん化・乾燥により葉状の落屑となる．粘膜病変はまれ．

③ **腫瘍随伴性天疱瘡**：悪性腫瘍（特にリンパ腫）に伴う．Dsg1, Dsg3, BP230 など標的分子は多彩で，粘膜侵襲が強い傾向があり，皮膚では多形滲出性紅斑を呈しうる．

b 類天疱瘡 pemphigoid

- 主に**抗ヘミデスモソーム抗体**により**表皮下水疱**を形成する．ヘミデスモソームの構成タンパクの BP180 や BP230 が標的となることが多い．

- **水疱性類天疱瘡 bullous pemphigoid**（図 10-16〜10-18）：**抗 BP180 抗体**あるいは**抗 BP230 抗体**により生じる．初期には真皮表層に血管周囲性にリンパ球や好酸球が浸潤し，表皮に好酸球が浸潤し，表皮真皮境界部に空胞変性がみられる．病変が進行すると表皮と真皮の境界が離開し，表皮下水疱を形成する．水疱内には多数の好酸球を含む．蛍光抗体法：基底膜部に IgG 陽性，C3 陽性．水疱は**緊満性**で，ニコルスキー現象はみられない．

- **妊娠性疱疹**：妊娠時に抗 BP180 抗体が生じ，水疱性類天疱瘡と同様の水疱が生じる．

- **薬剤性**：糖尿病治療薬である DPP-4 阻害薬で，水疱性類天疱瘡が生じることがある．

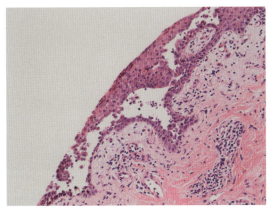

図 10-13 尋常性天疱瘡
表皮内に裂隙形成を生じ基底層直上に水疱形成がみられる．水疱内には円形化した角化細胞（ツァンク細胞）を認める．

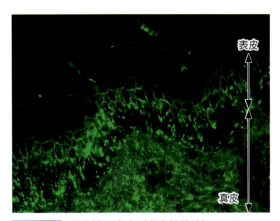

図 10-14 尋常性天疱瘡（蛍光抗体法）
蛍光抗体法では表皮細胞間に陽性像を認める．

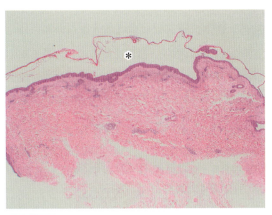

図 10-15 落葉状天疱瘡
角層直下に水疱形成（＊）がみられる．

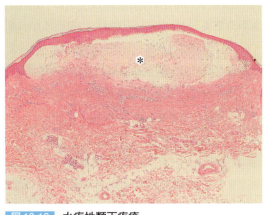

図 10-16 水疱性類天疱瘡
表皮と真皮が離開し表皮下水疱（＊）が形成されている．

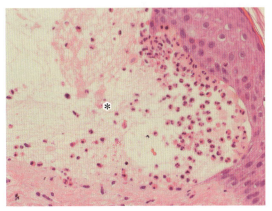

図 10-17 水疱性類天疱瘡
水疱内（＊）には多数の好酸球がみられる．

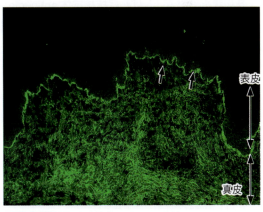

図 10-18 水疱性類天疱瘡（蛍光抗体法）
基底膜部に線状の陽性像（➡）を認める．

4 膠原病関連皮膚病変

a 強皮症 scleroderma （図 10-19）

- **全身性強皮症 systemic sclerosis（SSc）**：①肘関節を越えて全身に急速に高度の皮膚硬化を生じるびまん性全身性強皮症 diffuse SSc，②肘関節より遠位に限局して緩徐に軽度の皮膚硬化を生じる限局性全身性強皮症 limited SSc に大別される．
- その他，限局性強皮症 localized scleroderma および特殊型（CREST 症候群など）がある．
- **レイノー Raynaud 症状**：指趾の小動脈の攣縮に伴う循環障害で，一過性の冷感，痺れ，疼痛を伴い，進行すると壊死を生じうる．SSc で頻度が高い．
- 組織学的には，真皮〜皮下脂肪組織で膠原線維の膨化と増生を生じる．皮膚付属器は真皮の深い位置に移行し，萎縮性である．ときにリンパ球浸潤を伴う．

b 皮膚筋炎 dermatomyositis （DM）（図 10-20）

- 多発筋炎 polymyositis（PM）の類縁疾患（ 各論12-4 ）．筋炎に加えて，特徴的皮膚症状を示す：①ヘリオトロープ疹（眼瞼の浮腫性紅斑），②ゴットロン Gottron 徴候（指関節伸側の角化性紅斑）．
- 組織学的には，表皮基底部の空胞変性を生じ，表皮細胞の個細胞壊死を伴う．炎症細胞浸潤は乏しい．真皮にムチン沈着をみる．進行すると多形皮膚萎縮 poikiloderma（表皮萎縮，色素脱失・沈着，毛細血管拡張）を示す．

c エリテマトーデス／紅斑性狼瘡 （lupus erythematosus：LE）（図 10-21〜10-24）

- さまざまな臓器を侵し多彩な病態を呈する膠原病で，若年女性に多い（ 総論8 ）．
- **全身性エリテマトーデス systemic lupus erythematosus（SLE）**：急性に生じ，両頰〜鼻背の蝶形紅斑，円板状エリテマトーデス（DLE），脱毛などの皮膚病変を生じるほか，腎障害（ループス腎炎），神経障害（CNS ループスや多発単神経炎など），漿膜炎，消化器症状，血球減少や免疫異常など全身症状を呈する．しばしば**抗核抗体 antinuclear antibody（ANA）**や**抗二本鎖 DNA 抗体（抗 dsDNA 抗体）**が陽性となる．ときに**抗リン脂質抗体症候群 anti-phospholipid antibody syndrome（APS）**を合併し，ループスアンチコアグラントや抗リン脂質抗体により血栓症や習慣性流産を生じる．
- **皮膚型ループスエリテマトーデス cutaneous lupus erythematosus（CLE）**：皮膚に限局した慢性型のループスである．**円板状エリテマトーデス discoid lupus erythematosus（DLE）**が特徴的であり，表皮真皮境界部および毛包周囲に空胞変性を生じ，表皮萎縮，真皮ムチン沈着，結節状リンパ球浸潤をみる．ときに脂肪織炎を生じる（深在性エリテマトーデス LE profundus）．蛍光抗体法*では，表皮真皮境界部に IgM，IgG，C3 の沈着がみられる（しばしば IgA，C1q，C4 の沈着もみられる）．これらの皮膚病変は SLE と共通している．

* SLE の診断ではループスバンドテスト lupus band test（LBT）と呼ばれることが多い．

4. 膠原病関連皮膚病変

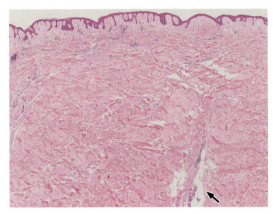

図 10-19　強皮症
表皮は萎縮・菲薄化し，真皮は膨化した膠原線維の増加を伴って厚くなっている．付属器は真皮の線維化のため通常よりも深部に位置している（➡）．

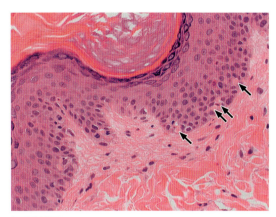

図 10-20　皮膚筋炎
表皮，真皮の炎症細胞浸潤は乏しいが，表皮内には個細胞壊死（➡）が散見される．真皮にはムチン沈着あり．

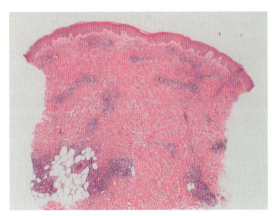

図 10-21　円板状エリテマトーデス
真皮の付属器や血管の周囲に結節状の密な炎症細胞浸潤がみられ，皮下脂肪組織にも炎症細胞浸潤が及ぶ．

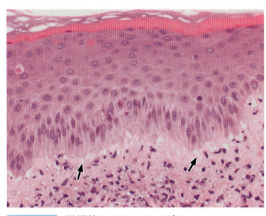

図 10-22　円板状エリテマトーデス
表皮真皮境界部に空胞変性（液状変性：➡）をみる．

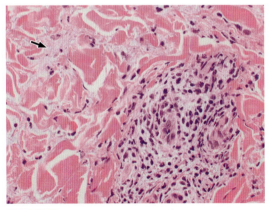

図 10-23　円板状エリテマトーデス
血管や付属器の周囲にリンパ球・形質細胞浸潤がみられる．また，真皮の膠原線維の間が離開し，淡青色調を呈する粘液（ムチン；➡）の沈着を伴っている．

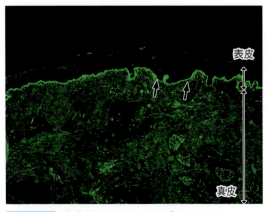

図 10-24　全身性エリテマトーデス
蛍光抗体法では表皮真皮境界部（基底膜）にIgG線状の沈着がみられる（➡）．

5 ウイルス感染症

a 尋常性疣贅 verruca vulgaris （図 10-25, 10-26）

- ヒトパピローマウイルス human papilloma virus （HPV）（主に 2 型, 27 型）によるウイルス性疣贅（いわゆる"いぼ"）.
- 常色〜褐色調のドーム状隆起を示し, 表面に点状出血を伴う.
- 組織学的には, 表皮が左右対称性に先の尖った乳頭状増殖を示し, 先端部に錯角化と出血を伴う（＝点状出血）. 乳頭状構築の間の谷の部分ではケラトヒアリン顆粒が増加する. ときに核内・細胞質内ウイルス封入体やコイロサイトーシスが観察される.

b 尖圭コンジローマ condyloma acuminatum （図 10-27, 10-28）

- HPV（6 型, 11 型）による性器（外陰・腟・子宮頸部, 陰茎・陰嚢）のウイルス性疣贅であり, 性感染症の一種である.
- 肉眼的には白色調の乳頭状・顆粒状腫瘤を形成し, しばしば多発する.
- 組織学的には, 重層扁平上皮が乳頭状増殖を示し, **コイロサイトーシス koilocytosis** や過角化・錯角化を伴う. コイロサイトーシスは HPV 感染に伴う細胞変性所見で, 核クロマチンのすりガラス状変化, 多角化, 核周囲明庭 perinuclear halo などを伴う.

c 伝染性軟属腫 molluscum contagiosum （10-29）

- ポックスウイルス科の伝染性軟属腫ウイルスにより生じる小結節（いわゆる"水いぼ"）.
- 常色〜淡紅色調で光沢を有し, 幼児・小児の体幹・四肢に好発する.
- 接触により容易に感染し, 幼児間でのピンポン感染, 同一幼児の別部位に自家感染を生じる.
- 組織学的には, 表皮が陥入しながら増生し, 表面の中央部に噴火口状に開口する結節性病変を形成する. 表皮細胞の細胞質に大型の好酸性封入体 molluscum body がみられる.

d 単純疱疹 herpes simplex （図 10-30）

- 単純ヘルペスウイルス herpes simplex virus （HSV）1, 2 型（ヒトヘルペスウイルス HHV-1, 2 に相当）による水疱性病変. 主に HSV-1 は**口唇ヘルペス**, HSV-2 は**性器ヘルペス**を生じる.
- 組織学的には, 表皮細胞はウイルスに感染より風船様腫大・多核化や細胞接着の離開（棘融解）を示し, 表皮内水疱を生じる. ウイルス感染細胞は水疱内容液のギムザ Giemsa 染色で検出可能である（ツァンク試験）.
- カポジ水痘様発疹症 Kaposi varicelliform eruption （疱疹性湿疹 eczema herpeticum）：アトピー性皮膚炎を背景に HSV 感染が生じ, 高熱, 多発性水疱, 膿疱化や潰瘍化を伴う.

5. ウイルス感染症 403

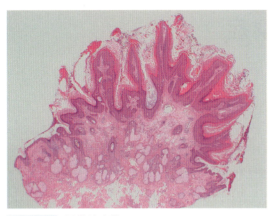

図 10-25 尋常性疣贅
尖塔状の外向性発育を示す乳頭状病変．表層には著明な角質増生（過角化）がみられる．

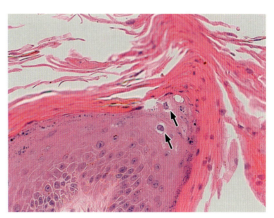

図 10-26 尋常性疣贅
ケラトヒアリン顆粒は粗大化し，核周囲が空胞状に抜けた細胞（コイロサイト：➡）がみられる．

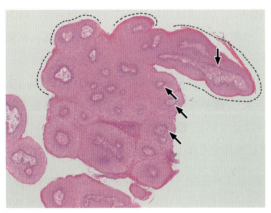

図 10-27 尖圭コンジローマ
表面に錯角化のある重層扁平上皮が，血管線維性の間質（➡）を軸として，乳頭状発育を示している（破線部）．

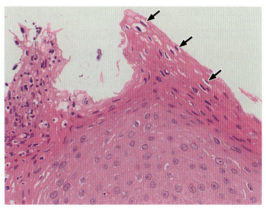

図 10-28 尖圭コンジローマ
表層の細胞には核周囲の空胞変性（コイロサイトーシス：➡）がみられる．

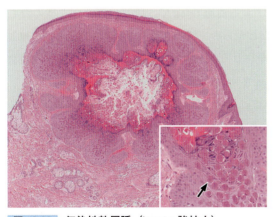

図 10-29 伝染性軟属腫（inset：強拡大）
表皮が深部に向かい陥入しながら増殖し，隆起性病変を形成する．強拡大では表皮細胞質内の好酸性封入体（➡）がより明瞭にみられる．

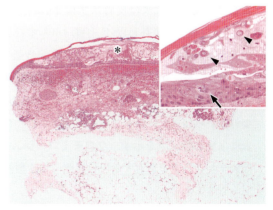

図 10-30 単純疱疹（inset：強拡大）
表皮内水疱（＊）を形成している．水疱内には棘融解を示した表皮細胞（▶）がみられ，核のすりガラス状変化や多核化（➡）を伴っている．

6 細菌および真菌感染症

a 細菌感染

● 一般細菌による皮膚感染症を**膿皮症 pyoderma** といい，大きく急性と慢性に分けられる．

① **急性膿皮症**：好中球浸潤を主体とした化膿性炎症．乳幼児では**伝染性膿痂疹 impetigo contagiosa**（"とびひ"）が多く，表皮内に感染した黄色ブドウ球菌が exfoliative toxin を産生して Dsg1 を障害し，表皮内水疱を形成する．成人では表在性の**化膿性毛包炎 folliculitis**（図 10-31）から始まり，1本の毛包の深部に炎症が及ぶと**癤 furuncle**，複数の毛包に及ぶと**癰 carbuncle** と呼ばれる．他に汗腺や爪囲の化膿性炎症も生じる．

② **慢性膿皮症**（図 10-32）：毛包の閉塞に伴う嚢胞化を背景に，嚢胞が破綻し，炎症，異物反応，膿瘍形成を生じたところに，二次的に細菌感染が加わって炎症が長期化する．

● **皮膚抗酸菌症**（図 10-33，10-34）：皮膚の抗酸菌感染症には皮膚結核症，非結核性抗酸菌症，ハンセン病 Hansen disease（癩 leprosy/lepra）がある．皮膚結核症には結核菌そのものが皮膚に感染する真性皮膚結核のほか，結核菌に対するアレルギー反応であるバザン Bazin 硬結性紅斑がある．ハンセン病はらい菌 *Mycobacterium leprae* 感染症で，主に皮膚と末梢神経を侵し，❶ らい腫型（皮膚結節や獅子面を形成し，菌量が多く，感染性を示す），❷ 類結核型（主に末梢神経に肉芽腫を形成し，末梢神経障害を呈し，菌量は少ない，感染性は乏しい），❸ 境界型（らい腫型と類結核型の両方の性質を有する）に分類される．いずれの皮膚抗酸菌症も類上皮細胞肉芽腫の形成を示す．

b 真菌症 fungal infection（mycosis）

● 真菌 fungus による感染症で，表皮，毛，爪，粘膜上皮に限局した表在性真菌症と真皮や内臓に達する深在性真菌症に分類される．簡易的には KOH 法で菌体の形態を観察するが，病理組織では PAS（periodic acid schiff）反応，グロコット Grocott 染色などが有用である．

● **表在性真菌症**：代表は皮膚糸状菌 dermatophyte による**白癬 tinea** で，股部白癬（いんきんたむし），足白癬（みずむし），爪白癬（爪みずむし）などがある．頭部白癬では毛包内で菌体が増殖し周囲の真皮に炎症を起こし，ときに瘢痕性脱毛症を生じる（ケルスス禿瘡）．カンジダも表在性真菌症を生じやすい（口腔カンジダ [各論3-2]，食道カンジダ [各論4-2]，腟カンジダなど）．

● **深在性真菌症**：代表はスポロトリコーシス sporotrichosis で，土壌中の *Sporothrix schenckii* が軽微な外傷から侵入し，数ヵ月以内に発症する．真皮〜皮下組織に膿瘍や類上皮細胞肉芽腫を形成し，表皮は反応性肥厚を示す．クロモミコーシス chromomycosis（疣状皮膚炎 dermatitis verrucosa）はメラニン色素を含有する黒色真菌による類縁疾患である（図 10-35，10-36）．

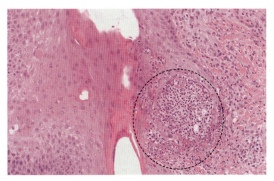

図 10-31　化膿性毛包炎
毛包内に好中球が浸潤し，毛包の構造が一部破壊され，膿瘍形成（破線部）がみられる．

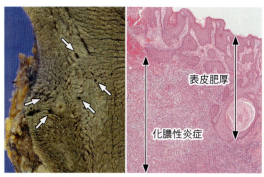

図 10-32　慢性膿皮症（左：肉眼像）
皮膚には全体に色素沈着がみられ，随所に瘻孔（白➡）を認める．表皮は高度の反応性肥厚を示し，真皮内には好中球浸潤を伴う化膿性炎症がみられる（右）．

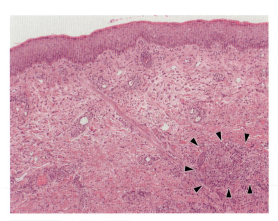

図 10-33　皮膚抗酸菌症
真皮内にリンパ球・形質細胞を主体とした炎症細胞浸潤がみられ，類上皮細胞肉芽腫（▶）の形成を伴う．

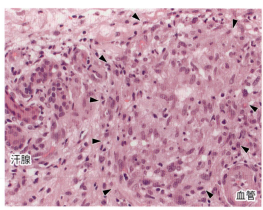

図 10-34　皮膚抗酸菌症
組織球（類上皮細胞）が集簇して，肉芽腫を形成している（▶）．

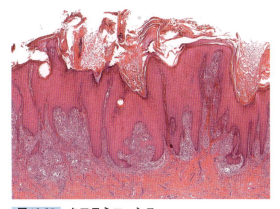

図 10-35　クロモミコーシス
表面に著明な角質増生を伴って表皮が乳頭状に肥厚し，隆起性病変を形成している．表皮下には多核巨細胞を伴う炎症細胞浸潤がみられる．

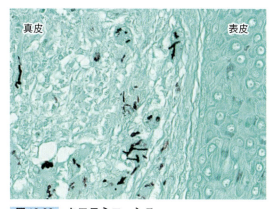

図 10-36　クロモミコーシス
グロコット染色では黒色に染まる菌糸を認める．

7 皮膚腫瘍1（付属器系腫瘍）

a 脂漏性角化症 seborrheic keratosis （老人性疣贅 verruca senilis）（図 10-37, 10-38）

- 高齢者に多い代表的な良性皮膚腫瘍で，顔面，頭部，体幹に好発する．
- 丘疹，扁平隆起，結節などさまざまな形状を示し，色調も常色，褐色，黒色調など多彩である．
- 表皮系腫瘍に分類されることも多いが，基本的には毛包漏斗部の基底細胞への分化を示す．
- 組織像も多彩であるが，クロマチンが均質な N/C 比の高い基底細胞様細胞の均一な増殖が基本である．有棘細胞への分化や角化を示し，偽角質嚢胞がみられる．メラノサイトの誘導やメラニン色素の増加を伴い，その程度や分布が肉眼的色調に反映される．
- レーザー・トレラ症候群 Leser-Trélat syndrome：内臓癌の腫瘍随伴症候群として急速に脂漏性角化症が多発し，瘙痒を伴う．

b 基底細胞癌 basal cell carcinoma （BCC）（図 10-39, 10-40）

- 皮膚悪性腫瘍で最多で，高齢者に多く，約 8 割が顔面（特に鼻部など正中付近）に生じる．
- 局所浸潤性を示すが，基本的に転移はせず，完全切除されれば追加治療は不要である．
- 胎生期の毛芽に類似した分化を示し，毛包，脂腺，汗腺や角化細胞など多彩な分化を伴う．
- 肉眼的には潰瘍を伴う黒色調結節となることが多い．扁平な紅斑性局面を形成する表在型（浸潤性は低い），高度の線維化を伴い浸潤性が強く再発率の高い斑状強皮症型など多彩な亜型がある．
- 組織学的には，胎生期の毛芽に類似した N/C 比の高い細胞が不規則な胞巣状を呈して浸潤し，表面では表皮と連続するか潰瘍を形成する．毛芽に類似した胞巣を形成し，胞巣辺縁では核が柵状に配列する（palisading）．しばしば周囲間質との間の裂隙形成や角化を伴う．

c 乳房外パジェット病 extramammary Paget disease （図 10-41, 10-42）

- 主に表皮内で広がり，びらん・発赤を伴う白色調局面を形成する腺癌で，アポクリン腺の形質を有する．腋窩と外陰部・陰嚢・肛門周囲に好発し，しばしば瘙痒を伴う．
- 組織学的には，表皮内で淡い好酸性の豊富な細胞質を有する大型腫瘍細胞が孤立散在性〜小胞巣状に増殖する．しばしば細胞質内に粘液を有する．間質に浸潤するとリンパ節や他臓器への転移をきたしやすい．
- 二次性パジェット病：肛門・直腸，子宮，尿路の癌が表皮内に進展し，乳房外パジェット病に似た皮膚病変を形成する．治療法が異なるため，原発性の乳房外パジェット病と区別を要する．

7. 皮膚腫瘍1（付属器系腫瘍）　　407

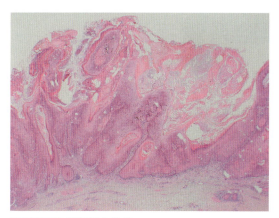

図10-37　脂漏性角化症
表層に著明な角質層の増生（過角化）を伴い，外向性発育を示す．

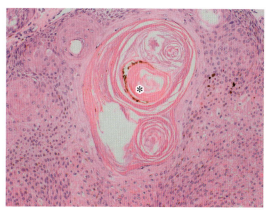

図10-38　脂漏性角化症
表皮内でN/C比の高い均一な基底細胞様細胞が増殖している．偽角質囊胞（＊）も認められる．

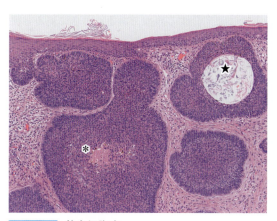

図10-39　基底細胞癌
腫瘍胞巣は表皮と連続している．胞巣内には壊死（＊）や囊胞状変化（★）がみられる．

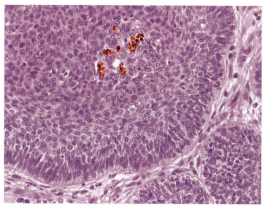

図10-40　基底細胞癌
胞巣辺縁部には核の柵状配列がみられる．

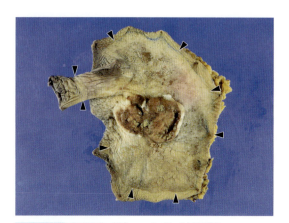

図10-41　乳房外パジェット病（肉眼像）
外陰部皮膚．皮膚には広範囲に白色〜淡褐色調の病変が広がり，広範な表皮内進展を示す（▶）．中心部には潰瘍状病変があり，ここでは浸潤を伴う．

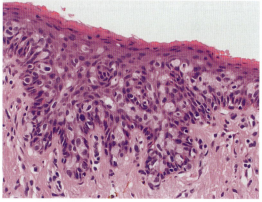

図10-42　乳房外パジェット病
表皮内に，明るい細胞質を有する大型のパジェット細胞が小胞巣状ないし個細胞に増殖している．

8 皮膚腫瘍 2（角化細胞系腫瘍）

- 扁平上皮癌（有棘細胞癌）は基底細胞癌に次いで頻度の高い皮膚悪性腫瘍で，前浸潤病変（前癌病変）として日光角化症とボーエン Bowen 病が多い．紫外線（UVB）が *TP53* 変異を引き起こし，腫瘍化の原因となる．ほかに慢性放射線皮膚炎，外陰の硬化性萎縮性苔癬，熱傷瘢痕などの慢性炎症による発癌，砒素曝露による化学発癌，HPV によるウイルス発癌もある．

a 日光角化症 actinic keratosis / solar keratosis（老人性角化症 senile keratosis）（図 10-43）

- 露光部に角化性の紅斑を形成する．高齢者に多い．
- 表皮基底側を主体として異型細胞が増殖する（日本では上皮内癌として扱われることが多いが，病理学総論的には異形成 dysplasia に相当する［ 総論 11]）．しばしば過角化・錯角化を示す．付属器を避けて進展する．錯角化は角化細胞の核が残存したまま角化する現象である．ときに皮角と呼ばれる肉眼的に角状を呈する著明な角化をきたす．真皮には紫外線曝露による弾性線維の変性（日光弾性線維症 solar elastosis：UVA の効果）を伴う（ 各論10-1 ）．

b ボーエン病 Bowen disease（図 10-44）

- 褐色〜暗褐色調の局面を形成し，表面は角化性〜びらん状を呈する．
- 組織像は上皮内癌 carcinoma *in situ*・表皮内癌 intraepidermal carcinoma に相当し，表皮全層性に異型細胞が増殖し，しばしば多核細胞や異常角化細胞を伴う．
- ボーエン様丘疹症 Bowenoid papulosis：外陰部や肛門周囲の高リスク HPV による上皮内癌相当の病変．vulvar/penile/anal intraepithelial neoplasia（VIN/PeIN/AIN）とも呼ばれる．ときに自然消退を示すためボーエン病と区別されたが，現在はボーエン病に含まれる．

c 扁平上皮癌（有棘細胞癌）squamous cell carcinoma（図 10-45，10-46）

- 浸潤性の扁平上皮癌で，ボーエン病由来のものはボーエン癌とも呼ばれる．他臓器の扁平上皮癌と同様，角化や細胞間橋など扁平上皮への分化を指標に高・中・低分化に分類する．大きな腫瘍径，深い浸潤，神経浸潤，耳や口唇の原発，低分化型は予後不良因子とされる．

d ケラトアカントーマ keratoacanthoma（図 10-47，10-48）

- 急速な増大と自然消退を特徴とする毛包系の扁平上皮腫瘍であり高齢者の顔面（露光部）に好発する．週〜月単位で増大し噴火口状の形態を呈し，2 cm 程度に成長した後，瘢痕を残して消退する．
- 組織像は高分化型扁平上皮癌に類似し，部分像では鑑別困難である．全体として左右対称性のカップ状を呈し，境界明瞭．辺縁は非腫瘍性表皮に口唇状に包まれる（overhanging lip）．深部では炎症細胞浸潤を伴う．腫瘍細胞はすりガラス状の豊富な細胞質を有し，核異型は乏しい．

8. 皮膚腫瘍 2（角化細胞系腫瘍） 409

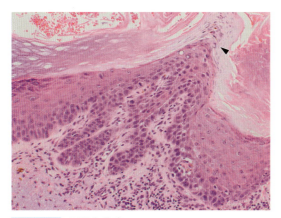

図 10-43 日光角化症
基底側に限局して異型細胞の増殖を認める．表面には角質層の増生（過角化）を伴い，一部で錯角化（▶）を示す．

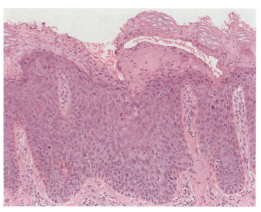

図 10-44 ボーエン病
表皮全層性に異型細胞増殖がみられ表層に過角化・錯角化を伴う．浸潤はみられない．

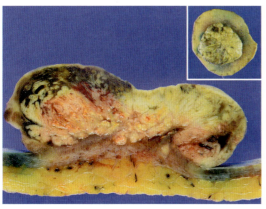

図 10-45 扁平上皮癌（有棘細胞癌）（肉眼像）
外向性に発育し，出血を伴う黄白色調病変を認める．黄色調は壊死や角化を反映している．

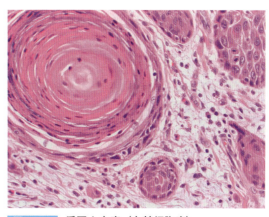

図 10-46 扁平上皮癌（有棘細胞癌）
腫瘍細胞が大小の胞巣構造をとり増殖している．胞巣中心部には癌真珠の形成がみられる．

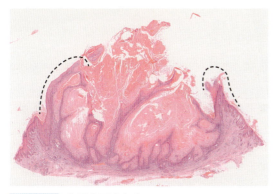

図 10-47 ケラトアカントーマ
左右対称性の扁平上皮の増殖性病変で，高度の角化を示す．辺縁は非腫瘍性表皮に口唇状に包まれている（overhanging lip：破線部）．

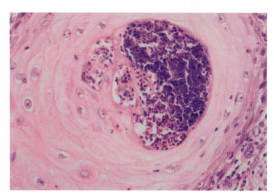

図 10-48 ケラトアカントーマ
腫瘍細胞はすりガラス状の豊富な細胞質を有し，核異型は乏しい．部分的に好中球の集簇巣がみられる．

9 皮膚腫瘍 3（メラノサイト系腫瘍）

a 色素性母斑 nevus pigmentosus（図 10-49，10-50）

- いわゆる"ほくろ（黒子）". 色素細胞性母斑 melanocytic nevus，母斑細胞性母斑 nevus cell nevus / nevocellular nevus とも呼ばれる. 神経堤から遊走してきた細胞に由来し，メラノブラスト，メラノサイト，シュワン Schwann 細胞様細胞への分化を示す増殖性・腫瘍性病変.
- ①**境界型母斑**（表皮内基底側に限局），②**複合型母斑**（表皮内と真皮内の両方に分布），③**真皮内型母斑**（真皮内成分のみ）がある. 母斑細胞は小型，均一で，胞巣形成傾向を示す. 経時的に①→②→③と成熟し，表層でメラニン含有が多く，深部で神経線維様分化（成熟現象）を示す.
- **先天性母斑**はときに大型，有毛性（獣皮様母斑）. 大型では悪性黒色腫の発生頻度が高い.

b 悪性黒色腫 malignant melanoma（図 10-51〜10-54）

- メラノサイト性の悪性腫瘍. 古典的にはクラーク Clark 分類が用いられる. 近年は日光曝露や遺伝子異常に基づいて分類されるが，クラーク分類におおむね対応している（**表 10-A**）.
- ABCDE ルール（色素性母斑との鑑別点）：Asymmetry（非対称），Border（辺縁不整），Color（色調不均一），Diameter（大型，≧6 mm），Elevation（隆起）/Evolving（増大）.
- 表皮内悪性黒色腫 malignant melanoma *in situ*：悪性黒色腫の初期病変. 表皮内でメラノサイトが孤在性〜小胞巣状に水平方向進展を示す. 細胞異型ははじめ目立たないが，進展するにつれ増していく. 日光曝露で高齢者の顔面に生じるものを悪性黒子 lentigo maligna という.
- 浸潤性悪性黒色腫：表皮内進展を経た後，真皮に浸潤して垂直方向進展に移行すると，明らかな細胞異型を示して周囲組織に浸潤する. 高悪性度で，治療薬開発が進んでいるが，進行例は依然として予後不良である. 結節型はいきなり垂直方向進展を示すもので，特に予後不良.

表 10-A 悪性黒色腫の病型

遺伝子背景による分類	high-CSD	low-CSD	acral/mucosal		uveal	−
クラーク分類	悪性黒子型黒色腫（LMM）	表在拡大型黒色腫（SSM）	末端黒子型黒色腫（ALM）	粘膜黒色腫*	ぶどう膜黒色腫*	結節型黒色腫（NM）
日光曝露	高	低	なし	なし	なし	さまざま
部位	顔面	体幹，四肢中枢側	四肢末端（足底），爪	粘膜（口腔・頭頸部，直腸肛門など）	ぶどう膜	さまざま

CSD：cumulative sun damage（累積日光曝露），LMM：lentigo maligna melanoma，SSM：superficial spreading melanoma，ALM：acral lentiginous melanoma. NM：nodular melanoma.

* クラーク分類には含まれない.

9. 皮膚腫瘍 3（メラノサイト系腫瘍）

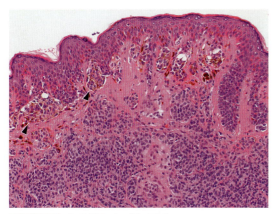

図 10-49　色素性母斑（複合型）
表皮内ではメラニンが豊富な母斑細胞が明瞭な胞巣を形成する（▶）．真皮内の母斑細胞は深部に向かうにつれ細胞・胞巣の小型化，メラニンの減少を示す．

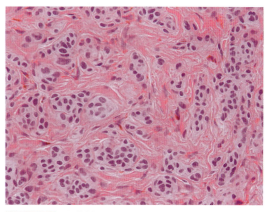

図 10-50　色素性母斑
真皮内で増殖する母斑細胞は小型で核異型は乏しい．メラニン色素が一部にみられるのみである．

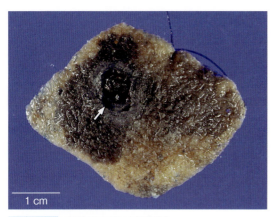

図 10-51　悪性黒色腫（肉眼像）
高齢者の頬部に生じた悪性黒子型の悪性黒色腫．大きく，形状・色調は不規則・非対称であり，一部に潰瘍形成（白➡）を伴う．

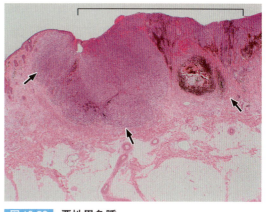

図 10-52　悪性黒色腫
図 10-51 のルーペ像．表面には潰瘍形成（囲み部）がみられ，真皮深層まで浸潤している（➡）．

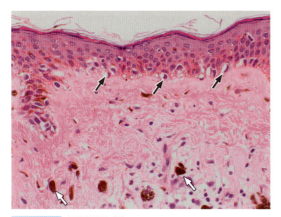

図 10-53　悪性黒色腫
図 10-51 の辺縁部．表皮内で異型メラノサイト（➡）が孤細胞性に進展する．真皮内にはメラニンを貪食したマクロファージ（メラノファージ：白➡）をみる．

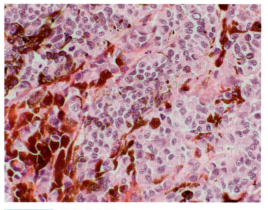

図 10-54　悪性黒色腫
図 10-51 の中心部．紡錘形ないし短紡錘形，類円形の腫瘍細胞が真皮内で浸潤性に増殖している．メラニン含有量は不均一である．

第11章 造血器・リンパ組織

1 骨髄の機能と正常構造

● 骨髄 bone marrow（図 11-1, 11-2）：海綿骨中の**造血** hematopoiesis の場で，骨髄に存在する**造血幹細胞** hematopoietic stem cell から 3 系統の血球系（白血球，赤血球，血小板）へと分化・成熟する．

a 各系統の造血過程

● 骨髄球・顆粒球系の造血：各種のコロニー刺激因子 colony-stimulating factor（CSF）により**骨髄芽球** myeloblast から**前骨髄球** promyelocyte，**骨髄球** myelocyte，**後骨髄球** metamyelocyte を経て，成熟顆粒球に分化する．単芽球，単球，マクロファージも骨髄球系を起源とする．

● 赤芽球系の造血：**赤芽球** erythroblast は腎臓で産生される**エリスロポエチン** erythropoietin により前駆細胞から分化誘導され，鉄貯蔵能を有するマクロファージと接着し集塊（**赤芽球島**）を形成して成熟する．成熟過程には**鉄，葉酸，ビタミン B₁₂** を要する．細胞質は幼弱な間は好塩基性（青色調）で，多染性（紫色調），正染性（赤色調）と変化する．その後，脱核して**網状赤血球** reticulocyte となり末梢血に移動し，成熟した赤血球（7〜8 µm）となって約 120 日生存し，最終的に脾臓で処理される．

● 巨核球系・血小板の造血：巨核球系は肝臓で産生される**トロンボポエチン** thrombopoietin の作用により，前駆細胞から巨核芽球，巨核球へと分化し，血小板を放出する．正常な骨髄では巨核球は大型の成熟したものしか認めない．

● リンパ球系の造血：リンパ系幹細胞は T 細胞と B 細胞それぞれの前駆細胞・未熟細胞に分化し，それぞれ胸腺およびリンパ濾胞で分化・成熟する．

b 骨髄の正常構造

● 骨髄の組織形態（図 11-3〜11-6）細胞密度は年齢とともに減少し，おおむね新生児 100%，成人 50%，高齢者 20% である（個人差があるが，筆者は 100 − 年齢を目安としている）．造血細胞の内訳は顆粒球系 50%，赤芽球系 20%，リンパ球系 25%，単球系 5% 程度で，顆粒球系 myeloid と赤芽球系 erythroid の比率（M/E 比）は 2〜3 である．巨核球系は少数散在性である．

● 細胞の形質・表現型（phenotype）：細胞の分化・成熟段階に応じて変化し，腫瘍細胞の分化方向推定にも有用である．**免疫染色**では種々のタンパク発現とその局在をみることができる．**フローサイトメトリー** flow cytometry（FCM）は細胞表面マーカーの検索に優れる．

1. 骨髄の機能と正常構造

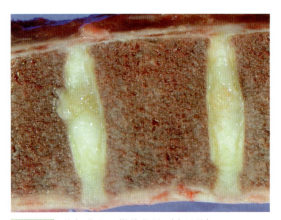

図 11-1　若年成人の椎体骨髄（肉眼像）
椎体骨．椎体骨は骨梁がスポンジ状を示す海綿骨からなり，骨梁間に豊富な造血細胞を伴っており，赤色調を呈する．

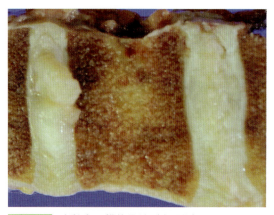

図 11-2　高齢者の椎体骨髄（肉眼像）
椎体骨．海綿骨の骨梁自体が加齢によりやや減少している．骨梁間では脂肪成分が増加しており，黄色調を示す領域（脂肪髄）が広くなっている．

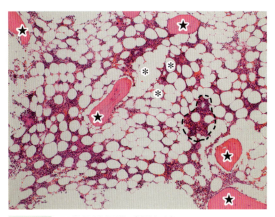

図 11-3　正常骨髄組織（弱拡大）
骨梁（★）の間に造血細胞と脂肪細胞（＊）からなる．骨髄組織がみられる．造血細胞は集簇傾向を示す（破線部）．骨髄細胞密度は 30～40％程度である．

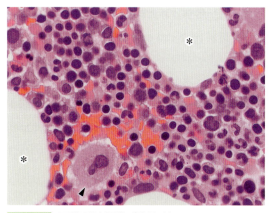

図 11-4　正常骨髄組織（強拡大）
脂肪細胞（＊）とともに多彩な造血細胞が認められる．M/E 比は 3 程度である．巨核球（▶）は大型の細胞で，種々の程度に核分葉を示す．

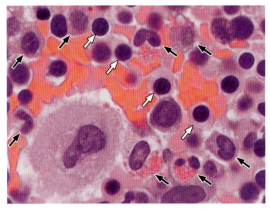

図 11-5　正常骨髄組織（強拡大）
骨髄球系細胞（➡）は円形核を有するものから，桿状～分葉核を有するもの，細胞質に顆粒を有するものがみられる．赤芽球系（白➡）はクロマチン濃染性の円形核を有し，核周囲明庭を伴う．

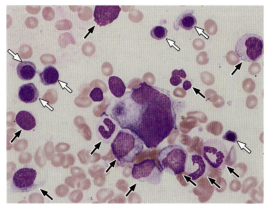

図 11-6　正常骨髄細胞（塗抹標本：メイ・ギムザ染色）
骨髄球系（➡）は分化成熟に伴って細胞質に顆粒を有するようになり，核は桿状となり，分葉化する．赤芽球系（白➡）は類円形核を有する．

2 血球減少をきたす疾患1

a 貧血 anemia を主体とした疾患

- 血球減少の中でもっとも発症頻度が高いのは貧血（赤血球，ヘモグロビンの減少）であり，多くの場合，エリスロポエチンの産生亢進により赤芽球系が過形成を示す．ただし，慢性腎不全ではエリスロポエチンの産生低下により貧血をきたす（腎性貧血➡ 各論6-2 ）．
- **鉄欠乏性貧血** iron-deficiency anemia：鉄吸収低下や慢性出血により生じる．
- **巨赤芽球性貧血** megaloblastic anemia（図 11-7〜11-9）：ビタミン B_{12} や葉酸の欠乏による造血障害で，3 系統すべてに成熟障害をきたし，特に赤芽球の大型化（巨赤芽球性変化）が目立つ．
- **溶血性貧血**（図 11-10）：**自己免疫性溶血性貧血** autoimmune hemolytic anemia（AIHA）と先天性の赤血球形態異常があり，特に高度の赤芽球過形成を示す．赤血球形態異常には**遺伝性球状赤血球症，遺伝性鎌状赤血球症**，サラセミアなどがある．
- **赤芽球癆** pure red cell aplasia（PRCA）：赤芽球の無形成・低形成による．原因には先天性（ダイアモンド・ブラックファン Diamond-Blackfan 症候群）と後天性（パルボウイルス B19 関連，胸腺腫など）がある．
- **再生不良性貧血** aplastic anemia（AA）（図 11-11）：造血幹細胞レベルで障害が起き，3 系統すべての血球が減少する（**汎血球減少 pancytopenia**）．骨髄造血細胞はほとんど消失して高度の低形成を示し，全体が脂肪組織に置換される（脂肪髄 fatty bone marrow）．

b 血小板減少症 thrombocytopenia

- **特発性血小板減少性紫斑病** idiopathic thrombocytopenic purpura（ITP）（図 11-12）：**免疫性血小板減少性紫斑病** immune thrombocytopenic purpura（ITP）とも呼ばれる．若年成人女性に多く，血小板関連免疫グロブリン G（platelet-associated immunoglobulin G：PAIgG）を認める．骨髄では，反応性の巨核球過形成が生じ，各成熟段階の巨核球がみられる．
- **血栓性血小板減少性紫斑病** thrombotic thrombocytopenic purpura（TTP）：血小板凝集因子である**フォンヴィレブランド因子** von Willebrand factor（vWF）の切断酵素 ADAMTS13 の欠失により生じる．切断されない重合化 vWF は血管内で血小板凝集を引き起こし，微小血栓形成，血管障害，臓器障害，血小板消費を生じる．①発熱，②血小板減少，③微小血管障害性溶血性貧血（破砕赤血球が出現），④一過性神経障害，⑤腎不全を 5 徴とする．
- **ヘパリン起因性血小板減少症** heparin-induced thrombocytopenia（HIT）：ヘパリン使用により，血小板活性化とトロンビン過剰産生を引き起こす自己抗体（HIT 抗体）が生じる．

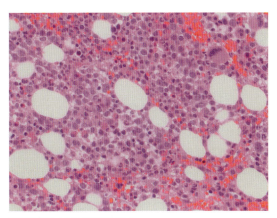

図 11-7 巨赤芽球性貧血
細胞密度 90％程度の過形成性骨髄であり，核が大型の細胞（巨赤芽球）の増生が目立つ．

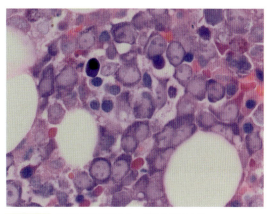

図 11-8 巨赤芽球性貧血（ギムザ染色）
赤芽球系細胞はギムザ染色で細胞質が青色調を示すことが特徴である．非常に大型の赤芽球系（巨赤芽球）が造血細胞の多くを占めている．

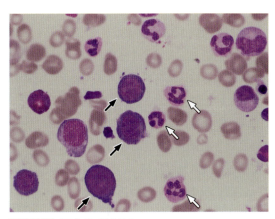

図 11-9 巨赤芽球性貧血
（塗抹標本：メイ・ギムザ染色）
大型の赤芽球（巨赤芽球：➡）とともに，核が 5 個以上に分葉した過分葉核好中球（白➡）が散見される．

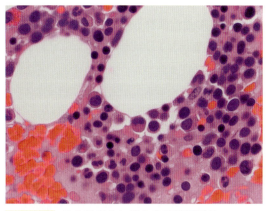

図 11-10 溶血性貧血に伴う赤芽球過形成
溶血性貧血や出血に伴う貧血では赤芽球は過形成を示す．骨髄球系よりも赤芽球系のほうが多くなっている．

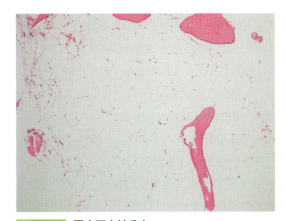

図 11-11 再生不良性貧血
全体が脂肪髄であり，造血細胞は認められない．

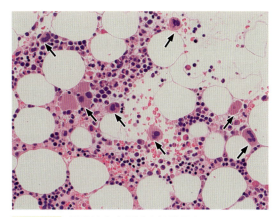

図 11-12 特発性血小板減少性紫斑病
小型〜大型までさまざまな成熟段階の巨核球（➡）が増生している．

3 ▶ 血球減少をきたす疾患 2

a 消耗性の血球減少症

- **血球貪食症候群 hemophagocytic syndrome（HPS）（図 11-13）**：活性化した組織球・マクロファージが自己の血球を貪食し，血球減少や播種性血管内凝固を生じる．原因はリンパ腫，感染症（特にウイルス感染），膠原病などで，高サイトカイン血症が重要な役割を果たす．
- **播種性血管内凝固 disseminated intravascular coagulation（DIC）（図 11-14）**：血液凝固および血小板活性化により全身諸臓器で微小血栓が多発し，**多臓器不全 multiple organ failure（MOF）**を生じる．血小板や凝固因子の消耗，線溶系の亢進により出血傾向をきたす．悪性腫瘍（癌や白血病），感染症（敗血症），高度の出血・炎症などさまざまな疾患に続発する．凝固亢進型と線溶亢進型があり，しばしば両方の病態が混在する．

b 骨髄異形成症候群 myelodysplastic syndrome（MDS）（図 11-15〜11-18）

- 細胞形態異常および成熟障害を伴って無効造血を生じる造血幹細胞レベルの腫瘍群で，白血病と同じく悪性の「血液がん」に相当する．そのため，骨髄異形成腫瘍の名称に移行しつつある．しばしば急性骨髄性白血病（AML）に進展する．
- 骨髄組織は基本的に正〜過形成であるが，末梢血では単〜多系統の血球減少をきたす．
- **異形成 dysplasia**：核異型，成熟乖離（細胞質と核の成熟の乖離），造血細胞の異常分布などで形態学的に評価される．造血器疾患の異形成はあくまで形態学的評価で，種々の反応性病変でも出現することがあるため，MDS の診断には総合的な判断を要する（病理学総論的な「異形成」とはややニュアンスが異なる）．代表的な異形成を示す．
  ① 骨髄球系の異形成：成熟好中球の減少，幼若細胞の増加，低分葉顆粒球，顆粒形成不全．
  ② 赤芽球系の異形成：巨赤芽球様変化，赤芽球島の形成不全，環状鉄芽球 ringed sideroblast の増加．
  ③ 巨核球系の異形成：単核の微小巨核球 micromegakaryocyte，小型巨核球の増加，さまざまな核形態異常・核異型（分離円形多核，雲状核，鹿角状核，不整形核，クロマチン増量など）．
- 異形成を示す系統，血球減少を示す系統の種類，環状鉄芽球，芽球割合，染色体異常などにより病型分類され，病型により予後が大きく異なる．以下に代表的な 2 つの病型を挙げる．
  ① **5q 欠失を伴う MDS［MDS with isolated del（5q）］**：5 番染色体長腕の欠失により定義され，貧血や血小板増多を示し，芽球増多や白血化の頻度が低く，比較的予後良好である．
  ② **芽球増多を伴う MDS［MDS with increased blasts（MDS-IB）］**：MDS-IB1（骨髄中の芽球 5〜10% and/or 末梢血の芽球 2〜5%）と，MDS-IB2（骨髄中の芽球 10〜20% and/or 末梢血の芽球 5〜20%）に亜分類され，*TP53* 変異を有することが多く，高頻度に AML に進展する（**芽球割合 20% 以上で定義上 AML に分類される**）．ときに骨髄線維化を合併する．

3. 血球減少をきたす疾患2　417

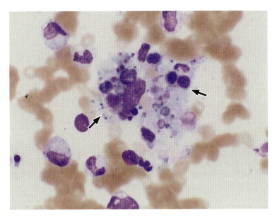

図 11-13　血球貪食症候群（塗抹標本：メイ・ギムザ染色）
細胞質の広い組織球内には貪食された血球や核片が観察される（➡）．

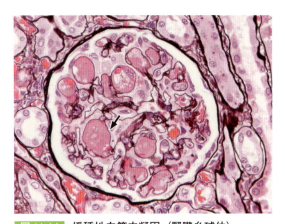

図 11-14　播種性血管内凝固（腎臓糸球体）
腎臓糸球体の毛細血管内（➡）に多数の血栓を認める．

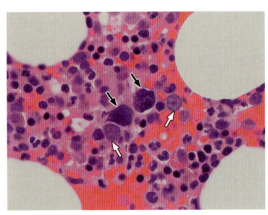

図 11-15　骨髄異形成症候群
軽度の核異型を示す大型で幼若な骨髄球系細胞（白➡）がみられる．巨核球（➡）は小型で，N/C 比が高く，クロマチン増量が目立つ．

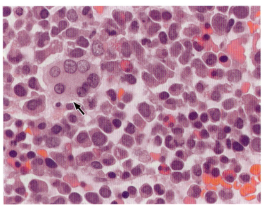

図 11-16　骨髄異形成症候群
幼若な骨髄球系細胞が増加し，成熟した分葉核好中球を欠く．巨核球は分離円形多核（➡）を示す．

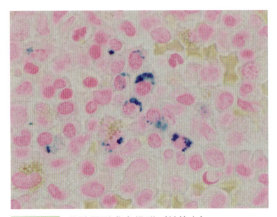

図 11-17　骨髄異形成症候群（鉄染色）
核周囲を環状に鉄（青色）が取り巻いている（鉄芽球）．

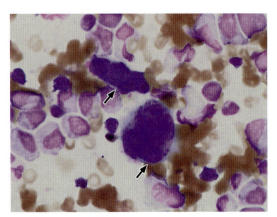

図 11-18　骨髄異形成症候群（塗抹標本：メイ・ギムザ染色）
N/C 比の高い異型巨核球（➡）を認める．周囲の細胞の多くは幼若型の骨髄球系細胞である．

4 骨髄増殖性腫瘍

- 骨髄増殖性腫瘍 myeloproliferative neoplasm（MPN）：細胞増殖を恒常的に亢進する遺伝子異常によって生じる造血幹細胞レベルの腫瘍群で，白血病やMDSと同様に悪性の「血液がん」に相当する．単〜多系統の造血細胞の過形成・血球増多を示し，いずれも急性白血病に進展しうる．
- 慢性骨髄性白血病では BCR::ABL1 融合遺伝子が，真性多血症，本態性血小板血症，原発性骨髄線維症では主にJAK2-STAT経路の遺伝子異常が原因となる（JAK2 遺伝子変異が最多）．

a 慢性骨髄性白血病 chronic myeloid leukemia（CML）（図11-19，11-20）

- 9番染色体と22番染色体の転座t(9；22) により BCR::ABL1 融合遺伝子が生じ，BCR-ABL1タンパクのチロシンキナーゼ活性により細胞増殖が亢進する．この融合遺伝子を含む染色体をフィラデルフィア（Ph）染色体という．チロシンキナーゼ阻害薬が有効である．
- 慢性期 chronic phase：骨髄は高度の過形成を示し，脂肪細胞はほとんど消失する．主に顆粒球系と巨核球系が増加するが，分化・成熟傾向は保たれ，各成熟段階の細胞がみられ，成熟顆粒球は著増する．赤芽球は相対的に低形成となり（M/E比＞10），進展すると著減する．
- 芽球期 blastic phase：数年の慢性期の経過を経て急性白血病化（急性転化）を示した状態．単一の系統の単調な増殖からなり，2/3は急性骨髄性白血病，1/3は急性リンパ性白血病となる．

b 真性多血症 polycythemia vera（PV）（図11-21）

- 持続性の赤血球増多を呈し，血中ヘモグロビンおよびヘマトクリットも増加し，エリスロポエチンは低値となる．骨髄は過形成を示し，赤芽球に加えて骨髄球および巨核球も増加する．

c 本態性血小板血症 essential thrombocythemia（ET）（図11-22）

- 持続性の血小板増多（＞45万/μL）を呈し，反応性の血小板増多や他のMPNを除外して診断される．骨髄は正形成〜軽度過形成で，成熟巨核球が増加する．比較的予後良好である．

d 原発性骨髄線維症 primary myelofibrosis（PMF）（図11-23，11-24）

- 骨髄球系と巨核球系の増加および進行性の線維化を特徴とし，細網線維（好銀線維）や膠原線維の増生，骨硬化を伴う．肝臓や脾臓は髄外造血 extramedullary hematopoiesis で腫大し，末梢血中では通常認められない赤芽球が出現し（白赤芽球症 leukoerythroblastosis），異常な形態の赤血球（涙滴赤血球）もみられる．予後は不良である．
- 骨髄の線維化によりドライタップ dry tap を示す．ドライタップとは骨髄液の吸引ができない状態であり，骨髄線維化を示す病態のほか，骨髄内の細胞密度が非常に高い場合にも生じ，CML芽球期や癌の骨髄転移でも認められる．

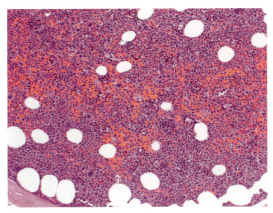

図 11-19 慢性骨髄性白血病
細胞密度 90％程度の高度の過形成性骨髄．骨髄球系細胞のほか，巨核球系細胞もやや増加している．

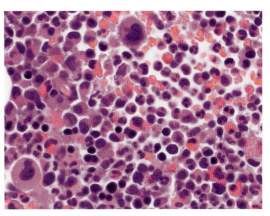

図 11-20 慢性骨髄性白血病
分葉核好中球を含むさまざまな分化段階の骨髄球系細胞が増加している．巨核球も散在性にみられる．赤芽球系は相対的に少ない．

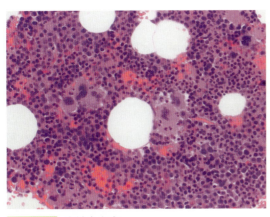

図 11-21 真性多血症
3 系統の血球が増加した過形成性骨髄であり，特に赤芽球系の増加が目立つ．

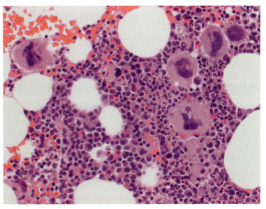

図 11-22 本態性血小板血症
骨髄は軽度過形成で成熟巨核球の増加を認める．核の過分葉を伴う巨核球もみられる．

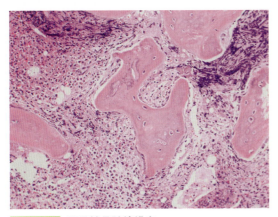

図 11-23 原発性骨髄線維症
骨髄には線維成分が増加し血球は減少している．骨梁は肥厚し，骨硬化を伴う．

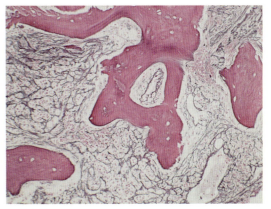

図 11-24 原発性骨髄線維症（鍍銀染色）
黒色に染まる線維（細網線維）の増加がより明瞭に観察される．線維化のためドライタップを示す．

5 ▶ 急性骨髄性白血病

a 急性骨髄性白血病 acute myeloid leukemia（AML）の概要

- AML では CML と異なり，おおむね同様の分化方向，同程度の分化段階の均質な細胞集団が増殖し，多彩性に乏しい．正常の骨髄造血は抑制され，末梢血では白血病細胞が増加する場合もあれば（正常の 3 系統の細胞は減少），白血病細胞も少なく全体としても血球減少を示すこともある．ときに臓器浸潤を示し，皮膚や口腔に髄外腫瘤を形成する（骨髄肉腫 myeloid sarcoma）．
- WHO 分類では，①特異的遺伝子異常を有する AML，②骨髄異形成関連 AML，③分化方向により定義される AML（FAB 分類に準拠）に大別される．AML は**特異的遺伝子異常を有するか，骨髄中または末梢血中の芽球割合が 20％以上である**ことで診断される．関連病変として，化学療法や放射線療法後の骨髄腫瘍，ダウン Down 症関連骨髄増殖症などがある．

b 形態分類に基づく急性骨髄性白血病の所見

- 以前は塗抹標本の形態所見に基づく FAB（French-American-Brithish）分類が造血器腫瘍の標準的分類であった．AML では，WHO 分類に加えて，現在でも FAB 分類が併用されることが多い．
- **AML with minimal differentiation（M0）**：細胞形態で分化方向特定が困難で，免疫染色やフローサイトメトリーで骨髄球系分化が認められる．純粋な骨髄芽球性の AML である．
- **AML without maturation（M1）/AML with maturation（M2）**：アズール Azur 顆粒の存在により顆粒球分化が確認される（M1：骨髄芽球 ≧ 90％，M2：骨髄芽球 < 90％）．
- **急性前骨髄球性白血病 acute promyelocytic leukemia（APL）（M3）（図 11-25～11-27）**：前骨髄球への分化を示し多数のアズール顆粒，アウエル Auer 小体をみる．細胞質内に束状にアウエル小体が集合したファゴット faggot 細胞も認める．特異的遺伝子転座 t(15;17)（*PML::RARA*）を有する．アズール顆粒中の組織因子（tissue factor）が出血傾向，DIC を惹起し以前は予後不良であったが，現在は全トランス型レチノイン酸 all-trans retinoic acid（ATRA）による治療が奏効するため予後良好群に入る．ATRA は PML::RAR α 融合タンパクに結合して，APL 細胞の分化を促すことで寛解に導く．
- **急性骨髄性単球性白血病（M4）/ 急性単球性白血病（M5）（図 11-28）**：M4 は単球系と顆粒球系への分化を示し，M5 は単球系分化のみを示す．髄外病変を形成しやすい．
- **急性赤芽球性白血病（M6）（図 11-29）**：赤芽球分化を示す．*TP53* 変異が多く，予後不良である．赤白血病 erythroleukemia とも呼ばれる．
- **急性巨核芽球性白血病（M7）（図 11-30）**：巨核芽球分化を示す．ダウン症関連は予後良好であるが，成人発生例は予後不良である．

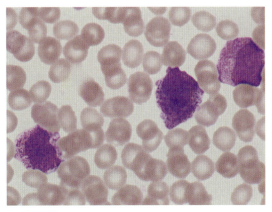

図 11-25 急性前骨髄球性白血病（塗抹標本：メイ・ギムザ染色）
細胞質内に多数のアズール顆粒を有する大型の腫瘍細胞を認める.

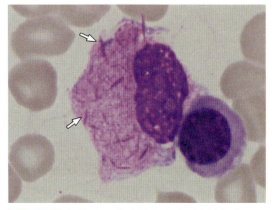

図 11-26 急性前骨髄球性白血病（塗抹標本：メイ・ギムザ染色）
アズール顆粒が凝集して赤紫色の棒状となったアウエル小体（白➡）は APL の特徴である.

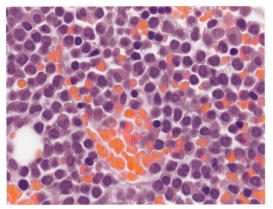

図 11-27 急性前骨髄球性白血病（組織標本：HE 染色）
組織標本では細胞質が好酸性を示す細胞の単調な増殖がみられる.

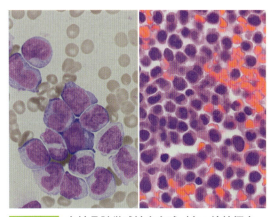

図 11-28 急性骨髄単球性白血球（左：塗抹標本，メイ・ギムザ染色，右：組織標本，HE 染色）
大型で核にくびれや切れ込みのみられる芽球が増殖している.

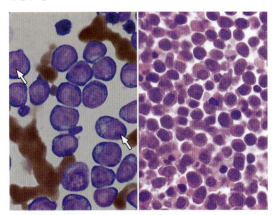

図 11-29 急性赤芽球性白血病（左：塗抹標本，メイ・ギムザ染色，右：組織標本，HE 染色）
左：細胞質が好塩基性で青味の強い赤芽球が増殖し，大型核小体（白➡）が散見される．右：過形成性骨髄でN/C 比の高い芽球様細胞の密な増殖がみられる.

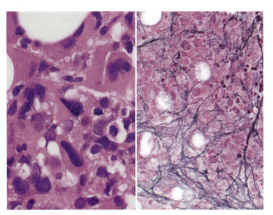

図 11-30 急性巨核芽球性白血病（左：HE 染色，右：鍍銀染色）
核クロマチンの著明な増加，核形不整を示す異型巨核球が多数みられる．細網線維増生（骨髄線維化）を伴っており，ドライタップであった（右）.

6 急性および慢性リンパ球性白血病

a 急性リンパ芽球性白血病 acute lymphoblastic leukemia（ALL）／リンパ芽球性白血病・リンパ腫 lymphoblastic leukemia／lymphoma（LBL）（図 11-31，11-32）

- B 細胞性と T 細胞性があり，骨髄・末梢血が主座であれば白血病，リンパ節や固形臓器で増殖するものをリンパ腫と呼ぶ．B/T 細胞受容体の遺伝子再構成が生じる前の段階腫瘍で，前駆 B/T 細胞の特殊な DNA ポリメラーゼである **TdT**（terminal deoxynucleotidyl transferase）を発現する．
- 形態的には，N/C 比の増大や核の切れ込みを伴う軽度腫大したリンパ芽球が単調に増殖する．細胞質に空胞を有する場合や核小体が目立つ場合もある．他系統の細胞は減少する．
- マーカー：TdT 陽性である．B 細胞性では CD10 や CD19 が陽性を示すが，成熟 B 細胞に発現する CD20 は陰性〜弱陽性であることが多い．T 細胞性では，CD3 は細胞質に発現し，細胞膜には陰性で，CD4 および CD8 はしばしば陰性あるいは共陽性を示す．
- B-ALL/LBL with *BCR::ABL*1 fusion：t(9;22)（*BCR::ABL1*）（Ph 染色体）を伴うが，CML とは染色体の切断部位が微妙に異なる．予後不良な亜型であるが，チロシンキナーゼ阻害薬が有効である．

b 慢性リンパ性白血病 chronic lymphocytic leukemia（CLL）／小リンパ球性リンパ腫（小細胞性リンパ腫）small lymphocytic lymphoma（SLL）（図 11-33〜11-36）

- 基本的に B 細胞性の腫瘍である．増殖の部位・程度で 3 つの病型に亜分類される．
- ① CLL：主に骨髄や末梢血で増殖し，末梢血の単クローン性 B リンパ球 ≧ 5,000/μL
- ② SLL：末梢血 B 細胞 < 5,000/μL，リンパ節や脾臓などリンパ組織が主座．CLL に移行する．
- ③ 単クローン性 B 細胞リンパ球増殖症：末梢血 B 細胞 < 5,000/μL かつ髄外臓器浸潤を欠く．
- 無症状〜易疲労感，体重減少を伴う．異常な免疫グロブリンを産生し，低ガンマグロブリン血症をきたす一方で，ときに自己免疫性の血球減少（AIHA，ITP ［各論11-2］，顆粒球減少症・易感染性）を呈することがある．まれにびまん性大細胞型 B 細胞リンパ腫（DLBCL ［各論11-9］）に進展し，急激な経過をとる（リヒター Richter 症候群）．
- 骨髄や末梢血の塗抹像では，クロマチン濃縮性の小リンパ球が単調に増殖し，個々の細胞を正常リンパ球と区別することはむずかしい．リンパ節病変では，組織学的にリンパ節全体が単調な小型〜中型リンパ球の増殖に置換され，不明瞭な結節状パターン vague nodular pattern を認める．
- マーカー：B 細胞マーカーである CD19 および CD20 が陽性で，CD5 と CD23 も陽性となることが特徴的である．IgM は弱陽性で，IgD が陽性の場合もある．

6. 急性および慢性リンパ球性白血病

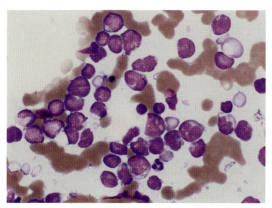

図 11-31 急性リンパ性白血病（塗抹標本：メイ・ギムザ染色）
赤血球を背景に，N/C 比が高く細胞質の乏しい小型円形のリンパ芽球を多数認める．

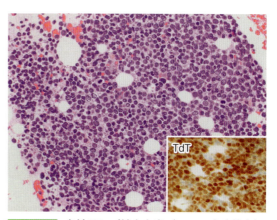

図 11-32 急性リンパ性白血病（inset：免疫染色）
均一な芽球様細胞の増殖を認める．免疫染色では TdT が核に陽性を示し，リンパ芽球であることがわかる．

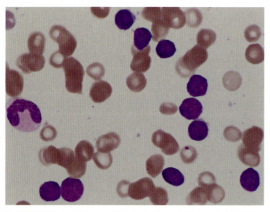

図 11-33 慢性リンパ性白血病/小リンパ球性リンパ腫（塗抹標本：メイ・ギムザ染色）
細胞質が乏しく核クロマチン濃縮性の小型リンパ球の増加を認める．大きさは赤血球と同程度である．

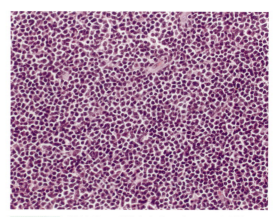

図 11-34 慢性リンパ性白血病/小リンパ球性リンパ腫（組織標本：弱拡大）
小リンパ球が密に増殖している．

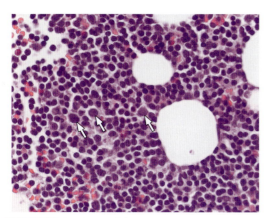

図 11-35 慢性リンパ性白血病/小リンパ球性リンパ腫（組織標本：強拡大）
N/C 比の高い小リンパ球が密に増殖し，やや大型の細胞（白➡）が少数混在する．

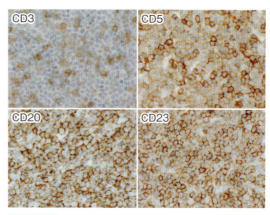

図 11-36 慢性リンパ性白血病/小リンパ球性リンパ腫（免疫染色）
CD3 陰性，CD5 陽性，CD20 陽性，CD23 陽性である．

424　第11章　造血器・リンパ組織

7 リンパ球・形質細胞性腫瘍

a 成熟リンパ球・形質細胞腫瘍の免疫グロブリン異常

- 成熟リンパ球・形質細胞腫瘍ではB細胞受容体（免疫グロブリン）の遺伝子再構成が生じ，軽鎖や重鎖の発現が単クローン性に偏る．特に軽鎖の偏りを**軽鎖制限 light chain restriction** といい，フローサイトメトリーなどで検出され，診断に有用である．
- 特に形質細胞分化を示す場合，しばしば単クローン性の免疫グロブリンの異常分泌（**Mタンパク**）を伴う．Mタンパクは血清ガンマグロブリン分画で異常なピークとして検出され，免疫電気泳動でその種類が同定される（**図11-37**）．
- Mタンパクは諸臓器に沈着して臓器障害の原因となる．アミロイド化して沈着することもある（**AL アミロイドーシス**）（ 総論6 各論1-6 各論4-15 各論6-11 も参照）．軽鎖由来のベンス・ジョーンズ Bence-Jones タンパク（BJP）は尿中排泄時に尿細管障害を起こす．

b リンパ形質細胞リンパ腫 lymphoplasmacytic lymphoma（LPL）/ 原発性マクログロブリン血症 primary macroglobulinemia）（図11-38, 11-39）

- 主として骨髄組織中で成熟リンパ球，形質細胞およびその中間的な細胞が腫瘍性に増殖し，典型的にはIgM型のMタンパク血症を生じる．
- 異常なIgM増加により血液の**過粘稠症候群**を生じる．赤血球が縦一列に並ぶ連銭形成，凝固因子がIgMに吸着されることによる凝固異常・出血傾向，末梢血液の循環障害，その結果としての中枢神経・末梢神経症状などを引き起こす．

c 多発性骨髄腫 multiple myeloma（MM）/ 形質細胞骨髄腫 plasma cell myeloma（PCM）（図11-40〜11-42）

- Mタンパク血症を伴う代表的な形質細胞性腫瘍で，主に骨髄で増殖する．
- 結節状増殖を示して骨梁を破壊すると，高カルシウム血症，多発性の溶骨性病変（punched-out lesion）の形成を示す．ときに他臓器浸潤を示す（髄外病変）．症状は多彩であるが，主たる症状はCRAB（**高カルシウム血症** hypercalcemia，**腎機能障害** renal insufficiency，**貧血** anemia，**骨病変** bone lesions）と表現される．
- 形態的に，骨髄腫細胞は正常な形質細胞と区別困難なものから，顕著な異型を示すものまで多彩である．骨髄では有核細胞の20%以上を骨髄腫細胞が占めることが多い．核は偏在性で車軸状クロマチンを有し，核周囲明庭を伴い，細胞質は好塩基性である．

7. リンパ球・形質細胞性腫瘍　425

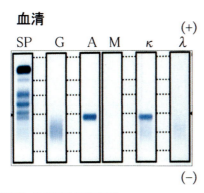

図 11-37　免疫固定電気泳動
患者血清に対して, IgA および κ のバンドが強く陽性を示しており, IgA-κ 型の M タンパクが存在すると判断される.

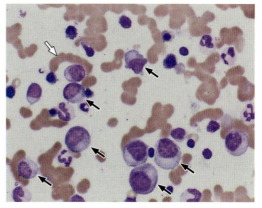

図 11-38　リンパ形質細胞リンパ腫（塗抹標本：メイ・ギムザ染色）
小リンパ球とともに核偏在傾向のある形質細胞様リンパ球（➡）が散見される. 赤血球は連銭形成（白➡）を示す.

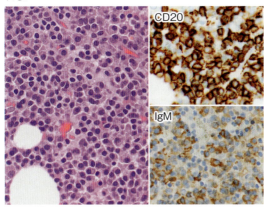

図 11-39　リンパ形質細胞リンパ腫（左：HE 染色）
小リンパ球および形質細胞分化を示す細胞が混在する. 免疫染色では CD20 および IgM が陽性となる.

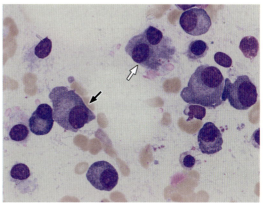

図 11-40　多発性骨髄腫（塗抹標本：メイ・ギムザ染色）
核が偏在し, 細胞質が好塩基性で核周明庭（➡）がみられる形質細胞に類似した腫瘍細胞を多数認める. 二核細胞もみられる（白➡）.

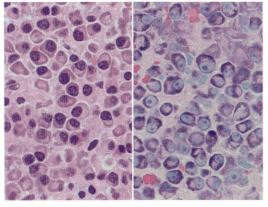

図 11-41　多発性骨髄腫（左：HE 染色, 右：ギムザ染色）
組織標本でも核偏在性の形質細胞様腫瘍細胞が一様に増殖している.

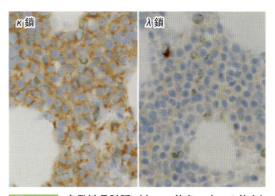

図 11-42　多発性骨髄腫（左：κ 染色, 右：λ 染色）
免疫染色 κ 陽性細胞が大多数を占め, λ 陽性細胞はほとんど認めない. 単クローン性が証明される.

8 リンパ節の正常構造と反応性変化

● **リンパ組織 lymphoid tissue**（リンパ器官 lymphoid organ）：一次リンパ組織（骨髄，胸腺），二次リンパ組織（リンパ節，脾臓，扁桃，小腸パイエル Peyer 板，虫垂など），持続性炎症による後天的な反応性の三次リンパ組織（慢性胃炎，橋本病，関節リウマチなど）がある．

a リンパ節の正常構造 （図 11-43〜11-48）

● 線維性被膜に覆われた小型（通常数 mm 大）のリンパ組織で，リンパ洞と実質からなる．

① **リンパ洞 sinus** では，リンパ液が輸入リンパ管→辺縁洞→中間洞→髄洞→輸出リンパ管と流れる．リンパ液中の抗原はリンパ洞内の**洞組織球 sinus histiocyte** に捕捉され，抗原提示される（がんの微小な転移は辺縁洞にみられることが多い）．

② **リンパ節実質**は皮質，傍皮質（副皮質），髄質からなる．

● **皮質 cortex**：B 細胞が多く分布し，**リンパ濾胞 lymphoid follicle** を認める．リンパ濾胞には胚中心を欠く一次濾胞と胚中心を有する二次濾胞がある．

● **傍皮質 paracortex**：T 細胞が多く分布する．大型で核腫大を伴う内皮細胞からなる**高内皮細静脈 high endothelial venule（HEV）**（後毛細血管静脈 post-capillary venule）は，リンパ球の選択的遊出を行い，B 細胞を皮質へ移動させ，T 細胞を傍皮質に留まらせる．傍皮質には高い抗原提示能を有する指状突起樹状細胞が多い．

● **髄質 medulla**：髄索と髄洞からなり，形質細胞や免疫グロブリンに富む．

b B 細胞の分化・成熟

● 未熟 B 細胞は**胚中心 germinal center**（**マントル帯 mantle zone** →**暗調帯 dark zone** →**明調帯 light zone**）を経て分化・成熟し，**辺縁帯 marginal zone** を通って髄索・末梢組織と移動する．

● 暗調帯 B 細胞は**濾胞中心芽細胞 centroblast** と呼ばれ，体細胞超変異を生じながら急速に細胞分裂し，未知の抗原刺激を受けると明調帯へ移動し**濾胞中心細胞 centrocyte** となり，濾胞樹状細胞と濾胞ヘルパー T 細胞による選択を受けてメモリー B 細胞や形質細胞に分化する．胚中心 B 細胞は，胚中心マーカーである **CD10，BCL6 が陽性**である一方，高度の細胞増殖とアポトーシスを生じるため，アポトーシス抑制タンパクの **BCL2 が陰性**である．胚中心には，アポトーシスに陥った細胞を貪食するマクロファージ（tingible body macrophage）を多数認める．

c リンパ節の病変

● **反応性過形成 reactive hyperplasia**：さまざまな刺激で**リンパ節腫大 lymphadenopathy** が生じる．リンパ濾胞過形成，濾胞間過形成，洞組織球症など多彩な反応パターンがある．

8. リンパ節の正常構造と反応性変化　427

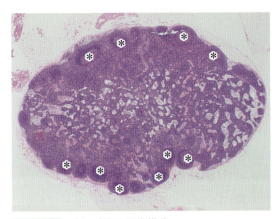

図 11-43　リンパ節の正常構造
線維性被膜に覆われたリンパ組織で，リンパ洞を伴う．被膜直下の皮質領域にリンパ濾胞（＊）がみられる．

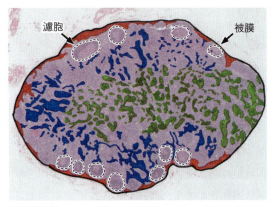

図 11-44　リンパ節の正常構造：リンパ洞の分布
リンパ液は被膜直下に分布する辺縁洞（赤）に流入し，組織球が豊富な中間洞（青）へと流れ，髄洞（緑）を経て輸出リンパ管へと流出する．

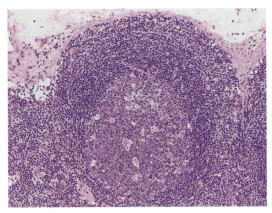

図 11-45　リンパ濾胞の構造
被膜の直下の皮質には胚中心を伴うリンパ濾胞（二次濾胞）がみられる．

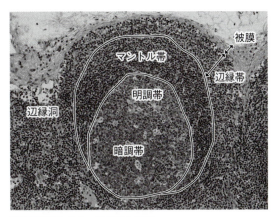

図 11-46　リンパ濾胞の構造
二次濾胞は胚中心とマントル帯からなる．胚中心には暗調帯と明調帯があり，B 細胞の細胞分裂とアポトーシスが激しく生じている．

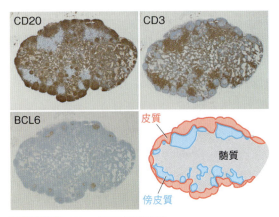

図 11-47　リンパ節の正常構造
皮質には CD20 陽性の B 細胞が多く分布し，リンパ濾胞を伴う．胚中心の細胞は CD10 および BCL6 に陽性を示す．CD3 陽性の T 細胞は傍皮質に多く分布する．

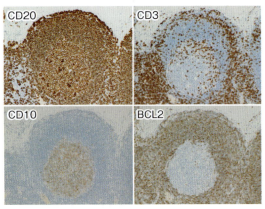

図 11-48　リンパ濾胞の構造
リンパ濾胞および辺縁帯からなる皮質は B 細胞が優位に分布する．胚中心の細胞は CD10 と BCL6 が陽性で，アポトーシス抑制タンパク BCL2 が陰性である．

428　第 11 章　造血器・リンパ組織

9 リンパ腫 1

a リンパ腫の概要

● 分化方向による分類：B 細胞性，T 細胞性，ホジキンリンパ腫 Hodgkin lymphoma（HL）.

● 部位による分類：**節性 nodal**（リンパ節原発），**節外性 extranodal**（リンパ節以外原発）.

● 臨床的な悪性度分類（増殖速度に基づく）：低悪性度 indolent（年単位で進行），中悪性度 aggressive（月単位で進行），高悪性度 highly aggressive（週単位で進行）.

● B 細胞性が多く，特にびまん性大細胞型 B 細胞リンパ腫（DLBCL）がもっとも多い病型である．日本では欧米と比べて HL が少ない．九州では成人 T 細胞白血病 / リンパ腫の症例が比較的多い.

b びまん性大細胞型 B 細胞リンパ腫 diffuse large B-cell lymphoma（DLBCL）（図 11-49〜11-51）

● 中〜高悪性度で，すべての悪性リンパ腫の中でもっとも頻度が高い（約 4 割）.

● WHO 分類ではさまざまな臨床病理学的特徴を有する亜型に分類される．半数強は節性，半数弱は節外性であり，節外性では消化管発生が多い．中枢神経原発（ 各論9-7 ），皮膚原発，縦隔（胸腺）原発は臓器特異的な亜型として独立している.

● 組織学的には，CD20 陽性の大型 B 細胞が，特定の構築を示さずにびまん性に増殖する.

● 急速に進行し予後不良であったが，近年は抗 CD20 抗体薬（リツキシマブ）を用いた多剤併用化学療法により約 8 割の症例は完全寛解に至り，その半数は再発せずに寛解が維持される.

c 濾胞性リンパ腫 follicular lymphoma（FL）（図 11-52〜11-54）

● 胚中心 B 細胞（centrocyte/centroblast）への分化を示すリンパ腫．基本的に節性である.

● 低悪性度，緩徐進行性であるが，現在の治療によっても完全寛解はむずかしい.

● 正常な胚中心 B 細胞は高度の細胞分裂とアポトーシスを示すが，FL では抗アポトーシスタンパクである **BCL2 の過剰発現**によりアポトーシスが抑制され，腫瘍化を生じる．これは，特徴的遺伝子転座 t(14;18)（*IGH::BCL2*）により，14 番染色体上の *IgH* 領域と 18 番染色体上の *BCL2* 遺伝子が隣接するためである.

● 組織学的には濾胞状・結節状の構築を示し，腫瘍性の centrocyte および centroblast から構成される．通常は中型の centrocyte が優勢で，核に強い "ねじれ" や "くびれ" を伴う．少数混在する centroblast は大型で類円形の核を有する．正常の胚中心と異なり，濾胞の極性が消失し，アポトーシス小体を欠き，濾胞周囲にも腫瘍性 B 細胞が進展する．centroblast の割合の増加，濾胞構造の不明瞭化（びまん化）は高グレードの所見で，ときに DLBCL に転化する.

● マーカー：B 細胞マーカーの CD19 や CD20 に加えて，胚中心マーカーである CD10 や BCL6 が陽性となる．正常の胚中心では陰性である BCL2 が陽性を示すことが特徴である.

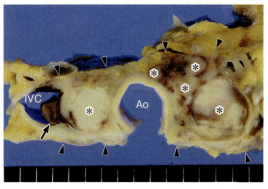

図 11-49 びまん性大細胞型 B 細胞リンパ腫（腹部リンパ節，肉眼像）
腹部大動脈（Ao）周囲〜後腹膜のリンパ節で腫瘤（＊）を形成し，周囲の軟部組織に浸潤する（▶）．下大静脈（IVC）に穿破して血栓（➡）を形成する．

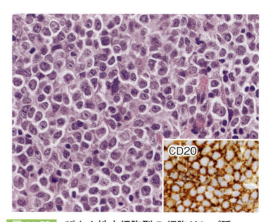

図 11-50 びまん性大細胞型 B 細胞リンパ腫
N/C 比が高く明瞭な核小体を有する異型リンパ球がびまん性に増殖している．CD20 陽性となる．

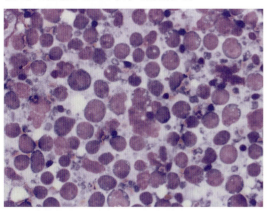

図 11-51 びまん性大細胞型 B 細胞リンパ腫（リンパ節穿刺細胞診：メイ・ギムザ染色）
細胞診でも同様に N/C 比の高い大型の異型リンパ球が多数認められる．

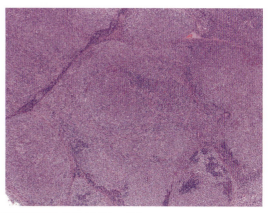

図 11-52 濾胞性リンパ腫
既存のリンパ節の構造は消失し，小〜中型の異型リンパ球が不明瞭ながら結節状構造を示し，増殖している．

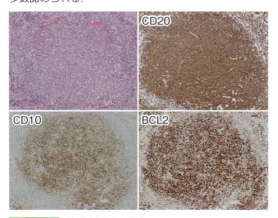

図 11-53 濾胞性リンパ腫
異型リンパ球は CD20 陽性の B 細胞で，CD10 や BCL6 に陽性を示し，BCL2 の発現により，アポトーシスが抑制されている．

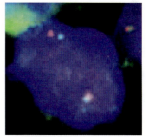

● 3'-BCL2 プローブ
● 5'-BCL2 プローブ

図 11-54 濾胞性リンパ腫（BCL2 break apart FISH）
BCL2 遺伝子の 3' 側と 5' 側に相補的な核酸で標識する．正常では 3' 側と 5' 側は近接しているのでシグナルは融合し黄色に発色するが，転座があると赤と緑のシグナルに分離する．

10 リンパ腫 2

a バーキットリンパ腫 Burkitt lymphoma（BL）（図 11-15，11-56）

- 高悪性度の B 細胞リンパ腫で，小児に多く，胚中心 B 細胞の性質を有する.
- *MYC* 遺伝子の転座 t(8;14)（*MYC::IgH*）を高率に認め，過剰発現した MYC タンパクは細胞周期に関連した増殖促進遺伝子を活性化し，細胞周期阻害遺伝子を抑制する.
- 大きく 3 つの亜型がある：①endemic 型［アフリカの一部地域で流行し，基本的にエプスタイン・バーウイルス（EBV）感染＋］，②散発 spordic 型［日本で多く，通常 EBV 感染−］，③免疫不全関連型（HIV など）.
- 組織学的には，均一な中型の異型リンパ球がびまん性に増殖し，多数の核分裂像やアポトーシス小体を貪食する組織球（tingible body macrophage）がみられ，"starry sky appearance"（星空像）を呈する.
- 塗抹標本では 2〜5 個の核小体がみられ，細胞内には顕著な脂肪滴を伴う.
- マーカー：B 細胞マーカーの CD19 や CD20 に加えて，胚中心マーカーである CD10 や BCL6 が陽性となる．正常の胚中心と同じく BCL2 陰性である点が FL と異なる.

b ホジキンリンパ腫 Hodgkin lymphoma（HL）（図 11-57〜11-60）

- さまざまな種類の炎症細胞浸潤，肉芽腫形成，線維化など多彩な反応性間質を背景に，ホジキン細胞やリード・シュテンベルグ Reed-Sternberg（RS）細胞という特徴的な腫瘍性巨細胞を認める．HL は特殊な B 細胞性リンパ腫に分類される．やや男性に多く，若年者での発生が比較的多い.
- ホジキン / リード・シュテンベルグ細胞（HRS 細胞）：腫瘍細胞本体で，B 細胞に由来する．RS 細胞は非常に大型で，しばしば二核化〜多核化を示し，大型の好酸性核小体を伴って**フクロウの眼 owl's eye** と表現される形態を呈する．単核の同様の細胞を**ホジキン細胞**といい，両者をあわせて HRS 細胞と呼ぶ．HRS 細胞は通常 CD20 陰性〜弱陽性であるが，B 細胞系列の転写因子の PAX5 に弱陽性を示し，**CD30 陽性**であることを特徴とする．CD15 陽性率も高い．しばしば**エプスタイン・バーウイルス Epstein-Barr virus（EBV）感染**がみられ，*in situ* hybridization（ISH）法で EBER（EBV virus-encoded small RNA）が陽性を示す.
- HL は**古典的ホジキンリンパ腫（CHL）**と**結節性リンパ球優位型ホジキンリンパ腫**に大別され，CHL には①結節硬化型，②混合細胞型，③リンパ球豊富型，④リンパ球減少型の 4 亜型がある．結節性リンパ球優位型の HRS 細胞は比較的小型で，CD20 陽性，CD30 陰性を示し，CHL と異なる.
- **結節硬化型**：CHL の約 5 割を占め，10 歳代後半〜30 歳代前半の縦隔に好発する．線維化を伴ってリンパ球の集簇を認め，その中に HRS 細胞が散在する.
- **混合細胞型**：CHL の約 4 割を占め，中年男性のリンパ節病変に好発する．リンパ球・形質細胞，好酸球，組織球などの多彩な炎症細胞浸潤や類上皮細胞肉芽腫の形成を伴う.

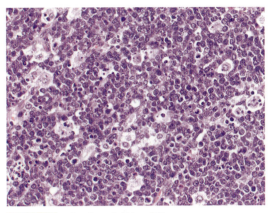

図 11-55　バーキットリンパ腫
中型の異型リンパ球が密に増殖し，アポトーシス小体を貪食する組織球が多数みられ，starry sky appearanceを呈する．

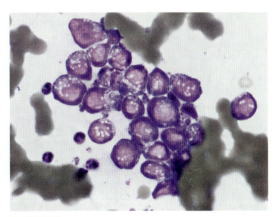

図 11-56　バーキットリンパ腫（細胞診，ギムザ染色）
腫瘍細胞は中型で，比較的均一であり，多数の空胞（脂肪滴）を有する．

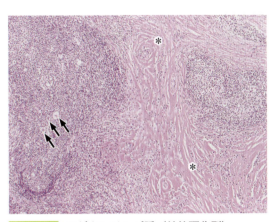

図 11-57　ホジキンリンパ腫（結節硬化型）
結節状に集簇する小型リンパ球を背景に大型の細胞（➡）が散在性にみられる．間質には線維化（＊）を認める．

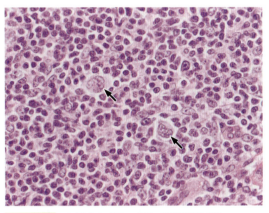

図 11-58　ホジキンリンパ腫（結節硬化型）
核小体明瞭で核の括れが強い大型異型細胞（ホジキン細胞：➡）が散在性にみられる．

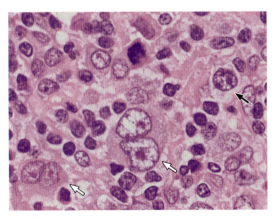

図 11-59　ホジキンリンパ腫（混合細胞型）
多彩な細胞浸潤を背景として，核小体腫大の目立つ大型の単核細胞（ホジキン細胞：➡）や多核細胞（RS細胞：白➡）を認める．

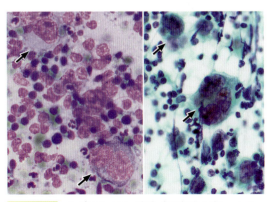

図 11-60　ホジキンリンパ腫（細胞診：左，メイ・ギムザ染色，右，パパニコロウ染色）
細胞診でも小型リンパ球を背景にHRS細胞（➡）を認める．

11 リンパ腫 3

a 成人 T 細胞白血病 / リンパ腫 adult T-cell leukemia/lymphoma（ATLL）（図 11-61〜11-63）

● HTLV-1（human T-cell leukemia virus type 1）を原因とするリンパ腫で，日本では九州に多い．CD4 陽性 CD25 陽性の制御性 T 細胞（Treg）に持続感染する．母乳を介した垂直感染が多いが，性交や輸血などでも感染し，数十年の潜伏期間を経て ATLL を発症する．

● 臨床分類：大きく**白血病**（**くすぶり型**，**慢性型**，**急性型**）と**リンパ腫**に分類される．急性型とリンパ腫型の経過は急激で予後不良．くすぶり型や慢性型は数年で急性型に移行する．

● 組織像は，ほとんどすべての他の成熟 T 細胞リンパ腫に類似する．一般に核の不整（くびれ，ねじれ）が強い．末梢血では核の切れ込みが著明な **flower cell** が特徴的である．診断には HTLV-1 プロウイルスのモノクローナルな組み込みの確認を要する．末梢血，皮膚，リンパ節，肝臓，脾臓への浸潤が多い．**PTHrP 産生による高カルシウム血症**をしばしば認める．

● マーカー：Treg と同様に CD3，CD4，CD25，CCR4 に陽性，CD8 に陰性を示すことが多い．

b 菌状息肉症 mycosis fungoides（図 11-64〜11-66）

● 皮膚原発悪性リンパ腫は他臓器と異なり，T 細胞性の頻度が高く，その中でもっとも多い．

● 最大の特徴は**表皮向性 epidermotropism** であり，リンパ腫細胞が表皮内に浸潤する．

● 病期分類：紅斑期，扁平浸潤期，腫瘍期（息肉期）と長い経過をかけて進展する．

● **紅斑期 erythematous stage**：もっとも初期の段階で，臨床的にも組織学的にも湿疹に類似し，確実な診断は困難であることも多い．類乾癬の一部も含まれると考えられている．

● **扁平浸潤期 plaque stage**：数ヵ月〜数年の経過を経て，徐々に病変が拡大し扁平隆起を形成し，硬結を伴うようになってきた時期．びらん形成やリンパ節腫脹を伴い，組織学的には切れ込みの強い核を有する明らかな異型 T リンパ球（息肉症細胞 mycosis cell）が真皮内で帯状〜びまん性に浸潤し，表皮の反応性肥厚や表皮内での異型リンパ球の集簇（**ポートリエ微小膿瘍 Pautrier microabscess**）を認める．

● **腫瘍期 tumor stage**（息肉期 mycotic stage）：さらに 10〜20 年後，皮膚に明瞭な結節・腫瘤を形成し，全身のリンパ節や全身臓器，末梢血に病変が拡がる．

● マーカー：CD3，CD4，CD25，CCR4 に陽性，CD8 に陰性を示すことが多いが，例外も多く，マーカーだけに頼らない診断を要する．常に ATLL との鑑別を要し，HTLV-1 プロウイルスを欠くことを確認する必要がある．

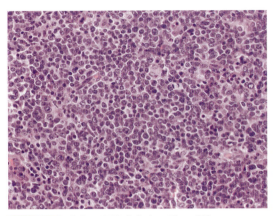

図 11-61　成人T細胞白血病／リンパ腫
異型リンパ球の密な増殖を認める．

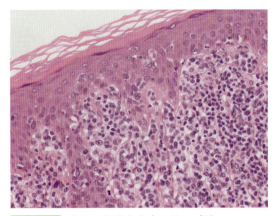

図 11-62　成人T細胞白血病／リンパ腫
真皮には密な異型リンパ球の浸潤があり，表皮内にも入り込んでいる．

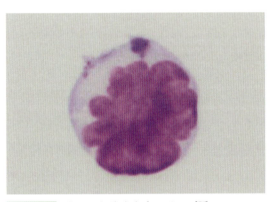

図 11-63　成人T細胞白血病／リンパ腫
核が多分葉化して花びら状にみえる細胞（flower cell）を認める．

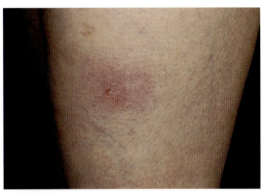

図 11-64　菌状息肉症（肉眼像）
軽度の鱗屑を伴う紅斑を認める．

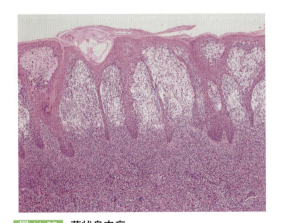

図 11-65　菌状息肉症
真皮内にはびまん性に異型リンパ球の密な浸潤がみられ，しばしば表皮内にも浸潤する．真皮乳頭には浮腫状変化を伴う．

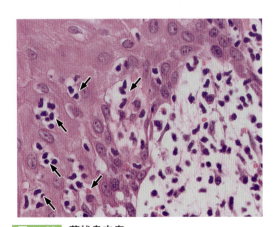

図 11-66　菌状息肉症
異型リンパ球は表皮内に浸潤し集簇している（ポートリエ微小膿瘍：➡）．

第12章 関節・骨軟部

1 骨・関節の非腫瘍性疾患1

a 骨・関節の正常構造と骨代謝（図12-1，12-2）

- **骨 bone**：ミネラル（特に Ca，P）を豊富に含む**骨基質**を主体とした硬組織で，骨膜に覆われ，辺縁部の皮質骨，内部の骨髄を伴う海綿骨がある．**骨形成 osteogenesis** と**骨吸収 osteolysis** のバランスにより骨の代謝，成長，形状維持・変化が生じる（**造形 modeling**：成長期の骨成長，**再造形 remodeling**：成長完了後の骨形態の再構成）．骨形成と骨吸収をあわせて骨代謝という．骨は主に次の3種の細胞からなる．

① **骨芽細胞 osteoblast**：形質細胞に類似し，骨梁辺縁部に集簇し，類骨 osteoid の形成やミネラル化により骨基質を産生し，層板骨 lamellar bone を形成する（骨形成）．

② **骨細胞 osteocyte**：骨小腔に存在する小型の細胞で，ミネラルなどの調整を担う．

③ **破骨細胞 osteoclast**：組織球系の多核巨細胞で，ミネラルを吸収し骨を溶解する（骨吸収）．

- **関節 joint**：可動関節には関節包に包まれた関節腔があり，内腔は**滑膜 synovium** で被覆され，関節液を容れる．関節部の骨端は関節軟骨が覆う．**軟骨 cartilage** はプロテオグリカンが豊富な**軟骨基質**を有し，軟骨小窩に**軟骨細胞 chondrocyte** をみる．

b 骨折 bone fracture（図12-3）

- 外力により骨の連続性が失われた状態．はじめ出血や急性炎症が起き（**炎症期**），肉芽組織や仮骨が形成され（**修復期**），最終的に骨基質が十分に形成され骨が癒合する（**再造形期**）．骨基質が連続せず，線維性組織のみで修復された場合を**骨癒合不全**といい，偽関節を生じることがある．腫瘍や感染症のため軽微な外力で生じる骨折を**病的骨折 pathological fracture** という．

c 骨壊死 bone necrosis/osteonecrosis

- 骨が壊死に陥ると骨細胞が消失する．

- **大腿骨頭壊死 avascular necrosis of the femoral head**（図12-4，12-5）：非外傷性に大腿骨頭の関節軟骨直下に三日月状の阻血性の骨壊死が生じ，二次性の変形性股関節症に至る．ステロイド使用やアルコール多飲が関連するが，はっきりした原因は不明である（特発性）．股関節痛を生じる．しばしば両側性である．

- **薬剤関連顎骨壊死 medication-related osteonecrosis of the jaw**（図12-6）：ビスホスホネートやデノスマブなど骨吸収抑制薬の使用により生じ，しばしば二次的な感染を生じる．

1. 骨・関節の非腫瘍性疾患 1

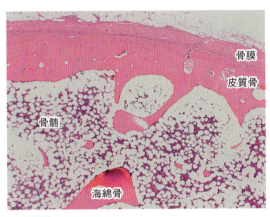

図 12-1　正常骨組織
周囲は密な結合組織からなる骨膜で覆われ，辺縁部は厚い層板状の皮質骨からなる．内部にはスポンジ状の骨梁からなる海綿骨があり，骨梁間には骨髄組織を認める．

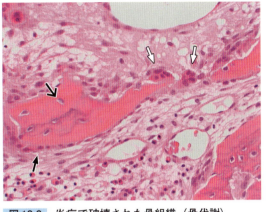

図 12-2　炎症で破壊された骨組織（骨代謝）
骨梁の周囲には骨基質を産生する骨芽細胞が1列に並ぶ（➡）．一方，骨基質を吸収する多核の破骨細胞もみられる（白➡）．骨基質の中には骨細胞がみられる（→）．

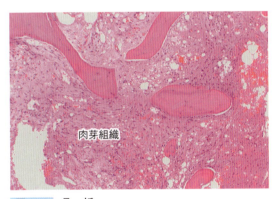

図 12-3　骨　折
断片化した骨梁間には肉芽組織が増生している．

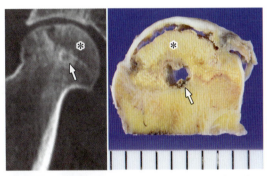

図 12-4　大腿骨頭壊死（左：CT 像，右：肉眼像，割面）
関節軟骨直下にはやや白色調を呈する三日月状の壊死領域がみられ（＊），関節軟骨直下には壊死に伴う空隙形成（白➡）や囊胞化を伴う．

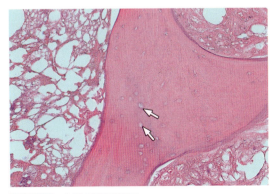

図 12-5　大腿骨頭骨壊死
骨細胞の消失した壊死骨を認める（白➡）．周囲の骨髄組織も阻血により壊死に陥っている．

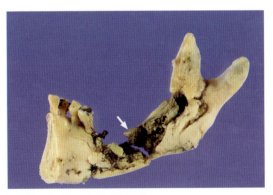

図 12-6　顎骨壊死（肉眼像）
下顎骨の右半切除検体（内側面）．下顎骨右側の大部分が骨壊死に陥り，二次的感染を生じて，骨組織が崩壊している（白➡）．骨梁間には好中球浸潤からなる化膿性炎症や肉芽組織の形成がみられる．

2 骨・関節の非腫瘍性疾患 2

a 変形性関節症 osteoarthritis（OA）（図 12-7〜12-9）

● 関節軟骨など関節を構成する組織の変性，また，それに伴う骨・軟骨の破壊や反応性変化によって生じる疾患の総称．荷重や加齢のほか，背景の骨・関節疾患があると生じやすい．**変形性股関節症**と**変形性膝関節症**が多い．指の DIP 関節（distal interphalangeal joint：遠位指節間関節）に生じるものを**ヘバーデン Heberden 結節**という．疼痛，運動制限，関節液貯留を生じる．

● 関節軟骨は摩耗によって，表面に毛羽立ちを生じ，関節裂隙が狭小化し，最終的には関節軟骨は完全に消失し，関節面に骨が露出する．その過程で軟骨細胞は反応性過形成を示し，骨では反応性の骨硬化，嚢胞，骨棘の形成などを認める．滑膜は絨毛状・乳頭状の反応性増殖をきたす．

b 関節リウマチ rheumatoid arthritis（RA）（図 12-10，12-11）

● 多発性関節炎を主体とする膠原病であり，20〜50 歳代の女性に好発する．多くの症例で血清中の**リウマトイド因子 rheumatoid factor（RF）**が陽性となる．RF は IgG の Fc 領域に対する IgM 型自己抗体である．

● 関節症状：指関節，手関節，足趾，膝関節が侵されやすく，しばしば**左右対称性**に生じる．指関節では DIP 関節に生じることはまれで，PIP 関節（proximal interphalangeal joint：近位指節間関節），MP 関節（metacarpophalangeal joint：中手指節関節）に多い．

● 関節外症状：発熱，皮膚のリウマトイド結節 rheumatoid nodule，慢性炎症に伴う小球性貧血やアミロイドーシス，間質性肺炎（各論2-5），乾燥性角結膜炎（シェーグレン症候群の合併）など．

● 滑膜では，リンパ濾胞形成を伴ってリンパ球・形質細胞が浸潤し，滑膜被覆細胞の増生，**滑膜の絨毛状・乳頭状増殖**，血管新生がみられる．滑膜表面にはフィブリンが析出し，白色調の**米粒体 rice body** として認められる．進行すると関節破壊を生じる．

c 関節の細菌感染

● **化膿性関節炎 suppurative/septic arthritis**（図 12-12）：**黄色ブドウ球菌**によるものが多い．血行性感染，関節穿刺・手術や外傷に伴う直接感染がある．発赤，疼痛，腫脹などが生じる．組織学的には高度の好中球浸潤を示す．グラム染色や培養で菌体を確認することが重要である．

● **感染性の人工関節置換後の弛み**：人工関節の弛み loosening には感染性と非感染性がある．感染性は難治性・重篤で，再置換の適応とならない．多くは黄色ブドウ球菌や表皮ブドウ球菌によるが，菌体は通常みられず，組織学的に関節内容物内の好中球浸潤を評価する（≧ 5 個 /HPF が有意）．

2. 骨・関節の非腫瘍性疾患2

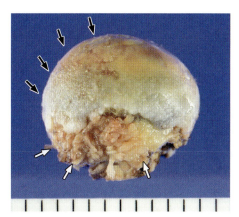

図12-7 変形性関節症（肉眼像）
変形性股関節症の大腿骨頭．関節軟骨表面には毛羽立ち・粗造化がみられる（➡）．滑膜は絨毛状増殖を示す（白➡）．

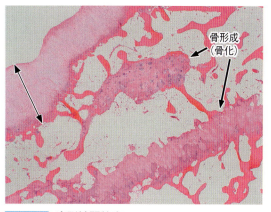

図12-8 変形性関節症
加重による負荷がかかり，関節軟骨の厚さが不均一になっている（両矢印）．関節軟骨の直下の海綿骨内で軟骨形成を伴った骨化がみられる．

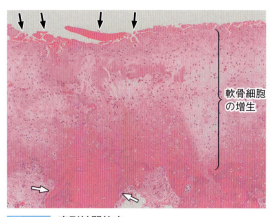

図12-9 変形性関節症
関節軟骨の表面は毛羽立ち（➡）がみられ，びらんを伴う．軟骨細胞は反応性に過形成を示している．関節軟骨直下では骨形成・骨硬化（白➡）をみる．

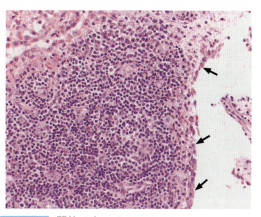

図12-10 関節リウマチ
高度のリンパ球・形質細胞浸潤を認める．滑膜被覆細胞（➡）は腫大・増生している．

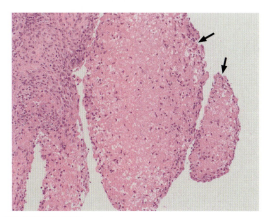

図12-11 関節リウマチ
表面にフィブリン塊（米粒体，➡）を認める．肉眼的には白色調の"米粒"状を呈する．

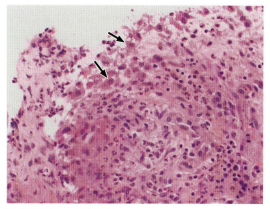

図12-12 化膿性関節炎
高度の好中球浸潤がみられる．滑膜被覆細胞（➡）は腫大している．

3 骨・関節の非腫瘍性疾患 3

a 結晶沈着症

● 痛風 gout（図 12-13，12-14）：高尿酸血症 hyperuricemia を背景に尿酸結晶（尿酸 Na 結晶）が主に関節・関節周囲や腎臓に沈着する．多くは 20 歳代以上の男性に生じる．急性（痛風発作）と慢性（痛風結節）の病態がある．痛風腎 gout nephropathy（各論6-11）や尿路結石の原因となる．まれに白血病などで腫瘍由来の高尿酸血症（治療に伴う腫瘍崩壊症候群を含む），遺伝性（レッシュ・ナイハン Lesch-Nyhan 症候群）が原因となる．高尿酸血症自体を治療することが重要である．

① 痛風発作 gouty attack：無症候性の高尿酸血症が持続した後，急激に発症する．**母趾の MP 関節 metatarsophalangeal joint（中足指節関節）**に好発し，好中球浸潤を伴う急性炎症を示し，発赤，疼痛，腫脹を生じる．1 回の発作は 1〜2 週間以内に軽快するが，繰り返す．

② 痛風結節 gouty tophus：関節，骨，軟部組織に尿酸結晶が塊状に沈着し，白色調チョーク様の痛風結節を形成する．組織学的には針状の尿酸結晶と異物反応をみる．異物型多核巨細胞を含む組織球が浸潤し，リンパ球浸潤や線維化を伴う．結晶は偏光顕微鏡下でより明瞭に観察される．

● 偽痛風 pseudogout（図 12-15，12-16）：ピロリン酸カルシウム calcium pyrophosphate dihydrate（CPPD）の沈着による．急性痛風に類似した炎症性発作（偽痛風発作）を起こす．約半数は膝関節に生じるが，痛風と同じ足趾を含めて，ほぼすべての関節に発生する．発作は 1 日以内にピークに達し，すぐに軽快する．痛風と同様に白色調チョーク様の結節を形成する．組織学的には，くすんだ好塩基性の結晶として認められ，偏光顕微鏡下では菱形・長方形の結晶がみられる．異物反応を示すほか，腱・滑膜組織の軟骨化生を生じ，ときに軟骨性腫瘍との鑑別を要する．

b その他の沈着症

● 透析アミロイドーシス（図 12-17）：長期透析症例では β_2 ミクログロブリン由来のアミロイド（Aβ_2MG）が全身に沈着する．特に手根管へのアミロイド沈着により正中神経麻痺を生じる**手根管症候群 carpal tunnel syndrome（CTS）**が代表的な病態である．

● 人工関節への沈着物：人工関節に使用されているポリエチレン，骨セメント，金属摩耗粉（メタローシス metallosis；図 12-18）などが沈着する．

3. 骨・関節の非腫瘍性疾患 3

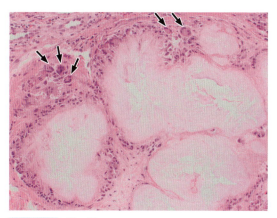

図 12-13 痛風
淡い好酸性の物質が塊状に沈着し、その周囲に異物型多核巨細胞（➡）を含む組織球が集簇し、肉芽腫を形成している.

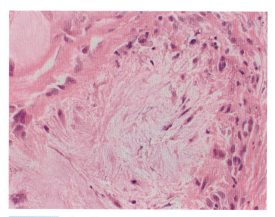

図 12-14 痛風
沈着物は針状・毛髪状を呈し、尿酸結晶に合致する.

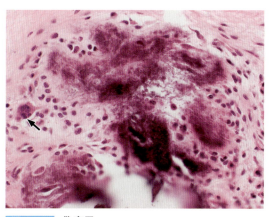

図 12-15 偽痛風
くすんだ好塩基性の結晶が沈着しており、結晶周囲には多核巨細胞（➡）がみられる.

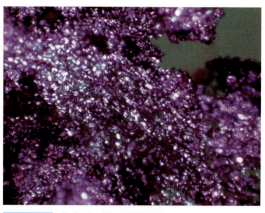

図 12-16 偽痛風（偏光顕微鏡）
結晶の沈着が明瞭化する.

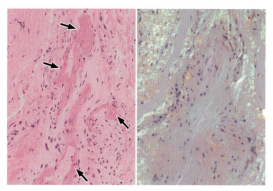

図 12-17 透析アミロイドーシス（左：HE 染色, 右：コンゴーレッド染色偏光あり）
小指の屈筋腱. 好酸性無構造物が沈着する（➡）. コンゴーレッド染色標本を偏光顕微鏡下で観察すると、広範囲のアミロイド沈着がわかる.

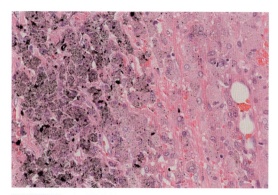

図 12-18 金属摩耗粉（メタローシス）
多数のマクロファージが集簇し、写真左側でマクロファージは微細な黒褐色調の金属片を貪食している.

4 筋疾患

a 骨格筋の正常構造 (図12-19)

- 個々の骨格筋線維の間に薄い結合組織 (筋内膜 endomysium) が介在する. 数十〜数百本の筋線維は筋周膜 perimysium に束ねられ筋束 muscle fascicle を形成し, 筋束間には神経や血管が分布する. 多数の筋束が強固な密性結合組織 (筋上膜 epimysium) に束ねられる.

b 神経原性萎縮 neurogenic muscular atrophy (図12-20)

- 筋収縮を直接支配する二次運動ニューロンの障害により生じる. 障害された神経が支配する筋線維がまとまって萎縮を示すため, 萎縮筋線維が集合して認められる (**群萎縮 group atrophy**). 脊髄性筋萎縮症, 筋萎縮性側索硬化症などでみられる.

c 多発筋炎 polymyositis (PM) / 皮膚筋炎 dermatomyositis (DM) (図12-21〜12-24)

- PM/DM を含む筋炎群は特発性炎症性筋疾患 idiopathic inflammatory myopathy あるいは自己免疫性筋炎 autoimmune myositis と呼ばれ, 皮膚症状, 筋炎, 間質性肺炎を主徴とした疾患群で, 基本的に皮膚症状の有無で PM と DM に分類される. 自己抗体の種類により臨床像が異なる. この自己抗体を筋炎特異的抗体 myositis-specific antibody (MSA) という.
- PM: 幅広い年齢に発症し, 筋力低下の程度や進行は症例によりさまざまである. **抗 Jo-1 抗体**などが陽性となる. 組織学的には, 炎症細胞が筋束内に多く浸潤する. CD8 陽性の細胞傷害性 T 細胞が主体で, 筋線維内に侵入し, 筋線維が壊死に陥り, マクロファージが浸潤して筋線維を貪食する. 筋線維の壊死や再生が目立ち, 進行すると高度の筋萎縮を呈する.
- DM: 筋炎に加えて, ヘリオトロープ疹やゴットロン徴候などの特徴的な皮膚症状を示す (各論10-4). **抗 Mi-2 抗体**や**抗 NXP-2 抗体**などが陽性となる. 組織学的には, 筋束内の小血管周囲に炎症細胞浸潤が浸潤し, 微小な血管炎・血管障害により筋束辺縁に分布する筋線維に虚血が生じ, 萎縮, ときに壊死に陥る (**筋束周辺萎縮 perifascicular atrophy**). B 細胞や CD4 陽性 T 細胞が優位で, 液性免疫が病態の主体と考えられる. **無筋症性皮膚筋炎 clinically amyopathic dermatomyositis (CADM)** は, 筋症状を欠く皮膚筋炎で, 抗 MDA5 抗体が陽性となり, 急性進行性間質性肺炎を合併し致死率が高い.
- そのほかに, 特発性炎症性筋症患には**悪性腫瘍に合併する筋炎** (抗 TIF1γ 抗体), **オーバーラップ症候群** (他の膠原病に合併する筋炎, 抗 Ku 抗体), **封入体筋炎** (**自己抗体陰性**または一部で抗 cNA1 抗体), **免疫介在性壊死性ミオパチー** (抗 SRP 抗体, 抗 HMGCR 抗体) がある.
- 【発展】近年, 筋病理学における特発性炎症性ミオパチーの分類は変遷過程にあり, 臨床的 PM の多くは免疫介在性壊死性ミオパチー, 病理学的 PM の多くは封入体筋炎に相当すると考えられ, 真の PM は存在自体が疑問視されている (詳細は成書を参照). しかし, 一般臨床では古典的な PM/DM の概念が用いられることがまだ多く, 本項はそれに従って記載した.

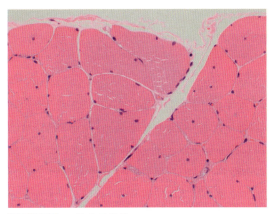

図 12-19　正常な骨格筋
筋線維は密に集簇し，個々の筋線維の径に大きな差はみられない．ほとんどの核が筋線維の辺縁に位置している．

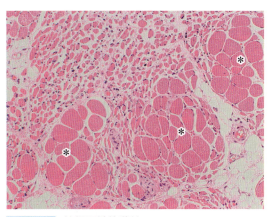

図 12-20　神経原性筋萎縮
萎縮した筋線維が集合して認められる．正常大の筋線維（＊）が散在性に分布している．

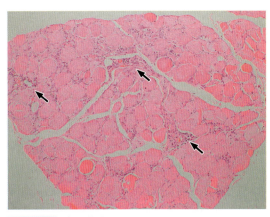

図 12-21　多発筋炎
筋線維を取り巻くように軽度の炎症細胞浸潤（➡）がみられる．

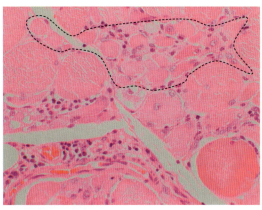

図 12-22　多発筋炎
一部の筋線維には萎縮がみられる（破線部）．

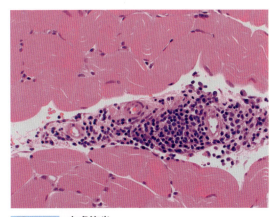

図 12-23　皮膚筋炎
筋束内の小血管周囲にリンパ球を中心とする密な炎症細胞浸潤がみられる．

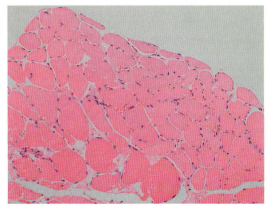

図 12-24　皮膚筋炎
筋束周辺萎縮．筋束の辺縁部優位に筋線維が小径化している．

5 軟部腫瘍 1

a 骨軟部腫瘍の概要

- 骨軟部を中心に発生する間葉系細胞腫瘍は，真の発生母地・由来細胞の推定は困難であり，分化方向と悪性度で分類される．分化方向には脂肪細胞，線維芽細胞・筋線維芽細胞，平滑筋細胞，横紋筋細胞，血管，骨，軟骨などのほか，分化方向不明な腫瘍もある（図 12-A）．悪性度により，**良性，中間悪性，悪性（肉腫 sarcoma）** の 3 段階に分類され，中間悪性には**局所侵襲性 locally aggressive** と**稀転移性 rarely metastasizing** が含まれ，一部の腫瘍は慣習的に「肉腫」の名称で呼ばれる．そのほか，骨軟部には癌腫の転移や造血器腫瘍も生じる．

b 脂肪性腫瘍 adipocytic tumors

- **脂肪腫 lipoma**（図 12-25, 12-26）：成熟脂肪細胞の増殖からなる良性腫瘍である．組織像では正常の脂肪組織との区別が困難であることも多いが，肉眼的に薄い線維性被膜を有し，境界明瞭な腫瘤を形成することで区別される．全身の軟部組織に発生し，多彩な亜型がある．小型～大型までさまざまな大きさを示し，亜型によっては好発部位や症状など特徴的な所見を呈する．
- **高分化型脂肪肉腫 well-differentiated liposarcoma**（図 12-27～12-29）：いくつかの亜型のある脂肪肉腫の中でもっとも多い．異型脂肪腫様腫瘍 atypical lipomatous tumor とも呼ばれる．転移能はないが，局所侵襲性を示す中間悪性腫瘍である．MDM2 遺伝子増幅が特徴で，過剰発現した MDM2 により p53 の機能が抑制される．筋内など軟部組織発生例は完全切除により治癒可能だが，後腹膜にも好発し，その場合は完全切除困難で，再発を繰り返し脱分化を生じる．脂肪細胞は種々の程度の異型を示し，異型脂肪芽細胞 lipoblast や異型間質細胞を認める．
- **脱分化型脂肪肉腫 dedifferentiated liposarcoma**（図 12-30）：高分化型脂肪肉腫が高悪性度転化したもので，平滑筋肉腫，横紋筋肉腫，骨肉腫，未分化多形肉腫などの形態を示し，転移能を有する．高分化型脂肪肉腫の成分と隣接すること，MDM2 遺伝子増幅が認められることにより診断される．

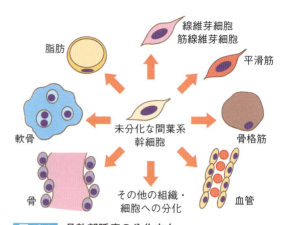

図 12-A 骨軟部腫瘍の分化方向

FISH：fluorescence *in situ* hybridization

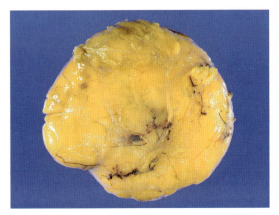

図 12-25　脂肪腫（肉眼像）
構成する細胞自体は正常の脂肪細胞と区別困難であるが，薄い線維性被膜で覆われた境界明瞭な腫瘤を形成していることによって，脂肪腫と診断される．

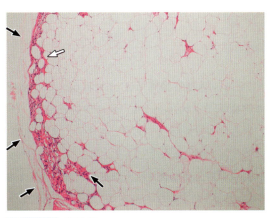

図 12-26　脂肪腫
成熟脂肪細胞が境界明瞭な腫瘤を形成する（➡：被膜）．本例は被膜近傍の毛細血管増生（白➡）を特徴とする血管脂肪腫という亜型で，小型で前腕皮下に好発する．

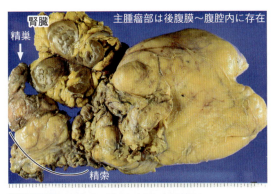

図 12-27　高分化型脂肪肉腫（肉眼像）
後腹膜の巨大腫瘤で，全体として多分葉状の歪な形状を示すが，脂肪腫と類似した色調を呈する．本例では腎臓，精索・精巣を巻き込んでいる．

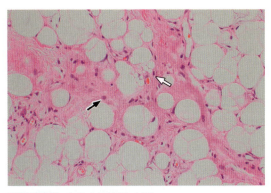

図 12-28　高分化型脂肪肉腫
脂肪細胞の大小不同が目立ち，腫大した間質細胞（➡）を伴う線維性組織が介在する．多空胞状細胞質を有する異型脂肪芽細胞（白➡）もみられる．

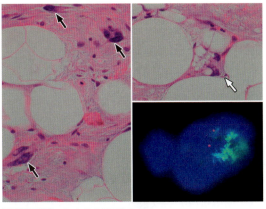

図 12-29　高分化型脂肪肉腫
異型間質細胞（➡）や異型脂肪芽細胞がみられる（白➡）．FISH 法では，1 個の細胞核の中にセントロメアの赤いシグナル 2 個に対して，無数の *MDM2* 遺伝子の緑のシグナルを認める．

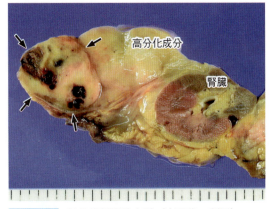

図 12-30　脱分化型脂肪肉腫（肉眼像，割面）
高分化型脂肪肉腫を背景として，脱分化型脂肪肉腫が発生している（➡）．脱分化成分は，本例は未分化多形肉腫に類似した組織像を示した．壊死や出血を伴う．

6 軟部腫瘍 2

a 末梢神経鞘性腫瘍 peripheral nerve sheath tumors

- **神経鞘腫 schwannoma（シュワン細胞腫）（図12-31〜12-34）**：シュワン細胞への分化を示す良性腫瘍．神経性腫瘍でもっとも多い．軟部組織のほか，脊髄神経根・馬尾，脳神経（特に聴神経），後縦隔，消化管などにも生じる．末梢神経との連続性を有することが多く，瑞々しい黄色調腫瘤を形成する．ねじれた核と細線維状細胞質を有する紡錘形の腫瘍細胞が束状に増殖し，細胞成分の多い領域（アントニ Antoni A）と，変性を伴い細胞密度の低い領域（アントニ B）が混在する．アントニAの領域ではしばしば核が**柵状配列 palisading** を示し，柵状の核と無核領域が帯状に分布する特徴的な構造（**verocay body**）を示し．アントニBの領域では浮腫，出血，ヘモジデリン沈着，泡沫組織球の浸潤，囊胞化などの変性所見がみられる．しばしば血管壁の硝子化やフィブリン血栓を認める．

- **神経線維腫 neurofibroma（図12-35）**：通常は被膜を欠き，限局性の腫瘤を形成するものから，びまん性・浸潤性の増殖を示すものまである．シュワン細胞に加えて，線維芽細胞，神経周皮細胞への分化を示し，多彩な細胞から構成され，膠原線維が介在する．

- **神経線維腫症 neurofibromatosis（NF）（図12-35, 12-36）**：遺伝性腫瘍症候群で，1型（NF1：フォンレックリングハウゼン von Recklinghausen 病）と2型（NF2）がある．NF1が9割を占め，皮膚のカフェオレ café-au-lait 斑，多発性の神経線維腫を特徴とし，他の神経性腫瘍も生じる．NF2でも多発性の神経性腫瘍が生じ，中でも両側性の聴神経鞘腫が特徴的である．

- **悪性末梢神経鞘腫瘍 malignant peripheral nerve sheath tumor（MPNST）**：末梢神経鞘細胞への分化を示す肉腫で，多くは神経線維腫症1型に伴う神経線維腫の悪性化で発生する．

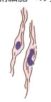

神経鞘細胞への分化

波打つような細線維状細胞質
捻れ・括れを示す核
S100 タンパク（＋）

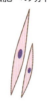

線維芽細胞・筋線維芽細胞への分化

細線維状細胞質
比較的小型の楕円形〜長楕円形核
αSMA（±）

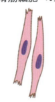

平滑筋細胞への分化

厚みのある好酸性細胞質
葉巻状核
αSMA（＋），デスミン（＋）

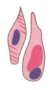

横紋筋細胞への分化

厚みのある好酸性細胞質
横紋や細胞質内封入体様構造
卵円形〜楕円形核
αSMA（±）*，デスミン（＋），横紋筋マーカー（＋）**

*正常な横紋筋はαSMA（−）であるが，横紋筋分化を示す腫瘍ではしばしばαSMA（＋）
**ミオグロビン，Myogenin, MyoD1のいずれか

図 12-B 紡錘形細胞腫瘍の形態

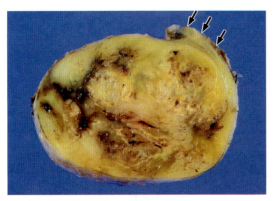

図 12-31　神経鞘腫（肉眼像，割面）
境界明瞭な腫瘤で，割面は瑞々しい黄白色調充実性を呈する．内部には出血を反映した赤色調領域，泡沫組織球の浸潤を反映したくすんだ黄色調領域がみられる．辺縁部では既存の神経束が連続して認められる（➡）．

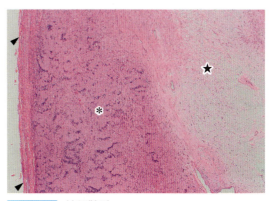

図 12-32　神経鞘腫
被膜（▶）で覆われ，細胞密度の高いアントニ A の領域（＊）と細胞密度の低いアントニ B の領域（★）がみられる．

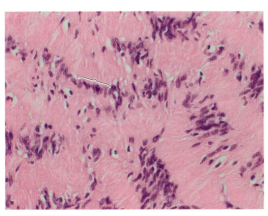

図 12-33　神経鞘腫
アントニ A の領域．細長い紡錘形の腫瘍細胞が束状に増殖し，核が柵状配列を示している．

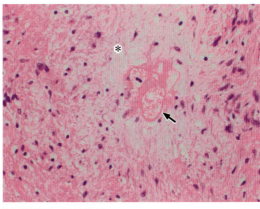

図 12-34　神経鞘腫
アントニ B の領域．細胞密度は低く，浮腫（＊），血管壁の硝子化・フィブリン析出（➡）がみられる．

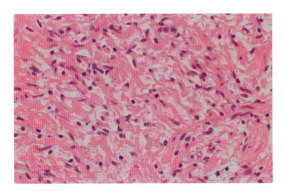

図 12-35　神経線維腫
ねじれた紡錘形核を有する神経鞘細胞への分化を示す腫瘍細胞が増殖するとともに，膠原線維や粘液様間質が介在している．

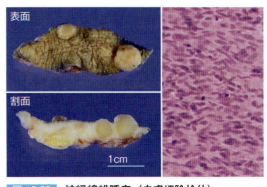

図 12-36　神経線維腫症（皮膚切除検体）
真皮〜皮下脂肪組織内の多結節状病変（左上，左下）．組織像の大部分は図 12-35 のような神経線維腫であったが，一部に細胞密度が高く，クロマチン増量や核分裂像の目立つ悪性末梢神経鞘腫瘍の成分（右）がみられた．

7 軟部腫瘍 3

a 血管性腫瘍 vascular tumors

● **血管腫 hemangioma**（angioma）：血管への分化を示す良性腫瘍で，さまざまな亜型がある．真の腫瘍ではない血管奇形 vascular malformation も慣習的に含む．

① **乳児型血管腫 infantile hemangioma**（イチゴ状血管腫）（図 12-37）：乳児の頭頸部に好発し，毛細血管が真皮〜皮下で分葉状構造を示して増生し，通常は生後 10 ヵ月をピークに消退する．

② **老人性血管腫 senile hemangioma**（サクランボ血管腫 cherry hemangioma）：高齢者の真皮表層に毛細血管の小集簇を形成する．

③ **分葉状毛細血管腫 lobular capillary hemangioma**（膿原性肉芽腫 pyogenic granuloma）（図 12-38）：毛細血管の分葉状増生とともに，しばしば炎症細胞浸潤，肉芽組織の増生をみる．外傷後に生じることもある．

④ **動静脈奇形 arteriovenous malformation**（AVM）（図 12-39, 12-40）：血管腫に含まれる．動脈と静脈が吻合するという特徴を有し，血管内圧により静脈壁は動脈のように肥厚する．頭頸部の軟部組織，四肢，内臓などに生じ，脳に発生すると脳内出血（ 各論 9-3 ）の原因となる．

⑤ **そのほか**：発生部位による分類（筋内血管腫，滑膜血管腫），形態・分化方向による分類（海綿状血管腫 cavernous hemangioma ➡ 各論 5-7 ，リンパ管腫 lymphangioma）などがある．

● **カポジ肉腫 Kaposi sarcoma**（図 12-41）：ヒトヘルペスウイルス 8 型 human herpes virus, type 8 （HHV8）による腫瘍で，HIV 感染など免疫不全に伴って発生する．皮膚，リンパ節，内臓を多発性に侵し，局所侵襲性を示す（名称は"肉腫"だが中間悪性である）．血管内皮への分化を示す紡錘形細胞がシート状に密に増殖し，狭小な血管腔の中に赤血球を容れる．

● **血管肉腫 angiosarcoma**（図 12-42）：血管（あるいはリンパ管）への分化を示す悪性腫瘍（肉腫）であり，血管腔が明瞭なものから不明瞭なもの，紡錘形細胞や上皮様細胞が増殖するものなど多彩な形態を示すが，いずれも高悪性度で，予後不良である．半数以上が皮膚（特に頭部）に発生し，そのほかに深部軟部組織，乳腺，骨，内臓（特に肝臓・脾臓）など全身に生じる．乳癌手術後には，腋窩リンパ節郭清に伴うリンパ浮腫 lymphedema の持続によって血管肉腫（リンパ管肉腫）が発生することがある（スチュワート・トレヴス Stewart-Treves 症候群）．また，放射線照射後に血管肉腫が生じることもある．

EVG 染色：Elastica van Gieson stain. エラスチカ・ワンギーソン染色

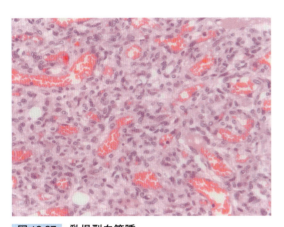

図 12-37　乳児型血管腫
多数の毛細血管が密に分布し，血管腔内には赤血球がみられる．

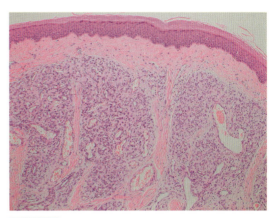

図 12-38　分葉状毛細血管腫
真皮内で，特徴的な分葉状構造を示しながら毛細血管が増生している．本例では炎症細胞浸潤は乏しい．

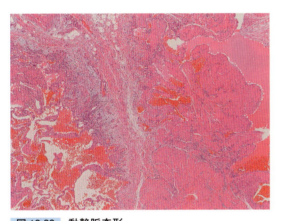

図 12-39　動静脈奇形
動静脈どちらとも分類しがたい血管が多数観察され，血管腔の大きさも血管壁の厚さもさまざまであり，血管によって異なる量の中膜平滑筋が認められる．

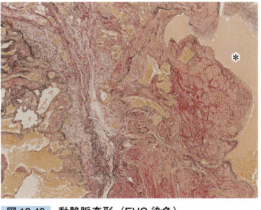

図 12-40　動静脈奇形（EVG 染色）
弾性線維が黒，平滑筋が茶色，膠原線維が赤に染色されている．静脈と考えられる血管（＊）では，中膜平滑筋の増生がみられ，動脈のような壁の厚みを示す．

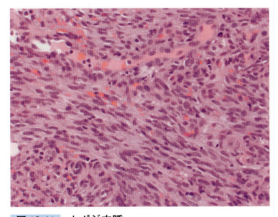

図 12-41　カポジ肉腫
中等度の異型を示す紡錘形細胞が密に増殖し，スリット状の血管腔様の構造を形成し，その中の赤血球がみられる．

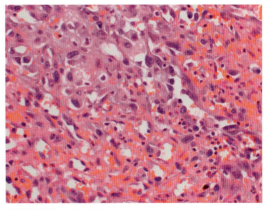

図 12-42　血管肉腫
紡錘形の腫瘍細胞が不明瞭な血管腔を形成し増殖している．核は大小不同で，形状も不整であり，高度の異型を示す．血管腔内には赤血球がみられる．

8 ▶ 軟部腫瘍 4

a 線維芽細胞性・筋線芽細胞性腫瘍 fibroblastic and myofibroblastic tumors

- **手掌・足底線維腫症 palmar fibromatosis/plantar fibromatosis**（図 12-43）：腱膜で紡錘形細胞が増殖する良性腫瘍である．指趾の屈曲・拘縮を生じる．手掌線維腫症はデュピュイトラン Dupuytren 拘縮とも呼ばれる．

- **デスモイド線維腫症 desmoid fibromatosis**（図 12-44）：四肢，腹腔内・後腹膜，胸壁などに生じる局所侵襲性の中間悪性腫瘍で，白色調腫瘤を形成する．腹腔内・後腹膜発生のものは完全切除が困難で，再発を繰り返しやすい．多くの例で β カテニンの異常を有し，**家族性大腸腺腫症 familial adenomatous polyposis（FAP）**（ 総論 12 ）（ 各論 9-13 ）による *APC* 遺伝子変異によっても生じる．異型の乏しい紡錘形細胞の増殖からなる．

b 平滑筋腫瘍 smooth muscle tumors

- **平滑筋腫 leiomyoma**：子宮にもっとも多く（ 各論 7-4 ），食道など消化管にも生じる．皮膚では立毛筋に由来するものが多い．境界明瞭な白色調腫瘤で，異型の乏しい平滑筋細胞の増生からなる．

- **平滑筋肉腫 leiomyosarcoma**（図 12-45）：子宮のほか，軟部組織や後腹膜などに生じる．血管壁由来の場合も多い．核の不整や大小不同，核分裂像の増加を示す異型平滑筋細胞が増殖する．

c 骨格筋腫瘍 skeletal muscle tumors

- **横紋筋腫 rhabdomyoma**：きわめてまれで，多くは結節性硬化症に関連して心臓に発生する．

- **横紋筋肉腫 rhabdomyosarcoma**（図 12-46）：小児〜青年期で最多の軟部肉腫である．**胎児型 embryonal** は乳幼児に多く，頭頸部と泌尿生殖器に好発し，粘膜発生例では上皮直下に腫瘍細胞が集簇して粘膜がブドウの房状の不規則な隆起を示す（ブドウ状肉腫 botryoid sarcoma）．集学的治療により 2/3 は治癒する．他に胞巣型 alveolar，多形型 pleomorphic，紡錘形細胞・硬化型 spindle cell / sclerosing があり，多形型は高齢者に多く，きわめて予後不良である．

d 未分化多形肉腫 undifferentiated pleomorphic sarcoma（UPS）（図 12-47，12-48）

- いずれの細胞への分化も示さない高悪性度肉腫で，軟部肉腫の約 2 割を占める．組織形態，免疫染色ともに分化方向が不明瞭で，特異的遺伝子異常を欠く場合に診断される．通常，核・細胞は高度の異型を示し，かつ，形態のバラエティ（多形性 pleomorphism； 総論 11 ）に富む．

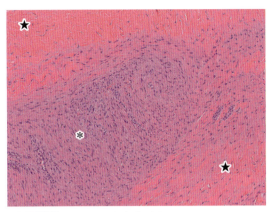

図 12-43　手掌・足底線維腫症
細胞成分が乏しい密な好酸性の膠原線維からなる既存の腱膜の中で（★），境界不明瞭に紡錘形細胞が密に増殖している（＊）．

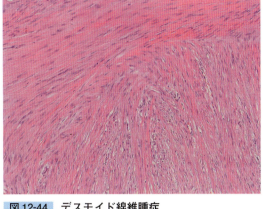

図 12-44　デスモイド線維腫症
異型の乏しい線維芽細胞様の紡錘形細胞が束状・錯綜性に増殖している．

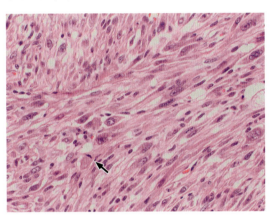

図 12-45　平滑筋肉腫
クロマチン粗造で核小体の目立つ異型平滑筋細胞が増殖している．核分裂像（➡）も観察される．

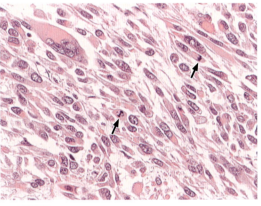

図 12-46　横紋筋肉腫
好酸性の豊富な細胞質を有し，核偏在性の腫瘍細胞が増殖している．核分裂像（➡）が散見される．細胞質に横紋がみられることもある．

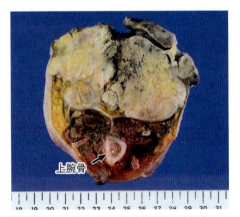

図 12-47　未分化多形肉腫（肉眼像，割面）
上腕の軟部組織に発生したもの．壊死を伴う灰白色〜黄白色調充実性の腫瘤がみられ，表面では皮膚を破って露出している．

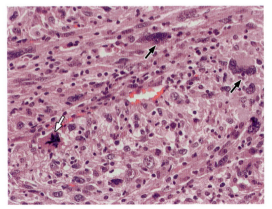

図 12-48　未分化多形肉腫
分化方向の不明瞭な腫瘍細胞の増殖がみられる．巨核・多核細胞（➡）や異型核分裂像（白➡）がみられる．

9 ▶ 骨腫瘍 1

● 骨腫瘍でもっとも多いのは転移性骨腫瘍である．原発性骨腫瘍の中では骨軟骨腫と内軟骨腫の頻度が高く，3番目に骨肉腫，4番目に骨巨細胞腫，5番目に軟骨肉腫が並ぶ．リンパ腫や形質細胞骨髄腫（多発性骨髄腫）も頻度が高い．ユーイング Ewing 肉腫はまれである．

a 軟骨性腫瘍 cartilaginous tumors

● **骨軟骨腫 osteochondroma**（図 12-49）：成長軟骨板に類似した軟骨内骨化を示し，特徴的な軟骨帽を有する有茎性腫瘤を形成する．周囲既存の海綿骨（骨髄腔）と連続性を有する．外骨腫 exostosis とも呼ばれる．20 歳未満の長管骨の成長軟骨近傍の骨幹端に生じる（大腿骨遠位，脛骨近位，上腕骨近位など）．

● **内軟骨腫 enchondroma**（図 12-50）：主に指趾の骨内（海綿骨・髄腔内）に発生する良性軟骨性腫瘍で，硝子軟骨が分葉状に増生する．通常は無症状だが，ときに疼痛や病的骨折を生じる．

● **軟骨肉腫 chondrosarcoma**（図 12-51，12-52）：軟骨基質を産生する中間悪性～悪性の骨腫瘍で，中高年の骨盤骨，肋骨，大腿骨近位，上腕骨近位に好発する．髄腔内に光沢を有する分葉状腫瘤を形成し，既存の骨を破壊して増大する．細胞異型によりグレード 1～3 に分けられ，グレード 1 は局所侵襲性の中間悪性腫瘍で異型軟骨性腫瘍 atypical cartilaginous tumor とも呼ばれるが，グレード 2～3 は転移能を有する．軟骨基質がみられても，腫瘍性骨基質の産生を伴うものは，定義上，骨肉腫に分類される．

b 骨肉腫 osteosarcoma（図 12-53，12-54）

● 骨基質を形成する肉腫で，10 歳代に多いが，高齢者にも小さなピークがある．いずれの骨にも発生するが，大腿骨遠位，脛骨近位，上腕骨近位の骨幹端に好発し，顎骨にも生じる．

● 骨内から発生する有痛性腫瘤を形成し，ときに病的骨折を生じる．既存の骨を破壊しながら増大し，腫瘍細胞による腫瘍性骨基質が産生されるため，溶骨像と造骨像が入り交じる．急速な増大に伴って，既存の骨膜が押し上げられ，新生骨を形成する骨膜反応がみられる．典型的な骨膜反応では，皮質骨の三角形の膨隆・肥厚を示す（コッドマン Codman 三角）．

● 組織学的には，異型細胞が直接（軟骨内骨化などを示さずに）腫瘍性の類骨・骨基質を形成することで定義される．骨基質の成分が豊富な骨芽細胞型 osteoblastic のほか，軟骨基質を産生する軟骨芽細胞型 chondroblastic，膠原線維の増生を示す線維芽細胞型 fibroblastic など多彩な像を示し，これらはしばしば混在する．

● 肺転移の頻度が高く，以前は予後不良であったが，現在は化学療法に進歩により予後が改善している．5 年生存率は約 70％である．

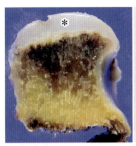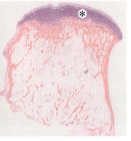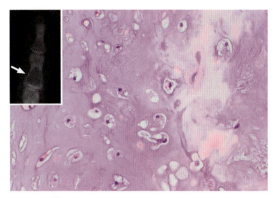

図12-49 骨軟骨腫（左：肉眼像，割面．右：組織像）
左：骨から突出する腫瘤を形成し，表面には軟骨帽（＊）を有する．右：軟骨帽（＊）は硝子軟骨からなり，基部では腫瘤は既存の骨髄組織と連続する．

図12-50 内軟骨腫（左：X線像．右：組織像）
左：境界明瞭な骨透亮像（白➡）を認める．右：組織では異型のない硝子軟骨の増生がみられる．

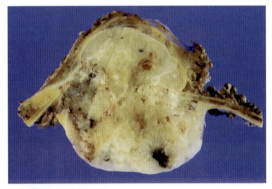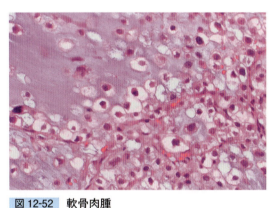

図12-51 軟骨肉腫（肉眼像，割面）
肋骨を破壊して膨張性発育を示す腫瘤がみられる．割面は瑞々しい灰白色調で，正常な軟骨に類似するが，内部の性状は不均一である．

図12-52 軟骨肉腫
軟骨細胞に類似した異型細胞がばらばらと無秩序に増殖する．好酸性〜好塩基性の軟骨基質の産生を示す．

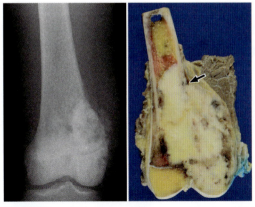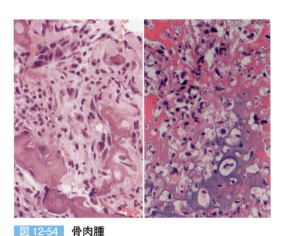

図12-53 骨肉腫（左：X線像．右：肉眼像，割面）
大腿骨遠位に白色調充実性腫瘤を認め，不規則な骨形成，骨硬化を示す．既存の骨を破壊し，皮質骨は途切れている（➡）．

図12-54 骨肉腫
左：核の不整が目立つ大小不同の異型細胞が無秩序に増殖し，正常な骨芽細胞などを伴わずに骨基質を直接産生している．右：骨基質とともに軟骨基質を産生する．

10 骨腫瘍 2

a 骨巨細胞腫 giant cell tumor of bone（図 12-55，12-56）

● 破骨細胞型の多核巨細胞と単核細胞の 2 種類の細胞の増殖を特徴とする中間悪性腫瘍で，局所侵襲性かつ稀転移性．20〜40 歳の骨幹端閉鎖後の長管骨の骨幹端〜骨端（大腿骨遠位，脛骨近位，橈骨遠位）に生じ，原発性骨腫瘍で 4 番目に多い．まれに肺転移や悪性転化を示す．

● 単核細胞が真の腫瘍細胞で，骨芽細胞の性質を有する．ヒストン *H3F3A* 遺伝子変異を有し，細胞表面に発現する RANK が，RANK リガンド（RANKL）を有する多核巨細胞を反応性に誘導する．抗 RANKL 抗体薬（デノスマブ）による治療で，腫瘍微小環境が阻害され，腫瘍は縮小する．

b ユーイング肉腫 Ewing sarcoma（図 12-57）

● *EWSR1*（またはそのファミリー遺伝子）の融合遺伝子を有する円形細胞肉腫．融合遺伝子の多くは t(11;22)（*EWSR1::FLI1*），t(21;22)（*EWSR1::ERG*）である．10 歳代前半に多く，大腿骨など長管骨の骨端〜骨幹端，腸骨に好発し，ときに軟部にも発生する．有痛性の軟らかい溶骨性腫瘤を形成し，周囲軟部組織に染み出すように浸潤し，タマネギ状の特徴的な骨膜反応を示す．しばしば発熱など炎症症状を伴い，臨床的に骨髄炎に類似する．

● 組織学的には，比較的小型で N/C 比が高い均一な類円形細胞がシート状に増殖する．細胞質はグリコーゲンに富み，PAS 反応陽性を示す．ときにロゼット構造をみる．

c 転移性骨腫瘍 metastatic bone tumor（図 12-58〜12-60）

● 骨腫瘍は原発性よりも転移性が多い．3 つの転移様式がある．

● **溶骨性転移** osteolytic metastasis はもっとも多い転移様式で，骨梁が破壊され菲薄化，減少，消失する．**造骨性転移** osteoplastic metastasis では骨芽細胞が活性化し，骨梁の硬化・肥厚を示す．前立腺癌は大半が造骨性転移をきたす．胃癌，乳癌，肺癌なども溶骨性転移が多いものの，造骨性転移を比較的きたしやすい．組織学的には溶骨性変化と造骨性変化は同時に起こるが，溶骨と造骨のバランスによって全体としてどちらかの転移様式となる．

● **骨梁間転移** intertrabecular metastasis では骨梁の変化をほとんど伴わず，骨梁間で腫瘍細胞が増殖する．結合性の乏しい腫瘍（胃印環細胞癌，肺小細胞癌，悪性黒色腫など）で生じやすい．広範に進展すると骨髄癌腫症（骨髄癌症）と呼ばれ，骨髄造血不全により，汎血球減少，播種性血管内凝固（DIC）を生じ，髄外造血や白赤芽球症 leukoerythroblastosis（各論 11-4）を伴う．

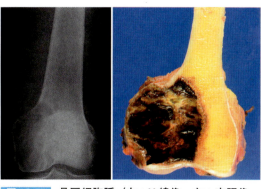

図 12-55　骨巨細胞腫（左：X 線像．右：肉眼像，割面）
左：大腿骨遠位に骨透亮像がみられ，内部は泡沫状を示す．右：境界明瞭な軟らかい腫瘤が認められ，出血調・暗赤色調の成分の中に黄色調成分が混在する

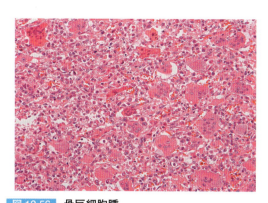

図 12-56　骨巨細胞腫
単核の腫瘍細胞と破骨細胞型多核巨細胞が混在している．

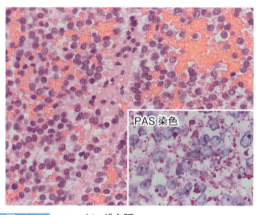

図 12-57　ユーイング肉腫
N/C 比の高い小型円形細胞からなる腫瘍．腫瘍細胞は PAS 染色陽性のグリコーゲンを有する（inset）．

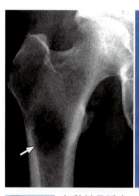

図 12-58　転移性骨腫瘍
　　　　　（左：X 線像，右：肉眼像，割面）
大腿骨への乳癌の転移例．骨幹部に X 線像で骨の透過性の亢進を示す溶骨性の転移を認め，肉眼的には同部は白色調充実性腫瘤を呈する（白➡）．

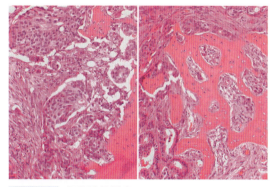

図 12-59　転移性骨腫瘍
大腿骨への乳癌の転移例（図 12-57 の組織像）．全体としては溶骨性転移であるが，実際には溶骨性変化（左）と造骨性変化（右）が混在している．

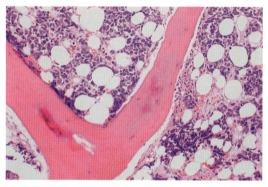

図 12-60　転移性骨腫瘍
肺小細胞癌の転移で，骨梁には溶骨性変化も造骨性変化も認められない（骨梁間転移）．

用語解説：主な組織化学染色（特殊染色）

- Azan アザン染色，MT（Masson-trichrome マッソン・トリクローム）染色：膠原線維を青ないし緑色に染め，筋線維を含む細胞成分のほか，フィブリンや免疫複合体沈着物を赤色に染める．

- Congo red コンゴーレッド染色：アミロイドを赤橙色に染め，偏光顕微鏡下観察で緑色偏光（apple green）を示す．DFS（direct fast scarlet）染色も同様の染色法．

- EM（Elastica-Masson エラスチカ・マッソン）染色：MT 染色に，弾性線維（elastic fiber）を黒く染めるワイゲルト染色を加えたもの．

- EVG（Elastica van Gieson エラスチカ・ワンギーソン）染色：膠原線維を赤色，筋線維を黄色に染めるワンギーソン染色に，弾性線維を黒く染めるワイゲルト染色を加えたもの．

- Giemsa ギムザ染色，May-Giemsa メイ・ギムザ染色：主に血液や骨髄の塗抹標本に用い，血球の分別が容易となる．パパニコロウ Papanicolaou 染色とともに細胞診でも頻用される．

- Grocott グロコット染色：真菌が含む多糖類をクロム酸で酸化し，発生したアルデヒドをメセナミン銀で黒く染め出す．

- KB（Klüver-Barrera クリューバー・バレラ）染色：神経系で用いる．髄鞘を青く染め，神経細胞体の中にあるニッスル Nissl 小体（粗面小胞体）を紫色に染める．

- PAM（Periodic acid Methenamine silver）染色：腎臓で用いる．糸球体などの基底膜をメセナミン銀で黒く染める．PAM-MT 染色は PAM 染色と MT 染色の重染色．

- PAS（Periodic acid Schiff）染色：グリコーゲン，粘液，基底膜，メサンギウム基質など糖質・多糖類（を含むもの）を赤紫色に染める．細胞診でも頻用される．

- 鍍銀染色：結合組織内に存在する細網線維（reticulin fiber，好銀線維ともいう）を銀と結合させて黒く染める．組織構築が明瞭化するほか，細網線維の増生を確認できる．

INDEX

和 文

あ

悪性化 126
悪性黒色腫 410
悪性腫瘍 115
悪性腎硬化症 334
悪性末梢神経鞘腫瘍 444
亜広汎性・広汎性壊死 290
アズール顆粒 420
アスベスト 155, 162, 220, 240
アスベスト肺（石綿肺） 220
アスペルギルス 74, 228
アテローム血栓症 202
アテローム血栓性脳梗塞 384
アテローム性動脈硬化症 202
アナフィラキシーショック 93
アフタ性潰瘍 278
アポトーシス 17, 141
アミロイド 61, 67
　――以外の沈着症 68
アミロイドーシス 61, 67
　AA―― 62, 64, 67
　AL―― 63, 67, 336
　ATTR―― 62, 64
　ATTRwt―― 64
　ATTR 型―― 67
　血液透析関連―― 65
　消化管―― 284
　心―― 65
　透析―― 438
　老人性―― 61
アミロイドーシスと病理診断 69
アミロイドーシスの治療 69
アミロイドーシスの分類 63
アミロイド血管症 382
アミロイド変性 24
アメーバ赤痢 272
アルコール肝疾患 292
アルコール性脂肪性肝炎 292
アルコール脱水素酵素 56
アルデヒド脱水素酵素 56
アレルギー性気管支肺アスペルギルス症 228
アレルギー性慢性鼻副鼻腔炎 250
アンチエイジング 171
安定狭心症 194
アントニ A 444
アントニ B 444

い

胃 256

胃 GIST 271
胃 MALT リンパ腫 269
異栄養性石灰化 21, 24
胃潰瘍 262
鋳型状 236
易感染性 43
異型性 126, 132
異形成 126, 132
異形成結節（異型結節） 298
異型乳管過形成 362
異型肺炎 224
移行上皮癌 119
胃腺腫 266
イタイイタイ病 162
1 型糖尿病 38
Ⅰ型肺胞上皮 210
一次止血 29, 34
一次性ネフローゼ症候群 89
一列縦隊 236
胃底腺 256
遺伝性疾患 149, 152
遺伝性腫瘍 135, 143
遺伝性非ポリポーシス大腸癌（HNPCC） 137, 143
遺伝様式 144
陰窩膿瘍 276
印環細胞癌 266
インスリン 38, 46
インスリン抵抗性 21
インターフェイス肝炎 290, 294
咽頭 244
咽頭炎 250
院内肺炎 224

う

ウイルス 76, 127
ウイルス肝炎 52, 290
ウイルス性食道炎 258
ウイルス性脳炎 386
ウイルス性肺炎 230
右心不全 192
うっ血 192
うっ血性肝硬変 296

え

エーラス・ダンロス症候群 151, 152
液化壊死 17, 24
液性免疫 85
壊死 15, 24
エナメル上皮腫型 366
エピジェネティクス 182
遠位肝外胆管癌 306

"炎"がつく病態 7
炎症 5, 11
炎症性腸疾患（IBD） 276
炎症性メディエーター 72
炎症の 4 徴（5 徴） 71, 81
炎症反応の時間軸 73
炎症メディエーター 84
円柱腎症 336
エンドクライン 106
円板状エリテマトーデス 400

お

横紋筋肉腫 448
大型血管炎 206
大型胆管型 300
オートクライン 106, 108
オプソニン化 96

か

カール・ロキタンスキー 176, 182
外出血 28
回腸 256
灰白質 378
外分泌 108
外分泌膵 302
外分泌腺 99
海綿状血管腫 300
海綿状変化 396
潰瘍 262
潰瘍性大腸炎（UC） 276
潰瘍瘢痕 262
下咽頭癌 252
架橋線維化 290
角化 236, 260
核溝 370
核周囲明庭 402
角層 394
拡張型心筋症 198
獲得免疫 76, 82
核内細胞質封入 370
過形成 54, 58, 126
　――性ポリープ 280
過誤腫 120, 238, 280
　――性ポリープ 280
下垂体 100, 366
下垂体機能低下症 98
下垂体腺腫 366
化生 132
仮性動脈瘤 308
仮性嚢胞 308
家族性腫瘍 135, 143
家族性大腸腺腫症（FAP）

　　　　　　　　　　136, 143, 280
顎下腺　　　　　　　　　　　244
顎骨壊死　　　　　　　　　　434
褐色細胞腫　　　　　　　　　376
滑膜　　　　　　　　　　　　434
滑膜の絨毛状・乳頭状増殖　　436
カドミウム　　　　　　　　　158
金網状血管　　　　　　　　　388
化膿性炎症　　　　　　　77, 82
化膿性関節炎　　　　　　　　436
化膿性毛包炎　　　　　　　　404
カハール介在細胞　　　　　　270
過敏性肺炎　　　　　　　　　218
過敏性反応（過敏症）　　90, 96
カポジ肉腫　　　　　　　　　446
ガラス状結節　　　　　　　　234
顆粒球　　　　　　　　　　　412
顆粒層　　　　　　　　　　　394
顆粒膜細胞腫　　　　　　　　358
カルチノイド腫瘍　　　　　　286
カルレチニン　　　　　　　　240
ガレノスの5徴候　　　　81, 72
川崎病　　　　　　　　　　　206
がん遺伝子　　　114, 121, 140
肝うっ血　　　　　　　　　　296
肝炎ウイルス　　　　　　　　58
肝外胆管癌　　　　　　　　　306
肝外門脈閉塞症　　　　　　　296
肝管　　　　　　　　　　　　302
肝癌　　　　　　　　　　　　48
環境と健康被害　　　　　　　162
肝硬変　　　　　　　48, 58, 290
感作　　　　　　　　　　　　96
肝細胞　　　　　　　　　　　288
　――の風船状腫大　　　　　56
　――ロゼット　　　　　　　294
肝細胞癌　　　　　　　　　　298
肝細胞周囲性線維化　　　　　292
肝細胞腺腫　　　　　　　　　300
間質性肺炎　　　　　　78, 214
管状腺癌　　　　　　　267, 282
肝静脈閉塞症（VOD）　　　296
肝小葉　　　　　　　　　　　288
癌真珠　　　　　　　　236, 260
癌性リンパ管症　　　　　　　238
関節リウマチ（RA）　　　　436
感染症　　　　　　　　　5, 11
感染性心内膜炎　　　　　　　196
肝臓　　　　　　　　　　　　288
冠動脈　　　　　　　　　　　190
肝内胆管癌　　　　　　　　　300
癌の浸潤　　　　　　　　　　121
癌の転移　　　　　　　　　　121
肝門部胆管　　　　　　　　　302

肝門部胆管癌　　　　　　　　306
がん抑制遺伝子　　114, 121, 140
乾酪壊死　　　　　　17, 24, 226

き

気管支　　　　　　　　　　　210
気管支血管束　　　　　　　　210
気管支肺炎　　　　　　78, 224
気胸　　　　　　　　　　　　212
奇形腫　　　　　　　　242, 358
危険因子　　　　　　　　　　129
器質化肺炎（OP）　　　　　216
気腫性嚢胞　　　　　　　　　212
偽痛風　　　　　　　　　　　438
喫煙と疾患　　　　　　　　　163
基底細胞癌（BCC）　　　　406
基底層　　　　　　　　　　　394
機能障害　　　　　　　　　　71
偽ポリポーシス　　　　　　　276
偽膜性腸炎　　　　　　　　　272
逆流性食道炎　　　　　　　　258
休止　　　　　　　　　　　　141
求心性肥大　　　　　　　31, 193
急性胃炎　　　　　　　　　　262
急性胃粘膜病変（AGML）　262
急性ウイルス性肝炎　　　　　290
急性炎症　　　　　　　　　　81
急性間質性肺炎（AIP）　　216
急性冠症候群（ACS）　　　194
急性巨核芽球性白血病　　　　420
急性呼吸促迫症候群（ARDS）
　　　　　　　　　　　79, 216
急性骨髄性単球性白血病　　　420
急性骨髄性白血病（AML）　420
急性絨毛膜羊膜炎　　　　　　360
急性腎盂腎炎　　　　　　　　330
急性腎炎症候群　　　　　　　326
急性心筋梗塞（AMI）　　　194
急性膵炎　　　　　　　　　　308
急性赤芽球性白血病　　　　　420
急性前骨髄球性白血病　　　　420
急性胆管炎　　　　　　　　　304
急性胆嚢炎　　　　　　　　　304
急性虫垂炎　　　　　　　　　286
急性尿細管壊死　　　　　　　330
急性尿細管傷害　　　　　　　330
急性肺うっ血　　　　　　　　222
急性肺傷害（ALI）　　　　216
急性リンパ芽球性白血病　　　422
急速進行性腎炎症候群　　　　328
凝固壊死　　　　　　　17, 24
狭心症（AP）　　　　　　　194
胸腺　　　　　　　　　　　　242
胸腺腫　　　　　　　　　　　242

強皮症腎　　　　　　　　　　332
胸部大動脈瘤　　　　　　　　204
胸膜　　　　　　　　　　　　240
胸膜嵌入　　　　　　　　　　234
莢膜細胞腫　　　　　　　　　358
胸膜プラーク　　　　　　　　240
巨核球　　　　　　　　　　　412
虚血　　　　　　　　　　　　192
虚血性肝炎　　　　　　　　　296
虚血性肝小葉壊死　　　　　　296
虚血性心疾患　　　　　　　　194
虚血性大腸炎　　　　　　　　274
虚血性変化　　　　　　　　　27
巨細胞性動脈炎（GCA）　　206
鋸歯状病変　　　　　　　　　280
巨赤芽球性貧血　　　　　　　414
筋萎縮性側索硬化症（ALS）　380
均一性　　　　　　　　　　　132
筋腫　　　　　　　　　　　　28
菌状息肉症　　　　　　　　　432
筋性動脈　　　　　　　　　　190
筋線維　　　　　　　　　　　440
筋束周辺萎縮　　　　　　　　440
金属摩耗紛　　　　　　　　　438
筋組織　　　　　　　　　　　12
キンメルスチール・ウィルソン結節
　　　　　　　　　　　42, 334

く

空腸　　　　　　　　　　　　256
空洞形成　　　　　　　　　　226
空胞変性　　　　　　　　17, 24
クモ膜下出血（SAH）　　　382
グラム染色　　　　　　　　　9
グリア細胞　　　　　　　　　388
グリオーシス　　　　　　　　380
グリソン鞘　　　　　　　　　288
グルコース代謝　　　　　　　47
クルッケンベルグ腫瘍　　　　358
クローン病（CD）　　　　　278
グロコット染色　　　　9, 75, 230
クロモミコーシス　　　　　　404
群萎縮　　　　　　　　　　　440

け

蛍光抗体法　　　　　　　　　318
軽鎖制限　　　　　　　　　　424
憩室症　　　　　　　　　　　284
係蹄壊死　　　　　　　　　　328
係蹄壁　　　　　　　　　　　316
珪肺結節　　　　　　　　　　220
珪肺症　　　　　　　　　　　220
血液透析関連アミロイドーシス　65
結核菌　　　　　　　　　　　226

血管炎	206	口腔扁平苔癬	246	骨肉腫	450
血管拡張性・血液分布異常性		高血圧	18, 32	骨梁間転移	452
ショック	59	膠原線維	151	ごま塩状	286
血管芽腫	390	膠原病	87, 96	——のクロマチンパターン	314
血幹細胞	412	膠原病関連間質性肺疾患	218	固有筋層	256
血管作動性メディエーター	72	抗好中球細胞質抗体	208	コレステロール塞栓症	202
血管腫	446	後骨髄球	412	コレステロールポリープ	306
血管内皮細胞	316	好酸球性食道炎	258	コンゴーレッド染色	
血管肉腫	446	好酸球性多発血管炎性肉芽腫症		62, 67, 200, 285, 336
血管病変	334	（EGPA)	208	
血球貪食症候群	416	抗酸菌染色	128, 226	**さ**
血行性転移	116	好酸性封入体	402	細気管支	210
結合組織	12	抗糸球体基底膜病（抗 GBM 病）		細菌	76
結合組織病	87		208, 328	細菌性髄膜炎	386
血腫	27, 28, 34, 192	甲状腺	368	細菌性肺炎	224
血小板	412	甲状腺化	330	再生	54, 58
血清トランスアミナーゼ	53, 58	甲状腺機能亢進症	368	再生不良性貧血	414
結節性腎硬化症	42	甲状腺機能低下症	368	細動脈硬化	334
結節性多発動脈炎	206	甲状腺髄様癌	372	細動脈硬化症	42, 202
結節性病変	334	甲状腺乳頭癌	370	サイトケラチン	394
血栓	24, 192	甲状腺未分化癌	372	サイトメガロウイルス（CMV)	230
血栓形成	19	甲状腺濾胞癌	370	細胞外基質	81
血栓症	384	拘束性肺障害	214	細胞間橋	236, 260
結腸	256	抗体依存性細胞媒介細胞障害	93	細胞基質	13
血尿	318	抗体介在性過敏症	92	細胞機能障害	93
ゲノム医学	182	喉頭	244	細胞質	13
ケラチン	394	喉頭癌	252	細胞周期チェックポイント	13
ケラトアカントーマ	408	喉頭結節	250	細胞診	9, 125, 132
ケルススの4徴候	81, 72	高尿酸血症	336	細胞性半月体	328
限局性結節性過形成	300	高分化型脂肪肉腫	442	細胞性免疫	85
原虫	76	抗平滑筋抗体	294	細胞増殖	132
原発性硬化性胆管炎（PSC)	294	抗ミトコンドリア抗体	294	細胞内小器官	13
原発性骨髄線維症	418	肛門管	256	細胞の構成	12
原発性胆汁性胆管炎（PBC)	294	絞扼性イレウス	274	細胞の腫脹	34
原発性肺癌	232	高齢者	171	細胞の増殖と細胞周期	13
原発性肺高血圧症	222	誤嚥性肺炎	224	細胞病理学	177
顕微鏡観察	4	ゴーシェ病	147, 152	細胞膜	13
顕微鏡的多発血管炎（MPA)	208	小型胆管型	300	細胞老化	143
		呼吸細気管支	210	細葉中心性肺気腫	212
こ		黒子	410	柵状配列	444
コイロサイトーシス		骨	434	錯綜配列	198
128, 132, 344, 402		骨壊死	434	左心不全	192
抗 GBM 病	208	骨芽細胞	434	砂粒小体	370
高 IgG 血症	294	骨巨細胞腫	452	サルコイドーシス	220
高異型度漿液性癌	354	骨細胞	434	三尖弁閉鎖不全症（TR)	196
光化学スモッグ	162	骨髄	412	霰粒腫	254
抗核抗体（ANA)	89, 96, 294, 400	骨髄異形成症候群（MDS)	416	
膠芽腫	388	骨髄芽球	412	**し**
抗加齢	171	骨髄球	412	C3 腎症	326
広基性鋸歯状病変	280	骨髄腫腎	336	シェーグレン症候群	248, 332
口腔	244	骨髄増殖性腫瘍（MPN)	418	ジェネティクス	182
口腔カンジダ症	246	骨折	434	耳下腺	244
口腔上皮異形成	246	骨軟骨腫	450	時間軸	3
口腔潜在的悪性疾患	246	骨軟部腫瘍	442	敷石状外観	278

色素性母斑 410
子宮頸癌 125, 342
　——の扁平上皮内病変 132
子宮頸部上皮内腫瘍 344, 346
子宮頸部腺癌 346
糸球体 316
子宮体癌 350
糸球体傷害 320
子宮体部 342
子宮内膜 342
子宮内膜異型増殖症 350
子宮内膜癌 350
子宮内膜症 348
子宮内膜症性囊胞 352
子宮内膜増殖症 350
子宮内膜ポリープ 348
死腔 210
自己抗体 89
自己分泌 106, 108
自己免疫疾患 87
自己免疫性胃炎 262
自己免疫性肝炎 294
自己免疫性膵炎 308
視床下部 100
自然免疫 75, 82
市中定型肺炎 224
市中非定型肺炎 224
湿疹 396
紫斑病性腎炎 324
脂肪壊死 308
脂肪腫 442
脂肪性肝疾患 292
脂肪性肝線維症 31
脂肪沈着 292
脂肪変性 24, 292
シャルコー・ライデン結晶 228
縦隔 242
充血 192
集合管 316
充実性偽乳頭状腫瘍 314
縦走潰瘍 278
十二指腸 256
十二指腸型濾胞性リンパ腫 268
十二指腸乳頭部癌 306
終末細気管支 210
終末呼吸単位（TRU） 210
絨毛癌 340, 360
絨毛性疾患 360
粥腫 19, 24
粥状動脈硬化症 202
手掌・足底線維腫症 448
腫大 28, 34
腫脹 28, 71, 81
出血 27, 192

出血性梗塞 384
術中迅速診断 8, 11
寿命のプログラム説 171
腫瘍 6, 11, 28
膿瘍 82
腫瘤 115
腫瘤化 126
腫瘍発生との関連が強い病原体 133
シュワン細胞腫 444
循環血液量減少性ショック 59
循環障害 4, 11, 192
上衣腫 392
上咽頭癌 252
漿液性癌 350
漿液性境界悪性腫瘍 354
漿液性腫瘍 354
漿液性囊胞腫瘍 310
漿液性囊胞腺腫 310, 354
漿液性卵管上皮内癌 354
消化管アミロイドーシス 284
消化管間質腫瘍（GIST） 270
小細胞肺癌 232
硝子化型細動脈硬化 334
硝子（様）変性 24
常染色体顕性遺伝 138, 143
常染色体潜性遺伝 138, 143
小腸 256
上腸間膜動脈閉塞症 274
小腸びまん性大細胞型B細胞
　リンパ腫 269
小腸濾胞性リンパ腫 269
小児の悪性腫瘍 153
小児脳腫瘍 392
小脳 378
小葉間隔壁 210
上皮下瘤 326
上皮間葉転換（EMT） 116, 121
上皮細胞 316
上皮小体 374
上皮成長因子 140
上皮組織 12
上皮内腫瘍性病変 125, 132
上皮内腺癌 234
上皮内病変 132
漿膜 256
漿膜下層 256
静脈瘤 50
小葉中心性肝細胞壊死 296
小リンパ球性リンパ腫 422
職業がん 157, 162
食道 256
食道癌 260
食道カンジダ症 258

食道静脈瘤 58
ショック肝 296
ショック状態 49
ショックの原因と機序 59
ジョバンニ・B・モルガーニ 176, 182
脂漏性角化症 406
心アミロイドーシス 65, 200
腎盂 316
腎盂腎炎 330
心外閉塞・拘束性ショック 59
腎機能障害 318
真菌 76
心筋炎 198
心筋梗塞 15
心筋細胞肥大 193
真菌性肺炎 70
心筋リモデリング 193
神経原性萎縮 440
神経鞘腫 270, 444
神経線維腫 444
神経線維腫症 444
神経組織 12
膵神経内分泌腫瘍 314
神経内分泌腫瘍 119, 286
心原性ショック 59
心原性脳梗塞 384
進行胃癌 264
腎硬化症 334
進行型［進行胃癌］ 264
進行（古典的）肝細胞癌 298
進行食道癌 260
進行大腸癌 282
心サルコイドーシス 200
侵襲性肺アスペルギルス症 228
真珠腫 254
滲出性病変 334
浸潤 115
浸潤性膵管癌 312
浸潤性乳管癌 364
浸潤性尿路上皮癌 338
浸潤性粘液性腺癌 234
浸潤性発育 115
浸潤性非粘液性腺癌 234
　充実型 234
　腺房型 234
　乳頭型 234
　微小乳頭型 234
尋常性乾癬 396
尋常性天疱瘡 398
尋常性疣贅 402
腎静脈 316
真性多血症（PV） 418
心臓 190

腎臓 316
心臓粘液腫 200
シンチグラフィ 67
腎動脈 316
塵肺症 220
真皮 394
心肥大 192
心不全 192
心不全細胞 222
腎不全 318

す

髄芽腫 392
膵管内乳頭粘液性腫瘍（IPMN） 312
水腫 28, 34, 192
水腫変性 17,24
膵上皮内腫瘍性病変 310
膵神経内分泌腫瘍 314
水腎症 330
膵石 309
膵臓 302
膵臓癌 111
水頭症 380
水疱 398
水疱性類天疱瘡 398
髄膜炎 386
髄膜腫 390
頭蓋咽頭腫 366
ステロイドホルモン 106, 108
スパイク 322
すりガラス状核 370

せ

生検 132
星細胞腫 388
性索間質性腫瘍 358
成熟奇形腫 358
精上皮腫 340
成人T細胞白血病／リンパ腫 432
精巣腫瘍 340
赤芽球 412
赤芽球過形成 414
脊髄 378
癤 404
石灰化 21
　卵殻状—— 220
石灰沈着 19
舌下腺 244
接触皮膚炎 396
セミノーマ 340
線維化 54,58
線維芽細胞巣 214
線維細胞性半月体 328

線維腫 358
線維性半月体 328
線維腺腫 362
線維嚢胞症 362
線維嚢胞性変化 362
腺癌 119
前癌病変 132
占拠性病変 380
腺筋腫症 304
腺筋症 348
尖圭コンジローマ 402
前骨髄球 412
腺腫 119
腺腫様結節 370
腺腫様甲状腺腫 370
全身性エリテマトーデス（SLE） 86, 400
全身性強皮症 400
先天性疾患 152
先天性疾患・形成異常 5, 11
先天性代謝異常症 147
腺房細胞 302
腺房細胞癌 314
全胞状奇胎 360
前立腺癌 340
前立腺肥大症 340

そ

走化性因子 81
総肝管 302
早期胃癌 264
早期肝細胞癌 298
早期食道癌 260
早期大腸癌 282
造骨性転移 452
巣状壊死 290
巣状分節性糸球体硬化症 322
増殖 126
増生 126, 132
臓側胸膜 210
総胆管 302
層板骨 434
僧帽弁逸脱症 196
僧帽弁狭窄症（MS） 196
僧帽弁閉鎖不全症（MR） 196
足細胞 316
即時型過敏症 92
塞栓症 384
粟粒結核 226
組織化学染色 11
組織構成 12
組織透明化 185

た

体液疾病説 176, 182
ダイオキシン類 162
退形成 117, 121
大血管障害 43
代謝異常 152
代謝異常関連脂肪性肝疾患 292
代謝障害 5
大腿骨頭壊死 434
大腸 256
大腸癌 282
大腸憩室 285
大腸ポリープ 280
大動脈解離 204
大動脈弁狭窄症 31, 196
大動脈弁閉鎖不全症（AR） 196
大動脈瘤 204
大脳 378
大脳皮質 378
胎盤 360
大葉性肺炎 224
唾液腺 244
唾液腺炎 248
唾液腺癌 248
唾液腺腫瘍 248
高安動脈炎 206
多形性 126, 132
多形成 126, 132
多形腺腫 248
多段階発癌説 114, 121
多段階発癌モデル 122
立ち枯れ像 274
脱髄 380
脱分化 117, 121
脱分化型脂肪肉腫 442
多発筋炎（PM） 440
多発血管炎性肉芽腫症（GPA） 208
多発性硬化症 380
多発性骨髄腫 424
多発性内分泌腫瘍症 103
多発性内分泌腫瘍2型 372
タマネギ状線維化 294
タマネギ様肥厚 332
単クローン性抗体 64
単クローン性免疫グロブリン沈着症 336
単形性 132
単形成 132
単細胞壊死 290
単純性脂肪肝 292
単純ヘルペスウイルス 402
単純ヘルペス脳炎 386
単純疱疹 402
弾性線維 152

弾性動脈⋯⋯⋯⋯⋯⋯⋯⋯190
胆石症⋯⋯⋯⋯⋯⋯⋯⋯⋯304
胆嚢⋯⋯⋯⋯⋯⋯⋯⋯302, 302
胆嚢管⋯⋯⋯⋯⋯⋯⋯⋯⋯302
胆嚢癌⋯⋯⋯⋯⋯⋯⋯⋯⋯306
胆嚢ポリープ⋯⋯⋯⋯⋯⋯306
タンパク尿⋯⋯⋯⋯⋯⋯⋯318
炭粉沈着症⋯⋯⋯⋯⋯⋯⋯220
淡明細胞型腎細胞癌⋯⋯⋯338

ち

チール・ニールセン染色⋯⋯226
遅延型過敏症反応⋯⋯⋯⋯94
中咽頭癌⋯⋯⋯⋯⋯⋯⋯⋯252
中型動脈炎⋯⋯⋯⋯⋯⋯⋯206
中耳炎⋯⋯⋯⋯⋯⋯⋯⋯⋯254
中心静脈⋯⋯⋯⋯⋯⋯⋯⋯288
中心静脈周囲性線維化⋯⋯292
中皮細胞⋯⋯⋯⋯⋯⋯12, 240
中皮腫⋯⋯⋯⋯155, 162, 240
超音波内視鏡下穿刺吸引生検⋯⋯111
腸管壊死⋯⋯⋯⋯⋯⋯⋯⋯274
腸管ベーチェット病⋯⋯⋯284
蝶形紅斑⋯⋯⋯⋯⋯⋯⋯⋯88
腸結核⋯⋯⋯⋯⋯⋯⋯⋯⋯272
腸梗塞⋯⋯⋯⋯⋯⋯⋯⋯⋯274
超高齢者⋯⋯⋯⋯⋯⋯⋯⋯171
直腸⋯⋯⋯⋯⋯⋯⋯⋯⋯⋯256
チョコレート囊胞⋯⋯⋯⋯352
陳旧性心筋梗塞（OMI）⋯⋯194

つ

通常型間質性肺炎（UIP）⋯⋯214
通常型腺腫⋯⋯⋯⋯⋯⋯⋯280
通常型乳管過形成⋯⋯⋯⋯362
痛風⋯⋯⋯⋯⋯⋯⋯⋯⋯⋯438
痛風結節⋯⋯⋯⋯⋯⋯⋯⋯438
痛風腎⋯⋯⋯⋯⋯⋯⋯⋯⋯336
ツベルクリン反応⋯⋯⋯⋯94

て

低異型度漿液性癌⋯⋯⋯⋯354
ディスジャーミノーマ⋯⋯358
低分化腺癌⋯⋯⋯⋯⋯⋯⋯266
低補体血症⋯⋯⋯⋯⋯⋯⋯90
適応免疫⋯⋯⋯⋯⋯⋯⋯⋯76
デコイ細胞⋯⋯⋯⋯⋯⋯⋯330
デジタル病理⋯⋯⋯⋯⋯⋯184
デスモイド線維腫症⋯⋯⋯448
デスモプラシア⋯⋯⋯117, 121
テロメア⋯⋯⋯⋯⋯⋯168, 171
──の短縮⋯⋯⋯⋯⋯⋯168
テロメラーゼ⋯⋯⋯⋯168, 171
転移⋯⋯⋯⋯⋯⋯⋯⋯⋯⋯115

転移学習⋯⋯⋯⋯⋯⋯⋯⋯182
転移性肝腫瘍⋯⋯⋯⋯⋯⋯300
転移性骨腫瘍⋯⋯⋯⋯⋯⋯452
転移性石灰化⋯⋯⋯⋯21, 24
転移性脳腫瘍⋯⋯⋯⋯⋯⋯390
転移性肺腫瘍⋯⋯⋯⋯⋯⋯238
電子顕微鏡⋯⋯⋯⋯⋯⋯⋯318
点状壊死⋯⋯⋯⋯⋯⋯⋯⋯290
デンス・デポジット病⋯⋯326
伝染性軟属腫⋯⋯⋯⋯⋯⋯402
伝染性膿痂疹⋯⋯⋯⋯⋯⋯404
凍結骨盤⋯⋯⋯⋯⋯⋯⋯⋯348

と

糖原病⋯⋯⋯⋯⋯⋯149, 152
糖原病Ⅰ型⋯⋯⋯⋯⋯⋯149
糖原病Ⅱ型⋯⋯⋯⋯⋯⋯150
動静脈奇形（AVM）⋯⋯446
透析アミロイドーシス⋯⋯438
透析関連アミロイドーシス⋯⋯62
疼痛⋯⋯⋯⋯⋯⋯⋯⋯⋯⋯71
動的平衡⋯⋯⋯⋯⋯⋯113, 166
糖尿病⋯⋯⋯⋯⋯⋯⋯⋯⋯37
──の分類⋯⋯⋯⋯⋯⋯39
糖尿病性腎症⋯⋯⋯42, 46, 334
糖尿病性末梢神経障害⋯⋯42, 46
糖尿病性網膜症⋯⋯⋯42, 46
動脈硬化症⋯⋯⋯⋯⋯31, 202
動脈弁⋯⋯⋯⋯⋯⋯⋯⋯⋯190
特発性間質性肺炎⋯⋯79, 214
特発性器質性肺炎⋯⋯⋯⋯216
特発性血小板減少性紫斑病（ITP）
⋯⋯⋯⋯⋯⋯⋯⋯⋯⋯⋯414
特発性心筋症⋯⋯⋯⋯⋯⋯198
特発性肺線維症⋯⋯⋯⋯⋯214
特発性非特異性間質性肺炎⋯⋯216
特発性門脈圧亢進症（IPH）⋯⋯296
ドライタップ⋯⋯⋯⋯⋯⋯418
トランスサイレチン⋯⋯61, 67

な

内出血⋯⋯⋯⋯⋯⋯⋯⋯⋯28
内軟骨腫⋯⋯⋯⋯⋯⋯⋯⋯450
内皮細胞⋯⋯⋯⋯⋯⋯⋯⋯12
内分泌腺⋯⋯⋯⋯⋯⋯⋯⋯99
内分泌⋯⋯⋯⋯⋯⋯⋯⋯⋯108
内分泌・代謝障害⋯⋯⋯4, 11
内分泌膵⋯⋯⋯⋯⋯⋯⋯⋯302
ナチュラルキラー細胞⋯⋯82
軟骨⋯⋯⋯⋯⋯⋯⋯⋯⋯⋯434
軟骨細胞⋯⋯⋯⋯⋯⋯⋯⋯434
軟骨肉腫⋯⋯⋯⋯⋯⋯⋯⋯450

に

ニーマン・ピック病⋯⋯147, 152
ニーマン・ピック病C型⋯⋯148
2型糖尿病⋯⋯⋯⋯⋯⋯⋯38
Ⅱ型肺胞上皮⋯⋯⋯⋯⋯⋯210
──の増生⋯⋯⋯⋯⋯⋯216
肉芽腫性炎症⋯⋯⋯⋯77, 82
肉腫⋯⋯⋯⋯⋯⋯⋯⋯⋯⋯28
二次止血⋯⋯⋯⋯⋯⋯30, 34
二次性高血圧⋯⋯⋯⋯⋯⋯34
二次性高血圧症⋯⋯⋯⋯⋯32
二次性ネフローゼ症候群⋯⋯89
日光角化症⋯⋯⋯⋯⋯⋯⋯408
日光弾性線維症⋯⋯⋯⋯⋯394
二本鎖DNA抗体⋯⋯⋯⋯90
乳癌⋯⋯⋯⋯⋯⋯⋯⋯⋯⋯364
乳管内乳頭腫⋯⋯⋯⋯⋯⋯362
乳児型血管腫⋯⋯⋯⋯⋯⋯446
乳腺⋯⋯⋯⋯⋯⋯⋯⋯⋯⋯362
乳腺症⋯⋯⋯⋯⋯⋯⋯⋯⋯362
乳頭腺癌⋯⋯⋯⋯⋯⋯⋯⋯267
乳房外パジェット病⋯⋯⋯406
ニューモシスチス肺炎⋯⋯230
尿管⋯⋯⋯⋯⋯⋯⋯⋯⋯⋯316
尿細管⋯⋯⋯⋯⋯⋯⋯⋯⋯316
尿細管・間質病変⋯⋯⋯⋯334
尿路感染症⋯⋯⋯⋯⋯⋯⋯330
尿路上皮癌⋯⋯⋯⋯⋯⋯⋯338

ね

ネガティブ・フィードバック
⋯⋯⋯⋯⋯⋯⋯⋯⋯100, 108
熱感⋯⋯⋯⋯⋯⋯⋯⋯⋯⋯71
ネフローゼ症候群⋯⋯89, 96, 322
ネフロン⋯⋯⋯⋯⋯⋯⋯⋯316
粘液腫様変性⋯⋯⋯⋯⋯⋯196
粘液性癌⋯⋯⋯⋯⋯⋯⋯⋯356
粘液性境界悪性腫瘍⋯⋯⋯356
粘液性囊胞腫瘍⋯⋯⋯⋯⋯310
粘液性囊胞腺腫⋯⋯⋯⋯⋯356
粘液囊胞⋯⋯⋯⋯⋯⋯⋯⋯248
粘液変性⋯⋯⋯⋯⋯⋯⋯⋯24
粘液瘤⋯⋯⋯⋯⋯⋯⋯⋯⋯248
粘膜下腫瘍⋯⋯⋯⋯⋯⋯⋯270
粘膜下層⋯⋯⋯⋯⋯⋯⋯⋯256
粘膜層⋯⋯⋯⋯⋯⋯⋯⋯⋯256

の

脳幹⋯⋯⋯⋯⋯⋯⋯⋯⋯⋯378
脳血管障害⋯⋯⋯⋯⋯⋯⋯382
膿原性肉芽腫⋯⋯⋯⋯⋯⋯446
脳梗塞⋯⋯⋯⋯⋯⋯⋯⋯⋯384
脳出血⋯⋯⋯⋯⋯⋯⋯27, 382
脳腫瘍⋯⋯⋯⋯⋯⋯⋯⋯⋯388

脳卒中 382
脳動脈瘤 382
脳膿瘍 386
膿皮症 404
脳浮腫 380
囊胞状中膜壊死 150, 152
膿瘍 73

は

バーキットリンパ腫 430
肺アスペルギルス症 228
肺うっ血 222
肺炎 224
肺気腫 212
肺クリプトコッカス症 230
肺結核症 226
肺血栓塞栓症 (PTE) 222
肺高血圧症 (PH) 222
肺抗酸菌症 226
胚細胞腫瘍 242, 358
肺細葉 210
肺実質 210
肺小細胞癌 236
肺小葉 210
肺真菌症 228
肺水腫 222
肺性心 192
肺腺癌 234
肺塞栓症 (PE) 222
肺大細胞癌 238
肺大細胞神経内分泌癌 238
肺動脈性肺高血圧症 222
肺膿瘍 224
肺扁平上皮癌 236
肺胞 210
肺胞管 210
肺ムコール症 228
白質 378
白癬 404
白板症 246
麦粒腫 254
破骨細胞 434
パジェット病 364
　乳房外—— 406
橋本病 368
播種性血管内凝固症候群 (DIC)
　　　　　　 55, 58, 416
播種性転移 116
バセドウ病 368
破綻性出血 28
バッド・キアリ症候群 296
鼻茸 250
花むしろ状線維化 304, 308
パパニコロウ染色 237

ひ

パラクライン 106, 108
バレット食道 258
バレット食道腺癌 260
半月体 328
瘢痕 82
汎細葉性肺気腫 212
反応性 AA アミロイドーシス 64

非アルコール脂肪肝 292
非アルコール性脂肪肝 56
非アルコール性脂肪肝炎 56, 292
非アルコール性脂肪性肝疾患
　　　　　　 56, 58, 292
鼻炎 250
皮下組織 394
非結核性抗酸菌症 (NTM) 226
皮質封入囊胞 342
微小血管障害 46
非小細胞肺癌 232
微小浸潤癌 344
非浸潤性乳管癌 364
非浸潤性乳頭状尿路上皮癌 338
肥大 58
肥大型心筋症 198
非対称性中隔肥厚 198
非特異性間質性肺炎 (NSIP) 216
ヒトパピローマウイルス (HPV)
　　　　 125, 252, 402
皮膚 394
皮膚型ループスエリテマトーデス
　　　　　　　 400
皮膚筋炎 (DM) 400, 440
鼻副鼻腔炎 250
皮膚抗酸菌症 404
ヒポクラテス 175, 182
鼻ポリープ 250
びまん性正中膠腫 392
びまん性大細胞型 B 細胞リンパ腫
　(DLBCL) 268, 428
びまん性肺胞傷害 79, 216
びまん性病変 334
びまん性膜性ループス腎炎 89
表在型 [早期胃癌] 264
表在型食道癌 260
病態の成り立ち 6
病的石灰化 24
表皮 394
病理 AI 179, 182
病理解剖 9, 11, 173
病理学 2, 11
　——の歴史 174
病理診断学 2, 11
病理診断の流れ 8

ふ

日和見感染症 74
びらん 262
ヒルシュスプルング病 284
ピロリ関連慢性胃炎 262
ピロリン酸カルシウム (CPPD)
　　　　　　　 438
貧血 414

ファーター乳頭部 302
不安定狭心症 194
フィードバック 100
フィブリノイド変性／壊死 17, 24
フィブリリン 1 150, 152
フィブリン 34
フィブリンキャップ 42
風船様腫大 292
フォン・ギールケ病 149, 152
フォンヒッペルリンドウ病 104, 338
副甲状腺（上皮小体）374
副甲状腺過形成 374
副甲状腺機能亢進症 374
副甲状腺機能低下症 374
副甲状腺腺腫 374
副腎 376
副腎皮質過形成 376
副腎皮質癌 376
副腎皮質刺激ホルモン 102
副腎皮質腺腫 376
副鼻腔炎 250
腹部大動脈瘤 204
フクロウの眼 230, 430
浮腫 27, 28, 34, 192
　——の原因 35
ブニナ小体 380
部分胞状奇胎 360
ブラ 212
プラスミノーゲン 30, 34
フルハウスパターン 332
ブレンナー腫瘍 356
プログラム説 167
分化 117, 121
分化型胃癌 266
粉塵 220
分葉状毛細血管腫 446

へ

平滑筋腫 270, 348
平滑筋肉腫 348, 448
平均寿命 171
平均余命 171
閉塞性肥大型心筋症 198
ヘイフリック限界 168, 171
米粒体 436

ベーチェット病……………284
ヘノッホ・シェーンライン紫斑病
………………………………324
ペプチドホルモン……106, 108
ヘマトキシリン・エオシン染色…11
ヘマトキシリン・エオシン標本…9
ヘリコバクター・ピロリ……262
ヘルペス食道炎……………258
変形性関節症（OA）………436
変性……………………16, 24
扁桃………………………244
扁桃炎……………………250
扁平上皮癌……119, 246, 260, 408
扁平上皮乳頭腫……………119
扁平苔癬…………………396
弁膜症……………………196

ほ

ポイツ・イェガースポリープ…280
剖検………………………9
傍糸球体装置………………316
房室弁……………………190
放射線障害……………159, 162
放射線肺炎………………218
胞状奇胎…………………360
傍神経節腫………………376
蜂巣肺（蜂窩肺）…………214
乏突起膠腫………………388
傍分泌……………………106, 108
泡沫細胞…………………202
泡沫マクロファージ………202
ボーエン病………………408
ボーエン様丘疹症…………408
ポートリエ微小膿瘍………432
ホーマー・ライト偽ロゼット…392
ホジキン／リード・シュテンベルグ
　細胞……………………430
ホジキンリンパ腫（HL）…430
星空像……………………430
ポジティブ・フィードバック
………………………100, 108
補体………………………96
補体依存性細胞傷害………93
母斑………………………410
発赤………………………71
ホルモン………………46, 99
本態性血小板血症（ET）…418
本態性高血圧………………34
本態性高血圧症……………32
ポンペ病………………150, 152

ま

マイクロサテライト………282
マイクロサテライト不安定性

………………………139, 143
膜性腎症…………………322
末端肥大症………………103
マルファン症候群……150, 152
マロリー体…………………56, 292
慢性胃炎…………………262
慢性萎縮性胃炎……………262
慢性ウイルス性肝炎………290
慢性炎症…………………81
慢性活動性胃炎……………262
慢性活動性肝炎……………294
慢性気管支炎………………212
慢性甲状腺炎………………368
慢性骨髄性白血病（CML）…418
慢性腎盂腎炎………………330
慢性腎炎症候群……………324
慢性腎臓病（CKD）………318
慢性膵炎…………………308
慢性胆嚢炎………………304
慢性肺うっ血………………222
慢性閉塞性肺疾患（COPD）…212
慢性リンパ性白血病………422

み

ミエロペルオキシダーゼ…208
未熟奇形腫………………358
ミスマッチ修復遺伝子…138, 143
ミッドラインシフト……381, 383
ミトコンドリア……………13
水俣病…………………158, 162
未分化型胃癌………………266
未分化多形肉腫……………448
未分化胚腫………………358

む・め

ムコール…………………228
明細胞癌…………………352
メサンギウム細胞…………316
メサンギウム増殖性糸球体腎炎
………………………………324
メタボリックシンドローム…21, 43
メタローシス………………438
免疫学的寛容………………87
免疫寛容…………………82
免疫グロブリン……………67
免疫グロブリン（抗体）軽鎖…63
免疫細胞…………………83
免疫障害…………………4, 11
免疫組織化学………………232
免疫組織化学染色…………9, 11
免疫電気泳動………………424
免疫複合体…………………91, 96
免疫複合体性過敏症………91, 92
免疫複合体性小型血管炎…208

免疫療法………………123, 145
毛細血管…………………190

も

網状赤血球………………412
盲腸………………………256
網膜芽細胞腫………………254
網膜芽腫…………………254
毛様細胞星細胞腫…………392
門脈域……………………288

や

薬剤性間質性腎炎…………330
薬剤性肺炎………………218
薬疹………………………396
薬物性肝障害………………292
八つ頭状絨毛………………360
山脇東洋…………………182

ゆ

ユーイング肉腫……………452
融解壊死………………17, 24, 384
有棘細胞癌………………408
有棘層……………………394
幽門腺……………………256

よ

癰…………………………404
溶血性貧血………………414
溶骨性転移………………452
葉状腫瘍…………………362
溶連菌感染後急性糸球体腎炎…326
四日市ぜんそく……………162

ら

ライソソーム………13, 148, 152
ライソソーム蓄積症………148
ラクナ梗塞………………384
落葉状天疱瘡………………398
卵黄嚢腫瘍………………358
卵殻状石灰化………………220
卵管………………………342
卵管妊娠…………………360
ラングハンス型多核巨細胞…226
ランゲルハンス島…………302
卵巣………………………342

り

良性腫瘍…………………115
良性腎硬化症………………334
良性前立腺過形成…………340
臨床病理カンファレンス…3, 11
リンチ症候群……134, 136, 338
リンパ芽球性白血病・リンパ腫…422

リンパ球 ································· 412
リンパ形質細胞リンパ腫 ····· 424
リンパ行性転移 ····················· 116
リンパ腫 ·····················390, 428
リンパ節 ······························· 426
リンパ節実質 ························ 426
リンパ洞 ······························· 426
リンパ濾胞 ··························· 426

る

類骨 ····································· 434
類上皮細胞肉芽腫
················· 200, 220, 226, 278
類洞閉塞症候群（SOS）··········· 296
類内膜癌 ······················350, 352
ループス腎炎 ················89, 332
ルドルフ・ウィルヒョウ ···· 177, 182

れ

レセプター ·················100, 108
裂溝 ····································· 278

ろ

老化 ····························141, 171
漏出性出血 ···························· 28
老人性アミロイドーシス ········· 61
老人性角化症 ························ 408
老人性疣贅 ··························· 406
老衰 ····························165, 171
ローゼンタール線維 ··············· 392
ロキタンスキー・アショフ洞
································· 302, 304
濾胞性リンパ腫 ····················· 428
濾胞中心芽細胞 ····················· 426
濾胞中心細胞 ························ 426

わ

ワイヤーループ ····················· 332
ワルチン腫瘍 ························ 248

欧 文

A

AA アミロイドーシス ······· 62, 64, 67
abdominal aortic aneurysm
（AAA）······························ 204
abscess ····························73, 82
acid-fast stain ·················· 226
acinar ······························· 234
acinar cell carcinoma ········ 314
acquired immunity ·············· 82
actinic keratosis ················ 408
acute appendicitis ············· 286
acute cholangitis ··············· 304

acute cholecystitis ············· 304
acute chorioamnionitis ········ 360
acute coronary syndrome（ACS）
······································· 194
acute gastric mucosal lesion
（AGML）··························· 262
acute gastritis ···················· 262
acute interstitial pneumonia（AIP）
······································· 216
acute lung injury（ALI）········· 216
acute lymphoblastic leukemia
（ALL）····························· 422
acute myeloid leukemia（AML）420
acute myocardial infarction（AMI）
······································· 194
acute pancreatitis ··············· 308
acute promyelocytic leukemia
（APL）····························· 420
acute respiratory distress syndrome
（ARDS）··························· 216
acute tubular injury（ATI）····· 330
acute tubular necrosis（ATN）··· 330
acute viral hepatitis ············· 290
adenocarcinoma ·········· 119, 346
adenocarcinoma in Barrett
esophagus ······················ 260
adenocarcinoma *in situ*
······························ 234, 346
adenoma ···························· 119
adenoma-carcinoma sequence····· 282
adenomatous goiter ············· 370
adenomatous nodule ··········· 370
adenomyomatosis ··············· 304
adenomyosis ······················ 348
adrenal gland ···················· 376
adrenocortical adenoma ········ 376
adult T-cell leukemia/lymphoma
（ATLL）···························· 432
AL アミロイドーシス ·······63,67,336
alcoholic liver disease··········· 292
alcoholic steatohepatitis ········ 292
allergic chronic rhinosinusitis ··· 250
alveolus ···························· 210
amebic dysentery ··············· 272
ampullary carcinoma ·········· 306
amyotrophic lateral sclerosis
（ALS）····························· 380
anal canal ························· 256
anaplasia ··························· 121
anaplastic（undifferentiated）
thyroid carcinoma ············ 372
ANCA 関連血管炎 ·········208, 328
anemia ····························· 414
angina pectoris（AP）··········· 194

angiosarcoma ····················· 446
anthracosis ······················· 220
anti-glomerular basement
membrane disease ············· 208
anti-mitochondrial antibody ····· 294
antinuclear antibody（ANA）
···························· 96, 294, 400
aortic aneurysm ················· 204
aortic dissection ················· 204
aortic regurgitation（AR）······· 196
aortic stenosis（AS）············· 196
aplastic anemia ·················· 414
apoptosis ·························· 141
arteriolosclerosis ·········202, 334
arteriosclerosis ··················· 202
arteriovenous malformation
（AVM）···························· 446
asbestosis ························· 220
aspiration pneumonia ·········· 224
astrocytoma ······················ 388
asymmetric septal hypertrophy
（ASH）····························· 198
atheroma ·····················19, 24
atherosclerosis ··················· 202
atherothrombosis ················ 202
atherothrombotic cerebral
infarction ······················ 384
ATTR アミロイドーシス ····62, 64
ATTRwt アミロイドーシス ····· 64
ATTR 型アミロイドーシス ······· 67
atypia ······························· 132
autoimmune gastritis ··········· 262
autoimmune hepatitis ·········· 294
autoimmune pancreatitis（AIP）
······································· 308
autosomal dominant inheritance
······································· 143
autosomal recessive inheritance
······································· 143
Azur 顆粒 ·························· 420

B

bacteria ······························ 76
ballooning ························· 292
Barrett esophagus ··············· 258
basal cell carcinoma（BCC）···· 406
Basedow 病 ······················· 368
BCL2 の過剰発現 ················· 428
benign neoplasm ················ 115
bile duct ·························· 302
biliary tract ······················ 302
biopsy ······························ 132
blister ······························ 398
bone fracture ···················· 434

bone marrow 412
Bowen disease 408
Bowenoid papulosis 408
brain abscess 386
brain edema 380
brain infarction 384
brain metastasis 390
brain stem 378
brain stroke 382
brain tumor 388
breast cancer 364
Brenner tumors 356
bridging fibrosis 290
bronchopneumonia 224
Budd-Chiari syndrome 296
bulla 212
bullous pemphigoid 398
Burkitt lymphoma 430

C

C 型肝炎 52
C3 腎症 326
c-KIT 遺伝子変異 270
Cajal 介在細胞 270
calcium pyrophosphate dihydrate (CPPD) 438
cancer pearl 236, 260
capsular drop 334
carcinoid tumor 286
carcinoma of the ampulla of Vater 306
cardiac amyloidosis 200
cardiac failure 192
cardiac hypertrophy 192
cardiac myxoma 200
cardiac sarcoidosis 200
cardiogenic cerebral infarction 384
cartilage 434
caseous necrosis 226
cavernous hemangioma 300
CD8 陽性 T 細胞 94
cecum 256
cell proliferation 132
Celsus の 4 徴候 72
cerebellum 378
cerebral aneurysm 382
cerebral hemorrhage 382
cerebrovascular disease 382
cerebrum 378
cervical intraepithelial neoplasia (CIN) 344, 132
chalazion 254
Chapel Hill Consensus Conference の分類 206

Charcot-Leyden 結晶 228
chemotactic factor 81
cholelithiasis 304
cholesteatoma 254
cholesterol polyp 306
chondrocyte 434
chondrosarcoma 450
choriocarcinoma 360
chromomycosis 404
chronic active hepatitis 294
chronic bronchiolitis 212
chronic cholecystitis 304
chronic gastritis 262
chronic kidney disease (CKD) 318
chronic lymphocytic leukemia (CLL) 422
chronic myeloid leukemia (CML) 418
chronic obstructive pulmonary disease (COPD) 212
chronic pancreatitis 308
chronic thyroiditis 368
clear cell carcinoma 352
clear cell renal cell carcinoma 338
clinicopathological conference (CPC) 3, 11
Clostridioides difficile 272
collagen disease 87, 96
colon 256
community-acquired typical pneumonia 224, 224
complement 96
condyloma acuminatum 402
congenital disease 152
congestion 192
congestive cirrhosis 296
connective tissue disease-associated interstitial lung disease (CTD-ILD) 218
contact dermatitis 396
conventional adenoma 280
cor pulmonale 192
coronary artery 190
craniopharyngioma 366
crescent 328
Crohn disease (CD) 278
cryptogenic organizing pneumonia (COP) 216
cutaneous lupus erythematosus 400
cystic medial necrosis 152
cytokeratin (CK) 394
cytology 132

cytomegalovirus (CMV) 230

D

decoy cell 330
dedifferentiated liposarcoma 442
dedifferentiation 121
demyelination 380
dermatomyositis (DM) 400, 440
dermis 394
desmoid fibromatosis 448
desmoplasia 117, 121
diabetic nephropathy 46, 334
DIC 55, 58
differentiation 117, 121
diffuse alveolar damage (DAD) 79
──パターン 216
diffuse large B-cell lymphoma (DLBCL) 268, 428
diffuse midline glioma 392
dilated cardiomyopathy (DCM) 198
discoid lupus erythematosus 400
disseminated intravascular coagulation (DIC) 416
dissemination 116
diverticulosis 284
drug eruption 396
drug-induced interstitial nephritis 330
drug-induced liver injury (DILI) 292
drug-induced pneumonia 218
ductal carcinoma in situ (DCIS) 364
duodenal-type follicular lymphoma 268
duodenum 256
dysgerminoma 358
dysplasia 132
dysplastic nodule 298
dystrophic calcification 21, 24

E

eczema 396
edema 192
eggshell calcification 220
Ehlers-Danlos syndrome 151, 152
elastic fiber 152
emphysematous bulla 212
enchondroma 450
endometrial carcinoma 350
endometrial hyperplasia 350
endometrial polyp 348

endometrioid carcinoma······350, 352
endometriosis······348
endometriotic cyst······352
endometrium······342
eosinophilic esophagitis······258
eosinophilic granulomatosis with
　polyangiitis（EGPA）······208
ependymoma······392
epidermal growth factor（EGF）
　······140
epidermis······394
epigenetics······182
epithelial-mesenchymal transition
　（EMT）······116, 121
epithelioid cell granuloma······226
erosion······262
erythroblast······412
esophageal candidiasis······258
esophagus······256
essential thrombocythemia（ET）
　······418
EUS-FNA······111
EVG 染色······394
Ewing sarcoma······452
extrahepatic bile duct cancer/
　extrahepatic cholangiocarcinoma
　······306
extrahepatic portal obstruction
　（EHPO）······296
extramammary Paget disease······406

F

fallopian tube······342
familial adenomatous polyposis
　（FAP）······136, 143, 280
familial tumor······143
fat necrosis······308
fatty liver disease······292
fibrillin-1······150, 152
fibrin······34
fibrin cap······334
fibroadenoma······362
fibroblastic foci······214
fibrocystic change······362
fibrocystic disease······362
fibroma······358
fibrosis······58
flower cell······432
focal necrosis······290
focal nodular hyperplasia······300
focal segmental glomerulosclerosis
　······322
follicular lymphoma（FL）······428
follicular thyroid carcinoma······370

folliculitis······404
frozen pelvis······348
fundic gland······256
fungi······76

G

Galenus の 5 徴候······72
gastric adenoma······266
gastric ulcer······262
gastrointestinal stromal tumor
　（GIST）······270
Gaucher 病······147
genetics······182
genomic medicine······182
ghost-like appearance······274
giant cell arteritis（GCA）······206
giant cell tumor of bone······452
glioblastoma······388
gliosis······380
Glisson 鞘······288
glomerulus······316
glycogen storage disease······152
gout······438
gout nephropathy······336
gouty tophus······438
Gram 染色······9
grand glass nodule······234
granulomatosis with polyangiitis
　（GPA）······208
granulomatous inflammation······82
grey matter······378
Grocott 染色······9, 75
group atrophy······440

H

hamartoma······238, 280
hamartomatous polyp······280
Hashimoto disease······368
Hayflick 限界······168
HbA1c 値······46
HE 染色······11
HE 標本······9
heart failure cell······222
Helicobacter pylori······262
hemangioblastoma······390
hemangioma······446
hematoma······192
hematopoietic stem cell······412
hematuria······318
hemophagocytic syndrome······416
hemorrhage······192
hemorrhagic infarction······384
Henoch-Schönlein purpura（HSP）
　······324

hepatic congestion······296
hepatocellular adenoma······300
hepatocellular carcinoma（HCC）
　······298
hepatocyte······288
hereditary disease······152
hereditary non-polyposis colorectal
　cancer（HNPCC）······143
herpes esophagitis······258
herpes simplex······402
herpes simplex encephalitis······386
herpes simplex virus（HSV）······402
Hirschsprung disease······284
Hodgkin lymphoma（HL）······430
Homer-Wright 偽ロゼット······392
honeycomb lung······214
hordeolum······254
hospital-acquired pneumonia······224
HPV······125, 252, 402
HPV16 型······131
HPV18 型······131
HPV 関連腺癌······346
HPV 関連中咽頭癌······253
HPV 非依存性胃型腺癌······346
humorism/humoralism······182
hump······326
hydatidiform mole······360
hydrocephalus······380
hyperemia······192
hyperplasia······58, 126
hyperplastic polyp······280
hypersensitivity pneumonia（HP）
　······218
hypersensitivity reaction······96
hypertrophic cardiomyopathy
　（HCM）······198
hypertrophic obstructive
　cardiomyopathy（HOCM）······198
hypertrophy······58
hyperuricemia······336
hypopharyngeal carcinoma······252

I

idiopathic interstitial pneumonias
　（IIPs）······214
idiopathic non-specific interstitial
　pneumonia（iNSIP）······216
idiopathic portal hypertension
　（IPH）······296
idiopathic pulmonary fibrosis
　（IPF）······214
idiopathic thrombocytopenic
　purpura（ITP）······414
IgA 血管炎······208, 324

IgA 腎症 324
IgG4 関連硬化性胆管炎 304
IgG4 関連腎臓病 332
IgG4 関連唾液腺炎 248
ileum 256
immune complex 96
immune complex small vessel vasculitis 208
immune tolerance 82
immunohistochemistry 232
impetigo contagiosa 404
in situ hybridization (ISH) 法 252
Indian-file 236
infantile hemangioma 446
infectious endocarditis (IE) 196
inflammatory bowel disease (IBD) 276
innate immunity 82
intercellular bridge 236
interface hepatitis 290
interstitial pneumonia 214
intestinal infarction 274
intestinal tuberculosis 272
intraductal papillary mucinous neoplasm (IPMN) 312
intraductal papilloma 362
intraepithelial lesion 132
intrahepatic chorangiocarcinoma 300
invasion 121
invasive ductal carcinoma (IDC) 312, 364
invasive growth 115
invasive mucinous adenocarcinoma 234
invasive non-mucinous adenocarcinoma 234
ischemia 192
ischemic colitis 274
ischemic heart disease 194
ischemic hepatitis 296

J K

jejunum 256
Kaposi sarcoma 446
Kawasaki disease 206
keratin 394
keratinization 236
keratoacanthoma 408
Kimmelstiel-Wilson 結節 42, 334
Krukenberg 腫瘍 358

L

lacunar infarction 384

lamellar bone 434
Langhans 型多核巨細胞 226
large intestine 256
large vessel vasculitis 206
laryngeal carcinoma 252
laryngeal nodule 250
leiomyoma 270, 348
leiomyosarcoma 348, 448
leukoplakia 246
lichen planus 396
light chain restriction 424
lipoma 442
liver cirrhosis 290
lobar pneumonia 224
lobular capillary hemangioma 446
lupus nephritis 332
lymphangiosis carcinomatosa 238
lymphoblastic leukemia/lymphoma (LBL) 422
lymphoid follicle 426
lymphoma 390
lymphoplasmacytic lymphoma (LPL) 424
Lynch 症候群 136, 338
lysosome 152

M

M タンパク 424
M. avium complex (MAC) 226
malignant melanoma 410
malignant neoplasm 115
malignant peripheral nerve sheath tumor 444
Mallory (-Denk) body 56, 292
MALT リンパ腫 254, 268, 372
mamary gland 362
Marfan syndrome 150, 152
mastopathy 362
mature teratoma 358
mediastinum 242
medium vessel vasculitis 206
medullary thyroid carcinoma 372
medulloblastoma 392
megaloblastic anemia 414
membranoproliferative glomerulonephritis 326
membranous nephropathy 322
MEN1 型 104
MEN2A 型 104
MEN2B 型 104
meningioma 390
meningitis 386
mesothelioma 162, 240

metabolic disorder 152
metabolic dysfunction-associated fatty liver disease (MAFLD) 292
metallosis 438
metamyelocyte 412
metaplasia 132
metastasis 115, 121
metastatic bone tumor 452
metastatic calcification 21, 24
metastatic liver tumor 300
metastatic lung tumor 238
microangiopathy 46
micropapillary 234
microsatellite instability (MSI) 139, 143
microscopic polyangiitis (MPA) 208
mismatch repair (MMR) 遺伝子 138
mitral regurgitation 196
mitral stenosis 196
molluscum body 402
molluscum contagiosum 402
monomorphic 132
monotonous 132
mucinous borderline tumor 356
mucinous carcinoma 356
mucinous cystadenoma 356
mucinous cystic neoplasm 310
mucocele 248
mucosa 256
mucous cyst 248
multi-step carcinogenesis 121
multiple endocrine neoplasia (MEN) syndrome 103
multiple myeloma (MM) 424
multiple sclerosis 380
multistep carcinogenesis 121
muscularis propria 256
mycosis fungoides 432
myeloblast 412
myelocyte 412
myelodysplastic syndrome (MDS) 416
myeloproliferative neoplasm (MPN) 418
myocarditis 198

N

nasal polyp 250
nasopharyngeal carcinoma 252
Natural killer (NK) 細胞 82
neoplasm 115
nephron 316

nephrosclerosis 334	Paget 病 364	primary myelofibrosis（PMF） 418
nephrotic syndrome 96	palisading 444	primary sclerosing cholangitis
neuroendocrine neoplasm（NEN）	palmar fibromatosis/plantar	（PSC） 294
286	fibromatosis 448	promyelocyte 412
neuroendocrine tumor（NET） 286	PAM 染色 318	prostatic carcinoma 340
neurofibroma 444	pancreas 302	proteinuria 318
neurofibromatosis（NF） 444	pancreatic intraepithelial neoplasia	psammoma body 370
neurogenic muscular atrophy 440	310	pseudogout 438
nevus pigmentosus 410	pancreatic neuroendocrine tumor	pseudomembranous enterocolitis
Niemann-Pick disease 147, 152	（PanNET） 314	272
non-small cell lung cancer	papillary 234	pseudopolyposis 276
（NSCLC） 232	papillary thyroid carcinoma 370	psoriasis vulgaris 396
non-specific interstitial pneumonia	paraganglioma 376	pulmonary abscess 224
（NSIP）パターン 216	parathyroid adenoma 374	pulmonary acinus 210
nonalcoholic fatty liver disease	parathyroid gland 374	pulmonary adenocarcinoma 234
（NAFLD） 56, 58, 292	parathyroid hyperplasia 374	pulmonary aspergillosis 228
nonalcoholic fatty liver（NAFL） 56	PAS 染色 75	pulmonary congestion 222
nonalcoholic steatohepatitis	Pautrier microabscess 432	pulmonary cryptococcosis 230
（NASH） 56, 292	pemphigus foliaceus 398	pulmonary edema 222
nonalcoholic steatosis 292	pemphigus vulgaris 398	pulmonary embolism（PE） 222
nontuberculous mycobacteriosis	pericellular fibrosis 292	pulmonary emphysema 212
（NTM） 226	perifascicular atrophy 440	pulmonary hypertension（PH）
nuclear molding 236	perinuclear halo 402	222
	perivenular fibrosis 292	pulmonary large cell carcinoma
## O	Peutz-Jeghers ポリープ 280	238
occupational cancer 162	pharyngitis 250	pulmonary large cell
old myocardial infarction（OMI）	pharynx and larynx 244	neuroendocrine carcinoma
194	pheochromocytoma 376	（LCNEC） 238
oligodendroglioma 388	phyllodes tumor 362	pulmonary lobule 210
oncogene 121, 140	pilocytic astrocytoma 392	pulmonary mucormycosis 228
onion skin fibrosis 294	pituitary adenoma 366	pulmonary small cell carcinoma /
opsonization 96	pituitary gland 366	small cell lung carcinoma
oral epithelial dysplasia（OED）	plasminogen 34	（SCLC） 236
246	pleomorphic adenoma 248	pulmonary squamous cell
oral potentially malignant disorders	pleomorphism 132	carcinoma 236
246	pleura 240	pulmonary thromboembolism
organizing pneumonia（OP）	pleural indentation 234	（PTE） 222
パターン 216	pleural plaque 240	pulmonary tuberculosis 226
oropharyngeal carcinoma 252	pneumoconiosis 220	purpura nephritis 324
osteoarthritis（OA） 436	pneumocystis pneumonia（PCP）	pyelonephritis 330
osteoblast 434	230	pyloric gland 256
osteochondroma 450	pneumonia 224	pyoderma 404
osteoclast 434	pneumothorax 212	
osteocyte 434	polyarteritis nodosa 206	## Q R
osteoid 434	polycythemia vera（PV） 418	quiescence 141
osteonecrosis 434	polymyositis（PM） 440	radiation-induced pneumonia 218
osteosarcoma 450	Pompe 病 150	rectum 256
otitis media 254	poststreptococcal acute	reflux esophagitis 258
ovary 342	glomerulonephritis 326	regeneration 54, 58
overhanging lip 408	precursor 132	renal failure 318
owl's eye 230,430	premalignant lesion 132	reticulocyte 412
	primary biliary cholangitis（PBC）	retinoblastoma 254
## P	294	rhabdomyosarco 448
p53 遺伝子 140	primary hemostasis 34	rheumatoid arthritis（RA） 436

rhinitis·······················250
rhinosinusitis················250
rice body····················436
Rokitansky-Aschoff 洞·········302
Rosenthal fiber···············392

S

salivary gland···············244
salivary gland carcinoma·······248
salt-and-pepper 状············286
sarcoidosis··················220
scar·························82
schwannoma···············270, 444
scleroderma renal disease·······332
seborrheic keratosis···········406
secondary hemostasis··········34
senescence···············141, 143
senile keratosis··············408
sensitization·················96
serous borderline tumor········354
serous carcinoma············350
serous cystadenoma·······310, 354
serous cystic neoplasm·········310
serous tubal intraepithelial
  carcinoma (STIC)···········354
serous tumors···············354
serrated lesion···············280
sessile serrated lesion·········280
shock liver··················296
sialadenitis··················248
signet-ring cell carcinoma·······266
silicosis····················220
silicotic nodule···············220
simple steatosis··············292
single cell necrosis···········290
sinusitis····················250
sinusoidal obstruction syndrome
  (SOS)···················296
Sjögren syndrome········248, 332
SLE (systemic lupus
  erythematosus)·········88, 400
――でみられる臓器病変·······97
small cell lung cancer (SCLC)···232
small intestine···············256
small lymphocytic lymphoma
  (SLL)···················422
solar elastosis···············394
solid······················234
solid pseudopapillary neoplasm··314
spike······················322
spinal cord··················378
spongiosis··················396
spotty necrosis··············290
squamous cell carcinoma

·····················119, 260, 408
squamous cell carcinoma (SCC)
·······················246
squamous intraepithelial lesion
  (SIL)················125, 132
squamous papilloma··········119
starry sky appearance·········430
steatosis···················292
steatotic liver disease·········292
stomach····················256
subarachnoid hemorrhage (SAH)
·······················382
subcutaneous tissue···········394
submucosa··················256
submucosal tumor············270
subserosa··················256
suppurative inflammation·······82
suppurative/septic arthritis····436
synovium···················434
systemic lupus erythematosus
  (SLE)················88, 400
systemic sclerosis (SSc)·······400

T

T 細胞性遅延型過敏症··········92
Takayasu arteritis············206
telomere···················171
teratoma················242, 358
terminal respiratory unit (TRU)
·······················210
testicular tumor··············340
thoracic aortic aneurysm (TAA)
·······················204
thrombus·················24, 192
thymoma···················242
thyroid gland···············368
tinea······················404
tonsil······················244
tonsillitis···················250
transitional cell carcinoma·····119
tricuspid regurgitation (TR)····196
tubular adenocarcinoma········282
tuft necrosis················328
tumor suppressor gene·····121, 140
two cell pattern·············358

U

ulcer······················262
ulcer scar··················262
ulcerative colitis (UC)·········276
undifferentiated pleomorphic
  sarcoma··················448
urothelial carcinoma···········338
usual interstitial pneumonia (UIP)

パターン···················214
uterine cervix···············342
uterine corpus···············342

V

valvular heart disease·········196
vasculitis···················206
veno-occlusive disease (VOD)···296
verruca senilis···············406
verruca vulgaris·············402
viral encephalitis············386
virus······················76
von Gierke 病···············149
von Hippel Lindau (VHL) 病
·····················104, 338

W

Warthin tumor···············248
well-differentiated liposarcoma··442
white matter················378
wire loop···················332

X

X 連鎖性顕性遺伝···········138
X 連鎖性顕性遺伝疾患········143
X 連鎖性潜性遺伝···········138
X 連鎖性潜性遺伝疾患········143

Y　Z

yolk sac tumor··············358
Ziehl-Neelsen 染色···········226

著者プロフィール

福嶋　敬宜（ふくしま　のりよし）

自治医科大学医学部病理学講座 主任教授，附属病院病理診断部 部長

宮崎医科大学 1990 年卒．関東逓信病院での臨床研修医，病理診断医としての研鑽，国立がんセンター研究所支所での研究活動を経て，国立がんセンター中央病院医員．初めて参加した国際学会で出会いがあり米国ジョンズ・ホプキンス大学病理学部門に研究員として所属し 3 年間膵癌の研究に従事．帰国後，東京医科大学講師，東京大学医学部人体病理学・病理診断学分野 准教授を経て 2009 年 9 月から自治医科大学医学部教授・病理診断部部長，2024 年 4 月から現職．医学博士，病理専門医，分子病理専門医，細胞診専門医．全国の病理医をデジタル病理で繋ぐ「PathPort どこでも病理ラボ」の代表も務める．

◆主な近著（共編著含む）に『3 週間 de 消化器病理：臨床医のための病理のイロハ-1, 2』（南江堂），『臨床に活かす病理診断学—消化管・肝胆膵編』（医学書院），『臨床医が知っておきたい消化器病理の見かたのコツ』（羊土社），『臨床に役立つ消化器病理 ギュッと 1 冊！まるごと BOOK』（金芳堂）などがある．

◆趣味は，本屋ぶらりで世の中のトレンドを把握すること．大切にしているのは，一度の人生，仕事も趣味もすべての活動は「自分の世界を広げるため」にということ．

佐野　直樹（さの　なおき）

自治医科大学医学部病理学講座 助教，附属病院病理診断部 医員

熊本大学 2010 年卒．熊本県の人吉総合病院（現・JCHO 人吉医療センター）で臨床研修医．都立駒込病院病理科レジデントとして研鑽し病理専門医・細胞診専門医を取得．その後，熊本大学病院などで勤務．様々な縁が重なり，また，専門分野（膵癌）への興味，「PathPort どこでも病理ラボ」などの活動に共感し，2021 年に自治医科大学へ異動し現在に至る．Specialty を磨きつつも General pathologist であることを心がけている．

◆編著者として『臨床医が知っておきたい消化器病理の見かたのコツ』（羊土社）を執筆．

◆趣味はバスケットボール，麻雀，漫画・アニメ．好きな言葉は「心温かきは万能なり（桜井章一）」，「克己心（瀬戸熊直樹）」，「Practice makes perfect（継続は力なり）」．バスケも麻雀も医学も病理も " 基礎（fundamental）"（≠easy）が重要だと考えている．

核をつかむ！病理学特講 SEMINAR & ATLAS

2025 年 3 月31日　発行	著　者　福嶋敬宜, 佐野直樹
	発行者　小立健太
	発行所　株式会社 南 江 堂
	〒113-8410 東京都文京区本郷三丁目42番6号
	☎ (出版) 03-3811-7236　(営業) 03-3811-7239
	ホームページ　https://www.nankodo.co.jp/
	印刷・製本 シナノ書籍印刷
	組版 明昌堂

© Nankodo Co., Ltd., 2025

定価はカバーに表示してあります.
落丁・乱丁の場合はお取り換えいたします.
ご意見・お問い合わせはホームページまでお寄せください.

Printed and Bound in Japan
ISBN978-4-524-20335-2

本書の無断複製を禁じます.

JCOPY 〈出版者著作権管理機構 委託出版物〉

本書の無断複製は, 著作権法上での例外を除き禁じられています. 複製される場合は, そのつど事前に, 出版者著作権管理機構 (TEL 03-5244-5088, FAX 03-5244-5089, e-mail: info@jcopy.or.jp) の許諾を得てください.

本書の複製 (複写, スキャン, デジタルデータ化等) を無許諾で行う行為は, 著作権法上での限られた例外 (「私的使用のための複製」等) を除き禁じられています. 大学, 病院, 企業等の内部において, 業務上使用する目的で上記の行為を行うことは私的使用には該当せず違法です. また私的使用であっても, 代行業者等の第三者に依頼して上記の行為を行うことは違法です.